内科临床医师手册

（第 3 版）

主编 黄纯兰　徐　勇　吕沐瀚

U0197011

北京大学医学出版社

NEIKE LINCHUANG YISHI SHOUCE

图书在版编目（CIP）数据

内科临床医师手册 / 黄纯兰，徐勇，吕沐瀚主编.

3 版. —— 北京：北京大学医学出版社，2024. 11.

ISBN 978-7-5659-3221-2

Ⅰ. R5-62

中国国家版本馆 CIP 数据核字第 2024B1Y070 号

内科临床医师手册（第 3 版）

主　　编：黄纯兰　徐　勇　吕沐瀚

出版发行：北京大学医学出版社

地　　址：(100083) 北京市海淀区学院路 38 号　北京大学医学部院内

电　　话：发行部 010-82802230；图书邮购 010-82802495

网　　址：http://www.pumpress.com.cn

E-mail：booksale@bjmu.edu.cn

印　　刷：北京溢漾印刷有限公司

经　　销：新华书店

策划编辑：董采萱

责任编辑：靳　奕　　责任校对：靳新强　　责任印制：李　啸

开　　本：880 mm×1230 mm　1/32　　印张：21.25　　字数：695 千字

版　　次：2024 年 11 月第 3 版　2024 年 11 月第 1 次印刷

书　　号：ISBN 978-7-5659-3221-2

定　　价：98.00 元

编委会名单

主　编： 黄纯兰　　徐　勇　　吕沐瀚

副主编： 范贤明　　叶　强　　范忠才　　李玉英　　钟晓琳

　　　　　万　沁　　欧三桃　　邢宏运　　陈　洁

编　委：（按姓名汉语拼音排序）

白　雪	曹　灵	陈　果（消化科）	陈　果（内分泌科）
陈　燕	陈俞瑾	戴　曦	邓　俊	邓明明
邓娜娜	丁　莉	丁文飞	范家皓	范新荣
范运斌	傅玉琼	甘林望	高陈林	郭　静
何成松	何光凤	何永鸿	贺　敏	贺媛媛
侯　静	胡　敏	胡雨禾	黄维义	黄　炜
蒋青峰	景　莉	康　敏	蓝　楠	兰四友
兰由玉	李昌平	李　多	李发菊	李　佳
李　乐	李书坛	李　伟	李晓云	李　莹
梁小波	廖婧媛	林凡莉	林佳如	刘　建
刘　进	刘　娟	刘　琦	刘　伟	刘　星
刘　翼	罗　刚	罗洪萍	罗　静	罗　敏
罗　勇	马　涛	彭　燕	钱　成	秦建华
任　强	石　蕾	石　敏	史孝敏	舒庆雪
汤计瑞	汤小伟	唐川康	唐　柳	唐　敏
唐世孝	陶　蓓	王　烜	王宋平	王雪锋
王玉洁	王泽卫	王忠琼	温向琼	吴鹏强
吴蔚桦	夏　梦	肖　娟	谢　桃	辛　辰

杨丹　杨春　颜琼　鄢洁　徐劲

张帆　查克岚　袁凯锋　杨伟兴　杨军

张玉高　张雪梅　张健　张鹤　张海龙

钟毅　郑舒展　郑建梅　赵蕾　张沄

　　　朱婷婷　朱清亮　　　诸波

第 3 版前言

内科学是临床医学重要的医学学科之一，其涉及面广、整体性强，近年来医学科学以前所未有的速度迅猛发展，其内容不断丰富、深度不断增加。初涉临床的实习生、研究生、住院医师规范化培训生、低年资住院医生等，迫切需要一本简明实用的床边参考书，以便查阅内科学的有关基础理论、基本知识，从而掌握基本技能。因此，我们组织了部分临床经验丰富、造诣较高的教师编写了《内科临床医生手册》一书，本书于 2015 年第一次出版。它主要介绍各个系统的常见症状、诊疗技术及常见疾病。2020 年第 2 版是在原有基础上，增加了内科学相关疾病、诊疗技术等最新发展动态。本书第 3 版，进一步更新了各专业临床知识，有助于临床医学生了解并及时掌握各领域最新动态。

本书包括病历书写和医患沟通、呼吸系统、循环系统、消化系统、泌尿系统、血液系统、内分泌系统、免疫系统、理化因素所致疾病九篇内容，总结概括了内科常见病、多发病的诊治原则、鉴别诊断以及常用的诊疗技术等。本书内容条理清楚、重点突出，具有系统性、实用性、针对性和指导性。希望读者通过对本书的学习掌握内科常见病及多发病的病因、发病机制、临床表现、诊断要点和防治理论等的相关理论知识和技能，为学习其他临床学科和从事临床医学实践或基础研究奠定基础。

在此，我们向为本书付出辛勤劳动的作者们致以衷心的感谢，也要感谢帮助我们实现此书的编辑们和出版社。本书在编写过程中，得到了西南医科大学领导的鼓励和支持，内科学教研室在稿件的整理中付出了辛勤的劳动，特此一并致谢！

黄纯兰

2024 年 3 月 15 日

目 录

第一篇　病历书写和医患沟通

第二篇　呼吸系统

第三篇　循环系统

第四篇　消化系统

第五篇　泌尿系统

第六篇　血液系统

第八篇　免疫系统

第九篇 理化因素所致疾病

第一篇 病历书写和医患沟通

第一章　病历书写

第一节　病历书写的基本要求

1．病历是指医务人员在医疗活动过程中形成的文字、符号、图表、影像、切片等资料的总和，包括门（急）诊病历和住院病历。

2．病历书写是指医务人员通过问诊、查体、辅助检查、诊断、治疗、护理等医疗活动获得有关资料，并进行归纳、分析、整理，形成医疗活动记录的行为。

3．病历书写应当客观、真实、准确、及时、完整、规范。

4．住院病历书写应当使用蓝黑墨水、碳素墨水，需复写的病例资料可以使用蓝或黑色油水的圆珠笔。计算机打印的病历应当符合病历保存的要求。门（急）诊病历和需复写的资料可以使用蓝或黑色油水的圆珠笔。

5．病历书写应当使用中文和医学术语。通用的外文缩写和无正式中文译名的症状、体征、疾病名称等可以使用外文。

6．病历书写应当规范使用学术语，字迹清晰，表述准确，语句通顺，标点正确。书写过程中出现错字时，应当用双线划在错字上，保留原记录清楚、可辨，并注明修改时间，修改人签名，不得采用刮、粘、涂等方法掩盖或去除原来的字迹。

7．病历应当按照规定的内容书写，并由相应医务人员签名。

实习人员、试用期人员书写的病历，应当经过在本医疗机构合法执业的医务人员审阅、修改并签名。进修人员应当由接收单位根据其胜任本专业工作的实际情况认定后书写病历。

8．上级医务人员有审查修改下级医务人员书写病历的责任。修改时，应当注明修改日期，修改人签名，并保持原记录清楚可辨。病历书写一律使用阿拉伯数字书写日期和时间，采用 24 小时制记录。

9．对需取得患者书面同意的医疗活动（如特殊检查、特殊治疗、手术、实验性临床医疗等）需签字后才能进行。

（1）一般由患者本人签字。

（2）患者不具备完全民事行为能力时，应当由其法定代理人签字。

（3）患者因病无法签字时，应当由其授权的人员签字，或由其近亲属签字，而无近亲属的，由其关系人签字。

（4）为抢救患者，在法定代理人或被授权人近亲属、关系人无法及时签字的情况下可由医疗机构负责人或者被授权的负责人签字。

（5）因实施保护性医疗不宜向患者说明情况的，应当将有关情况告知患者近亲属由患者近亲属签署同意书，并及时记录。患者无近亲属的或者患者近亲属无法签署同意书的，由患者的法定代理人或者关系人签署同意书。

10．病历完成的时间

（1）入院记录、完整病历、再次入院记录应于患者入院后 24 小时内完成。

（2）24 小时内入出院记录应当于患者出院后 24 小时内完成。

（3）24 小时内入院死亡记录应当于患者死亡后 24 小时内完成。

（4）首次病程记录应在患者入院后 8 小时内完成。

（5）对病情稳定的患者，至少 3 天记录一次病程记录。对病重患者，至少 2 天记录一次病程记录。对病危患者，应当根据病情变化随时书写病程记录，每天至少一次，记录时间应当具体到分钟。

（6）因抢救急危患者，未能及时书写病历的，有关医务人员应当在抢救结束后 6 小时内据实补记，并加以注明。

第二节　门（急）诊病历

一、初诊病历

＿＿＿＿年＿＿＿月＿＿日

病史：患者主要症状及其持续时间、发生及发展、诊治经过和必要的既往病史等。

查体：与诊断有关的阳性体征及有鉴别诊断意义的阴性体征。

诊断：主要疾病、并发疾病、伴发疾病。

处理：

（1）列出拟做的检查项目，如当日能得到结果应逐项填写。

（2）处方的药名、剂量、用法及疗程。

（3）进一步诊治建议及注意事项。

医师签名：

二、复诊病历

_____年____月____日

病史：记录初诊或上次就诊治疗后的病情变化情况。

查体：原阳性体征的变化及新出现的阳性体征。

辅助检查：初诊所做检查项目有关结果。根据病情变化需增做的检查项目。

处理：

（1）处方的药名、剂量、用法及疗程。

（2）进一步诊治建议及注意事项。

诊断：

医师签名：

【要求】

（1）门（急）诊病历封面应填写患者的姓名、性别、年龄、职业、住址或工作单位、药物过敏史等项目。门（急）诊病历首页内容应当包括患者姓名、性别、出生年月日、民族、婚姻状况、职业、工作单位、住址、药物过敏史等项目。每次就诊应注明就诊日期（年、月、日）和就诊科别。

（2）初诊或疑难患者的检查应比较全面，以便复诊时参考。

（3）旧病复诊，按复诊病历格式书写。如诊断与初诊相同，不再填写诊断。如为新病，应按初诊病历格式书写。

（4）如患者需要转科，医生应书写本科意见，接诊医生应重写门诊病历。

（5）门诊医生要严格执行疫情报告制度，发现法定传染病，除在病历上注明外，尚须按规定报告，不得延误（包括拟诊与修正）。

（6）急诊病历书写就诊时间应当具体到分钟，门（急）诊病历记录应当由接诊医师在患者就诊时及时完成。

（7）急诊留观记录是急诊患者因病情需要留院观察期间的记录，重点记录观察期间病情变化和诊疗设施，记录简明扼要，并注明患者去向。抢救危重患者时，应当书写抢救记录。门（急）诊抢救记录书写内容及要求按照住院病历抢救记录书写内容及要求执行。

第三节　入院记录

1．一般情况　姓名、性别、年龄、民族、婚姻状况、出生地、职业、入院时间日期、记录时间日期、病史陈述者、可靠程度。

2．主诉　指促使患者就诊的主要症状（或体征）及持续时间。

3．现病史　指患者本次疾病的发生、演变、诊疗等方面的详细情况，应当按时间顺序书写。内容包括发病情况，主要症状特点及其发展变化情况，伴随症状，发病后诊疗经过及结果，睡眠、饮食等一般情况的变化，以及与鉴别诊断有关的阳性或阴性资料等。

（1）发病情况：记录发病的时间、地点、起病缓急、前驱症状、可能的原因或诱因。

（2）主要症状特点及其发展变化情况：按发生的先后顺序描述主要症状的部位、性质、持续时间、程度、缓解或加剧因素，以及演变发展情况。

（3）伴随症状：记录伴随症状，描述伴随症状与主要症状之间的相互关系。

（4）发病以来诊治经过及结果：记录患者发病后到入院前，在院内、外接受检查与治疗的详细经过及效果。对患者提供的药名、诊断和手术名称需加引号（"　"）以示区别。

（5）发病以来一般情况：简要记录患者发病后的精神状态、睡眠、食欲、二便、体重等情况。

（6）与本次疾病虽无紧密关系，但仍需治疗的其他疾病情况，可在现病史后另起一段予以记录。

4．既往史　指患者过去的健康和疾病情况。内容包括既往一般健康状况、病史（传染病史）、预防接种史、食物或药物过敏史、手术外伤史、输血史等。

5．个人史、婚育史、家族史、女性患者的月经史。

【要求】

（1）个人史：记录出生地及长期居留地，生活习惯及有无烟、酒、药物等嗜好，职业与工作条件及有无工业毒物、粉尘、放射性物质接触史，有无冶游史。

（2）婚育史、月经史：婚姻状况、结婚年龄、配偶健康状况、有无子女等。女性患者记录初潮年龄、行经期天数、间隔天数、末次月经时间（或闭经年龄）、月经量、有无痛经及生育等情况。

（3）家族史：父母、兄弟、姐妹健康状况，有无与患者类似的疾病，有无家族遗传倾向的疾病。

6. **体格检查**　应当按照系统循序进行书写。包括体温、脉搏、呼吸、血压等一般情况，皮肤、黏膜、全身浅表淋巴结，头部及其器官，颈部，胸部（胸廓、肺部、心脏、血管），腹部（肝、脾等），直肠，肛门，外生殖器，脊柱，四肢，神经系统等。

7. **专科情况**　应当根据专科需要记录专科特殊情况。

8. **辅助检查**　指入院前所做的与本次疾病相关的主要检查及其结果。应分类按检查时间顺序记录检查结果，如是在其他医疗机构做的检查，应当写明该机构名称及检查号。

初步诊断：

【要求】

初步诊断是指经治医师根据患者入院时情况，综合分析所做出的诊断。如初步诊断为多项时，应当主次分明，主要诊断在前、次要诊断在后。对待查病例应列出可能性较大的诊断。

医师签名：

第四节　24小时内入出院记录

患者入院不足24小时出院的，可以书写24小时内入出院记录。内容包括患者姓名性别、年龄、职业、入院时间、出院时间、主诉、入院情况、入院诊断、诊疗经过、出院情况、出院诊断、出院医嘱、医师签名等。

第五节　24小时内入院死亡记录

患者入院不足24小时死亡的，可以书写24小时内入院死亡记录。内容包括患者姓名、性别、年龄、职业、入院时间、死亡时间、主诉、入院情况、入院诊断、诊疗经过（抢救经过）、死亡原因、死亡诊断、医师签名等。

第六节　　完整病历

姓名：　　　　　　　　　　性别：
年龄：　　　　　　　　　　民族：
婚姻状况：　　　　　　　　出生地：
职业：　　　　　　　　　　入院日期：
记录日期：　　　　　　　　病史陈述者、可靠程度：

主诉：患者最主要的症状或体征及其持续时间。不宜用诊断疾病名称或检查结果代替。有多项主诉者，应按发生顺序分别列出，如心悸 3 年，水肿 1 天，喘息 4 小时。

现病史：围绕主诉详细询问疾病发生、发展及诊治的过程，具体内容包括以下内容：①起病情况：起病的时间、地点、原因、诱因及缓急。②主要症状的发生、发展情况：按主要症状发生的先后详细描述，直至入院时为止，包括症状的性质、部位、程度、持续时间、缓解或加剧的因素等。③伴随症状：注意伴随症状与主要症状的相互关系及其发生的时间、特点和演变情况，与鉴别诊断有关的阴性症状也应记载。④诊疗经过：曾在何时何地就诊，诊断什么病；做过哪些重要检查，结果如何；接受过哪些治疗，疗效如何。⑤一般状况：简要记录发病以来的精神、食欲、睡眠、二便等变化。

既往史：记录从出生至此次患病以前的情况包括：

（1）过去一般健康情况：是否多病、体弱，劳动力如何。

（2）传染病、地方病、寄生虫病史：按患病先后逐一记录疾病名称、患病日期、症状、过程、治疗情况、并发症、后遗症等。

（3）外伤及手术史：时间、经过及其后果。

（4）预防接种、过敏及传染病接触史：预防接种的日期、种类。如怀疑患者可能患某种传染病，应详细询问并记录是否与相同疾病患者有过接触。有关药物、食物或特殊物质过敏史及过敏性疾病史。

系统回顾：按下列各系统列出的基本内容逐项询问，如果有阳性发现，应详述发生时间、经过、治疗及效果。凡患者自述的病名应加引号。

- 耳鼻咽喉：有无畏光、眼痛、耳鸣、流脓、鼻出血、鼻阻塞、牙痛、齿龈出血、咽痛、声嘶等。

- 呼吸系统：有无慢性咳嗽、咳痰、咯血、胸痛、气喘、盗汗、发热等。
- 循环系统：有无心悸、气促、发绀、水肿、胸闷、胸痛、血压升高等。
- 消化系统：有无恶心、呕吐、呕血、腹痛、腹泻、反酸、嗳气、黄疸、血便等。
- 泌尿生殖系统：有无腰痛、尿痛、尿频、尿急、血尿、脓尿、排尿困难、夜尿频多，有无阴部瘙痒、溃烂等。
- 血液系统：有无齿龈出血、鼻出血，有无瘀点、紫癜、淋巴结肿大等。
- 内分泌、代谢系统：有无怕冷、怕热、多食、消瘦、多饮、多尿，有无毛发脱落、性欲减退等。
- 骨关节系统：有无关节红肿、疼痛、畸形、动作受限等。
- 神经精神系统：有无抽搐、瘫痪、晕厥、昏迷、精神错乱等。

体 格 检 查

体温（T）：　脉搏（P）：　呼吸（R）：　血压（BP）：

一般情况：发育（正常、异常）、营养（良好、中等、不良）、面容与表情（急性或慢性病容，表情痛苦、忧虑、恐惧、安静）、体位、步态、神志（清晰、模糊、昏睡、昏迷）、能否与医生合作。

皮肤、黏膜：颜色（潮红、苍白、发绀、黄染、色素沉着）；是否有水肿、多汗；有无出血点、皮下结节或肿块、蜘蛛痣、溃疡及瘢痕，并明确记录其部位、大小及形态。

淋巴结：全身或局部浅表淋巴结（颌下、耳后、颈部、腋窝、滑车上、腹股沟部）有无肿大。如有肿大，应明确部位、大小、数目、压痛、硬度、移动性，有无瘘管、瘢痕等。

头颅：大小，形态，有无压痛、包块，头发情况（疏密、色泽、分布）。

眼：眉毛（有无脱落）、睫毛（有无倒睫）、眼睑（有无水肿、运动、下垂）、眼球（有无凸出、凹陷、运动、震颤、斜视）、结膜（有无充血、水肿、苍白、出血、滤泡）、巩膜（有无黄染）、角膜（有无混浊、瘢痕、反射）、瞳孔（大小、对光及集合反射）。

耳：有无分泌物，乳突有无压痛，听力情况等。

鼻：有无畸形、鼻中隔偏曲、阻塞、分泌物、出血及通气情况，额窦、上颌窦区有无压痛。

口腔：呼出气体的气味，以及唇（颜色，有无疱疹、皲裂、溃疡）、牙齿（有无龋齿、缺齿、义齿、残根，并注明其位置）、齿龈（色泽，有无肿胀、溢脓、出血、铅线）、舌（形态，舌质，有无舌苔、溃疡，运动情况，有无震颤、偏斜）、黏膜（有无发疹、出血、溃疡）。

扁桃体：大小，有无充血、分泌物、假膜。

咽：色泽，有无分泌物，反射情况。

喉：发音情况。

颈部：是否对称，有无抵抗、强直、压痛、肿块，活动是否受限；颈动脉有无异常搏动及杂音，颈静脉有无怒张；气管是否居中；甲状腺大小，如甲状腺有肿块，则应描述其形态、硬度、压痛，有无结节、震颤及血管杂音。

胸廓：是否对称，有无畸形、局部隆起、压痛、异常搏动，以及呼吸情况（频率、节律、深度及是否受限），乳房（大小，是否有红肿、橘皮征、结节、肿块等）、胸壁（有无水肿、皮下气肿、肿块）、静脉（有无怒张及回流方向异常）。

肺

视诊：呼吸类型（胸式或腹式）、呼吸活动度（两侧对比是否对称）、呼吸频率和特征，肋间隙（增宽或变窄、隆起或凹陷）。

触诊：胸廓扩张度、触觉语颤（两侧对比），有无胸膜摩擦感、皮下捻发感。

叩诊：叩诊音（清音、浊音、实音、鼓音），肺下界及肺下界移动度。

听诊：呼吸音（性质、强弱、异常呼吸音），有无干啰音、湿啰音，有无胸膜摩擦音，有无语音传导异常。

心脏

视诊：心前区是否有异常隆起，心尖冲动或心脏搏动的位置、范围、强度。

触诊：心尖冲动的性质及位置、强度，有无震颤和摩擦感（范围、强度）。

叩诊：心脏左、右浊音界。可用左侧第 2、3、4、5 肋间隙距正中线的距离（cm），右侧第 2、3、4 肋间隙距正中线的距离（cm）表示，并注明锁骨中线至正中线的距离。

听诊：心率、心律、心音（强度、分裂、P_2 与 A_2 的比较、额外心音、奔马律）、杂音（部位、时期、性质、强度、传导方向）、心包摩擦音。

桡动脉：脉率，节律（规则、不规则、脉搏短绌），有无奇脉，左桡动脉与右桡动脉脉搏的比较，动脉壁的性质、紧张度。

　　周围血管征：有无毛细血管搏动、枪击音、水冲脉、动脉异常搏动。

　　腹部

　　视诊：是否对称，大小，有无膨隆或凹陷，呼吸运动情况，有无皮疹、色素沉着、条纹、瘢痕、脐疝、腹部体毛、静脉曲张，观察血流方向、胃肠型及蠕动波、上腹部搏动。有腹水或腹部包块时测量腹围。

　　触诊：腹壁紧张度，有无压痛、反跳痛，有无包块（位置、大小、形态、质地、压痛、搏动、移动度）、液波震颤及振水音。

　　　　肝：大小（右叶可在右锁骨中线上从肋缘至肝下缘，左叶可由剑突至肝左叶下缘，距离用 cm 表示）、质地、表面情况、边缘情况，有无压痛和搏动。

　　　　胆囊：大小、硬度，有无压痛。

　　　　脾：大小、形态、表面情况、边缘情况，有无压痛。

　　　　肾：大小、形态、硬度、移动度，有无压痛。

　　　　膀胱：有无膨胀、肾及输尿管压痛点。

　　叩诊：肝浊音界，胃泡鼓音区，有无移动性浊音，有无肝区叩击痛、肋脊角叩痛，膀胱叩诊。

　　听诊：肠鸣音（正常、增强、减弱或消失），有无振水音、血管杂音。

　　肛门、直肠：视病情需要检查。有无肛裂、痔、肛瘘、脱肛。必要时直肠指诊（狭窄、包块、压痛、前列腺肿大）。

　　生殖器：根据病情需要做相应的检查。

　　　　男性：阴毛、龟头、包皮、睾丸、附睾、精索，有无发育畸形、鞘膜积液。

　　　　女性：有特殊情况时，可请妇科医生检查，包括外生殖器（阴毛、阴阜、大阴唇、小阴唇、阴蒂）、内生殖器。

　　脊柱：有无畸形（侧凸、前凸、后凸），有无压痛、活动受限。

　　四肢：有无畸形，如杵状指（趾）。观察关节有无红肿、疼痛、压痛、积液、脱臼、受限、强直以及关节活动度；四肢有无外伤、骨折，下肢有无水肿、肌肉萎缩、瘫痪、静脉曲张。

　　神经反射：肱二头肌反射、肱三头肌反射、膝腱反射、跟腱反射、腹壁反射、提睾反射，以及病理反射。必要时做其他检查。

实验室及器械检查

应记录与诊断有关的实验室及器械检查结果，如系入院前所做的检查，应注明检查地点及时间。

摘　　要

将病史、体格检查、实验室检查及器械检查等主要资料摘要综合，提示诊断的依据，使其他医师或会诊医师通过摘要内容能了解基本的病情。

初步诊断：

医师签名：

第七节　再次入院记录

主诉：本次入院的主要症状（或体征）及持续时间。

现病史：要求首先对本次住院前历次有关住院诊疗经过进行小结，然后再书写本次入院的现病史（同入院记录）。先记录首次患病诱因、时间、缓急、主要症状及体征，住院日期及诊断，主要治疗及效果。然后简要记录首次出院后的病情变化或再次入院的病情及诊治情况。最后详细记录本次病情复发起始至就诊入院时的情况。

既往史、个人史、月经史、婚育史及家族史，只需记录往次病历遗漏、新增或需更正的内容。

体格检查：同入院记录。

辅助检查：同入院记录。

摘要：同入院记录。

诊疗计划：同入院记录。

入院诊断：

医师签名：

【要求】

（1）患者因旧病复发再次入院者，由实习医生、进修生或住院医生书写再次入院病历。因新病再次入院者，仍按新患者书写入院病历，并将以往住院病情及诊断列入既往史中。

（2）主诉宜注明为第几次入院。

（3）3次以上入院患者的现病史，中间的几次入院情况可较简略地作为一般记录。

（4）辅助检查主要记录本次入院时及入院后24小时内进行的血、尿、便常规检查及其他检查结果。

第八节　病程记录

一、首次病程记录

内容包括病例特点、拟诊讨论、诊断依据及主要鉴别诊断分析、诊疗计划，入院后病情变化、处理情况及效果、提出的临床观察要点，向家属交代情况。对危重抢救患者来不及书写入院记录时，应及时书写较详细的首次病程记录。

【要求】

（1）病史特点：应当在对病史、体格检查和辅助检查进行全面分析、归纳和整理后写出本病例特征，包括阳性发现和具有鉴别诊断意义的阴性症状和体征等。

（2）拟诊讨论（诊断依据及鉴别诊断）：根据病史特点，提出初步诊断和诊断依据；对诊断不明的写出鉴别诊断并进行分析；对下一步治疗措施进行分析。

（3）诊疗计划：提出具体的检查及治疗措施安排。

医师签名：

二、日常病程记录

_____年____月____日____时

病程记录内容包括：①患者的主要症状、体征变化情况。②重要的辅助检查结果及临床意义。③主要治疗方法的名称、疗效及反应，重要医嘱的修改及其理由。④上级医师查房意见、会诊意见、分析讨论意见。⑤新诊断的确定和原诊断的修改，并说明理由。⑥入院时未能问清、查清、遗漏或需更正的重要病史及体征，患者、家属及有关人员的重要意见和要求。⑦向患者及其近亲属告知的重要事项、手术及其同意书等。由经治医师书写，也可以由实习医务人员或试用期医务人员书写，但应有经治医师签名。

医师签名：

第九节　上级医师查房记录

_____年____月____日

记录上级医师对患者病情分析、诊断、鉴别诊断、当前治疗措施疗效的分析及下一步诊疗意见等。

【要求】

（1）主治医师首次查房记录应当于患者入院48小时内完成。内容包括时间、查房医师的姓名、专业技术职务、补充的病史和体征、诊断依据与鉴别诊断的分析及诊疗计划等。

（2）科主任或副主任医师以上医师查房的记录，包括查房时间、医师的姓名、专业技术职务、对病情的分析和诊疗意见。

记录医师签名：

第十节　疑难病例讨论记录

_____年____月____日

疑难病例讨论记录指由科主任或具有副主任医师以上专业技术任职资格的医师主持、召集有关医务人员对确诊困难或疗效不确切病例讨论的记录。内容包括讨论日期、主持人及参加人员姓名、专业技术职务、具体讨论意见及主持人小结意见等。

记录医师签名：

1．医疗机构及临床科室应当明确疑难病例的范围，包括但不限于出现以下情形的患者：没有明确诊断或诊疗方案难以确定，疾病在应有明确疗效的周期内未能达到预期疗效，非计划再次住院和非计划再次手术，出现可能危及生命或造成器官功能严重损害的并发症等。

2．疑难病例均应由科室或医疗管理部门组织开展讨论，讨论原则上应由科主任主持，全科人员参加，必要时邀请相关科室人员或机构外人员参加。

3．医疗机构应统一疑难病例讨论记录的格式和模板，讨论内容应专册记录，主持人需审核并签字。讨论的结论应当记入病历。

4．参加疑难病例讨论的成员中应当至少有 2 人具有主治及以上专业技术职务任职资格。

第十一节 请会诊记录

_____年____月____日____时
有关本科的简要病史、体征及辅助检查资料。
诊断：
请会诊目的：

医师签名：

第十二节 会诊记录

_____年____月____日____时 ××科会诊记录
有关本科的简要病史、体征及辅助检查资料。
诊断处理意见：

医师签名：

【要求】

（1）会诊记录应另页书写。会诊医师一般应在 48 小时内应诊；对于急会诊，应在会诊申请发出后 10 分钟内到场，并在会诊结束后即刻完成会诊记录。会诊时邀请科室应有主管医师或相应的上级医师陪同并介绍病情。会诊医师要复习病史、认真体检，并简明扼要地书写会诊记录。申请会诊的医师应在病程记录中记录会诊意见执行情况。

（2）集体会诊或院外会诊由经治医师书写会诊记录，紧接病程记录，不另立页，但要标明"集体（或院外）会诊记录"。会诊记录的内容包括会诊日期及时分，参加会诊人员姓名、职称，会诊医师对病史及体征的补充，对病情的分析、诊断与处理意见。

第十三节 转科记录

_____年____月____日 ××转科记录

　　转科记录指患者住院期间需要转科时，由转出科室和转入科室医师分别书写的转出记录和转入记录。转出记录在患者转出科室前书写完成（紧急情况除外），转入记录于患者转入后 24 小时内完成。

　　内容包括入院日期、转出或转入日期，转出、转入科室，患者姓名、性别、年龄、主诉、入院情况、入院诊断、诊疗经过、目前情况、目前诊断、转科目的及注意事项或转入诊疗计划。

医师签名：

第十四节　交（接）班记录

　　_____年____月____日

　　患者姓名，性别，年龄，职业，主诉，入院日期，已住院___天。

　　入院情况：简要记录入院时的主要症状、体征和辅助检查结果。

　　入院诊断：

　　住院情况：记录重要检查、主要治疗、病情变化及交（接）班时情况。病史补充，原症状或体征存在、消失或改善情况、或新发现的阳性体征的情况，有关辅助检查复查结果等。

　　交（接）班诊断：记录交（接）班时已做出的诊断。

　　注意事项：交代病情观察要点，需继续进行的检查及治疗，以及其他重要事项。

　　【要求】

　　（1）交（接）班记录是指患者经治医师发生变更之际，交班医师和接班医师分别对患者病情及诊疗情况进行简要总结的记录。

　　（2）交班记录应当在交班前由交班医师书写完成，接班记录应当由接班医师于接班后 24 小时内完成。

医师签名：

第十五节　阶段小结

　　_____年____月____日

　　患者姓名、性别、年龄、职业、入院日期、已住___天。

主诉。

入院情况：简要记录入院时主要症状、体征、辅助检查结果。

入院诊断。

诊疗经过及目前情况。

目前诊断：记录阶段小结时已有的诊断。

诊疗计划：下一步诊疗方案及建议等。

医师签名：

【要求】

（1）阶段小结是指患者住院时间较长，由经治医师每月所做病情及诊疗情况总结。

（2）交（接）班记录、转科记录可代替阶段小结。

（3）患者病情显著好转或恶化，或治疗一阶段病情无改善，需要更改原诊疗计划时，均应做阶段小结。住院超过 1 个月的患者，也需做阶段小结。

（4）再次书写阶段小结时可省略"入院情况"。

第十六节　抢救记录

_____年___月___日

抢救记录指患者病情危重，采取抢救措施时所做的记录。因抢救急危患者，未能及时书写病历的，有关医务人员应当在抢救结束后 6 小时内据实补记，并加以注明。内容包括病情变化情况、抢救时间及措施、参加抢救的医务人员姓名及专业技术职务等。记录抢救时间应当具体到分钟。

1. 医疗机构及临床科室应当明确急危重患者的范围，包括但不限于出现以下情形的患者：病情危重，不立即处置可能危及生命或出现重要脏器功能严重损害；生命体征不稳定并有恶化倾向等。

2. 医疗机构应当建立抢救资源配置与紧急调配的机制，确保各单元抢救设备和药品可用。建立绿色通道机制，确保急危重患者优先救治。医疗机构应当为非本机构诊疗范围内的危重患者的转诊提供必要的帮助。

3. 临床科室急危重患者的抢救，由现场级别和年资最高的医师主持。紧急情况下医务人员参与或主持急危重患者的抢救，不受其执业范围限制。

4．抢救完成后 6 小时内应当将抢救记录记入病历，记录时间应具体到分钟，主持抢救的人员应当审核并签字。

医师签名：

第十七节　术前讨论记录

_____年___月___日

术前讨论记录是指因患者病情较重或手术难度较大，手术前在上级医师主持下，对拟实施手术方式和术中可能出现的问题及应对措施所做的讨论。内容包括术前准备情况、手术指征、手术方案、可能出现的意外及防范措施、参加讨论者的姓名和专业技术职务、具体讨论意见及主持人小结意见、讨论日期等，还包括记录者的签名。

1．除以紧急抢救生命为目的的急诊手术外，所有住院患者手术必须实施术前讨论，术者必须参加。

2．术前讨论的范围包括手术组讨论、医师团队讨论、病区内讨论和全科讨论。临床科室应当明确本科室开展的各级手术术前讨论的范围并经医疗管理部门审定。全科讨论应当由科主任或其授权的副主任主持，必要时邀请医疗管理部门和相关科室参加。患者手术涉及多学科或存在可能影响手术的合并症的，应当邀请相关科室参与讨论，或事先完成相关学科的会诊。

3．术前讨论完成后，方可开具手术医嘱，签署手术知情同意书。

4．术前讨论的结论应当记入病历。

医师签名：

第十八节　手术记录

手术记录是指手术者书写的反映手术一般情况、手术经过、术中发现及处理等情况的记录，在术后 24 小时内完成。特殊情况下由第一助手书写时，应有手术者签名。

手术记录应当另页书写，内容包括一般项目（患者姓名、性别、科别、病房、床位号、住院病历号或病案号）、手术日期、术前诊断、术中诊断、手术名称、手术者及助手姓名、麻醉方法、手术经过、术中出现的情况及处理等。

医师签名：

第十九节　有创诊疗操作记录

有创诊疗操作记录是指在临床诊疗活动过程中进行的各种诊断、治疗性操作（如胸腔穿刺、腹腔穿刺等）的记录。应当在操作完成后即刻书写。内容包括操作名称、操作时间、操作步骤、结果及患者一般情况，记录过程是否顺利，有无不良反应，术后注意事项及是否向患者说明。

医师签名：

第二十节　输血治疗知情同意书

输血治疗知情同意书是指输血前，经治医师向患者告知输血的相关情况，并由患者签署是否同意输血的医学文书。输血治疗知情同意书内容包括患者姓名、性别、年龄、科别、病案号、诊断、输血指征、拟输血成分、输血前有关检查结果、输血风险及可能产生的不良后果。患者签署意见并签名，医师签名并填写日期。

第二十一节　手术护理记录

手术护理记录由巡回护士记录，应当在手术结束后即刻完成。

手术护理记录应当另页书写，内容包括患者姓名、住院病历号（或病案号）、手术日期、手术名称、术中护理情况、所用各种器械和敷料数量的清点核对、巡回护士和手术器械护士签名等。

病重（危）患者护理记录是指护士根据医嘱和病情对病重（危）患者住院期间护理过程的客观记录。病重（危）患者护理记录应当根据相应专科的护理特点书写。内容包括患者姓名、科别、住院病历号（或病案号）、床位号、页码、记录日期和时间，以及出入液量、体温、脉搏、呼吸、血压等病情观察、护理措施和效果，护士签名等。记录时间应当具体到分钟。

第二十二节　手术同意书

　　手术同意书指手术前，经治医师向患者告知拟施手术的相关情况，并由患者签署同意手术的医学文件。内容包括术前诊断、手术名称、术中或术后可能出现的并发症、手术风险、患者签署意见并签名、经治医师和术者签名等。

医师签名：

第二十三节　麻醉同意书

　　指麻醉前，麻醉医师向患者告知拟施麻醉的相关情况，并由患者签署是否同意麻醉意见的医学文件。内容包括患者姓名、性别、年龄、病案号、科别，术前诊断、拟行手术方式、拟行麻醉方式，患者的基础疾病及可能对麻醉产生影响的特殊情况，麻醉中拟行的有创操作和监测。麻醉风险、可能发生的并发症及意外情况。患者签署意见并签名，麻醉医师签名并填写日期。

医师签名：

第二十四节　特殊检查、特殊治疗同意书

　　特殊检查、特殊治疗同意书是指在实施特殊检查、特殊治疗前，经治医师向患者告知特殊检查、特殊治疗的相关情况，并由患者签署是否同意检查、治疗的医学文件。内容包括术前诊断、手术名称、术中或术后可能出现的并发症、手术风险、患者及其家属签名等。

医师签名：

第二十五节　出院记录

　　_____年___月___日
　　出院记录是指经治医师对患者此次住院期间诊疗情况的总结。应当在患者出院后 24 小时内完成。

内容主要包括入院日期、出院日期、入院情况、入院诊断、诊疗经过、出院诊断、出院情况、出院医嘱及注意事项等。

医师签名：

第二十六节　死亡记录

_____年___月___日

死亡记录是指经治医师对死亡患者住院期间诊疗和抢救经过的记录。应当在患者死亡后 24 小时内完成。

内容包括入院日期、死亡时间、入院情况、入院诊断、诊疗经过（重点记录病情演变、抢救经过）、死亡原因、死亡诊断等。记录死亡时间应当具体到分钟。

医师签名：

第二十七节　死亡病例讨论记录

_____年___月___日

死亡病例讨论记录是指在患者死亡 1 周内，由科主任或具有副主任医师以上专业技术职务任职资格的医师主持，对死亡病例进行讨论、分析的记录。内容包括讨论日期，主持人及参加人员姓名、专业技术职务，具体讨论意见及主持人小结意见，记录医师签名。

1. 死亡病例讨论原则上应当在患者死亡 1 周内完成。尸检病例在尸检报告出具后 1 周内必须再次讨论。

2. 死亡病例讨论应当在全科范围内进行，由科主任主持，必要时邀请医疗管理部门和相关科室参加。

3. 死亡病例讨论情况应当按照本机构统一制定的模板进行专册记录，由主持人审核并签字。死亡病例讨论结果应当记入病历。

4. 医疗机构应当及时对全部死亡病例进行汇总分析，并提出持续改进意见。

记录医师签名：

第二十八节　医　嘱

医嘱指医师在医疗活动中下达的医学指令。

1．医嘱内容及起始、停止时间应当由医师书写。

2．内容应当准确、清楚，并注明下达时间，应当具体到分钟。

3．不得涂改，需要取消时应当使用红色墨水标注"取消"字样并签名。

4．一般情况下，医师不得下达口头医嘱。因抢救需要下达口头医嘱时，护士应当复诵一遍。抢救结束后，医师应当即刻据实补记医嘱。

5．长期医嘱　包括患者姓名、科别、住院病历号（或病案号）、页码、起始日期和时间、长期医嘱内容、停止日期和时间、医师签名、执行时间、执行护士签名。

6．临时医嘱　包括医嘱时间、临时医嘱内容、医师签名、执行时间、执行护士签名等。

第二十九节　病危（重）通知书

病危（重）通知书是指患者病情危、重时，由经治医师或值班医师向患者家属告知病情，并由患方签名的医疗文书。内容包括患者姓名、性别、年龄、科别，目前诊断及病情危重情况，患方签名、医师签名并填写日期。一式两份，一份交患方保存，另一份归病历中保存。

（徐　勇　高陈林　陈　果　范运斌）

第二章 医患沟通的内容及技巧

为保护患者合法权益，充分尊重患者的知情权，让患者更多地参与医疗活动，规范医疗行为，增进医患互信、防范医疗纠纷的发生，确保医疗安全，医务人员应重视医患沟通。

一、医患沟通技巧

与患方沟通应尊重对方，耐心倾听对方的倾诉，同情患者的病情或遭遇，愿为患者奉献爱心，并以诚信的原则进行。同时医患沟通技巧应掌握以下方面的内容：

1. 一个"技巧" 多听患者或家属说几句，尽量让患者及家属宣泄和倾诉，对患者的病情尽可能做出准确的解释。

2. 两个"掌握" 掌握病情、检查结果和治疗情况，掌握医疗费用给患方造成的心理压力。

3. 三个"留意" 留意沟通对象的受教育程度、情绪状态及对沟通的感受；留意沟通对象对病情的认知程度和对交流的期望值；留意自身的情绪反应，学会自我控制。

4. 四个"避免" 避免使用刺激对方情绪的语气、语调、语句，避免压制对方情绪、刻意改变对方观点，避免过多使用对方不易听懂的专业词汇，避免强求对方立即接受医师的意见和事实。

二、医患沟通记录

医护人员的每次沟通都应在病历的病程记录或护理记录中有详细记载。记录的内容有时间，地点，参加的医护人员、患者和亲属姓名，沟通内容，沟通结果等。重要的沟通记录应当有患方签署意见和签名。

三、医患沟通的内容及时机

1. 院前沟通 门诊医师在接诊患者时，应根据患者的既往病史、现病史、体格检查、辅助检查等对疾病做出初步诊断，可安排在门诊治疗，对符合入院指征的可收入院治疗。在此期间，门诊医师应与患者沟通，征求患者的意见，争取让患者能理解各种医疗处置。必要时，应将沟通内容记录在门诊病历上。

2．入院时沟通　病房接诊医师在接收患者入院时，应在首次病程记录完成时即与患者或家属进行疾病沟通。门诊患者的首次病程记录应于患者入院后 8 小时内完成；急诊患者入院后，责任医师根据疾病严重程度、综合客观检查，对疾病做出诊断，在患者入院后 2 小时内与患者或患者家属进行正式沟通。

3．住院期间沟通　医护人员在患者入院后应向患者或家属介绍患者的疾病诊断情况、主要治疗措施以及下一步治疗方案等，同时回答患者提出的有关问题。这包括患者病情变化时的随时沟通，有创检查及有风险处置前的沟通，变更治疗方案时的沟通，贵重药品使用前的沟通，发生欠费且影响患者治疗时的沟通，急、危、重症患者随疾病转归的及时沟通，术前沟通，术中改变术式沟通，麻醉前沟通（应由麻醉师完成），输血前沟通，以及使用医保目录以外的诊疗项目或药品前的沟通等。对于术前的沟通，应明确术前诊断、诊断的依据、是否为手术适应证、手术时间、术式、手术人员以及手术常见并发症等情况，并明确告知手术风险及术中病情变化的预防措施。对于麻醉前的沟通，应明确拟采用的麻醉方式、麻醉风险、预防措施以及必要时视手术情况临时需要变更麻醉方式等内容，同时应征得患者本人或家属的同意并签字确认。对于输血前的沟通，应明确交代输血的适应证和必要性，以及可能发生的并发症。

4．出院时沟通　患者出院时，医护人员应向患者或家属明确说明患者在院时的诊疗情况、出院医嘱、出院后注意事项以及是否需定期随诊等内容。

（徐　勇　高陈林）

第二篇　呼吸系统

第三章　呼吸系统症状学

第一节　发　热

发热是指机体在致热原作用下，或各种原因引起下丘脑体温调节中枢的功能改变时，体温升高超出正常范围。一般而言，当腋下、口腔、直肠温度分别超过37℃、37.3℃、37.6℃或在24小时体温波动超过1.2℃以上，即为发热。

发热根据不同的体温分为（以口腔温度为标准）低热（37.3～38℃）、中热（38.1～39℃）、高热（39.1～41℃）、超高热（41℃以上）。临床上，患者不同时间段测得的体温数值记录在体温表上，将各体温数值点连接起来形成一条体温曲线，根据不同的曲线形态分为不同的热型。

（1）稽留热：体温在＞39℃基础上，24小时体温波动幅度＜1℃。

（2）弛张热（败血症热型）：体温在＞37.3℃基础上，24小时体温波动幅度＞2℃。

（3）间歇热：体温上升达到峰值后（高热期）持续数小时，后降至正常水平（无热期）持续数天，体温如此反复无规律交替出现。

（4）回归热：体温骤升＞39℃（高热期）持续数天，后又骤降至正常水平（无热期），高热期与无热期各持续数天，后规律性交替一次。

（5）波状热：体温逐渐上升＞39℃，数天后又逐渐下降至正常水平，持续数天后又逐渐升高＞39℃，体温如此反复交替出现。

（6）不规则热：体温曲线无规律。

【病因与分类】

（一）感染性发热

各种病原体如细菌、真菌、病毒、立克次体、螺旋体及寄生虫等感染引起的发热，无论是急性、亚急性或者慢性，局限性或全身性，均可引起发热。

（二）非感染性发热

1．免疫系统疾病所致发热　如成人斯蒂尔病、类风湿关节炎、系统性红斑狼疮（SLE）、皮炎等。

2．血液系统疾病所致发热　如急慢性白血病、多发性骨髓瘤、淋巴瘤等。

3．恶性肿瘤所致发热　如肺癌、直肠癌、肝癌、乳腺癌等。

4．药物所致发热　如抗肿瘤药物、免疫抑制剂、程序性死亡受体 1（PD-1）/程序性死亡受体配体（PD-L1）药物、两性霉素 B、β- 内酰胺类药物、普鲁卡因、奎尼丁、卡马西平、苯妥英钠、博来霉素、干扰素 -α、白细胞介素 -2 等。

5．内分泌系统与代谢性疾病　如甲状腺功能亢进、甲状腺功能减退、糖尿病、痛风等。

6．颅内疾病所致发热　如癫痫持续状态、颅脑外伤等会引起中枢性发热。

7．皮肤病变所致发热　如广泛性皮炎、鱼鳞病导致皮肤散热减少。

8．吸收热　如大面积出血、血栓及栓塞性疾病等会引起吸收热。

9．自主神经功能紊乱所致发热　如原发性低热、夏季低热、生理性低热、感染后低热等。

【诊断要点】

1．明确是感染性发热还是非感染性发热　首先需反复询问病史及认真仔细查体。感染性发热常伴有寒战、肝脾大、淋巴结肿大、球结膜出血等。上述症状多见于感冒、受凉、淋雨、误吸、皮肤屏障受损等。而非感染性发热常伴随皮疹、关节肿痛、光过敏等。临床上不同的热型需格外引起重视。如大叶性肺炎、斑疹伤寒及伤寒高热期常会引起稽留热，败血症、风湿热、重症肺结核及化脓性炎症常引起弛张热，疟疾、急性肾盂肾炎常引起间歇热，布鲁菌病常引起波状热，霍奇金病常引起回归热，结核病、风湿热、支气管肺炎、感染性胸膜炎常引起不规则热。

2．明确发热部位　在确定感染性发热或非感染性发热后，需明确发热部位，通常需再次询问病史及仔细查体，并配合相关影像学检查（如 B 超、CT、MRI、PET-CT 等）协助明确感染部位。

（任　强　王宋平）

第二节　呼吸困难

美国胸科协会将呼吸困难定义为由不同性质和不同强度感觉所组成的一种呼吸不适的主观感受，这种感受受心理、精神、社会及环境等多种因素共同影响，并且可引起患者生理和行为的改变。

【病因和分类】

（一）肺源性呼吸困难

1．气道疾病　哮喘和 COPD 是最常见的阻塞性肺疾病，以呼气受限导致肺和胸壁气体潴留膨胀为典型表现。喉、气管、大支气管的狭窄，以吸气费力、高调喉鸣音，严重者吸气时可见"三凹征"为典型表现。

2．胸壁疾病　脊柱后凸、重症肌无力或吉兰-巴雷综合征等导致呼吸肌无力的情况可引起胸壁僵硬，从而出现用力呼吸以代偿。

3．胸膜疾病　大量胸腔积液、气胸可能通过增加呼吸做功及刺激肺牵张感受器（若存在肺不张）导致呼吸困难。

4．肺间质/实质疾病　感染、职业接触或自身免疫性疾病所致的间质性或实质肺疾病（如肺炎、肺结核、肺癌）可降低肺顺应性并引起患者用力呼吸。此外，通气血流比例失调及肺泡-毛细血管交换面积受损或肺泡壁增厚会导致呼吸费力。

5．肺血管性疾病　肺血栓栓塞和肺循环疾病（原发性肺动脉高压、肺血管炎）通过升高肺动脉压力及刺激肺牵张感受器引起呼吸困难。常表现为过度通气，也可有低氧血症。然而在临床上，吸氧无法缓解患者呼吸困难和过度通气的症状。

（二）心源性呼吸困难

1．左心相关疾病　冠状动脉所致心肌疾病及非缺血性心肌病 [如风湿性心脏病（风心病）、心肌炎等] 可导致左心室舒张末期容积增加、压力升高及毛细血管压力上升，随后肺间质水肿，刺激肺牵张感受器从而引起呼吸困难；通气血流比例失调引起低氧血症也可导致呼吸困难。

2．心包疾病　缩窄性心包炎及心脏压塞都可升高心脏及肺血管压力，从而产生上述导致吸困难的情况。心排血量受限到一定程度，无论休息或运动均可刺激机械及化学感受器（有乳酸堆积时）导致呼吸困难。

（三）心身医学 - 神经源性呼吸困难

1．焦虑　突发焦虑可能通过改变感觉阈值或产生一种可加强呼吸异常的呼吸模式从而加重呼吸困难，呼气受限的患者，比如呼吸急促患者合并焦虑会导致肺过度通气，增强呼吸运动及呼吸不适。

2．颅脑疾病　颅脑炎症、脑血管疾病及脑肿瘤等，由于颅内压增高和颅脑供血减少的刺激，导致呼吸中枢受到抑制，从而呼吸变深变慢，常伴呼吸节律的异常。

（四）代谢性异常的呼吸困难

1．贫血　贫血可导致运动时发生呼吸困难，这种情况常被认为与代谢相关受体受到刺激有关。贫血患者的血氧饱和度通常正常。

2．肥胖　肥胖所致的呼吸困难可能与多种发生机制有关，如心排血量增多或呼吸泵功能受损（胸廓顺应性下降）。

3．酸中毒大呼吸（Kussmaul 呼吸）　在尿毒症、糖尿病酮症酸中毒时，血中酸性代谢产物增多，强烈刺激颈动脉窦、主动脉体化学感受器或直接刺激呼吸中枢，出现深快而规则的呼吸，可伴有鼾音。

（五）物质所致呼吸困难

某些毒物（如 CO、亚硝酸盐和苯胺类、氰化物）中毒时，患者呼吸中枢通常受到抑制或细胞呼吸受到干扰，从而引起呼吸困难。

【诊断要点】

1．患者呼吸困难起病的急缓和持续时间有助于明确病因　急性呼吸困难可致机体在短时间内发生生理改变，通常见于喉头水肿、支气管痉挛、心肌梗死、肺栓塞或气胸等。有肺部基础疾病患者通常表现为进行性气促或发作性呼吸困难。如慢性阻塞性肺疾病和特发性肺纤维化患者表现为渐进性加重的劳力性呼吸困难，并间断急性加重。与此相反，大部分哮喘患者平素绝大部分时间呼吸正常，发作性呼吸呼困难发生在诱发因素作用后（如上呼吸道感染或接触过敏原）。

2．患者呼吸困难的诱发因素和缓解因素需要格外引起重视　在阻塞性肺疾病患者中，哮喘患者呼吸困难急性发作多与诱发因素的暴露有关，但是这样的情况在部分慢性阻塞性肺疾病患者中也可发生。肺部疾病的患者，多会主诉劳力性呼吸困难。对引起患者气短的活动程度的评价有助于临床医生对患者活动耐力的评估。很多患者需根据其活动耐量调整日常活动的强度。因此记录患者，尤其是老年患者的可耐受的活动强度及活动强度随病程变化的情况是非常重要的。劳力性呼吸困难是心肺疾病患者的早期症状，需要周密而深入的检查和评估。

（任　强　王宋平）

第三节　咳嗽与咳痰

咳嗽（cough）是一种反射性防御动作，可以清除呼吸道内分泌物或异物。咳痰（expectoration）是指通过咳嗽将气管、支气管内分泌物或肺泡内渗出液排出的过程。

【发生机制】

咳嗽的发生机制见图 3-1。

【病因】

1．呼吸道疾病。

2．胸膜疾病。

3．心血管疾病。

4．中枢神经因素。

5．其他因素所致的慢性咳嗽　药物、胃食管反流所致的咳嗽，以及习惯性咳嗽、心因性咳嗽。

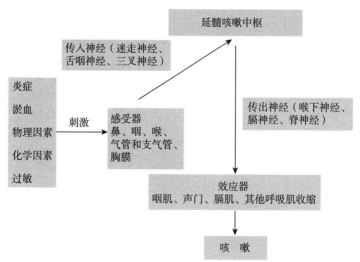

图 3-1　咳嗽的发生机制

【诊断要点】

根据咳嗽、咳痰的特点，可以做出初步诊断，其诊断要点见表3-1。

表3-1　咳嗽的诊断要点

性质

干性咳嗽：咽喉炎、喉癌、气管受压、气道占位、胸膜疾病、原发性肺动脉高压、二尖瓣狭窄

湿性咳嗽：慢性支气管炎、支气管扩张、肺炎、肺脓肿、空洞性肺结核

黏液性：炎症初期、慢性、结构改变

浆液性：肺水肿、肺泡细胞癌

脓性：化脓性感染

血性：感染、支气管扩张、结核、肿瘤、肺血管病变

音色

声嘶：声带病变、喉返神经受压

鸡鸣样：百日咳、会厌/喉疾病、气管受压

金属音：纵隔肿瘤、主动脉瘤、支气管肺癌压迫气管

声音低微/无力：严重肺气肿、声带麻痹、全身衰竭

时间和规律

突发性：吸入刺激性气体、气道异物、气管/支气管分叉受压

发作性：百日咳、哮喘

长期反复：慢性支气管炎、支气管扩张、肺结核、肺脓肿

夜间咳嗽：左心衰竭、哮喘

伴随症状

发热：感染、结核、胸膜炎

胸痛：肺炎、肿瘤、胸膜疾病、肺栓塞

呼吸困难：喉水肿、胸腔积液、气胸、慢性阻塞性肺疾病、重症肺炎、肿瘤、肺淤血、肺水肿、气道异物

咯血：支气管扩张、结核病、肺脓肿、肿瘤、心力衰竭（心衰）、支气管结石症、肺血管病变

咳脓痰：支气管扩张、肺脓肿、肺含铁血黄素沉着症、肺出血肾炎综合征、肺囊肿伴感染、支气管胸膜瘘

哮鸣音：哮喘、慢性阻塞性肺疾病、心源性因素、气道异物、肿瘤

杵状指：支气管扩张、慢性肺脓肿、肺癌、脓胸

痰量多：支气管扩张、肺脓肿、支气管胸膜瘘、肺泡细胞癌

颜色和气味

恶臭：厌氧菌感染

铁锈色：肺炎链球菌感染

黄绿/翠绿色：铜绿假单胞菌感染

白色黏稠状或拉丝：真菌感染

稀薄浆液或粉色皮样物：棘球蚴感染

粉红色泡沫：肺水肿

注：各种性质的痰液均可带血。

（何永鸿　王宋平）

第四节　咯　血

咯血（hemoptysis）是指喉部以下的呼吸道及肺任何部位的出血，经口腔咯出。

【病因及发病机制】

咯血的病因及发病机制见图 3-2。

【诊断要点】

（一）年龄

1．青壮年　常见于肺结核、支气管扩张、二尖瓣狭窄等。

2．40 岁以上人群　嗜烟者警惕支气管肺癌。

3．儿童　慢性咳嗽伴少量咯血、低色素性贫血警惕特发性含铁血黄素沉着症。

（二）咯血量

1．少量咯血　少于 100 ml/d，见于支气管肺癌等。

2．中量咯血　100 ～ 500 ml/d。

3．大量咯血　多于 500 ml/d，见于空洞性肺结核、支气管扩张、慢性肺脓肿、肺血管畸形、肺动脉瘤等，需警惕大咯血所致窒息。

（三）颜色与性质

1．鲜红色　常见于肺结核、支气管扩张、肺脓肿及出血性疾病。

2．铁锈色　常见于肺炎链球菌性肺炎、肺吸虫病、肺泡出血。

3．砖红色胶冻样　常见于肺炎克雷伯菌肺炎。

4．暗红色　常见于二尖瓣狭窄。

5．粉红色　常见于左心衰竭。

6．暗红色　常见于肺栓塞。

【伴随症状】

1．发热　多见于肺结核、肺炎、肺脓肿、流行性出血热、肺出血型钩端螺旋体病、支气管肺癌等。

2．胸痛　多见于肺炎链球菌性肺炎、肺结核、肺栓塞、支气管肺癌等。

3．呛咳　多见于支气管肺癌、支原体肺炎等。

4．脓痰　多见于支气管扩张、肺脓肿、空洞性肺结核继发细菌感染等。

5．皮肤黏膜出血　多见于血液病、风湿病、肺出血型钩端螺旋体病、

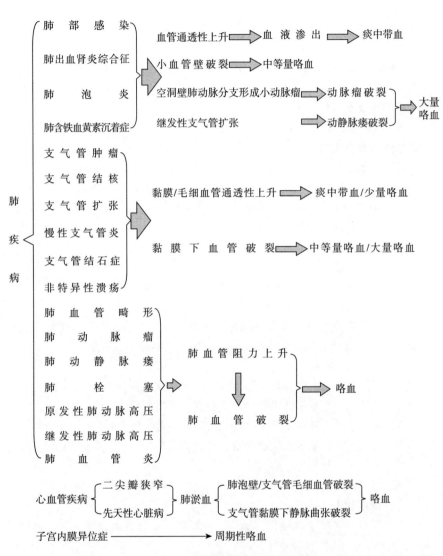

图 3-2　咯血的病因及发病机制

流行性出血热等。

6．杵状指 多见于支气管扩张、肺脓肿、支气管肺癌等。

7．黄疸 须注意钩端螺旋体病、肺炎链球菌性肺炎、肺栓塞等。

【鉴别诊断】

咯血应首先与口腔、咽、鼻腔和上消化道出血鉴别。咯血与呕血的鉴别要点见表 3-2。

表3-2　咯血与呕血的鉴别

鉴别项目	咯血	呕血
病因	肺结核、支气管扩张、肺癌、肺炎、肺脓肿、心脏病等	消化性溃疡、肝硬化、急性胃黏膜病变、胆道出血、胃癌等
出血前症状	喉部痒感、胸闷、咳嗽等	上腹部不适、恶心、呕吐等
出血方式	咯出	呕出，可为喷射状
血的颜色	鲜红	暗红色、棕色，有时为鲜红色
血中混有物	泡沫、痰	食物残渣、胃液
酸碱性	碱性	酸性
柏油样便	无，若咽下血液量较多时可见	有，呕血停止后仍可持续数日
出血后的痰性状	常有血痰数日	无痰

（何永鸿　王宋平）

第五节　发　绀

发绀是一种常见的由于血液中还原血红蛋白的浓度增加，导致血液氧合不足进而导致皮肤和黏膜呈现青紫色的临床表现，这种改变常发生在皮肤较薄、色素较少和毛细血管较丰富的部位。它可以由各种原因引起，包括心脏或呼吸系统疾病以及血红蛋白衍生物产生，影响了血液中氧气的供应进而导致发绀。

【病因】

（一）循环呼吸系统疾病

能引起发绀的循环呼吸系统疾病见表 3-3。

表3-3　循环呼吸系统常见疾病引起的发绀分类和特点

分类	原因	特点	常见疾病
中心性发绀	心肺疾病导致动脉血氧饱和度降低	呈全身性；皮肤温暖；除四肢及颜面外，也累及躯干和黏膜	①肺性发绀，各种严重的呼吸系统疾病，如支气管阻塞、肺炎、阻塞性肺气肿、弥漫性肺间质纤维化、肺淤血、肺水肿、急性呼吸窘迫综合征、肺栓塞、原发性肺动脉高压等）；②心源性混合性发绀，异常通道分流，使部分静脉血未通过肺循环进行氧合作用而进入体循环动脉，如分流量超过心排血量的1/3，即可出现发绀
周围性发绀	周围循环障碍	发绀见于肢体末梢与下垂部位，如肢端、耳垂、鼻尖，皮温低，经按摩、加温可消失	缺血性发绀（肢体动脉供血不足）、淤血性发绀（肢体静脉回流障碍）
混合性发绀	肺淤血导致肺内氧合不足以及周围循环缓慢（血液在周围毛细血管中脱氧过多）	同时存在中心性发绀和周围性发绀的特点	全心衰竭等

（二）血液疾病

1．高铁血红蛋白血症　红细胞内高铁血红蛋白增加（＞3 g/100 ml）。

（1）常见因素：①生理因素：如中、高海拔地区居民和胎儿含铁血红蛋白高、新生儿腹泻、剧烈运动、出汗、恐惧等均可引起高铁血红蛋白增高。②遗传因素：如细胞色素 b5 还原酶缺乏，会出现高铁血红蛋白血症。③化学因素：硝酸、亚硝酸、部分局麻药、苯胺和硝基苯的衍生物、农药和芳香胺类除草剂等化学物。

（2）发绀特点：轻至中度，持续时间短。

（3）治疗原则：脱离暴露源、氧疗、甲苯胺蓝药物治疗、针对原因的治疗。

2．硫化血红蛋白血症　红细胞内硫化血红蛋白增加（＞0.5/100 ml）

（1）常见诱因：①化学因素：暴露于某些化学物质，如亚硝酸盐、亚硫酸盐、苯胺和某些有机化合物，可能引起硫化血红蛋白的产生。这些化学物质可以通过氧化作用改变血红蛋白的结构，使其无法正常地携带氧气。②遗传因素：有些人可能先天携带与硫化血红蛋白有关的遗传突变，使他们更容易发生硫化血红蛋白血症。③环境因素：在高海拔地区或低氧环境中，机体易发生硫化血红蛋白血症。④代谢疾病：如糖尿病和酮症酸中毒，可能增加硫化血红蛋白血症的发生率。

（2）发绀特点：严重，持续时间长。

（3）治疗原则：脱离暴露源，氧疗、亚硝酸钠药物治疗、针对原因的治疗。

【伴随症状】

1．呼吸困难　常见于重症心、肺疾病及急性呼吸道梗阻、严重气胸等。

2．皮肤增厚　也是发绀的一种表现，可能会伴随皮肤粗糙、干燥、脱屑等症状。

3．杵状指（趾）　提示病程较长，主要见于发绀型先天性心脏病及某些慢性肺部疾病。

4．意识障碍及衰竭　主要见于某些药物或化学物质中毒、休克、急性肺部感染或急性心力衰竭等。

（罗　敏　李玉英）

第六节　胸　痛

胸痛指发生在胸部的疼痛或不适感觉，它可以表现为各种不同的感觉，包括钝痛、刺痛、压迫感、烧灼感或闷痛等。当胸部组织受到损伤、炎症或其他刺激时，感觉神经会传递疼痛信号，这些信号经过脊髓传递到大脑，进行感知和处理。

【病因】

1．心血管疾病　是引起胸痛的常见原因之一。心脏病（如冠心病）通常导致心肌缺血（供血不足）。当冠状动脉受到阻塞或狭窄，心肌可能无法获得足够的氧气，这会引发心绞痛，导致胸痛。在严重情况下，心肌梗死也可能引起剧烈的心前区疼痛。

2. 呼吸系统疾病　肺部疾病如肺炎、肺栓塞、气胸或支气管痉挛可能导致炎症、肺组织损伤或气道狭窄，从而引发胸痛。

3. 消化系统疾病　胃食管反流病、胃溃疡或食管痉挛可能导致酸性胃液或食物进入食管，引发食管疼痛或胸痛。

4. 肌肉和骨骼疾病　肋骨的骨折、肌肉扭伤、肋间神经疼痛引起的肌肉和骨骼问题可能导致胸痛。

5. 心理因素　情绪问题，尤其是焦虑症，有时可以引发心绞痛或非特定性胸痛。这种疼痛可能是由自主神经系统的激活引发的。

6. 神经痛　胸部神经受损或受到压迫，如带状疱疹所引起的神经痛，可能导致胸痛。

7. 肿瘤　胸部肿瘤或肿瘤压迫周围组织和神经也可以引发胸痛。

8. 其他原因　外伤、感染、肺气肿、食管裂孔疝等因素也可能引发胸痛。

【不同疾病导致胸痛的特征】

1. 心绞痛　好发于中老年，疼痛出现于胸骨中下段，呈压榨感、窒息感，常可持续数分钟至数十分钟，诱因常为体力劳动、情绪激动，休息或含服硝酸酯类药物后缓解，常见伴随症状为心慌、气短、出汗、恶心、呕吐。

2. 心肌梗死　好发于中老年，疼痛出现于胸骨中下段，呈压榨感、窒息感，常可持续数小时至数天，诱因主要为体力劳动、情绪激动，休息或含服硝酸酯类药物后不易缓解，常见伴随症状为心慌、气短、出汗、恶心、呕吐、晕厥。

3. 主动脉狭窄　好发于中老年，疼痛出现于胸骨左缘第3～4肋间，呈压榨感、窒息感，常可持续数分钟至数十分钟，体力劳动、情绪激动时加重，常见伴随症状为心慌、气短、出汗、恶心、呕吐。

4. 肥厚型心肌病　好发于中青年，疼痛出现于胸骨左缘第3～4肋间，呈压榨感、窒息感，常可持续数分钟至数十分钟，体力劳动、情绪激动可使胸痛加重，常见伴随症状为心慌、气短、出汗、恶心、呕吐。

5. 自发性气胸　好发于中青年，疼痛位于患侧锁骨中线与第2肋间交点处，呈针刺样疼痛或刀割样疼痛，常持续数分钟至数十分钟，常可因呼吸运动、咳嗽而加重，伴随症状主要为胸闷、呼吸困难、发绀、出汗、恶心等。

6. **支气管炎** 好发于中老年和吸烟者，疼痛位于前胸和两侧锁骨下区域，呈针刺样疼痛或刀割样疼痛，常可持续数分钟至数十分钟，常可因呼吸运动、咳嗽而加重，伴随症状以咳嗽、咳痰、喘息等呼吸道症状为主，全身症状不明显。急性发作期可有发热，全身症状加重，如乏力、头痛等；严重者可有呼吸困难、发绀、大汗、烦躁等。

7. **带状疱疹** 好发于中老年和免疫功能低下者，疼痛沿一侧神经呈带状分布，呈烧灼样疼痛、电击样疼痛，常可持续数天至数周，诱因主要为与皮损部位有关。在发病前局部皮肤会先有刺痛或灼热感，出现潮红，很快出现密集的红色小丘疹并迅速发展为水疱，水疱数日后可结痂脱落。

8. **肋间神经炎** 好发于中青年，沿肋间分布，呈烧灼样疼痛、针刺样疼痛，常可持续数天至数周，服用止痛药可短暂缓解。本病症状多样，主要表现为沿肋间分布的剧烈疼痛，多为阵发性、持续性针刺样疼痛或烧灼样疼痛，咳嗽、深呼吸及打喷嚏时疼痛可加剧。严重者甚至不能翻身、深呼吸，咳嗽时会疼痛剧烈，以致患者采取保护性体位而导致呼吸浅快。

9. **支气管肺癌** 好发于中老年人和吸烟者，疼痛部位常为受累胸膜或胸壁，为持续、固定、剧烈的疼痛，呼吸运动、咳嗽可是胸痛加剧，可伴随咳嗽、呼吸困难、痰中带血等症状。

10. **上消化道疾病** 与具体年龄无关，胸痛部位常位于食管或胸骨后，呈隐痛，进食时发作或加剧，服用抗酸剂和促胃动力药物可减轻或消失，可同时伴有胃灼热、吞咽困难等症状。

（罗　敏　李玉英）

第四章　呼吸系统临床常用诊疗技术

第一节　胸腔穿刺术

胸腔穿刺术（thoracentesis），也称胸膜腔穿刺术（thoracocentesis），简称胸穿，是指对有胸腔积液（或气胸）的患者，为了诊断和治疗疾病的需要而通过胸腔穿刺抽取积液或气体的一种技术。

【适应证】

1．诊断性穿刺　诊断原因未明的胸腔积液可通过穿刺抽液用于病因或病理诊断。

2．治疗性穿刺

（1）大量胸腔积液、积气时，可通过胸腔穿刺降低胸腔内压力，缓解患者症状。

（2）化脓性胸膜炎或恶性胸腔积液时，通过积极药物治疗后病情仍不易控制，可通过穿刺抽液减少胸腔积液，并可通过胸腔内注药辅助治疗。

（3）张力性气胸时，紧急行胸腔穿刺是重要的急救措施。

【禁忌证】

1．相对禁忌证　麻醉药物过敏、出血性疾病或体质衰弱、病情危重、难以耐受者。

2．绝对禁忌证　胸腔穿刺术原则上无绝对禁忌证。

【术前准备】

（1）术者准备：了解患者病情，明确患者有行胸腔穿刺术的适应证，充分向患者及家属说明穿刺的目的及相关风险并签署知情同意书；查看患者血常规、凝血检查结果、心电图等是否存在禁忌证。

（2）物品准备：胸腔穿刺包，碘伏，棉签，砂轮，2% 利多卡因 5 ml，无菌手套，纱布，胶带，5 ml 及 20 ml、50 ml 注射器，标本送检试管等。

（3）体位：嘱患者取坐位，面向椅背，两前臂置于椅背上，前额靠在前臂上；不能配合者，可取半卧位，患侧上肢上举于头部抱枕，充分暴露穿刺部位。

（4）穿刺部位：胸腔积气穿刺部位常选择锁骨中线第2肋间；胸腔积液穿刺部位常选择肩胛线或腋后线第7～8肋间，有时也可选择腋中线第6～7肋间或腋前线第5肋间；中、小量积液或包裹性胸腔积液可结合胸部X线片或超声检查确定穿刺点。

【操作过程】

1．术者于术前经过六步洗手法洗手，戴好口罩、帽子，检查物品齐全且完好。

2．用碘伏棉签以穿刺点为中心由内向外消毒2～3遍，消毒范围＞15 cm。

3．打开胸腔穿刺包，戴无菌手套，铺洞巾；清点物品齐全，并检查穿刺针及胶皮管是否完好，以及其密闭性和通畅性。

4．用5 ml注射器抽取2%利多卡因5 ml，沿穿刺点下一肋上缘进行逐层浸润麻醉，有突破感或回抽出积液、积气或积血后停止进针。

5．穿刺前应先将胶皮管用止血钳夹住，然后进行穿刺。

6．穿刺时术者以左手拇指及示指固定穿刺部位的皮肤，右手持穿刺针于穿刺点垂直缓慢进针，当有突破感时表明已进入胸膜腔，此时嘱助手用止血钳协助固定穿刺针，以防刺入过深损伤肺组织。

7．穿入胸膜腔后连接50 ml注射器，再松开胶皮管止血钳，抽取胸腔积液。如用较粗的长穿刺针代替胸腔穿刺针时，应先将针座后连接的胶皮管用止血钳夹住，然后进行穿刺，进入胸腔后再连接注射器，松开止血钳，抽取胸腔积液。

8．抽取相应积液后再次用止血钳夹闭胶皮管，然后取下注射器，将标本计量、送检。

9．抽液结束后拔出穿刺针，覆盖无菌纱布，按压1～2 min，用胶布固定后嘱患者静卧。

10．将垃圾分类处理，书写操作记录。

11．术后应密切监测患者生命体征，观察患者有无不适。

【注意事项】

1．操作前应向患者说明穿刺目的，消除顾虑；对精神紧张者，可于术前半小时给予地西泮10 mg，或可待因0.03 g以镇静、止痛。

2．进行局部浸润麻醉时，应先针尖斜向上45°进针，皮下形成皮丘后垂直进针，进针时应边回抽边进针，注意观察有无回抽鲜血，避免误入血管。

3．操作过程中嘱患者浅慢呼吸，勿剧烈咳嗽，密切观察患者反应，如有头晕、面色苍白、出汗、心悸、胸部压迫感或剧痛、昏厥等胸膜反应；或出现持续性咳嗽、气短等现象，立即停止抽液或抽气，并皮下注射 0.1% 肾上腺素 0.3 ~ 0.5 ml，或进行对症处理。

4．一次抽液不应过多、过快。诊断性抽液，50 ~ 100 ml 即可；减压抽液，首次不超过 600 ml，以后每次不超过 1000 ml，以防一次大量迅速抽液后出现复张后肺水肿；如为脓胸，每次尽量抽尽。疑为化脓性感染时，应留取标本，行涂片革兰氏染色镜检、细菌培养及药敏试验。检查瘤细胞时，为提高阳性检出率至少需 100 ml，并应立即送检，以免细胞自溶。

5．应避免在第 9 肋间以下穿刺，以免刺破膈肌损伤腹腔脏器。进针部位沿肋骨上缘以免损伤肋间血管。

6．对于恶性胸腔积液，可注射抗肿瘤药或硬化剂诱发化学性胸膜炎，促使脏层与壁层胸膜粘连，闭合胸腔，防止胸腔积液重新积聚。

7．严重肺气肿、广泛肺大疱者，或病变邻近心脏、大血管，以及胸腔积液量很少者，胸腔穿刺应慎重。

8．严格无菌操作，操作过程中注意及时夹闭胶皮管，避免空气进入胸腔，始终保持胸腔负压。

（罗洪萍　邓　俊）

第二节　胸膜活检术

胸膜活体组织检查术（胸膜活检，pleural biopsy）是指通过各种手段如经皮胸膜腔穿刺、胸腔镜检查和开胸手术等取胸膜活体组织进行病理检查的一种方法。经皮胸膜活检可在床旁进行，是临床常用的方法。随着内科胸腔镜的广泛开展，经皮胸膜活检已较少用。

【适应证】

1．不能明确病因的渗出性胸腔积液。

2．胸膜腔内局限性肿块及不明原因的胸膜增厚。

【禁忌证】

1．有出血、凝血机制障碍，血小板 < 60×10^9/L。

2．重度肺功能不全、肺大疱、肺动脉高压。

3．肺包虫病、脓胸、穿刺部位皮肤化脓性感染。

4．可疑血管病变。

5．精神性疾病及不配合。

6．严重衰竭。

【术前准备】

1．**患者准备**　了解患者病情，明确患者有行胸膜活检术的适应证，充分向患者及家属说明穿刺的目的及相关风险并签署知情同意书；术前常规检查血小板计数、凝血时间及凝血酶原时间；胸部 X 线片、B 超及胸部 CT 定位，并在皮肤上用甲紫（龙胆紫）标记穿刺部位。

2．**物品准备**　无菌胸膜活检穿刺包、碘伏、棉签、砂轮、2% 利多卡因 5 ml、无菌手套、纱布、胶带、10% 甲醛或 95% 乙醇固定液、标本送检试管等。

【操作方法】

1．患者取坐位，面向椅背，两前臂置于椅背上，前额靠在前臂上，若积液局限于前侧，也可侧靠椅背，患侧抱头。不能配合者，可取半卧位，患侧上肢上举于头部抱枕，充分暴露穿刺部位。

2．活检部位经超声、X 线、CT 等定位，并在皮肤上用甲紫（龙胆紫）标记。

3．常规消毒铺巾后用 2% 利多卡因沿定位处下一肋上缘，逐层浸润麻醉至壁层胸膜。

4．于穿刺点将套管针与穿刺针同时刺入胸壁，抵达胸膜腔后拔出针芯，先抽胸腔积液，然后将套管针后退至壁层胸膜，即刚好未见胸腔积液流出处，固定位置不动。

5．将钝头钩针插入套管并向内推进达到壁层胸膜，调整钩针方向，使其切口朝下，针体与肋骨呈 30°。左手固定套管针，右手旋转钩针后向外拉，即可切下小块（1 ~ 2 mm）壁层胸膜组织。如此改变钩针切口方向，重复切取 2 ~ 3 次。将切取组织放入 10% 甲醛或 95% 乙醇中固定送检。

【注意事项】

1．患者过度紧张时，可于术前口服 5 ~ 10 mg 地西泮或可待因 0.03 g，亦可口服苯巴比妥以镇静、止痛。

2．穿刺时应沿肋上缘，避免损伤肋间神经及肋间动脉。

3．切取胸膜组织时，钩针方向禁止向上，避免损伤肋间神经及肋间动脉。

4．取出活检针时，应注意及时封闭通道，减少气胸；手术结束后，稍用力按压穿刺部位片刻，以防出血、胸腔积液渗漏及漏气造成气胸。

5．术后注意观察患者反应，及时处理可能出现的并发症，如血胸、气胸等。

6．无胸腔积液或少量胸腔积液时，可术前行人工气胸后进行。

（罗洪萍　邓　俊）

第三节　CT引导下经皮肺穿刺活检术

【适应证】

1．需明确病变性质的孤立结节或肿块、多发结节或肿块、肺实变等。

2．支气管镜检查、痰细胞学检查、痰培养无法明确诊断的局灶性肺实变。

3．怀疑恶性的磨玻璃样病变。

4．已知恶性病变但需明确组织学类型或分子病理学类型（再程活检）。

5．疾病进展或复发后局部组织学或分子病理学类型再评估（再程活检）。

6．其他　如支气管镜检活检失败或阴性的肺门肿块、未确诊的纵隔肿块、怀疑恶性的纵隔淋巴结等。

【禁忌证】

1．患有出血性疾病或近期严重咯血者。

2．严重肺气肿、心肺功能不全或肺动脉高压者。

3．肺部病变可能是血管疾病，如血管瘤或动静脉瘘等。

4．剧烈咳嗽不能控制者。

5．严重凝血功能障碍或活动性大咯血者。

6．机械通气（使用呼吸机）患者，或儿童全麻状态下活检需有麻醉医生配合。

7．影像学上考虑肺包虫病，有可能增加过敏风险，为相对禁忌证。

该技术无绝对禁忌证，但术前需充分评估风险，权衡利弊。术中需一丝不苟，认真对待每位患者，尽可能将风险降至最低。

【穿刺过程】

1. 完善术前常规检查（血常规、肝肾功能、凝血功能、输血前检查及心电图），所有患者均行胸部 CT 检查，了解病灶大小、形态、位置，明确穿刺适应证，排除禁忌证，签署穿刺同意书。

2. 手术方法　根据患者胸部 CT 扫描所示病灶位置及深度选择合适的体位，并设计合理的穿刺角度及路线，定位栅定位，选取穿刺活检的最佳点，测量穿刺点到病灶的距离。常规消毒、铺巾，2% 利多卡因局部浸润麻醉，并在 CT 引导下将导引针穿入目标病灶，扣动扳机，取病灶组织 1～2 条，组织长度大于 1 cm，组织放入 10% 甲醛溶液中，送病理检查，对穿刺点消毒包扎。穿刺路径应在避开重要脏器和肋骨、肩胛骨等骨性结构的前提下，避开肺大疱、大血管、气管和叶间裂，尽可能使病变与胸膜穿刺点间的距离最短，尽可能减少经过正常肺组织的距离。

3. 术后处理　术后再次进行 CT 扫描，观察有无出血、气胸等并发症，嘱患者平卧休息。密切监测患者呼吸、血压等生命体征。若出现发热、胸痛、咯血、气促等立即予以对症处理。

【常见并发症防治】

1. 气胸　为经皮肺穿刺活检术最常见并发症。处理原则为轻度气胸患者通过卧床休息、吸氧等措施，病情可逐渐恢复；气胸超过 30%、气胸范围持续增大或出现严重临床症状患者，应置管抽吸或行胸腔闭式引流。在穿刺过程中患者应保持安静，避免说话、咳嗽，选择合适的穿刺路径，减少穿刺次数。

2. 出血　为经皮肺穿刺活检术的第二常见的并发症。处理原则为少量咯血、肺实质内出血、针道出血以及少量血胸等不需特殊处理，可以自行吸收。咯血量较大时，建议患者患侧卧位（穿刺侧朝下），防止血被吸入健侧支气管，注意保持气道通畅，必要时行气管插管，可用止血药物、输血等处理。大量血胸时则推荐胸腔置管引流。治疗关键是纠正咯血和预防窒息，必要时可采用气管切开插管，辅以电子气管镜下吸血，以确保气道通畅。若出血情况仍无法控制，紧急联系心胸外科行手术切除。

其他并发症还包括空气栓塞、肿瘤种植或转移、呼吸心跳骤停，甚至死亡等。

（张　鹤　王宋平）

第五章　呼吸系统疾病

第一节　急性气管 - 支气管炎

急性气管 - 支气管炎是由生物、理化刺激或过敏等因素引起的气管 - 支气管黏膜的急性炎症。一般散在发病，年老体弱者易感。它常于寒冷季节或气候突变时发病，也可由急性上呼吸道感染迁延不愈所致，主要表现为咳嗽和咳痰，少数患者可出现胸闷、喘息和气促。

【病因及发病机制】

1. 微生物　病原体与上呼吸道感染基本类似。病毒以腺病毒、流感病毒、冠状病毒、鼻病毒、单纯疱疹病毒、呼吸道合胞病毒和副流感病毒常见。细菌则以流感嗜血杆菌、肺炎链球菌、卡他莫拉菌常见。近年来非典型病原体如衣原体和支原体感染明显增加，在病毒感染的基础上继发细菌感染临床上亦多见。

2. 理化因素　冷空气、粉尘、刺激性气体吸入后，刺激气管 - 支气管黏膜引起急性损伤和急性炎症反应。

3. 过敏　吸入花粉、有机粉尘、真菌孢子、动物皮毛及排泄物等过敏原后，机体发生过敏反应。钩虫、蛔虫的幼虫在肺内移行也可引起气管 - 支气管急性炎症反应。

【临床表现】

1. 症状　一般起病较急，全身症状较轻，部分患者可出现发热。起病初期多为干咳或有少量黏痰，随后痰量逐渐增多，咳嗽加剧，偶伴痰中带血。咳嗽、咳痰可延续 2 ～ 3 周。如迁延不愈，可演变为慢性支气管炎。伴有支气管痉挛时，可出现胸闷、气促。

2. 体征　可无阳性体征，也可在双肺闻及散在干、湿啰音，部位不固定，咳嗽后可减少或消失。

【辅助检查】

外周血常规检查，白细胞计数多正常。在细菌感染时，白细胞总数或中性粒细胞百分比升高，红细胞沉降率加快，痰培养可培养出致病菌。胸部 X 线片多数表现为肺纹理增粗，也可无异常。

【诊断及鉴别诊断】

结合病史、咳嗽咳痰症状，双肺散在干、湿啰音等体征及血常规结果和胸部 X 线片表现，可做出临床诊断。病原体检查有助于病因诊断，需与以下疾病相鉴别。

1. 流行性感冒　往往急性起病，发热、全身酸痛、头痛、乏力等全身中毒症状突出，呼吸道症状一般较轻。根据流行病学史、分泌物病毒分离和血清学检查可鉴别。

2. 急性上呼吸道感染　往往鼻咽部症状明显，咳嗽较轻，一般无痰。肺部无阳性体征，胸部 X 线片无异常。

3. 其他　还需与支气管肺炎、肺结核、肺癌、肺脓肿、麻疹等疾病相鉴别。

【治疗】

1. 一般及对症治疗　注意多休息、多饮水，避免劳累。干咳或少痰时，可用右美沙芬、喷托维林镇咳。湿咳或痰不易咳出时，可予以盐酸氨溴索、溴己新、桃金娘油化痰，必要时可使用雾化祛痰。也可选用中成药止咳祛痰。如出现气管痉挛，可予以茶碱等药物解痉平喘。发热时可予以物理降温或酌情使用退热药物对症处理。

2. 抗感染药物治疗　有细菌感染证据时使用。一般而言，咳嗽 10 天以上，细菌、非典型病原体等感染的概率增加。可经验性选用青霉素类、大环内酯类、头孢菌素类药物口服，严重者可酌情使用肌内注射或静脉给药，必要时行痰培养及药敏试验指导抗感染药物的使用。

【预防】

多数患者预后良好，少数年老体弱者可迁延不愈。平素加强体育锻炼可增强体质，避免劳累，预防感冒。改善生活及卫生环境，避免接触污染的空气及过敏原。

（刘　娟　王宋平）

第二节　慢性阻塞性肺疾病

慢性阻塞性肺疾病（chronic obstructive pulmonary disease,COPD）是

一种异质性的肺部疾病，特征表现是慢性呼吸道症状（呼吸困难、咳嗽、咳痰，可有急性加重），是由气道异常（支气管炎、细支气管炎）和（或）肺泡异常（肺气肿）导致持续的、通常还是进行性加重的气流阻塞。

COPD 是由基因和环境在一生中的相互作用，导致肺损伤和（或）改变肺部的正常发育 / 衰老的过程。

【危险因素】

引起 COPD 的危险因素包括个体易感因素和环境因素，两者相互影响。

1. 个体易感因素　迄今发现关系最密切的基因风险因素，如 *SERPINA1* 基因的突变导致 α1- 抗胰蛋白酶缺乏。许多其他基因变异也与肺功能降低和 COPD 风险有关。个体吸烟、社会经济地位低也是 COPD 易感因素。

2. 环境因素　主要为空气污染，包括职业性粉尘和化学物质、生物燃料烟雾等。

【临床表现】

1. 症状　起病缓慢，病程较长，早期可以没有自觉症状。

（1）慢性咳嗽：通常为首发症状，起初咳嗽是间歇性的，但随后可能每天都有，通常持续一整天。咳嗽可以有痰或无痰。重症 COPD 患者可出现咳嗽时晕厥，其原因是持续的咳嗽使胸腔内压力快速升高。咳嗽发作还可导致肋骨骨折。

（2）咳痰：咳嗽后常有少量黏液痰，部分患者清晨较多。咳痰可能是间歇性的，发作期和缓解期会交替出现。有大量痰液的患者可能有潜在的支气管扩张。出现脓性痰表明炎症介质在增加，可能是细菌感染导致 COPD 急性加重。

（3）喘息和胸闷：不是 COPD 特异性症状。吸气性和（或）呼气性喘息及胸闷的症状，可能在几天之间或者一天之内出现变化。胸闷通常在用力之后出现，难以定位具体位置，往往有肌性特征，可由肋间肌等长收缩所引起。没有喘息或没有胸闷并不能排除 COPD 的诊断。

（4）乏力：乏力是对疲劳或疲惫的主观感受，这是 COPD 患者体验到的最常见和最痛苦的症状之一。乏力会影响患者日常生活的活动能力和生活质量。

（5）全身症状：可表现为体重减轻、肌肉量减少和厌食，这些症状是重度和极重度 COPD 患者的常见问题，对预后有重要的意义，同时也可能是其他疾病（如结核病或肺癌）的征兆。抑郁和（或）焦虑的症状也是常见的症状。踝部水肿可能表明存在肺心病。

2．体征　COPD早期体征不明显，随疾病进展可有以下体征。

（1）视诊：桶状胸，腹上角增宽；呼吸浅快，重者辅助呼吸肌参与呼吸运动，甚至胸腹矛盾运动。患者有时采用缩唇呼吸，低氧血症者可出现发绀，右心衰者可有下肢水肿、肝增大、颈静脉怒张、肝颈静脉回流征阳性。

（2）触诊：双侧语颤减弱。

（3）叩诊：呈过清音，心浊音界缩小，肺下界和肝浊音界下降。

（4）听诊：两肺呼吸音减低，呼气期延长，部分患者可闻及湿啰音和（或）干啰音。

【辅助检查】

1．肺功能　用力肺功能检查是测定气流阻塞的最具可重复性和最客观的方法。它是一种无创、可重复、廉价、容易获得的检测方法。肺功能是诊断COPD的必备条件。使用支气管扩张剂后仍出现$FEV_1/FVC < 70\%$，可证实存在着非完全可逆的气流阻塞；FEV_1占预计值的百分比是评估COPD严重程度的良好指标。肺总量（TLC）、功能残气量（FRC）、残气量（RV）增高，RV/TLC增高，肺活量（VC）降低。一氧化碳弥散量（DLCO）及DLCO与肺泡通气量（VA）的比值下降。

2．胸部X线片检查　早期胸部X线片变化不明显，之后可出现肺纹理增粗、紊乱等非特征性改变，也可出现肺气肿改变。胸部X线片的作用是确定肺部并发症和与其他疾病鉴别。

3．CT　胸部CT可发现COPD小气道病变及肺气肿表现、并发症表现，但其主要意义在于排除其他具有相似症状的呼吸系统疾病。

4．血气检查　对判断低氧血症、高碳酸血症、呼吸衰竭类型有意义。

5．其他辅助检查　长期低氧血症可出现红细胞增多症，即血细胞比容 > 55%。并发感染时，痰培养可检出病原菌，常见的有肺炎链球菌、流感嗜血杆菌、卡他莫拉菌、肺炎克雷伯菌等。

【诊断与鉴别诊断】

根据吸烟等高危因素、临床症状、体征及肺功能检查等综合分析确定COPD。当使用支气管扩张剂后仍出现$FEV_1/FVC < 70\%$，可证实存在非完全可逆的气流阻塞。有少数患者无咳嗽、咳痰症状，但使用支气管扩张剂后$FEV_1/FVC < 70\%$，在排除其他疾病后也诊断为COPD。

当慢性支气管炎、肺气肿患者出现持续性气流受限时即能诊断COPD，如无持续性气流受限则不能诊断 COPD。哮喘也是气流受限的疾病，但其气流受限是可逆的，不属于 COPD。一些有已知病因或特征病理表现的气流受限疾病，如肺囊性纤维化、弥漫性泛细支气管炎、闭塞性细支气管炎不是 COPD。

1. 支气管哮喘　有可变的气流阻塞，症状每天差别很大，夜间/清晨症状更严重，多为儿童或青少年期起病，常伴有过敏史、鼻炎和（或）湿疹等，部分有哮喘家族史。大多数哮喘患者的气流受限有显著的可逆性，合理吸入糖皮质激素等药物常能有效控制病情，是与 COPD 鉴别的一个重要特征。

2. 充血性心力衰竭　胸部 X 线片检查显示存在心脏扩大、肺水肿；肺功能检查表明存在容量限制，而不是气流阻塞。

3. 支气管扩张　大量脓痰或伴咯血，有杵状指，胸部 X 线片或 HRCT 可见支气管扩张、管壁增厚。

4. 肺结核　所有年龄均可发病，胸部 X 线片示肺浸润性病灶或结节病灶、空洞样改变，细菌学检查可确诊。

5. 闭塞性细支气管炎　发病年龄较轻，且不吸烟，可有类风湿关节炎或烟雾接触史，CT 显示在呼气相出现低密度影。

6. 弥漫性泛细支气管炎　大多为男性非吸烟者，几乎所有患者均有慢性鼻窦炎。胸部 X 线片或 CT 显示弥漫性小叶中央性结节影和过度充气征。

【COPD 病程分期】

1. 急性加重期　患者呼吸道症状超过日常变异范围的持续恶化，并需改变药物治疗方案。在疾病过程中，患者常有短期内咳嗽、咳痰、呼吸困难比平时加重，或痰量增多、咳黄痰，可伴有发热等炎症明显加重的表现。

2. 稳定期　患者的咳嗽、咳痰和气短等症状稳定或症状轻微，病情基本恢复到急性加重前的状态。

【稳定期病情严重程度评估】

一旦使用肺功能检查确诊 COPD 后，为了指导治疗，COPD 评估必须着重于确认以下 4 个基本方面：气流受限的严重程度、当前症状的性质和严重程度、既往中度及重度的急性加重病史和是否有其他疾病（共病）的存在及其类型。目前采用综合指标体系进行 COPD 严重程度评估。

1. 肺功能评估　可发现气流受限的严重程度。当 $FEV_1/FVC < 70\%$

时，COPD 气流受限严重程度的评估（与疾病的严重程度不同）是基于使用支气管扩张剂后的 FEV_1 占预计值的百分比，见表 5-1。

表5-1　COPD的GOLD分级和气流阻塞严重程度（基于使用支气管扩张剂后的FEV_1）

肺功能分级	COPD 者 FEV_1 占预计值百分比（%）
GOLD 1 级（轻度）	≥ 80
GOLD 2 级（中度）	50 ~ 79
GOLD 3 级（重度）	30 ~ 49
GOLD 4 级（极重度）	< 30

2．症状评估　采用改良版英国医学研究委员会呼吸困难问卷（mMRC）对呼吸困难严重程度进行评估，见表 5-2。

表5-2　mMRC分级

mMRC 分级	呼吸困难症状
0 级	剧烈活动时出现呼吸困难
1 级	平地快走或爬缓坡时会感到呼吸困难
2 级	由于呼吸困难，平地行走时比同龄人慢或者需要停下来休息
3 级	平地行走 100 m 左右或数分钟后即需要停下来喘气
4 级	因严重呼吸困难而不能离开家，或在穿脱衣服时出现呼吸困难

3．急性加重的风险　上一年年发生 2 次及以上急性加重史者，或上一年因急性加重住院 1 次。需要住院预示以后频繁发生急性加重的风险大。

4．COPD 的综合评估　依据上述症状及肺功能评估、急性加重风险评估，对 COPD 稳定期病情做出综合评估，并选择主要治疗药物，见表 5-3。

表5-3　COPD综合评估分组及治疗

分组	特征	CAT 评分	上一年加重次数	mMRC 分级	首选药物
A 组	风险低，症状少	< 10	≤ 1 次	0 ~ 1 级	SAMA 或 SABA，必要时
B 组	风险低，症状多	≥ 10	≤ 1 次	≥ 2 级	LAMA 和（或）LABA
C 组	风险高，症状少	< 10	≥ 2 次	0 ~ 1 级	LAMA、LAMA + LABA、ICS + LABA
D 组	风险高，症状多	≥ 10	≥ 2 次	≥ 2 级	LABA + LAMA，或 LABA + ICS

注：CAT，COPD评估测试；SABA，短效 β_2 受体激动剂；SAMA，短效抗胆碱能药物；LABA，长效 β_2 受体激动剂；LAMA，长效抗胆碱能药物；ICS，吸入式皮质类固醇

【并发症】

1．慢性呼吸衰竭　常在慢阻肺急性加重时发生，其症状明显加重，发生低氧血症和（或）高碳酸血症，出现缺氧和二氧化碳潴留的临床表现。

2．自发性气胸　如有突然加重的呼吸困难，并伴有明显发绀，患侧肺部叩诊为鼓音，听诊呼吸音较弱或消失，通过胸部 X 线片检查可确诊。

3．慢性肺源性心脏病　COPD引起肺血管床减少及缺氧致肺动脉收缩和血管重塑，导致肺血管高压，右心室肥厚扩大，最终发生右心功能不全。

【治疗】

（一）稳定期治疗

1．治疗目的　①减轻当前症状，包括缓解症状、改善运动耐量和改善健康状况；②降低未来风险，包括防止疾病进展、防止和治疗疾病急性加重及减少病死率。

2．教育和管理　教育和督促患者戒烟，让患者了解 COPD 知识、掌握一般和某些特殊治疗方法、学会自我控制病情的技巧、了解就诊时机，社区医生定期随访管理。

3．控制职业或环境污染。

4．药物治疗

（1）支气管扩张剂：包括短期按需应用以缓解症状及长期规则应用以

预防和减轻症状的药物。

1）β₂受体激动剂：短效定量吸入剂如沙丁胺醇、特布他林等，按需使用缓解症状。长效制剂如沙美特罗、福莫特罗维持时间为 12 小时，茚达特罗维持时间超过 24 小时，可预防和减轻症状。

2）抗胆碱能药物：短效制剂如异丙托溴铵，持续 6 ～ 8 小时，长效制剂有噻托溴铵，可持续 24 小时。目前主要用噻托溴铵吸入，长期应用可提高运动耐力和生活质量、减少急性加重的频率。

3）茶碱类药物：茶碱缓释或控释片，0.2 g，12 小时一次；氨茶碱，0.1 g，一日 3 次。现已广泛用于 COPD 的治疗。

（2）糖皮质激素：COPD 稳定期不推荐长期口服糖皮质激素治疗，长期规律吸入激素适用于 FEV_1 < 50% 预计值并且有临床症状及反复加重的 COPD 患者。对高风险患者（C 组和 D 组患者），有研究显示长期吸入糖皮质激素与长效 β₂ 肾上腺素受体激动剂的联合制剂可增加运动耐量、减少急性加重频率、提高生活质量。目前常用剂型有沙美特罗 + 氟替卡松、福莫特罗 + 布地奈德。

（3）其他药物：祛痰药、抗氧化剂、免疫调节剂、流感疫苗及中药治疗。

5．长期家庭氧疗（LTOT） 指征是：① PaO_2 ≤ 55 mmHg，或动脉血氧饱和度 ≤ 88%，有或没有高碳酸血症；② PaO_2 55 ～ 60 mmHg，或动脉血氧饱和度 < 89%，并有肺动脉高压、心力衰竭或红细胞增多症。鼻导管吸入氧气 1 ～ 2 L/min，持续时间 > 15 小时 / 日。

6．通气支持 多用于极重度 COPD 稳定期患者，对日间有明显高碳酸血症的患者或许有一定益处，可以改善生存率。COPD 合并阻塞性睡眠呼吸暂停综合征的患者，应用持续正压通气在改善生存率和住院率方面有明确益处。

7．康复治疗 包括肌肉训练、营养支持、精神治疗与教育等多方面措施。

8．外科治疗 肺大疱切除术、肺减容术、肺移植术。

（二）COPD 急性加重期治疗

1．确定急性加重的原因和病情严重程度。最多见的加重原因是细菌或病毒感染。

2．根据病情严重程度决定门诊或住院治疗。

3．支气管扩张剂 药物使用同稳定期。有较重喘息者，可给予较大剂量雾化吸入治疗。

4．低流量吸氧　一般吸入氧浓度为 28% ~ 30%，避免过高氧浓度导致二氧化碳潴留。

5．抗感染药物　指征为同时有呼吸困难加重、咳痰量增加、咳脓性痰三项症状，或具备上述三项中的两项，其中有一项是咳脓性痰，或病情重需行机械通气治疗。应根据患者所在地常见致病菌类型及药物敏感性选择感染药物，对初次治疗反应欠佳的应根据痰培养结果调整。常用的有 β 内酰胺类 /β 内酰胺酶抑制剂、喹诺酮类、大环内酯类等抗感染药物。

6．糖皮质激素　住院的 COPD 患者可口服 30 mg，也可静脉给予甲泼尼龙 40 ~ 80 mg，每日 1 次、连续 5 ~ 7 日。

7．机械通气　对于并发较严重呼吸衰竭患者可以使用机械通气治疗。

8．其他治疗措施　合理补充液体和电解质维持内环境稳定，补充足够营养和热量，必要时选择肠外营养治疗。积极排痰，最有效的措施是保持机体有足够体液，使痰液变稀薄；其他排痰措施有刺激咳嗽、叩击胸部、体位引流等。积极治疗伴随疾病（冠心病、糖尿病等）和并发症（自发性气胸、休克、弥散性血管内凝血、上消化道出血、肾功能不全等）。如有呼吸衰竭、心力衰竭、肺心病，具体治疗参照相关章节。

（谢　桃　李玉英）

第三节　支气管扩张症

支气管扩张症（bronchiectasis，简称支扩）是由各种病因引起的反复发生的化脓性感染，导致中小支气管反复损伤和（或）阻塞，致使支气管壁结构破坏，引起支气管异常和持久性扩张。临床表现为慢性咳嗽、大量咳痰和（或）间断咯血，伴或不伴气促和呼吸衰竭等轻重不等的症状。

【病因】

主要包括气道异常、先天性气管支气管异常、免疫缺陷、自身免疫病、吸入综合征、变应性支气管肺曲菌病（ABPA）、COPD、哮喘等。

【诊断要点】

1．症状

（1）慢性咳嗽、大量咳痰：咳嗽是支扩最常见的症状，且多伴有咳痰，痰液可为黏液性、黏液脓性或脓性。合并感染时咳嗽和咳痰量明显增多，可呈黄绿色脓痰，收集后分层：上层为泡沫，中间为混浊黏液，下层为脓性成分，最下层为坏死组织。

（2）咯血：可表现为痰中带血至大咯血，咯血量与病情严重程度、病变范围并不完全一致。部分患者以反复咯血为唯一症状，临床上称为"干性支气管扩张"。

（3）呼吸困难：约 72% ~ 83% 的患者伴有呼吸困难，与 FEV_1 下降及 HRCT 显示的支气管扩张程度及痰量相关。

（4）其他症状：患者常伴有焦虑、发热、乏力、食欲减退、消瘦、贫血及生活质量下降等。

2．体征

（1）啰音：听诊闻及湿啰音是支扩的特征性表现，以肺底部最为多见，多自吸气早期开始，吸气中期最响亮，持续至吸气末。部分患者可闻及哮鸣音或粗大的干啰音。

（2）其他体征：部分患者可出现发绀、杵状指（趾），晚期合并肺心病的患者可出现右心衰竭的体征。

3．辅助检查

（1）影像学检查：目前国内外诊断支扩最常用的影像学工具是胸部 HRCT，其中扫描层厚 ≤ 1 mm 的薄层 CT 对支扩的诊断具有重要的意义，同时还能帮助明确支扩潜在的病因，如 ABPA、原发性纤毛运动障碍及异物阻塞等。支扩的胸部 HRCT 征象包括以下几点：

1）直接征象：支气管内径 / 伴行肺动脉直径 > 1，支气管近端和远端等粗，距外周胸膜 1 cm 或接近纵隔胸膜范围内可见支气管影。

2）间接征象：支气管壁增厚（支气管内径 < 80% 外径），黏液嵌塞，呼气相 CT 发现"马赛克"征或"气体陷闭"。

3）其他征象：支气管呈柱状或囊状改变、树芽征。

（2）实验室检查：全血细胞计数，血清总 IgE，曲霉特异性 IgE 水平，皮肤点刺试验，血清免疫球蛋白 IgG、IgA、IgM 水平，痰培养等。

（3）当支扩患者存在以下情况时，需要进一步特殊检查明确病因：

1）合并原发性纤毛运动障碍（PCD）临床特征，建议对 PCD 进行筛查，如鼻 FeNO 浓度检测、鼻黏膜活检、基因检测（动力臂基因 *DNAI1*、*DNAH5*、*DNAH11*，放射状蛋白头端基因 *RSPH4A* 和 *RSPH9*）等。

2）合并关节炎或其他结缔组织疾病临床特征，建议检测类风湿因子、抗环瓜氨酸肽抗体、抗核抗体和抗中性粒细胞胞质抗体（ANCA）等。

3）合并胃食管反流或误吸病史或症状，建议进一步行胃镜、胃食管 pH 值检测、食管阻抗检测等。

4）病变局限者应注意询问病史，并建议行支气管镜检查，除外气管支气管病变或异物阻塞。

5）支扩患者若反复多部位或机会性感染，需排除特定的抗体缺陷，如常见变异型免疫缺陷病（CVID）、特异性多糖抗体缺乏。

6）若存在囊性纤维化（CF）临床特征，建议行 2 次汗液氯化物检测及 CFRT 突变分析。

【鉴别诊断】

1．慢性支气管炎　患者多有吸烟史、职业粉尘或化学物质接触史，以慢性咳嗽、咳痰为主要症状，或伴有喘息。早期多无异常体征，急性发作期可闻及干湿啰音，咳嗽后可减少或消失。

2．肺脓肿　起病急，临床特征为高热、咳嗽和咳大量脓臭痰。胸部 X 线片显示肺实质内厚壁空洞或伴液平。有效抗感染药物治疗后病变可完全吸收。

3．肺结核　多有全身中毒症状，如午后低热、盗汗、疲乏无力、体重减轻等，胸部 X 线片可见病变多位于肺尖或锁骨上下，密度不均，消散缓慢，可形成空洞或肺内播散。痰涂片镜检、结核分枝杆菌培养、结核分枝杆菌核酸检测、结核菌素（PPD）试验、γ- 干扰素释放试验（IGRA）、重组结核分枝杆菌融合蛋白（EC）皮肤试验等有助于诊断。一般抗菌治疗疗效不佳。

4．先天性肺囊肿　多见于儿童，以反复发作肺部感染为特点。胸部 X 线片上孤立性液性囊肿呈界限清晰的圆形致密阴影；孤立性含气囊肿呈圆形或椭圆形薄壁的透亮空洞阴影；如为多发囊肿，可见多个环形空洞或蜂窝状阴影分布在一个肺叶内。胸部 CT 对诊断有重要意义。

5．弥漫性泛细支气管炎　临床表现缺乏特异性，主要以咳嗽、咳痰、劳力性呼吸困难为主要表现，胸部 X 线片表现为双肺弥漫性小叶中心分布、边缘模糊的小结节，以双下肺为主。超过 80% 的患者有慢性鼻窦炎。长疗程大环内酯类抗菌药物治疗有效。

6．支气管肺癌　多见于 40 岁以上的患者，临床症状多隐匿，以咳嗽、咳痰、咯血和消瘦等为主要表现，胸部 X 线片可见结节、肿块影。确诊依靠病理活检。

【治疗】

1. 稳定期治疗

（1）气道廓清治疗：体位引流、高频胸壁震荡、纤维支气管镜治疗等。

（2）祛痰治疗：气道廓清疗效不佳者，可尝试长期（≥ 3 个月）使用一种祛痰药，包括黏液活性药物和吸入性高渗制剂等。

（3）长期抗菌药物治疗：对于每年 ≥ 3 次急性发作的患者，可首选大环内酯类长期（≥ 3 个月）小剂量口服。

（4）病原体清除治疗

1）首次分离铜绿假单胞菌（PA）且病情进展的支扩患者，环丙沙星 500 mg、口服、一日两次或氨基糖苷类 + 有抗 PA 活性的 β- 内酰胺类静脉给药 2 周，继以妥布霉素或多黏菌素雾化吸入 3 个月。

2）非首次分离 PA 的患者，不主张病原体清除治疗。

3）合并非结核分枝杆菌（NTM）感染的支扩患者，若症状较轻、病灶较局限、进展不明显且药敏试验结果显示高耐药，一般不治疗；若需要治疗，一般是 3 种以上药物联合，疗程 2 年以上。

（5）手术治疗：内科药物治疗无效，支扩病变局限时可行肺叶切除术。肺移植是治疗终末期支扩的有效方法。

（6）其他治疗

1）对于不合并哮喘、COPD、ABPA 等肺部疾病的支扩患者，不推荐常规使用支气管扩张剂和糖皮质激素治疗。

2）有阻塞性通气功能障碍的患者，推荐吸入支气管扩张剂（LABA+LAMA）。

3）对于反复出现急性感染者，推荐流感疫苗或肺炎链球菌疫苗。

2. 急性加重期治疗　推荐经验性抗菌治疗前送检痰培养 + 药敏试验，中重度患者建议选用具有抗假单胞菌活性的抗菌药物治疗，推荐疗程为 14 天，及时根据病原体检测及药敏试验结果和治疗反应调整抗菌药物治疗方案。

3. 并发症治疗

（1）咯血：咯血是支扩最常见的并发症，如果咯血量少，可以给予酚磺乙胺、氨甲环酸等止血药物对症治疗。中等量至大量咯血，可加用垂体后叶素或酚妥拉明。大量咯血反复发作者，建议首选支气管动脉栓塞治疗。

（2）慢性呼吸衰竭：部分支扩患者常合并慢性呼吸衰竭，无创通气和长期家庭氧疗可改善患者的肺功能和生活质量，合理选择间歇性应用无创通气可降低气管插管率，缩短住院时间。

（3）肺动脉高压：合并肺动脉高压伴长期低氧血症的支扩患者，建议长期氧疗。目前不主张靶向药物治疗此类肺动脉高压。

（梁小波　邓　俊）

第四节　慢性呼吸衰竭

呼吸衰竭（respiratory failure）是指由各种原因引起的肺通气和（或）换气功能严重障碍，使静息状态下不能维持足够的气体交换，导致低氧血症伴或不伴高碳酸血症，进而引起一系列病理生理改变和相应临床表现的综合征。明确诊断有赖于动脉血气分析：在海平面、静息状态、呼吸空气条件下，$PaO_2 < 60$ mmHg，伴或不伴 $PaCO_2 > 50$ mmHg，可诊断为呼吸衰竭。一些慢性疾病使呼吸功能损害逐渐加重，经过较长时间发展为慢性呼吸衰竭，其中以慢阻肺最常，慢性呼吸衰竭病因见表5-4。

表5-4　慢性呼吸衰竭病因

病因	常见疾病
气道阻塞性病变	慢阻肺、支气管哮喘
肺组织病变	严重肺结核、弥漫性肺纤维化、硅沉着病等
肺血管疾病	肺栓塞、肺血管炎等
心脏疾病	各种缺血性心脏病、严重心瓣膜病、心肌病、心包疾病等
胸廓与胸膜病变	强直性脊柱炎、胸膜肥厚与粘连、严重的脊柱畸形等
神经肌肉疾病	肌肉萎缩症、脊髓灰质炎后遗症、重症肌无力等

【诊断要点】

1. 临床表现

（1）呼吸困难：呼吸困难是呼吸衰竭最早出现的症状，表现为呼吸频率、节律和幅度的变化。慢阻肺所致的呼吸困难，病情较轻时表现为呼吸费力伴呼气延长，严重时发展成浅快呼吸。若并发 CO_2 潴留，$PaCO_2$ 升高过快或显著升高以致发生 CO_2 麻醉，患者可由呼吸过速转变为浅慢呼吸或潮式呼吸。

（2）发绀：发绀是缺氧的典型表现，当 SaO_2 低于 90% 时，可在口周、指甲等处出现发绀。慢性缺氧的患者，可见杵状指（趾）。

（3）神经系统表现：慢性呼吸衰竭伴 CO_2 潴留时，随着 $PaCO_2$ 升高可表现为先兴奋后抑制现象。兴奋症状包括失眠、烦躁、躁动、昼夜颠倒现象等。若 $PaCO_2$ 进一步升高，可诱发肺性脑病，表现为神志模糊、肌肉震颤或扑翼样震颤、间歇抽搐、昏睡甚至昏迷等，亦可出现腱反射减弱或消失、锥体束征阳性。

（4）循环系统表现：多数患者心率增快。CO_2 潴留使外周体静脉充盈、皮肤充血、温暖多汗、血压升高，心排血量增加而致脉搏洪大，因脑血管扩张产生搏动性头痛。

（5）消化和泌尿系统表现：部分患者可出现转氨酶、血尿素氮升高，消化道出血，个别病例尿中可出现蛋白质、红细胞和管型。

2．血气分析　对判断呼吸衰竭和酸碱失衡的严重程度及指导治疗有重要意义。

3．肺功能检查　可以判断通气功能障碍的性质、是否合并换气功能障碍，并对通气和换气功能障碍的严重程度进行判断。

4．胸部影像学检查　包括胸部 X 线片、胸部 CT、放射性核素肺通气 / 灌注扫描等，明确呼吸衰竭病因。

5．纤维支气管镜检查　对于明确气道疾病和获取病理学证据具有重要意义。

【治疗】

1．保持呼吸道通畅　对任何类型的呼吸衰竭，保持呼吸道通畅是最基本、最重要的治疗措施。保持呼吸道通畅的方法主要有：①若患者昏迷，应使其处于仰卧位，用仰头举颏法或双手托颌法开放气道；②清除气道内分泌物及异物；③若以上方法不能奏效，必要时应建立人工气道，即口咽通气道、鼻咽通气道、喉罩、气管插管或气管切开。

2．病因治疗　引起呼吸衰竭的原发疾病多种多样，在解决呼吸衰竭本身所致危害的前提下，明确并针对不同病因采取适当的治疗措施是治疗呼吸衰竭的根本。

3．抗感染治疗　感染是慢性呼吸衰竭急性加重的常见诱因，抗感染治疗方案的选择参考相关章节。

4．氧疗　氧疗方法包括鼻导管、普通面罩、文丘里（Venturi）面罩、储氧面罩、经鼻高流量氧疗。推荐慢性低氧血症患者进行长期家庭氧疗，使用指征：① $PaO_2 \leqslant 55$ mmHg，或 $SaO_2 \leqslant 88\%$，伴或不伴高碳酸血症；② PaO_2 55 ～ 60 mmHg，或 $SaO_2 < 89\%$，并有肺动脉高压、右心衰竭或红细胞增多症。吸氧时间 > 15 h/d，氧疗目标是维持 SaO_2 90% ～ 94%。对于有 Ⅱ 型呼吸衰竭风险的患者，如慢阻肺导致的慢性呼吸衰竭，患者常伴有 CO_2 潴留，氧疗时需注意保持低浓度吸氧，避免诱发肺性脑病，推荐目标 SaO_2 为 88% ～ 92%。

5．正压机械通气　根据病情选用无创机械通气或有创机械通气。家庭机械通气可以改善 COPD、肥胖、神经肌肉疾病相关的慢性呼吸衰竭患者的临床预后和症状。慢性阻塞性肺疾病急性加重期患者应用无创正压通气，可降低 $PaCO_2$，减轻呼吸困难，从而降低气管插管和有创呼吸机的使用，缩短住院天数，降低患者死亡率。无创机械通气的基本条件包括清醒能够合作、血流动力学稳定、不需要气管插管保护、无影响使用鼻 / 面罩的面部创伤、能够耐受鼻 / 面罩。

6．体外膜肺氧合（ECMO）　ECMO 是严重呼吸衰竭的终极呼吸支持方式，主要分为右心房 -ECMO(VV-ECMO)、主动脉 -ECMO(VA-ECMO)。

7．呼吸兴奋剂　慢性呼吸衰竭患者在病情需要时可使用呼吸兴奋剂，常用药物有尼可刹米、洛贝林、多沙普仑。主要适应证为以中枢抑制为主、通气不足引起的呼吸衰竭。使用原则包括必须保持呼吸道通畅，脑缺氧、脑水肿未纠正而频繁抽搐者慎用，患者呼吸肌功能基本正常，不可以突然停药。

8．一般支持治疗　纠正电解质紊乱和酸碱失衡，加强液体管理，保证充足的营养和热量供给。

9．其他重要脏器功能的监测与支持　呼吸衰竭往往会累及其他重要脏器，需要加强对重要脏器功能的监测与支持，预防和治疗肺动脉高压、慢性肺心病、肺性脑病、肝肾功能不全、DIC 等。

（梁小波　邓　俊）

第五节　肺　炎

【概述】

肺炎（pneumonia）是指肺泡、远端气道和肺间质发生的炎症，其病因可以是感染、理化刺激、免疫损伤等，其中感染是最常见的病因，在未特指情况下均指代感染性肺炎。几乎所有的致病微生物和寄生虫都可以导致肺炎，细菌性肺炎最常见，由于近年免疫缺陷人群增加，真菌、原虫、病毒导致的肺炎逐渐增加。

肺炎发病主要由三方面因素决定：宿主免疫防御水平、病原体毒力和病原体入侵量。病原体通过误吸、吸入、血源性播散、邻近器官感染蔓延导致肺炎。肺炎病理生理机制分为3步：上呼吸道黏附和定植、入侵下呼吸道/肺泡、诱发肺实质炎症反应，这个过程由很多复杂的理化因素和调控机制参与。病原体进入肺泡后黏附在肺泡上皮细胞表面，如病原体毒力强、数量多，患者防御机制有缺陷或正常清除病原体机制受损，病原体将在局部繁殖，产生毒素破坏肺泡上皮细胞，造成局部炎症反应，同时也可入血，造成器官功能障碍、脓血症、多器官功能障碍。

根据不同依据肺炎有多重分类方式：①以影像学表现为基础的解剖学分类将肺炎分为大叶性肺炎、小叶性肺炎和间质性肺炎；②根据病程长短分为急性肺炎、亚急性肺炎和慢性肺炎，但这种分类方式由于时间界定不明确缺乏应用依据；③依据流行病学按不同感染场所分为社区获得性肺炎（community acquired pneumonia CAP）、医院获得性肺炎（hospital acquired pneumonia，HAP）④依据病原体分为肺炎链球菌肺炎、葡萄球菌肺炎、肺炎克雷伯菌肺炎、支原体肺炎等。按照病原体的分类方式和按照感染场所的分类方式是当前最广为接受的分类方法。

肺炎的诊断依靠病史采集、体格检查、影像学检查，病原学检查依然是最重要的诊断依据之一，痰标本显微镜检查和培养、免疫学检测、血液/胸腔积液培养以及近年兴起的肺泡灌洗液高通量病原学核酸测序可以帮助医生确定病原体诊断，为临床诊治找到依据。

社区获得性肺炎

社区获得性肺炎（CAP）是指在医院外社区内罹患的肺炎，也包括入院后 48 小时内发生的肺炎。其发病率较高，约占人群的 12%，全年均有发病。

　　其病原体包括细菌、真菌、支原体、衣原体、病毒、寄生虫等，肺炎链球菌仍是 CAP 最常见的病原体，占 CAP 的 60% 左右；同时肺炎支原体、肺炎衣原体、军团菌所占比例逐渐升高。合并慢阻肺的患者更易罹患流感嗜血杆菌肺炎、卡他莫拉菌肺炎，入住 ICU 患者的病原体则是肺炎链球菌、金黄色葡萄球菌、G⁻ 杆菌、流感嗜血杆菌较为常见。

　　CAP 的临床表现大多为起病急，咳嗽咳痰、呼吸困难和寒战发热是最常见的症状。患者呈急性面容，支气管呼吸音、湿啰音是常见体征，可伴有呼吸急促、发绀等。查见奔马律、心律失常、循环衰竭等体征时需注意合并中毒性心肌病变。结合实验室检查和影像学检查不难做出 CAP 诊断。

　　美国感染病学会/胸科学会提出重症肺炎的诊断标准需要符合 1 项主要标准或 3 项次要标准。主要标准：①需要有创机械通气；②需要药物干预的脓毒症休克。次要标准：①呼吸频率 ≥ 30 次/分；② $PaO_2/FiO_2 \leq$ 250 mmHg；③多肺叶浸润；④意识障碍；⑤高尿素血症（尿素氮 ≥ 20 mg/dl）；⑥感染导致白细胞减少（外周血白细胞 $< 4 \times 10^9$/L）；⑦血小板减少（外周血血小板计数 $< 100 \times 10^9$/L）；⑧低体温（肛温 < 36℃）；⑨低血压需要液体复苏。

　　在门诊工作中我们可以通过 CURB-65 评分对患者病情严重程度进行评估，以对 CAP 患者做出治疗安排和预后评估（表 5-5）；对于住院患者可以根据不同病情严重程度，参考患者的病原体和宿主因素，在留取标本后不超过就诊 4 小时内进行经验性抗菌治疗。类肺炎性胸腔积液的发病率约 40%，建议早期进行胸腔置管引流。

表5-5　CAP病情评估的CURB-65评分法

指标	得分
新出现的意识障碍	1
高尿素血症（BUN ≥ 20 mg/dl，即 7 mmol/L）	1
呼吸频率 > 30 次/分	1
舒张压 < 60 mmHg 或收缩压 < 90 mmHg	1
年龄 ≥ 65 岁	1

注：0 ~ 1 分：居家治疗，死亡风险 1.5%。2 分：住院治疗，死亡风险 9.2%。≥ 3 分：可能需要 ICU 治疗，死亡风险 22%。

医院获得性肺炎

医院获得性肺炎（HAP）是指患者入院时没有，而是入院后 ≥ 48 小时在医院内发生的肺炎，包括在医院里获得感染而于出院后 48 小时内发病的肺炎。HAP 的全球发病率为 0.5% ~ 5%，胸腹部手术患者和 ICU 患者高发，其中最常见的是呼吸机相关性肺炎（ventilator-associated pneumonia VAP）。

其病原体包括以铜绿假单胞菌、肠杆菌科为代表的 G⁻ 杆菌，金黄色葡萄球菌，厌氧菌，流感嗜血杆菌，肺炎链球菌，军团菌，病毒以及真菌。口咽部定植菌吸入是导致 HAP 的主要病因，吞咽和咳嗽反射减弱甚至消失导致误吸高发。胃内细菌大量繁殖也是口咽部定植感染菌的来源之一。呼吸机湿化器、氧气湿化瓶引发的病原体气溶胶吸入传播是导致 HAP 高发的另一原因，这类感染途径以呼吸道病毒、结核分枝杆菌、军团菌和曲霉菌为主。

HAP 的临床表现多为急性起病，常见症状有发热、咳嗽咳痰，但可能因患者免疫功能差、机体反应弱而掩盖症状，仅表现为精神萎靡。机械通气患者常表现为指血氧饱和度不能维持，往往需要加大吸氧浓度以及气道阻力上升。胸部影像学出现新进展的肺组织浸润或实变影像。

HAP 的诊断标准为：①发热；②白细胞增高；③脓性气道分泌物。3 项中具备 2 项 + 影像学新进展的浸润性病变。值得注意的是该诊断标准灵敏性高但特异性较低。

多重耐药菌（multidrug resistant organism，MDRO）感染在 HAP 中是值得注意的问题，临床医生应该对 HAP 患者 MDRO 感染的危险因素进行分析和评估，及时送检寻找病原学依据，调整治疗方案。

肺炎链球菌肺炎

【病原体】

肺炎链球菌（Streptococcus pneumonia）为链球菌科、链球菌属细菌，革兰氏染色阳性，它本身不产生内毒素、外毒素，致病力是依靠荚膜对组织的侵袭作用。根据肺炎链球菌荚膜抗原性已分出 90 多个血清型，成人致病菌以 1—9 型为主，其中 3 型毒力最强，儿童致病菌以 6、14、19 和 23 型为主。

【诊断要点】

1．临床症状

（1）发病前患者常有淋雨受凉、过度疲劳、酗酒、上呼吸道病毒感染史。

（2）急性起病，高热寒战、咳嗽咳痰、呼吸急促和胸痛（有时需要与急腹症鉴别）；体温高达 39 ～ 40℃，呈稽留热，伴头痛、全身肌肉酸痛等症状；典型铁锈色痰少见，可见痰中带血丝或小血斑。

（3）老年人呼吸道症状隐匿而神经、循环、消化系统症状重，应重视。

2．体征

（1）急性病容，呼吸急促、体温升高，常见口角疱疹、口唇发绀。

（2）患侧胸部呼吸动度减弱，语颤增强，叩诊浊者、呼吸音减弱，语音传导增强，有管样呼吸音及湿啰音。

（3）病变累及胸膜时可闻及胸膜摩擦音，患侧叩诊浊音、呼吸音减弱或消失。

3．实验室检查

（1）外周血白细胞计数升高，中性粒细胞计数及百分比升高，伴核左移。

（2）痰涂片 / 痰培养找到肺炎链球菌（G^+ 菌呈双球或短链状排列）。

（3）胸部 CT 见斑片状或叶 / 段实变影、支气管充气征、胸腔积液等征象。

【鉴别诊断】

1．继发性肺结核　午后潮热盗汗、乏力，痰涂片抗酸染色阳性，胸部 CT 见病变多位于上叶或下叶背段，多形成空洞。

2．肺脓肿　急性起病，主要表现为咳嗽咳痰、高热寒战、呼吸急促和胸痛等，早期与肺炎链球菌肺炎较为相似，鉴别点在于病程中出现咳出脓臭痰，胸部 CT 见含液气平的空洞。

3．肺癌　常表现为咳嗽咳痰，伴有阻塞性肺炎时亦可出现类似症状和体征。胸部 CT 常见肺结节 / 肿块影伴淋巴结长大，纤维支气管镜检查是鉴别重点。

【治疗】

肺炎链球菌对青霉素、大环内酯类、磺胺类耐药日益增加是全球性问题。我国目前推荐对肺炎链球菌具有良好抗菌活性的第二、三代口服头孢菌素作为首选，近 3 个月使用过 β- 内酰胺类抗生素的患者建议选用喹诺酮，对于高水平耐药菌株建用莫西沙星或万古霉素。总疗程不少于 5 天，发热患者应持续到体温正常后 3 ~ 5 天。

多休息，避免剧烈运动，补充足够的能量和水分。呼吸困难者予以氧疗；重症患者予以循环支持。

葡萄球菌肺炎

【病原体】

葡萄球菌为 G^+ 小球菌，在涂片上呈葡萄样排列，目前鉴定出至少有 32 个菌种。临床致病菌常见的有金黄色葡萄球菌（Staphylococcus aureus）、表皮葡萄球菌（S.epidermidis）和腐生葡萄球菌（S.saprophyticus）。根据细菌是否产血浆凝固酶分为凝固酶阳性葡萄球菌和凝固酶阴性葡萄球菌。葡萄球菌的致病性依赖其产生的酶和毒素，如溶血毒素、杀白细胞素、肠毒素等，具有溶血、坏死、杀白细胞及血管痉挛等作用。原发性气道吸入感染是最常见的感染途径；血源播散型多继发于葡萄球菌血流感染，较少见。

【诊断要点】

1．临床症状

（1）存在糖尿病、血液病、肝病、免疫缺陷等基础疾病的患者好发。

（2）起病急骤，发展迅速。高热（39 ~ 40℃）、寒战伴大汗淋漓，咳黄色脓痰或血性痰，胸痛、呼吸困难和发绀常见。

（3）并发脓胸和脓气胸时胸痛和呼吸困难加重明显。

（4）全身毒血症状重，精神萎靡、神志改变，并发循环衰竭。

2．体征

（1）早期体征不明显，严重的中毒症状和呼吸道症状不匹配；随病情进展可出现肺部湿啰音或实变体征。

（2）出现脓胸或脓气胸时有相应体征，可局部叩诊浊音或鼓音，呼吸音减低并可闻及湿啰音。

3．实验室检查

（1）外周血白细胞升高，中性粒细胞计数增加，可见核左移、中毒颗粒。痰、血、胸腔积液培养为葡萄球菌。

（2）影像学检查：肺浸润、肺脓肿、肺囊肿、脓气胸是葡萄球菌肺炎的四大影像学特征，肺气囊薄壁，内见液气平，其大小、数目、分布变化极大。血源播散型葡萄球菌肺炎影像显示双肺外周多发大小不等斑片或团块影具有多灶、多形、多变性。

【鉴别诊断】

1．继发性肺结核　午后潮热盗汗、乏力，痰涂片抗酸染色阳性，胸部 CT 病变多位于上叶或下叶背段，多形成空洞。

2．肺转移癌　早期血源播散型葡萄球菌肺炎影像表现类似肺转移瘤，但前者进展快，影像表现变化大，很快出现肺气囊、液气平，伴中毒症状。

【治疗】

治疗方案应取决于分离菌株是否对甲氧西林耐药。敏感菌可选择甲氧西林、苯唑西林或一代、二代头孢菌素，感染较重者可联合氨基糖苷类抗生素。耐甲氧西林金黄色葡萄球菌（耐甲氧西林金葡菌，MRSA）者可选万古霉素、去甲万古霉素、替考拉宁、利奈唑胺等，必要时可联合利福平或夫西地酸。

肺炎克雷伯菌肺炎

【病原体】

肺炎克雷伯菌（Klebsiella pneumonia）是最早确认可以诱发肺炎的 G^- 杆菌，是 CAP 和 HAP 的常见病原体。口咽部定植菌随分泌物误吸感染是常见感染途径，雾化器、呼吸机等器械污染可导致肺炎克雷伯杆菌气溶胶吸入。中老年男性、长期营养不良、全身衰竭、免疫低下或存在肺部基础疾病患者易感。

【诊断要点】

1．临床症状

（1）酗酒是发病危险因素。

（2）起病急，常有上呼吸道感染前驱症状，表现为寒战、发热、咳嗽、咳痰、呼吸困难等。痰液无臭、黏稠，因血液混合黏液呈砖红色胶冻状，亦可呈铁锈色痰或痰中带血。

（3）部分患者可出现谵妄、恶心、呕吐、腹胀等全身症状。

2．体征　急性病容，呼吸困难及发绀，肺部湿啰音或实变体征。严重者可出现循环衰竭、黄疸和紫癜。

3．实验室检查

（1）外周血中性粒细胞增多、核左移，常见贫血。

（2）痰、血液或胸腔积液培养阳性，痰液必须是下呼吸道防污染标本的培养结果才有诊断价值。

（3）胸部影像学可表现为大叶性实变、小叶浸润、脓肿形成。右肺上叶是好发部位，因其分泌物稠厚，比重大，使水平裂呈弧形下坠，具有特征性。

【鉴别诊断】

肺炎链球菌肺炎：肺炎克雷伯菌肺炎患者外周血白细胞计数升高不明显，胸部影像学检查具有特征性水平裂下坠表现，可有空洞形成，可与肺炎链球菌肺炎相鉴别。病原体培养阳性结果具有重要鉴别意义。

【治疗】

β- 内酰胺类抗生素和第二、三代头孢菌素是治疗首选，严重患者考虑联合氨基糖苷类或喹诺酮类，疗程相对较长，为 2 ～ 3 周。对于广泛使用第三代头孢菌素地区应重视肺炎克雷伯菌产超广谱 β- 内酰胺酶（ESBLs）菌株的出现，多耐药菌株应首选碳青霉烯类抗生素治疗。

支原体肺炎

【病原体】

肺炎支原体是介于细菌与病毒之间，能独立生活的最小微生物，它们能在无细胞培养基上生长，以二分裂繁殖，曾被称为"类细菌"。肺炎支原体、肺炎衣原体、军团菌感染导致的肺炎较典型的大叶性肺炎（肺炎链球菌肺炎）有很大差异，被合称为"非典型肺炎"。肺炎支原体和肺炎衣原体感染症状明显为轻、实变较少，军团菌肺炎则肺外症状显著。

肺炎支原体经空气传播致病，发病率呈上升趋势，占 CAP 病原体的 20% 左右。肺炎支原体侵犯气道导致各级气道炎症，气道黏膜充血水肿，管腔内充满中性粒细胞和巨噬细胞，黏膜下淋巴细胞炎细胞浸润聚集；炎症波及肺泡时则引起单核细胞渗出、灶性肺不张、实变甚至肺泡坏死。

【诊断要点】

1．临床症状

（1）起病缓，发热（低至中度热），偶有高热，可持续 1 ～ 3 周。

（2）干咳是本病突出症状，呈阵发性剧烈咳嗽，夜间较重，持续时间长达 6 周，偶见黏液痰或血痰。

（3）起病初常有咽炎、气管 - 支气管炎症状。

2．体征　胸部体征少，偶可闻及干、湿啰音。

3．实验室检查

（1）血清冷凝集试验≥ 1 ： 40，血清支原体 IgM 抗体阳性可作为临床诊断参考依据；PCR 检测肺炎支原体 DNA 灵敏度和特异度较高，可作为早期诊断依据；呼吸道标本培养对技术要求高且耗费时间长。

（2）胸部影像学检查早期呈间质改变，随病变进展可见肺门向外带伸展的扇形影。偶有肺门淋巴结肿大和类肺炎性胸腔积液。

【鉴别诊断】

应注意与病毒性肺炎相鉴别，后者影像常呈间质性改变或"白肺"，急性起病，全身中毒症状重，严重患者可出现心肺功能衰竭。

【治疗】

肺炎支原体对 β- 内酰胺类抗感染药物不敏感，治疗应首选大环内酯类抗生素，四环素类和喹诺酮类药物治疗亦有效，治疗疗程为 10 ~ 14 天。对于剧烈呛咳者可适当镇咳治疗。

（李　多　戴　曦）

第六节　肺脓肿

肺脓肿 (lung abscess) 指微生物引起的肺实质坏死性病变，形成包含坏死物或液化坏死物的脓腔，常表现有气液平面。有临床学者将直径小于 2 cm 的多发肺内脓腔病变定义为坏死性肺炎 (necrotizing pneumonia) 或肺坏疽 (lung gangrene)。坏死性肺炎和肺脓肿是同一病理学过程中的表现。

肺脓肿可根据持续时间及相应的病原学特征进行分类。急性肺脓肿指发病时间小于 6 周的肺脓肿，慢性肺脓肿则持续时间长。原发性肺脓肿 (primary lung abscess) 指健康人因吸入病原体或肺炎而引起的原发感染。继发性肺脓肿 (secondary lung abscess) 指在某些疾病基础上继发感染所致，如肿瘤或异物阻塞支气管、存在支气管扩张和 (或) 机体处于免疫抑制状态，肺外病变扩散至肺 (包括血源性肺脓肿) 也属此类。肺脓肿可由以下病原体感染引起：化脓性细菌、分枝杆菌、真菌或寄生虫，根据不同的病原体可进一步分类，如葡萄球菌肺脓肿、厌氧菌或曲菌肺脓肿。

肺脓肿病情常较急，但有时平缓。可与肺梗死、原发或转移性恶性肿瘤、硅肺病的坏死性凝固性病变或煤工尘肺相混淆。抗生素治疗后肺脓肿的预后常较好。

【病因】

肺脓肿的病原体与感染途径密切相关。根据感染途径不同，肺脓肿可分为吸入性肺脓肿、继发性肺脓肿和血源性肺脓肿。

1. 吸入性肺脓肿 最常见的为口咽内容物吸入。大多数情况下，肺脓肿是口腔厌氧菌引起的吸入性肺炎的并发症。牙龈裂缝处的细菌侵入下呼吸道，如宿主防御机制不能清除细菌，就发生感染，并导致吸入性肺炎，进一步在 7 ~ 14 天后可导致组织坏死，从而导致肺脓肿形成。发生肺脓肿的高危因素包括严重牙病、癫痫发作、酗酒。

2. 继发性肺脓肿 一些基础疾病(如支气管阻塞、支气管扩张、支气管囊肿、支气管肺癌、肺结核空洞等)继发感染可导致继发性肺脓肿。肺部邻近器官化脓性病变，如膈下脓肿、肾周围脓肿、脊柱脓肿或食管穿孔等波及肺也可引起肺脓肿。阿米巴肝脓肿好发于右肝顶部，易穿破膈肌至右肺下叶，形成阿米巴肺脓肿。

3. 血源性肺脓肿 因皮肤、软组织感染、感染性心内膜炎或注射毒品等所致的菌血症所致，菌栓经血行播散到肺，引起小血管栓塞、炎症和坏死而形成肺脓肿。常为两肺外野的多发性脓肿。致病菌以金黄色葡萄球菌、表皮葡萄球菌及链球菌为常见。

【病原学诊断】

肺脓肿的病原学诊断依赖于微生物学检查。痰标本行革兰氏染色、培养和药物敏感性试验，如怀疑结核，应行抗酸染色和分枝杆菌培养，如怀疑寄生虫，应行痰找虫卵及寄生虫。脓性痰液尤其有恶臭味时应怀疑厌氧菌引起的肺脓肿，其常包含大量革兰氏阳性和革兰氏阴性菌。然而，咳出的痰液培养并不能用于明确诊断。肠道的革兰氏阴性杆菌可在患者口咽部形成菌落，从而使痰培养结果并不可靠。

【诊断要点】

1. 症状 急性肺脓肿起病急骤，患者有畏寒、高热，体温可达39 ~ 40℃，伴有咳嗽、咳黏液痰或黏液脓痰，炎症累及胸膜可引起胸痛。病变范围较广泛时，可出现气急。同时还伴有精神不振、全身乏力、食欲下降等全身症状。约有90%的肺脓肿患者存在明显的齿龈疾病、口腔不洁或误吸的危险因素，如手术、醉酒、劳累、受凉和脑血管病等病史。单纯厌氧菌感染所致的肺脓肿可以起病隐匿。如感染不能及时控制，约1 ~ 2周后咳嗽加剧，咳出大量脓臭痰及坏死组织，每天可达 300 ~ 500 ml，静置后可分成 3 层。臭痰多为厌氧菌感染所致。约有 1/3 患者有痰中带血或小量咯血，偶有中、大量咯血。如治疗及时，一般在咳出大量脓痰后体温明显下降，全身中毒症状随之减轻，数周后一般情况逐渐恢复正常，获得治愈。如机体抵抗力下降和病变发展迅速时，脓肿可破溃到胸膜腔，出现突发性胸痛、气急等脓气胸症状。

2. 体征　体征与肺脓肿大小和部位有关。疾病早期病变较小或于肺深部病变，肺部可无异常体征，或于患侧出现湿啰音。病变继续发展、病变较大时，可出现肺炎实变体征，即叩诊浊音或实音，可闻及支气管呼吸音。肺脓腔增大时，可有空瓮音。病变累及胸膜可闻及胸膜摩擦音或出现胸腔积液体征。产生脓胸或脓气胸时则出现相应体征。慢性肺脓肿常伴有杵状指（趾）。血源性肺脓肿大多无异常体征。

3. 辅助检查

（1）生化检查：急性肺脓肿白细胞计数明显增高（20×10^9 ~ $30 \times 10^9/L$），中性粒细胞多在 90% 以上，核左移明显，常有毒性颗粒。慢性患者的血白细胞可稍升高或正常，红细胞和血红蛋白减少。

（2）细菌学检查：痰涂片革兰氏染色，痰、胸腔积液和血培养包括需氧和厌氧菌培养，以及抗菌药物敏感试验，有助于确定病原体和选择有效的抗生素治疗。尤其是胸腔积液和血培养阳性时对病原体的诊断价值更大。

（3）影像学检查：正侧位胸部 X 线片是诊断肺脓肿最常用的手段。典型征象为肺实质炎性浸润性阴影，其间可见一个或多个空腔，空腔内可见气液平。肺脓肿的胸部影像表现可因类型、病期、支气管引流是否通畅以及有无胸膜并发症有所不同。

（4）纤维支气管镜检查：纤维支气管镜检查有助于明确病因、病原学诊断及治疗。如见异物可取出以解除阻塞，使气道引流恢复通畅；如疑为肿瘤，可通过组织活检做病理检查明确诊断；经纤维支气管用保护性支气管针刺和保护性防感染毛刷采样，做需氧及厌氧菌培养，可明确病原体；借助纤维支气管镜吸引脓液和在病变部位注入抗生素，可促进支气管引流和脓腔愈合。

【鉴别诊断】

1. 细菌性肺炎　早期肺脓肿与细菌性肺炎在症状和胸部 X 线片上表现得很相似。常见的肺炎链球菌肺炎多伴有口唇疱疹、咳铁锈色痰而无大量脓臭痰，胸部 X 线片示肺叶或肺段实变或呈片状淡薄炎症病变，边缘模糊不清，没有空洞形成。当肺炎患者用抗生素治疗后高热不退，咳嗽、咳痰加剧，并咳出大量脓痰时应考虑肺脓肿可能。

2．空洞性肺结核　肺结核起病缓慢、病程长，常有午后低热、乏力、盗汗、长期咳嗽、食欲减退、反复咯血等症状。胸部 X 线片检查示空洞壁较厚，一般无液平面，其周围的炎性病变较少，可有不规则条索状斑点、结节状病灶和钙化斑点，有时可伴有同侧或对侧结核播散灶。痰中可找到结核分枝杆菌。继发感染时，亦可有急性感染症状和大量黄色脓痰。应结合既往史，在治疗继发感染同时，反复查痰则可确诊。

3．支气管肺癌　支气管肺癌阻塞支气管可引起阻塞性肺炎及肺化脓性感染，形成肺脓肿。其病程相对较长，脓痰量较少。由于支气管引流不畅，抗生素治疗效果差。因此对于 40 岁以上、出现肺局部反复感染且抗生素疗效差的患者，要考虑有支气管肺癌所致阻塞性感染的可能，应常规做纤维支气管镜检查以明确诊断。肺鳞癌病变本身可发生坏死液化，形成空洞，即癌性空洞，但一般无急性感染症状，胸部 X 线片显示空洞壁较厚，多呈偏心空洞，残留的肿瘤组织使空洞内壁凹凸不平，空洞周围亦较少有炎症浸润，可有肺门淋巴结肿大。故不难与肺脓肿鉴别，经纤维支气管镜检查或痰中找到癌细胞，则可确定诊断。

4．肺囊肿继发感染　肺囊肿继发感染时，囊肿内可见气液平，周围炎症反应轻，无明显中毒症状和脓性痰。如有以往的胸部 X 线片做对照，更容易鉴别。

【治疗】

1．一般治疗　肺脓肿患者一般多有消耗性表现，特别是体质差者应加强营养治疗，如补液、高营养、高维生素膳食治疗；有缺氧表现时可以吸氧。

2．抗感染治疗　在应用抗生素之前，应送痰、血和胸腔积液等标本做需氧和厌氧菌培养、药敏试验，根据药敏试验结果选用和调整抗生素的应用。

吸入性肺脓肿是以厌氧菌感染为主的混合性感染，一般对青霉素敏感，仅脆弱拟杆菌对青霉素不敏感，但对林可霉素、克林霉素和甲硝唑敏感。经验治疗通常首选青霉素。根据病情，每天剂量为 240 万～ 1000 万单位，严重感染者每日可用 2000 万单位，分 3 ～ 4 次静脉滴注。

对厌氧菌感染除应用青霉素外，尚可选用或联合应用其他抗厌氧菌感染治疗，如林可霉素 1.2 ～ 1.8 g/d，分 2 ～ 3 次静脉滴注；克林霉素 0.6 ～ 1.8 g/d，分 2 ～ 3 次肌注或静脉滴注；甲硝唑 1.0 ～ 1.5 g/d，分 2 ～ 3 次静脉滴注。当疗效不佳时，应注意根据细菌培养的药敏试验结果选用合适的抗生素。

血源性肺脓肿多为金黄色葡萄球菌感染，可选用耐青霉素酶的半合成青霉素如苯唑西林钠 6 ～ 12 g/d，分次静脉滴注，亦可加用氨基糖苷类或第二代头孢菌素；MRSA 应首选万古霉素或替考拉宁或利奈唑胺；革兰氏阴性杆菌感染时，常用第二、三代头孢菌素加氨基糖苷类抗生素；阿米巴原虫感染时，则用甲硝唑治疗。

抗生素治疗的疗程一般为 8 ～ 12 周，直到临床症状完全消失，胸部 X 线片显示脓腔及炎性病变完全消失，仅残留少量条索状纤维阴影。在有效抗生素治疗下，约 3 ～ 7 天时体温可下降，7 ～ 14 天体温可降至正常，3 ～ 10 天内痰恶臭味消失。临床症状改善后，抗生素静脉滴注可改用肌内注射或口服。

3．痰液引流　有效的引流排痰可以缩短病程、提高疗效。①可选用祛痰药鲜竹沥 10 ～ 15 ml 或氨溴索 30 ～ 60 mg，每日 3 次口服，使痰液易咳出；②痰液浓、黏稠者，可用气道湿化如蒸气吸入、超声雾化吸入生理盐水等，以利痰液的引流；③身体状况较好、发热不高的患者，可采取体位引流排脓液，使脓肿部位处于最高位置，轻拍患部，每日 2 ～ 3 次；④痰液引流不畅者，可经纤维支气管镜冲洗及吸引，并可将抗生素直接滴注到病变部位，每周 1 ～ 2 次。

4．外科治疗　急性肺脓肿经有效的抗生素治疗后，大多数患者可治愈。少数疗效不佳患者，在全身状况和肺功能允许情况下，可考虑手术治疗。其手术适应证为：①慢性肺脓肿经内科治疗 3 个月以上脓腔仍不缩小，感染不能控制或反复发作，脓腔过大（5 cm 以上）估计不易闭合者；②并发支气管胸膜瘘或脓胸，经抽吸、冲洗脓液疗效不佳者；③大咯血经内科治疗无效或危及生命时；④支气管阻塞疑为支气管肺癌致引流不畅导致的肺脓肿。

（鄢　洁　李玉英）

第七节　特发性肺纤维化

特发性肺纤维化（idiopathic pulmonary fibrosis，IPF）是一组病因不明的以影像学和（或）病理学为普通型间质性肺炎（UIP）特征的进行性、慢性纤维化性间质性肺病，临床主要表现为进行性加重的呼吸困难、限制性通气功能障碍，伴弥散功能障碍和低氧血症。最终以呼吸困难、肺功能持续下降、呼吸衰竭而死亡，预后差。

【诊断要点】

1．临床表现

（1）发病年龄多在中年以上，男性多于女性，与吸烟明显相关。起病隐匿，临床病程多变，从无症状到进行性呼吸衰竭不等。IPF 发病率逐年升高，预后较差，病死率高，平均生存时间也只有 3 ～ 5 年。

（2）典型症状为活动后呼吸困难并进行性加重，可并发右心功能不全，形成慢性肺源性心脏病。早期无咳嗽，可有干咳或少量黏液痰。当继发感染时可出现黏液脓性痰或脓痰，偶见血痰。

（3）全身可有消瘦、乏力、食欲缺乏、关节酸痛等症状，一般比较少见。急性型可有发热。

（4）常见体征：呼吸急促和发绀；胸廓扩张和膈肌活动度降低；吸气时双肺中下野可闻及 Velcro 啰音，具有一定特异性；杵状指（趾）多见；终末期有呼吸衰竭和右心衰竭的相应征象。

2．实验室检查　IPF 患者的血液检查结果缺乏特异性。部分患者可见红细胞沉降率增快，丙种球蛋白、乳酸脱氢酶水平升高。还可出现某些抗体阳性或滴度增高，如抗核抗体和类风湿因子等可呈弱阳性反应。

3．常规 X 线　早期胸部 X 线片检查结果可无特异性，其表现随疾病的不同阶段而不同。

（1）在疾病早期，胸部 X 线片不能显示异常，随着病变的进展，最常见的影像学改变是小的（1 ～ 2 mm）不规则不透明的间质阴影。另一个常见的表现是模糊、磨玻璃样影，呈弥漫性或斑片状。

（2）随着肺泡炎发展为肺纤维化，细纹变得粗大，从纤细的网织状变为粗大的网织状，或呈网织结节状。晚期可有大小不等的囊状改变，它们表现为肺内的环状不透明影（即蜂窝肺），肺容量缩小，膈肌上抬，并出现叶间裂移位。

4．高分辨率CT（HRCT）　病变主要局限于肺部，HRCT表现为UIP的特征性双肺弥漫性病变是诊断IPF的重要依据。与胸部X线片相比，HRCT可显著提高IPF的诊断准确性。

（1）在HRCT上，IPF常见特征是胸膜下和双侧基底部网格影，蜂窝肺伴或不伴牵拉性支气管扩张，没有或很少有磨玻璃样阴影，缺乏非UIP特征。

（2）通常在纤维化严重区域可见牵拉性支气管和细支气管扩张，短期呈现扭曲变形，肺容积缩小。在吸烟者中还可以见到肺气肿的区域。

5．肺功能检查　典型的表现为限制性通气功能障碍。

（1）肺活量（VC）、肺总量（TLC）、功能残气量（FRC）、残气量（RV）下降，一氧化碳弥散功能（DLCO）降低，第一秒用力呼气容积占用力肺活量百分率（FEV_1/FVC）正常或增加。

（2）肺泡-动脉血氧分压差[$P(A-a)O_2$]增大，肺顺应性下降。动脉血气分析为低氧血症，常伴有二氧化碳水平降低，后者是低氧引起的肺泡过度通气所致。

6．纤维支气管镜检查　检查主要目的是为排除其他疾病，如结节病、结核病、新生物等。纤维支气管镜直接观察多无异常发现。

（1）支气管肺泡灌洗液（BALF）中细胞成分因病期不同可有差异，疾病早期也可能出现淋巴细胞轻度增多，随疾病进展则表现为中性粒细胞增高，嗜酸性粒细胞也可能增加，需与淋巴细胞增多为主的其他肉芽肿性肺疾病鉴别。

（2）支气管镜下肺活检可提供重要的病理诊断依据，包括经纤维支气管镜下冷冻肺活检（TBCB）、经纤维支气管镜下透壁肺活检（TBLB）、经超声支气管纵隔淋巴结穿刺活检等有助于明确疾病诊断，明确弥漫性实质性肺疾病（ILD）病理类型明确炎症和纤维化程度，及鉴别诊断。

7．外科肺组织活检　可提供重要的病理诊断依据，但有明确的适应证和禁忌证，适应证为非典型的ILD影像学改变，ILD性质不明，须确定诊断，相对年轻（小于50岁）。但具有下列情况者应慎重：65岁以上、典型的HRCT表现、症状明显、心肺功能不能耐受手术（如肺功能受损严重）。

【鉴别诊断】

1. 非特异性间质性肺炎（non-specific interstitial pneumonia，NSIP）患者的 HRCT 表现为两肺下叶分布为主的均匀磨玻璃样影和牵拉性支气管扩张。IPF 和 NSIP 都以两肺下叶分布为主，但是与 IPF 相比，NSIP 一般不累及胸膜下。NSIP 也可以表现为界限清楚的网格和牵拉性支气管扩张。

2. 慢性过敏性肺炎（chronic hypersensitivity pneumonitis，CHP）患者的 HRCT 表现为小叶内间质增厚、小叶间隔不规则增厚、牵拉性支气管扩张、小叶中心结节、马赛克征、网格影、磨玻璃样影，在疾病的亚急性期可见蜂窝状表现。CHP 的 CT 表现可与 IPF 和 NSIP 类似，最主要的鉴别点为小叶中心性磨玻璃样结节、小叶性马赛克征和肺下部不累及，小叶中心结节代表细支气管中心感染。CHP 患者伴发肺气肿不常见。

3. 肺结节病 患者的 HRCT 表现为淋巴管分布的圆形小结节影，直径 2～4 cm，呈双侧、对称性分布。大部分结节随疾病进展逐渐消失，20% 的患者晚期出现肺纤维化，以中上叶分布为主。Ⅳ 期肺结节病其他 HRCT 表现包括线状影、牵拉性支气管扩张、肺结构扭曲、纤维化囊肿、肺大疱、间隔旁肺气肿，而纤维化密度不均，沿支气管血管束分布是鉴别诊断的关键。

【治疗】

IPF 预后不良，若不及时治疗，诊断后的平均预期寿命为 3～5 年。治疗目的是减轻症状，改善生活质量，延缓疾病进展，预防急性加重，延长生存期。药物治疗包括目前主要有两种抗纤维化药物（吡非尼酮和尼达尼布）用于治疗 IPF。吡非尼酮是一种新的具有广谱抗纤维化作用的吡啶酮类化合物，具有抗炎、抗纤维化和抗氧化特性。它能够延缓用力肺活量（FVC）下降速率。尼达尼布是一种多靶点酪氨酸激酶抑制剂，能够抑制血小板衍化生长因子受体、血管内皮生长因子受体及成纤维细胞生长因子受体。它能够显著地减少 IPF 患者 FVC 下降的绝对值，一定程度上缓解疾病进程。急性加重的治疗可酌情使用激素。

此外，还可进行非药物治疗措施并注意患者合并症的管理，来延缓患者肺功能下降以减缓疾病进展，非药物治疗包括戒烟、氧疗（酌情，无创）、机械通气、肺康复、肺移植，而肺移植可用于药物治疗无效的终末期肺纤维化患者。药物治疗无效的 IPF 患者预后差，多数患者在 2～3 年内死亡。除非有特殊禁忌证，对于严重肺功能损害、氧依赖且病情逐渐恶化者，应行肺移植。姑息治疗包括对症治疗、合并症治疗等。

（张　沄　邓　俊）

第八节　结核性胸膜炎

结核性胸膜炎（tuberculous pleurisy）是呼吸系统常见的胸膜疾病，在肺外结核病中其发生率仅次于淋巴结结核，多见于青壮年。

【诊断要点】

1. 急性起病，常有结核病全身中毒症状，如发热、盗汗，发热以中低热为主。

2. 可出现胸痛及干咳。早期可为剧烈针刺样疼痛，深吸气及咳嗽明显，随着胸腔积液增多胸痛减轻。

3. 查体早期可听到胸膜摩擦音，触到胸膜摩擦感。

4. 胸腔积液增多时，随胸腔积液的聚积而胸痛逐渐减轻，并逐步出现呼吸困难。

5. 大量胸腔积液时，患者气管向健侧偏移；患侧胸廓饱满，肋间隙增宽，呼吸运动受限。语颤减弱或消失，叩诊浊音或实音，听诊发现呼吸音及语音传导减弱或消失。

6. 胸部 X 线片或 CT　可证实有无胸腔积液及发现肺内病灶。

7. B 超检查　探测胸腔积液的灵敏度高，能为胸腔穿刺术提供关键资料，诊断胸腔积液比胸部 X 线片准确。

8. 胸腔穿刺　胸腔积液呈肉水样或静脉血样、草黄色等，比重 > 1.018，白细胞计数 > 500×10^6，蛋白质 > 30 g/L，早期以多型核细胞为主，之后以淋巴细胞为主。胸腔积液为渗出液，胸腔积液腺苷脱氨酶（ADA）> 45 U/L，γ- 干扰素水平增高，仅有 20% 的患者胸腔积液可以查见结核分枝杆菌。

9. 胸膜活检　经皮闭式胸膜活检对胸腔积液的病因诊断有重要意义，阳性诊断率为 60% ～ 80%，典型的结核病理改变为肉芽肿伴干酪样坏死。

10. 胸腔镜检查　对上述检查仍不能确诊者，必要时可经胸腔镜或开胸直视下活检，阳性诊断率为 70% ～ 100%。

【鉴别诊断】

1. 类肺炎性胸腔积液　多有发热、咳嗽、咳痰和胸痛，血常规有中性粒细胞计数或比例升高，胸部 X 线片或胸部 CT：肺部渗出性病灶，胸腔积液量一般不多。胸腔积液：细胞分类以中性粒细胞为主，糖和 pH 值明显降低，涂片或培养可发现细菌。

2. 风湿性胸膜炎　包括 SLE、类风湿关节炎、多发性肌炎、硬皮病、干燥综合征等，其中以 SLE、类风湿关节炎最常合并胸膜炎。前者合并胸膜炎约 50% ～ 70%，后者约有 50% 合并胸膜炎。往往有原发病的临床表现（多系统受累），胸腔积液往往是双侧少量，胸腔积液中免疫球蛋白高，补体较低，血中自身抗体谱阳性。SLE 并发胸腔积液时，可找到狼疮细胞。

3. 恶性胸腔积液　多见于中老年，常见于肺癌、乳腺癌、淋巴瘤、胃癌。症状与体征和原发疾病有很大的关系，可以有锁骨上淋巴结肿大、上腔静脉阻塞综合征等。胸腔积液多为血性，量大，增长迅速，不易形成包裹。胸腔积液肿瘤标志物有升高趋势，胸腔积液脱落细胞学或胸膜活检可能提供病理学依据，胸部影像学和纤维支气管镜检查可能发现原发肿瘤病灶。

【治疗】

1. 一般治疗　包括休息、营养支持和退热止痛等对症治疗。

2. 胸腔积液引流　由于结核性胸膜炎胸腔积液蛋白质含量高，容易引起胸膜粘连，原则上应尽快尽早行胸腔穿刺或引流。首次抽液不要超过 700 ml，以后每次抽液量不应超过 1000 ml。

3. 抗结核治疗　注意原则（早期、联合、适量、规律、足程）。

4. 糖皮质激素　目前尚有争议。对于全身中毒症状严重、大量胸腔积液者，在强有力抗结核治疗的同时，可尝试小剂量糖皮质激素，根据病情逐渐减量，一般疗程约 4 ～ 6 周。注意不良反应或结核播散，应慎重掌握适应证。

（蓝　楠　兰四友）

第九节　原发性支气管肺癌

肺癌（lung cancer）或称原发性支气管癌（primary bronchogenic carcinoma）或原发性支气管肺癌（primary bronchogenic lung cancer）。

世界卫生组织（WHO）将它定义为起源于呼吸上皮细胞（支气管、细支气管和肺泡）的恶性肿瘤，是我国及世界各国发病率和死亡率较高的恶性肿瘤之一。2022 年中国的所有恶性肿瘤新发病例中肺癌排名第 1 位，占18.06%，而肺癌死亡人数占中国恶性肿瘤死亡总数的 23.9%，同样排名第 1 位。早期肺癌多无明显症状，临床上多数患者出现症状就诊时已属晚期，晚期肺癌患者整体 5 年生存率在 20% 左右。

【病因】

肿瘤被公认是多因素多阶段起病的疾病，肺癌亦是如此。除了吸烟、职业暴露等原因较为明确外，某些不吸烟者也会患肺癌。在中国，女性肺癌患者中，大多数是从不吸烟的；而男性也只有约 1/3 是吸烟者。因此，尚存在其他潜在病因导致肺癌。

1．吸烟和二手烟　吸烟是已明确的非小细胞肺癌主要病因之一。因肺癌死亡的患者，有约 85% 的人吸烟。

2．职业暴露　粉尘和化学致癌物等，如石棉、二氯甲基醚、多环芳香烃、铬、镍及有机砷化合物等。石棉与肺癌的发生存在明显的相关。从流行病学的资料得知，接触某些致癌物质环境者如再吸烟，则发生肺癌的概率会上升。例如，和石棉接触的工人，有较高的危险性患肺癌。如果他们也吸烟，患肺癌的危险性更大为增加。

3．油烟　在中国，厨房的油烟被认为是女性患肺癌的病因之一。与烹调油的类型、有无抽油烟装置、厨房通气情况以及烹饪的时间等因素相关。导致女性肺癌的前三个原因可能是吸烟、油烟、二手烟。

4．空气污染　工业污染地区的发病率高于工业不发达地区，城市的发病率高于农村，均可证明环境污染与肺癌的发生有明显的相关性。局部环境污染更为重要，特别是放射性氡和甲醛等对肺癌有潜在的诱发作用。

5．居室中的氡　流行病学调查显示居室中的氡暴露也是肺癌的主要病因之一，美国的报道甚至认为是从不吸烟者患上肺癌的首要原因。

6．遗传易感性　肺癌家族仅表现为一种遗传倾向，是由多基因共同作用的一种患病的倾向。

7．反复肺部感染或慢性炎症　可能与长期的慢性炎性刺激导致支气管上皮细胞产生癌性病变有关。

8．病毒感染　女性肺癌的发生可能与人乳头状病毒（HPV 16/18 型）的感染有关，特别是从未吸烟的女性。

9．性别因素　研究显示，较早年龄停经的妇女，肺腺癌发生的危险性明显下降；而使用激素替代治疗的妇女，则患肺腺癌的危险性明显增加。

10．年龄因素　随着年龄的增大，患肺癌的危险性也增加。

11．代谢异常　脂肪代谢的增加与肺癌的死亡呈正相关。在摄取高脂肪和高胆固醇的人群中肺癌的发生率较高。

【诊断】

（一）筛查

1．重点人群　肿瘤筛查的人群选择见图 5-1。

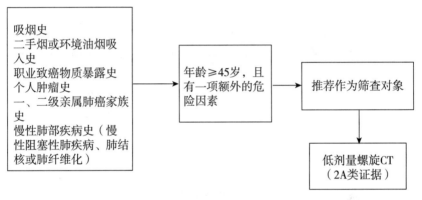

图 5-1　肺癌筛查的人群选择

（1）年龄 ≥ 45 岁

（2）危险因素

1）吸烟：≥ 20 包 / 年

2）二手烟 / 环境油烟吸入史：亚洲人群中非吸烟女性的肺癌发生率显著高于欧美人群，推测可能与二手烟暴露和厨房等场所的环境油烟暴露有关。

3）职业致癌物暴露史：石棉暴露可显著增加肺癌的发病风险。二氧化硅和煤烟也是明确的肺癌致癌物。长期接触氡、砷、铍、铬、镉及其化合物等高致癌物质者易罹患肺癌。

4）个人肿瘤史：既往罹患其他恶性肿瘤者可能携带异常基因突变，基因突变可增加肺癌的发病风险。

5）一、二级亲属肺癌家族史。

6）慢性肺部疾病史：支气管肺组织的慢性炎症及其在愈合过程中的鳞状上皮化生或增生可能发展成肺癌。

2．筛查结果判定

（1）基线筛查结果管理：见图5-2。

1）筛查发现气道病变者建议行支气管镜检查：如支气管镜检查结果为阴性，建议进入下年度低剂量 CT（LDCT）筛查；如为阳性，建议多学科会诊后决定是否进行临床治疗或进入下年度 HRCT 筛查。

2）无肺内非钙化性结节检出（阴性结果），或检出的非实性结节平均长径 < 8 mm，或实性结节 / 部分实性结节的实性成分平均长径 < 5 mm，建议进入下年度 LDCT 筛查。

3）检出的非实性结节平均长径 ≥ 8 mm，或实性结节 / 部分实性结节的实性成分平均长径 ≥ 5 mm，如无法排除恶性结节，建议抗感染治疗或随访后复查 HRCT。如结节完全吸收，建议进入下年度 LDCT 筛查；如结节部分吸收，3 个月后复查 HRCT；如继续吸收或完全吸收，建议进入下年度 LDCT 筛查；如无变化或增大，建议多学科会诊后决定是否进行临床治疗。对于高度怀疑恶性的结节，建议进行临床诊疗。

（2）年度筛查结果管理：见图5-3。

1）筛查发现新发气道病变者建议临床干预，行支气管镜检查，如支气管镜结果为阴性，建议进入下年度 LDCT 筛查；如为阳性，建议多学科会诊后决定是否进行临床治疗或进入下年度 HRCT 筛查。

2）如筛查结果为阴性或上年度检出结节无变化，建议进入下年度 LDCT 筛查。

3）如上年度检出结节增大或实性成分增多，建议进行临床诊疗。

4）检出新发非钙化结节，如结节平均长径 < 5 mm，建议 6 个月后复查 HRCT。如结节未增大，建议进入下年度筛查；如增大，建议多学科会诊后决定是否进行临床治疗或进入下年度筛查。如结节平均长径 ≥ 5 mm，建议抗感染治疗或随访，3 个月后复查 HRCT。如结节完全吸收，建议进入下年度筛查。如结节部分吸收，6 个月后复查 HRCT，如继续吸收或完全吸收，建议进入下年度筛查；如无变化或增大，建议多学科会诊后决定是否进行临床治疗。

（3）多发结节管理：对于多发结节的随访频率应基于最大 / 最可疑的

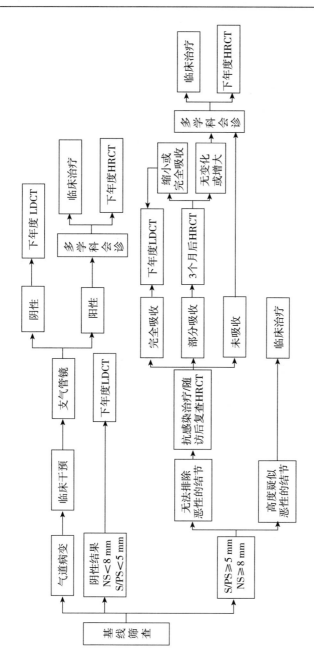

图 5-2　肺癌基线筛查出结节的管理流程

注：LDCT，低剂量 CT；HRCT，高分辨率 CT；NS，非实性结节；S，实性结节；PS，部分实性结节；阴性结果为无肺内非钙化结节检出。

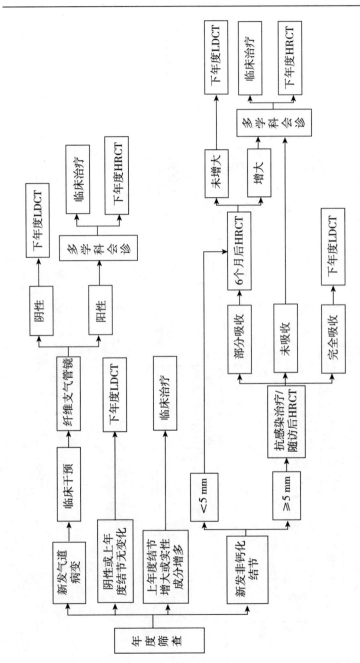

图 5-3　肺癌年度筛查的管理流程及结节管理

注: LDCT, 低剂量 CT; HRCT, 高分辨率 CT; 阴性结果为无肺内非钙化结节检出。

结节进行评估，且每个结节应独立进行评估，除非病理学明确为转移。对于高度怀疑转移性病灶应考虑进行病理学活检。条件允许的情况下可对多个病灶进行病理学评估。对于患者因多发结节导致治疗方案选择困难时，建议采用多学科讨论方式确定治疗方案。

（二）病理 - 影像 - 临床

1．中央型肺癌　发生在段及以上支气管的肺癌，以鳞状上皮细胞癌和小细胞肺癌多见。

（1）生长过程：见图 5-4。

（2）影像学表现

1）早期：阴性或肺内相应继发改变，如阻塞性肺气肿、阻塞性肺炎、阻塞性肺不张（图 5-5）。

2）中晚期

● 直接征象：肺门区肿块。

● 间接征象：支气管阻塞表现（肺气肿、肺炎、肺不张）。

● 转移征象：肺门、纵隔淋巴结肿大，癌性淋巴管炎，有肺外转移灶。
胸部 X 线片表现见图 5-6，CT 表现见图 5-7。

（3）常见病理类型

1）鳞状细胞癌（鳞癌）：多起源于段或亚段的支气管黏膜，腔内生长倾向，早期常引起支气管狭窄，导致肺不张或阻塞性肺炎，癌组织易变性、坏死，形成空洞或癌性肺脓肿，一般生长较慢，转移晚，手术切除机会相对较多。原位中分化鳞癌见图 5-8。

2）小细胞肺癌：一种低分化神经内分泌肿瘤，以黏膜下和环状沿管壁轴向松散结构侵袭生长，细胞小，圆形或卵圆形，胞质少，内含神经内分泌颗粒，具有内分泌和化学受体功能，细胞边缘不清，胞核呈细颗粒状或深染，核仁缺乏或不明显，核分裂象见（图 5-9）。Ki-67 增值指数常为 50%～100%。以增殖快速和早期广泛转移为特征。影像学特征有冰冻纵隔、冰冻肺门、血管包埋征、鸭蹼状凸起，早期淋巴转移，脂肪间隙消失，阻塞现象不重（图 5-10）。

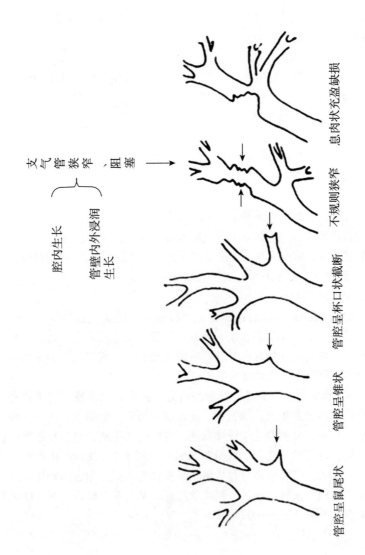

图 5-4　中央型肺癌的生长过程

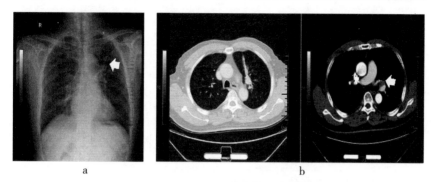

图 5-5　中央型肺癌早期的影像学表现

a. 胸部 X 线片左上肺只看到斑片条索影；b. CT 显示左上叶支气管内息肉状软组织影及亚段的肺不张。

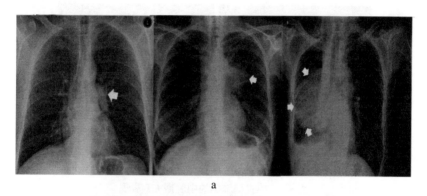

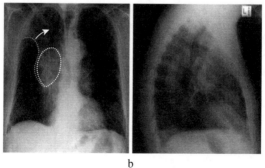

图 5-6　中央型肺癌的中晚期胸部 X 线片表现

a. 肺门肿块；b. 右上叶中央型肺癌伴上叶肺不张（反 S 征）。

支气管腔内息肉状、结节状软组织

支气管管壁增厚、管腔狭窄

支气管管腔狭窄及腔内外肿块

肺内阻塞性改变（局限肺气肿、肺炎、肺不张、支气管扩张、支气管黏液栓塞）

转移征象：纵隔侵犯、淋巴结转移、肺外转移

支气管呈鼠尾状、锥状、杯口状、不规则狭窄等

a

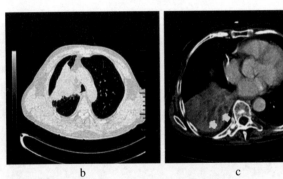

b   c

图 5-7　中央型肺癌的中晚期 CT 表现

a. CT 表现类型；b. 阻塞性肺不张；c. 右下叶基底部阻塞性肺不张 + 支气管扩张（黏液栓塞）。

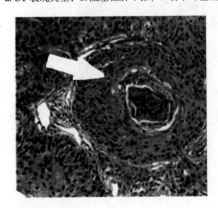

图 5-8　中分化鳞癌病理图

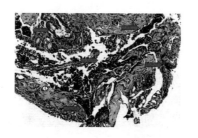

图 5-9　小细胞肺癌的病理学表现

癌细胞深染，浸润于各种间隙。

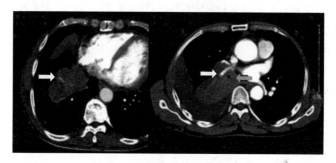

图 5-10　小细胞肺癌的 CT 表现

肿瘤压迫血管不重，支气管逐渐闭塞。

（4）病理学、影像学和临床的联系：见表 5-6。

表5-6　中央型肺癌病理学、影像学和肺癌的联系

病理	影像	临床表现
腔内外软组织肿块	管腔阻塞	咳嗽、咳血痰、呼吸困难，合并感染后痰量增多
血管侵犯	肿块包绕大血管	咯血
空洞、坏死	空洞、液化、坏死	咳嗽、咯血、发热
胸膜转移灶	胸膜结节、胸腔积液	胸痛、呼吸困难

2．周围型肺癌　发生在段支气管以下的肺癌，以腺癌较多见。

（1）生长方式：见图5-11。

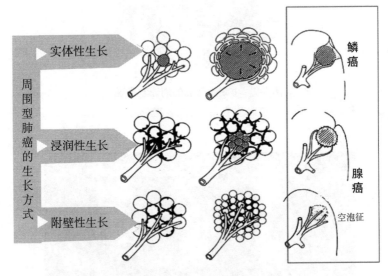

图5-11　周围型肺癌的生长方式

（2）影像学特征：见图5-12。

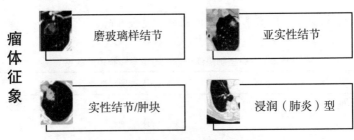

图5-12　周围型肺癌的影像学特征

1）胸膜凹陷征：胸膜牵拉，肿瘤内成纤维化收缩、胸膜浸润（图5-13）。

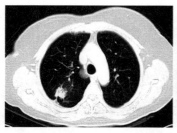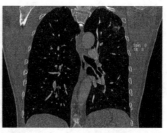

图 5-13　胸膜凹陷征的 CT 表现

2）血管集束征：结节邻近或周围血管向结节集中，或直接相连或受牵拉向病灶移位（图 5-14）。

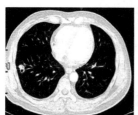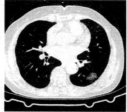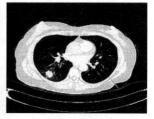

图 5-14　血管集束征的 CT 表现

3）毛刺征：肿瘤边缘放射状、毛刷状改变，长短不一（图 5-15）。

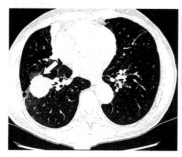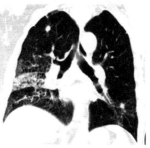

图 5-15　血管毛刺征的 CT 表现

a. 肺腺癌（细短毛刺）；b. 肉芽肿（长毛刺）。

　　4）分叶征：肿瘤表面边缘凹凸不平，肿瘤生长速度不均，肺结构阻挡（小叶间隔、肺血管、支气管分支等），深分叶多见（图5-16）。

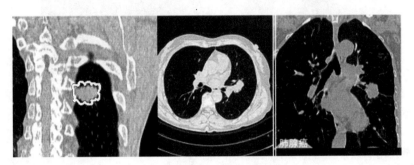

图5-16　分叶征的CT表现

　　5）混合磨玻璃样影：实性部分为浸润的肿瘤细胞（图5-17）。

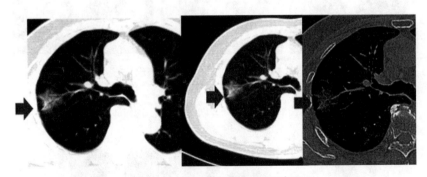

图5-17　混合磨玻璃影的CT表现

　　（3）病理学表现：见图5-18。
　　（4）病理学、影像学和临床的联系：见表5-7。

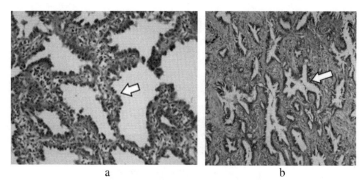

图 5-18　周围型肺癌的病理学表现

a. 细胞贴壁生长；b. 细胞腺泡状生长。

表5-7　周围型肺癌病理学、影像学和临床的联系

病理	影像	临床表现
腔内外软组织肿块	管腔阻塞	咳嗽、痰血、呼吸困难，合并感染后痰量增多
血管侵犯	肿块包绕大血管	咯血
胸膜转移灶	胸膜结节、胸腔积液	胸痛、呼吸困难

3．弥漫型肺癌　肺腺癌多见。

（1）双肺弥漫不均匀分布结节，边缘模糊。

（2）融合成大片实变影，支气管充气征，磨玻璃样影。

（3）增强后可见血管造影征（肺叶及肺段实变中出现血管强化）。

弥漫型肺癌的 CT 表现见图 5-19，病理学、影像学和临床的联系见表 5-8。

表5-8　弥漫型肺癌病理学、影像学和临床的联系

病理	影像	临床表现
双肺弥漫结节	双肺弥漫结节	咳嗽、咳大量清水样痰、痰中带血、呼吸困难
血管侵犯	肿块包绕大血管	咯血
胸膜转移灶	胸膜结节、胸腔积液	胸痛、呼吸困难

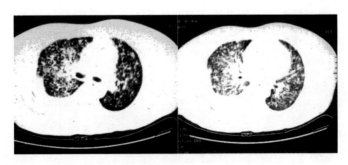

图 5-19　弥漫型肺癌的 CT 表现

4．局部扩张表现　包括胸痛、声嘶、吞咽困难、胸腔积液、心包积液、上腔静脉阻塞综合征、Horner 综合征。

5．远处转移表现

（1）中枢神经系统转移：头痛、恶心、呕吐、眩晕、共济失调、复视、癫痫感觉异常。

（2）骨转移：局部疼痛、压痛，病理性骨折。

（3）腹部转移：腹痛、肝区疼痛、黄疸、腹腔积液、食欲减退。

（4）淋巴结转移：锁骨上、腹膜后。

6．肺癌的胸外表现

（1）内分泌综合征

1）抗利尿激素分泌异常综合征。

2）异位促肾上腺皮质激素（ACTH）综合征：表现为库欣综合征。

3）高钙血症。

4）异位分泌促性腺激素表现。

（2）骨骼 - 结缔组织综合征

1）原位性肥大性骨关节病。

2）神经 - 肌病综合征。

● 肌无力样综合征：以小细胞癌最多见，主要表现为四肢近端躯干肌肉无力。

● 多发性周围神经炎：主要表现为肢体远端对称性感觉运动、自主神经功能障碍。

● 亚急性小脑变性：主要表现为头晕、步态不稳。

● 多发性肌炎：主要表现为对称性近端肌无力，肌酶升高。

（3）血液学异常：凝血异常、血栓形成。

（三）TNM 分期

原发性肺癌具体的 TMN 分期见表5-9。

表5-9　国际肺癌研究协会第九版肺癌 TNM 分期修订稿

T 分期

TX	未发现原发肿瘤，或通过痰细胞学或支气管灌洗发现癌细胞，但影像学及支气管镜无法发现
T0	无原发肿瘤证据
Tis	原位癌
T1[1]	（1）周围有肺组织及脏层胸膜包绕
	（2）支气管镜见肿瘤侵及叶支气管，未侵及主支气管
	T1a（mi）[2]：MIA
	T1a：0 cm ＜最大径≤ 1 cm
	T1b：1 cm ＜最大径≤ 2 cm
	T1c：2 cm ＜最大径≤ 3 cm
T2	（1）侵犯脏层胸膜
	（2）侵犯主支气管但未侵及隆突
	（3）肿瘤导致的肺不张或阻塞性肺炎，并延伸至肺门区域，涉及部分肺或全肺
	T2a：3 cm ＜最大径≤ 4 cm
	T2b：4 cm ＜最大径≤ 5 cm
T3	（1）同一肺叶出现孤立性癌结节（单个或多个）
	（2）累及如下结构：壁层胸膜、胸壁（包括肺上沟瘤）、膈神经、心包
	T3：5 cm ＜最大径≤ 7 cm
T4	（1）同侧不同肺叶出现癌结节（单个或多个）
	（2）无论肿瘤大小，侵犯如下结构：膈肌、纵隔、心脏、大血管、气管、喉返神经、食管、椎体、隆突
	T4：最大径为（7，∞）cm

N 分期

NX	区域淋巴结无法评估

N0   无区域淋巴结转移

N1   同侧支气管周围淋巴结和（或）肺门淋巴结转移、同侧肺内淋巴结转移
        （包括肿瘤直接侵犯相关淋巴结）

N2   同侧纵隔淋巴结转移或隆突下淋巴结转移

        N2a：单站 N2 淋巴结转移

        N2b：多站 N2 淋巴结转移

N3   对侧纵隔、对侧肺门、同侧或对侧前斜角肌及锁骨上淋巴结转移

M 分期

MX   远处转移无法判定

M0   无远处转移

M1   有远处转移

        M1a：胸腔内转移，对侧肺出现转移性癌结节（单个或多个）；肿瘤伴有胸
        膜或心包转移性癌结节；恶性胸腔积液或心包积液 [3]

        M1b：胸腔外器官单转移灶 [4]

        M1c：胸腔外器官多转移灶

        M1c1：胸腔外的多转移灶在同一器官

        M1c2：胸腔外的多转移灶在不同器官

1：不常见的任何大小的浅表扩散性肿瘤，其浸润成分仅限于支气管壁，可延伸至主支气管
近端，也被归类为 T1a；2：局限性单发腺病，≤3 cm，病细胞以贴壁生长方式为主且任一
视野下间质浸润的最大径≤5 mm；3：然而少数患者胸腔（心包）积液多次细胞学检查阴
性，既积液即非血性也非渗液，当这些因素和临床判断表明积液与肿瘤无关时，则不应将胸
腔（心包）积液纳入分期因素；4：包括单站远处（非区域性）淋巴结受累；MIA：微浸润
腺癌（minimally invasive adenocarcinoma）。

（四）辅助检查

1．影像学检查

（1）胸部 X 线片。

（2）CT 影像。

（3）MRI 显像。

（4）核素闪烁显像。

1）骨闪烁显像：了解有无骨转移。

2）PET-CT：无创性显示人体内部组织与器官的功能并可定量分析，同时获得 CT 解剖图像和 PET 功能代谢图像。

2．病理学诊断

（1）痰脱落细胞学。

（2）胸腔积液脱落细胞学／细胞块。

（3）内镜检查

1）支气管镜：配合导航技术、支气管内超声检查（EBUS）、小探头等。

2）胸腔镜。

3）纵隔镜。

（4）针吸活检

1）经皮肺穿刺活检。

2）浅表淋巴结活检。

3）闭式胸膜针刺活检。

（5）开胸肺活检。

（6）免疫组织化学／免疫细胞化学。

3．肿瘤标志物

4．肺癌驱动基因检测

【鉴别诊断】

1．支气管结核　可引起支气管狭窄和阻塞，导致远端炎症和肺不张，要与中心型肺癌相鉴别。本病一般有结核中毒症状，病程较长，胸部 CT 可见支气管狭窄和扩张相间，可伴发结节性病变和空洞形成。痰涂片和支气管镜检查是诊断的主要方法。

2．肺门淋巴结结核　应与中心型肺癌相鉴别。该病多见于儿童、青少年，多数患者有发热、盗汗等结核中毒症状，结核菌素（PPD）试验常阳性，抗结核治疗有效。

3．肺结核球　本病多见于年轻患者，多无症状，病变多位于结核的好发部位。病灶可有包膜，有时病灶内有钙化点，周围有纤维结节卫星病灶，经皮肺穿刺病理活检可协助诊断。

4．粟粒性肺结核　应与腺癌相鉴别。一般患者年轻，有发热、盗汗等全身中毒症状，呼吸道症状不明显。胸部 X 线片上病灶为大小一致、分布均匀、密度较淡的粟粒结节。借助细胞学和细菌学可建立诊断。

5．肺脓肿　当肺癌空洞继发感染时难与肺脓肿相鉴别。肺癌常具有慢性咳嗽、反复咯血痰，空洞壁较厚、空洞外壁不规则，或呈分叶状、内缘不光整呈结节状、多为偏心空洞的特点。结合支气管镜和痰脱落细胞学检查可以鉴别。

6. 炎性假瘤　有时与周围型肺癌难以鉴别。本病多见于女性，约50%的患者有呼吸道感染症状，如咳嗽、咳血丝痰等，一般病程较长，可为数月至数年。胸部 X 线片上肿物密度较高而均匀，边缘清楚，无分叶，轮廓完整呈球形阴影，无肺门及纵隔淋巴结肿大，经皮肺穿刺病理活检可协助诊断。

7. 结核性胸膜炎　渗出期要与肺癌恶性胸腔积液相鉴别。前者以青壮年居多，多数患者伴有发热、盗汗、乏力等结核中毒症状，胸部 X 线片肺野内可有结核病灶，胸液常为典型的渗出液，仅少数（1.5% ~ 12%）为血性胸液。抗结核治疗有效。

【治疗】

由于肺癌是一个全身性疾病，所以肺癌的治疗是一个多学科的综合治疗（multidisciplinary synthetic therapy），强调个体化。治疗包括手术治疗、放疗、化疗、靶向治疗、介入治疗、免疫治疗等。

1. 手术治疗　是治疗非小细胞肺癌（NSCLC）的首选方法，分为根治性手术和姑息性手术。主要适用于 NSCLC 的 Ⅰ、Ⅱ 期患者，包括部分经过化疗的Ⅲ期患者。术前肺功能的评估很重要。

2. 放射治疗（放疗）　小细胞肺癌（SCLC）、鳞癌、腺癌对放疗的敏感性依次递减。放疗不仅能使局部进展期不能手术的患者取得较好效果，而且能解除转移部位的压迫和疼痛，从而延长生存期和改善生活质量。

3. 化学治疗（化疗）　化疗是目前真正意义上的全身性治疗方法。SCLC 对化疗最敏感，鳞癌次之，腺癌对化疗的疗效相对较差。

（1）SCLC：经以化疗为主的综合治疗，SCLC 的 5 年生存率已有明显提高。目前公认的化疗方案有：

1）EP 方案：VP-16（依托泊苷）80 ~ 100 mg/m^2，静脉滴注，持续3 天；DDP（顺铂）80 mg/m^2，静脉滴注，第 1 天或分 3 天。21 天为一个周期，共 4 ~ 6 个周期。

2）CE 方案：CBP（卡铂）AUC 为 5 ~ 6，静脉滴注，第 1 天；VP-1680 ~ 100 mg/m^2，静脉滴注，持续 3 天。21 天为一个周期，共 4 ~ 6 个周期。

二线治疗可以选择铂类联合伊立替康、拓扑替康、紫杉醇、多西他赛、异环磷酰胺、多柔比星等药物。

（2）非小细胞肺癌（NSCLC）：化疗作为肺癌的一种全身重要治疗，可以提高生存率，缓解症状以及提高生活质量，随着 20 世纪 90 年代一些新的化疗药物（长春瑞滨、紫杉醇、吉西他滨、培美曲塞等）的陆续问世，NSCLC 的联合化疗也取得了令人鼓舞的疗效，目前一线化疗推荐方案为含铂两药联合化疗。可根据情况选择使用以下几个方案：

1）TP 方案：TAX（紫杉醇）175 mg/m^2 或多西他赛 75 mg/m^2，静脉滴注（3 小时），第 1 天；DDP（顺铂）75 ~ 80 mg/m^2，静脉滴注，第 1 天。21 ~ 28 天为一个周期。

2）NP 方案：NVB（长春瑞滨）25 mg/m^2，静脉推注（20 分钟），第 1、8 天；DDP 80 mg/m^2，静脉滴注，第 1 天。28 天为一个周期。

3）GP 方案：GEM（吉西他滨）1000 ~ 1250 mg/m^2，静脉推注，第 1、8 天；DDP 80 mg/m^2，静脉滴注，第 1 天。28 天为一个周期。

对非鳞癌患者一线化疗可以选用顺铂或卡铂联合培美曲塞（AP 方案）。

4）AP 方案：Alimta（培美曲塞）500 mg/m^2，静脉滴注（30 分钟），第 1 天；DDP 80 mg/m^2 或 CBP（卡铂）AUC 为 5 ~ 6，静脉滴注，第 1 天。21 天为一个周期。

二线治疗可以选择培美曲塞或者多西他赛单药化疗。

4. 靶向治疗　肿瘤分子靶向治疗是以肿瘤组织或细胞中所具有的特异性（或相对特异）分子为靶点，利用分子靶向药物特异性阻断该靶点的生物学功能，选择性从分子水平来逆转肿瘤细胞的恶性生物学行为，从而达到抑制肿瘤生长，甚至使肿瘤消退的目的。代表药物为表皮生长因子受体酪氨酸激酶（EFGR-T）突变阳性为靶点的吉非替尼（gefitinib）、厄洛替尼（erlotinib）、阿法替尼（afatinib）、奥西替尼（osimertinib）和国产的埃克替尼（icotinib），ALK 重排阳性为靶点的克唑替尼（crizotinib）、艾乐替尼（alectinib）、色瑞替尼（ceritinib）等，以及 ROS1 重排阳性为靶点的克唑替尼。对于基因突变阳性的患者，一线治疗可以选择酪氨酸酶抑制剂（TKI），它也可用于化疗无效患者的二、三线治疗。此外是以肿瘤血管生成为靶点的靶向治疗，包含贝伐单抗（bevacizumab）、安罗替尼（anlotinib）和恩度（endostatin），联合化疗能明显提高晚期 NSCLC 的反应率，并延长肿瘤中位进展时间。PD-L1 表达阳性的患者可以使用 PD-1 药物，如帕博利珠单抗（pembrolizumab）、纳武利尤单抗（nivolumab）、阿特珠单抗（atezolizumab）。

5．介入治疗

（1）支气管动脉灌注化疗及栓塞术：仅适用于失去手术指征，且不愿意接受放疗和全身化疗的肺癌患者。其副作用小，暂时缓解症状，提高生活质量。但由于受肺癌本身的供血特点和治疗次数的限制，远期疗效尚不满意，目前基本很少单用。

（2）非血管性微创治疗：包括肿瘤微波或射频消融治疗、放射性粒子^{125}I 植入等，在 CT、B 超的引导下操作，可以消除局部肿瘤病灶，降低肿瘤负荷；和全身治疗手段相结合，可以取得更好的临床疗效。

（3）其他介入治疗：包括腔镜治疗［高频电凝、氩等离子体凝固（APC）、微波、激光、光动力等］、腔内近距离放疗、腔内支架植入术等。

6．免疫治疗　是近年肺癌研究探索的新的治疗方法之一。肿瘤疫苗可通过激活机体自身的免疫细胞，从而杀灭肿瘤，副作用较小；针对程序性死亡 -1 受体（PD-1）的抗体研究的药物已经取得较好的疗效。

7．中医中药治疗　可以辅助改善症状、提高生存质量以及延长生存期。

（傅玉琼　李玉英）

第十节　自发性气胸

气胸（pneumothorax）是指气体进入胸膜腔导致的积气状态，造成胸膜腔内压力升高、回心血流量下降，导致不同程度的心肺功能障碍。一般情况下，气胸可分为三大类：自发性气胸、创伤性气胸和人工气胸。自发性气胸通常是指在无外伤因素时，由于肺部疾病导致脏层胸膜或肺组织破裂，从而使支气管和肺组织内的空气进入胸膜腔而产生。根据本身有无合并肺部疾病，自发性气胸又可分为原发性气胸（特发性气胸）和继发性气胸两种类型。创伤性气胸则是指胸部遭受外伤引发的气胸。而人工气胸则是为了诊治胸内疾病人为注入气体至胸膜腔。

根据气胸时胸腔内压力的变化，气胸还可以分为以下 3 种临床类型：①闭合性气胸（单纯性气胸）：胸膜裂口相对较小，随着肺组织的萎缩逐渐闭合，不再有空气进入胸膜腔，胸膜腔内压接近或超过大气压，抽气后胸膜腔内压可下降至负压。②开放性气胸（交通性气胸）：胸膜裂口较大，呈持续开放状态，空气能随着呼吸自由进出胸膜腔，胸膜腔内压力会在大气压上下波动，抽气后压力无明显变化。③张力性气胸（高压性气胸）：是最严重的气胸类型之一，其特点是胸膜裂口呈单向活瓣作用。在吸气时裂口张开，空气进入胸膜腔；呼气时裂口关闭，气体无法排出，导致胸膜腔内气体不断积聚，胸膜腔内压力急剧上升，形成正压。抽气后负压又很快变为正压。这种气胸起病急、病情变化快，引起的病理生理改变最大，如不及时处理，可导致猝死。此外，还存在一些特殊类型的气胸，如月经性气胸、妊娠合并气胸等。

【诊断要点】

1. 症状

（1）气胸起病方式多样，可急骤或缓慢，也可无自觉症状，症状严重程度受多因素影响，包括起病速度、原发心肺功能等。继发性气胸通常症状较重，但呼吸困难与气胸程度不一定成正比。

（2）典型症状包括突发的胸痛、胸闷、呼吸困难、干咳，常由咳嗽、持重物、屏气等诱因引发，严重时可出现血流动力学障碍，甚至昏迷、休克。

2. 体征 气胸的体征可因积气程度而异，少量气胸可无明显体征，但气体量多时，患侧胸部饱满，呼吸运动减弱，触觉语颤减弱或消失，叩诊鼓音，听诊呼吸音减弱或消失。大量气胸可导致纵隔向健侧移位。右侧大量气胸可导致肝浊音界下移，而左侧气胸或纵隔气肿时，可在左心缘处听到与心搏一致的气泡破裂音或高调金属音（Hamman 征）。

3. 影像学检查 X线片是诊断气胸的重要手段。胸部X线片上通常可发现较为明确的气胸线，即胸膜腔内气体与萎缩肺组织的交界线，气胸线外为无肺纹理的透光区。大量气胸时可见纵隔和心脏向健侧移位，合并胸腔积液时可见气液面。局限性气胸在拍摄前位X线胸片时可能漏诊，侧位胸部X线片或透视下转动体位可帮助诊断。围绕心缘旁出现的透光带提示可能存在纵隔气肿。而CT扫描对局限性气胸、少量气胸以及与其他疾病的鉴别更为敏感、准确。CT扫描可显示胸膜腔内低密度气体，伴有不同程度的肺组织压缩。

【鉴别诊断】

1. 肺大疱 肺大疱通常缓慢起病、病程长，而气胸往往起病急，病史相对较短。在X线检查中，肺大疱呈圆形或椭圆形的透光区，位于肺野内，其内部可见细小的条状纹理。相比之下，气胸在胸部 X 线片上呈现为条带状影，常位于胸腔内、肺野外。在长期观察中，肺大疱的大小很少发生变化，而气胸的形态则会逐渐改变，并最终消失。进行胸部 CT 扫描可更准确地进行鉴别诊断。

2．急性心肌梗死　可与气胸有类似的临床表现，如急性起病的胸痛、胸闷、呼吸困难、休克等，但患者常有冠心病、高血压等基础疾病病史，可有心音节律及性质改变，而无明显气胸体征，心电图、胸部 X 线、血清心肌损伤标志物、冠脉造影等辅助检查有助于鉴别。

3．肺栓塞　可有急性起病的胸痛、呼吸困难，常有栓子来源的基础疾病或血栓形成高危因素，一般无明显气胸体征，胸部 X 线检查可鉴别。

4．支气管哮喘和慢性阻塞性肺疾病　支气管哮喘多有长期反复哮喘发作史，慢性阻塞性肺疾病引起的呼吸困难多为长期缓慢加重。当上述患者出现呼吸困难突然加重且伴有胸痛时，应考虑继发气胸的可能性，胸部 X 线片检查可鉴别。

【治疗】

1．保守治疗　对无明显症状或症状轻微的闭合性少量气胸患者（气胸量少于 20%），保守治疗即可。具体措施如下：

（1）卧床休息，避免剧烈运动。

（2）祛除诱因，酌情予以止咳、镇痛、镇静、通便等处理。

（3）情况允许时所有住院患者都应予以高流量吸氧，以促进气体吸收及肺复张，但要注意氧中毒的发生。

（4）积极治疗肺部原发疾病。

2．胸腔排气治疗　对于症状明显、肺压缩超过 20%、合并肺部基础疾病患者，应采取胸腔排气治疗，尤其是张力性气胸患者应紧急排气。

（1）单纯穿刺抽气：简单易行、风险低。穿刺部位一般选择在锁骨中线第 2 肋间（积气为主时）或腋前线第 4～5 肋间（伴有积液时），对于局限性包裹性气胸应根据胸部 CT 确定穿刺点。主要适用于闭合性气胸和张力性气胸的紧急排气治疗。如果治疗后病情无明显好转，应及时进行胸腔闭式引流术。

（2）胸腔导管水封瓶闭式引流：适用于各型自发性气胸，尤其是张力性气胸或交通性气胸。一般选择锁骨中线第 2 肋间置入引流管。玻璃管一端置于水封瓶水平面下 1～2 cm。如未见气泡溢出 1～2 天，胸部 X 线片显示肺已全部复张时，可以拔管。

（3）负压吸引水封瓶闭式引流：在水封瓶排气管中安装一个压力调节瓶，调节负压。压力调节管插入水面下约 5 ~ 18 cm。连续负压吸引，如无气泡冒出，停负压吸引，观察 2 ~ 3 天，经胸部 X 线片证实肺已复张可拔管。适用张力性气胸、开放性气胸、肺漏气已停止但肺仍长期膨胀不全的闭合性气胸。

3．支气管内活瓣支架　主要用于持续漏气的气胸的治疗，建议治愈 6 周后将支架取出。

4．胸膜固定术　为了治疗和预防复发，可用多西环素、米诺环素或滑石粉经生理盐水 60 ~ 100 ml 稀释后胸腔内注入，夹管 4 ~ 6 小时后充分引流；或经内科胸腔镜直视下喷洒，产生无菌性胸膜炎，使用壁层胸膜和脏层胸膜粘连。术前可胸腔内注入利多卡因 200 ~ 250 mg 预防胸痛。

5．手术治疗　对于慢性气胸、血气胸、内科治疗失败、经影像证实有多发肺大疱等患者均应考虑手术治疗，首选电视辅助胸腔镜。

（胡雨禾　邓　俊）

第十一节　肺血栓栓塞症

【专用术语及相关定义】

1．肺栓塞（pulmonary embolism，PE）　内源性或外源性栓子阻塞肺动脉引起肺循环障碍的临床和病理生理综合征，包括肺血栓栓塞症、脂肪栓塞综合征、羊水栓塞、空气栓塞、肿瘤栓塞、细菌栓塞等。

2．肺血栓栓塞症（pulmonary thromboembolism，PTE）　来自静脉系统或右心的血栓阻塞肺动脉或其分支所致疾病，以肺循环（含右心）和呼吸功能障碍为主要临床表现和病理生理特征，是最常见的肺栓塞类型，通常所说的肺栓塞即指 PTE。

3．肺梗死（pulmonary infarction，PI）　肺栓塞后，其支配区域的肺组织因血流受阻或中断而发生坏死，大多数肺栓塞不一定会导致肺梗死，而肺梗死也不一定都由肺栓塞引起。

4．深静脉血栓形成（deep venous thrombosis，DVT）　引起 PTE 的主要血栓来源，多发生于下肢或骨盆深静脉，脱落后随血流循环进入肺动脉及其分支，PTE 常为 DVT 的合并症。

5．静脉血栓栓塞症（venous thromboembolism，VTE） 由于 PTE 与 DVT 在发病机制上存在相互关联，是同一种疾病病程中两个不同阶段，因此统称为 VTE。

6．经济舱综合征（economy class syndrome，ECS） 由于长时间空中飞行，静坐在狭窄而活动受限的空间内，双下肢静脉回流减慢、血流淤滞，从而发生 DVT 和（或）PTE，也称为机舱性血栓形成。长时间坐车（火车、汽车、马车等）旅行也可以引起 DVT 和（或）PTE，所以广义的 ECS 又称为旅行者血栓形成（traveler's thrombosis）。

【流行病学】

普通人群中静脉血栓发生率 1‰ ~ 3‰，主要表现为 DVT 和 PTE，有少数患者可发生于上肢深静脉、视网膜、脑静脉窦、肝静脉或肠系膜静脉，下肢 DVT 首次发生后除了有很高的病死率之外，也可以导致存活患者持续存在严重慢性并发症——静脉瓣功能不全和慢性肺动脉高压，发生率可高达 20%。

最新研究表明，全球每年确诊的 PTE 和 DVT 患者约数百万人。

【危险因素】

PTE 的危险因素见图 5-20。

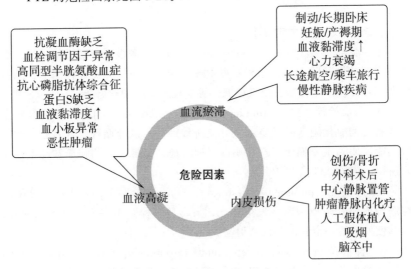

图 5-20　肺血栓栓塞症的危险因素

（一）易栓倾向

1．凝血因子 V Leiden 突变（FVL）导致蛋白 C 活化抵抗。

2．凝血酶原 *20210A* 基因突变。

3．抗凝血酶Ⅲ缺乏。

4．蛋白 C 缺乏。

5．蛋白 S 缺乏。

6．*ADRB2* 和 *LPL* 基因多态性与 VTE 独立相关。

7．遗传因素。

（二）获得性危险因素

1．高龄。

2．动脉疾病　颈动脉、冠状动脉病变。

3．肥胖。

4．真性红细胞增多症。

5．管状石膏固定患肢。

6．VTE 病史。

7．近期手术史。

8．创伤或活动受限。

9．急性感染。

10．抗磷脂抗体综合征。

11．长时间旅行。

12．肿瘤。

13．妊娠。

14．口服避孕药或激素替代疗法。

15．起搏器植入。

16．植入型心率转变除颤器（ICD）植入。

17．中心静脉置管。

易栓倾向与获得性危险因素两者对血栓形成的作用见图 5-21。

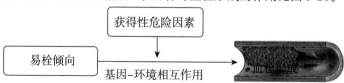

图 5-21　易栓倾向与获得性危险因素的作用

【病理生理改变】

（一）血流动力学改变

PTE 通过血流动力学改变使肺循环阻力上升的过程见图 5-22。

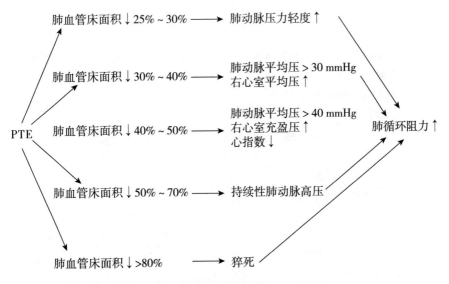

图 5-22　PTE 导致的血流动力学改变

（二）右心室超负荷

PTE 通过右心室超负荷导致的一系列指标上升和心肌缺血过程见图 5-23。

（三）心室间相互作用

PTE 引起的心室间相互作用导致心肌梗死、心源性休克的过程见图 5-24。

（四）呼吸功能

PTE 对呼吸功能的影响见图 5-25。

【临床表现】

PTE 缺乏特异性临床表现，受栓子大小、数量、栓塞部位和患者心肺基础疾病等影响。

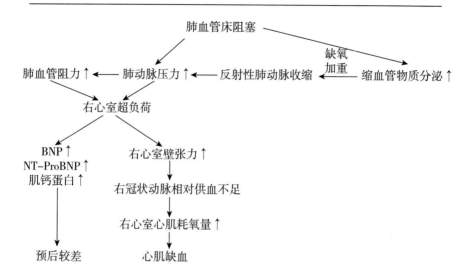

图 5-23　PTE 导致的右心室超负荷

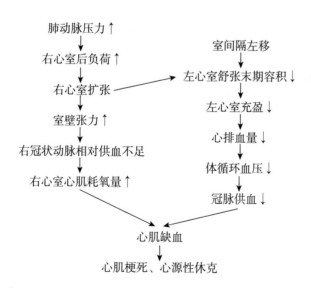

图 5-24　PTE 导致的心室间相互作用过程

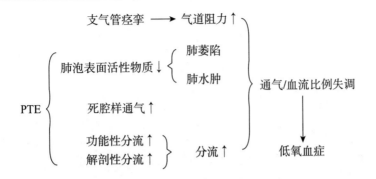

图 5-25 PTE 导致的呼吸功能改变

（一）低氧 / 缺氧相关

1．烦躁、头晕、胸闷、心悸。

2．呼吸困难。

3．发绀。

4．昏厥。

（二）心功能不全相关

1．呼吸困难。

2．心悸。

3．体循环淤血表现。

4．肺循环淤血表现。

（三）肺栓塞三联征

1．胸痛 胸膜炎导致的胸痛或心绞痛样疼痛。

2．咯血。

3．呼吸困难。

【辅助检查】

1．血气分析 ①低氧血症；②低碳酸血症；③肺泡动脉血氧分压差 P (A-a) O_2 增大；④呼吸性碱中毒。

2．D- 二聚体 诊断灵敏度为 92% ~ 100%，但其特异度较低，仅为 40% ~ 43%。

3．心电图

（1）早期常常表现为胸前导联 V1 ~ V4 及肢体导联 Ⅱ 、Ⅲ、aVF 的

ST 段压低和 T 波倒置；

（2）$S_I Q_{III} T_{III}$：I 导联 S 波加深，III 导联出现 Q/q 波及 T 波倒置。

4．超声心动图

（1）直接征象：肺动脉近端或右心血栓。

（2）间接征象：右心负荷过重表现，如右心室壁局部运动幅度下降、右心室和（或）右心房扩大、三尖瓣反流速度增快、室间隔左移运动异常、肺动脉干增宽。

5．胸部 X 线片

（1）肺纹理稀疏、纤细，肺透过度增加，未受累部分可呈现纹理相应增多。

（2）肺动脉高压表现：肺动脉段突出或瘤样扩张，右下肺动脉干增宽或呈截断征，右心（房 / 室）扩大。

（3）肺梗死表现：局部肺野呈楔形浸润阴影，尖端指向肺门，盘状肺不张，患侧膈肌抬高，胸腔积液，胸膜增厚粘连等。

6．CT 肺动脉造影　灵敏度为 90%，特异度为 78% ～ 100%。其局限性主要在于对亚段及以远端肺动脉内血栓的灵敏度较差。

（1）直接征象：肺动脉内低密度充盈缺损，部分或完全包围在不透光的血流之内（轨道征），或者呈完全充盈缺损，远端血管不显影；

（2）间接征象包括肺野楔形条带状的高密度区或盘状肺不张，中心肺动脉扩张及远端血管分布减少或消失等。

7．放射性核素肺通气 / 灌注扫描　诊断 PTE 的灵敏度为 92%，特异度为 87%，且不受肺动脉直径的影响，尤其在诊断亚段以下 PTE 中具有特殊意义，可同时行双下肢静脉显像，与胸部 X 线片、CT 肺动脉造影相结合，可大大提高诊断的特异性和灵敏性。典型征象是肺段灌注扫描缺损与通气显像正常不匹配。

8．肺动脉造影　诊断 PTE 的"金标准"，其灵敏度为 98%，特异度为 95% ～ 98%。

（1）直接征象：肺动脉内造影剂充盈缺损，伴或不伴轨道征的血流阻断；

（2）间接征象：肺动脉造影剂流动缓慢，局部低灌注，静脉回流延迟。

9．下肢深静脉检查　90% 的 PTE 患者栓子来源于下肢 DVT，70% 的 PTE 患者合并 DVT。

特定征象为加压静脉超声成像（compression venous ultrasonography, CUS）检查，即通过探头压迫观察等技术诊断下肢 DVT，静脉不能被压陷或静脉腔内无血流信号。

【诊断流程】

PTE 临床诊断评分表见表 5-10。

表5-10　PTE临床诊断评价评分表

临床情况	分值
DVT 症状或体征	3.0
PE 较其他诊断可能性大	3.0
心率 > 100 次 / 分	1.5
4 周内制动或接受外科手术	1.5
既往有 DVT 或 PE 病史	1.5
咯血	1.0
6 月内接受抗肿瘤治疗或肿瘤转移	1.0

注：> 4 分为高度可疑，≤ 4 分为低度可疑。

急性 PTE（APTE）诊断流程见图 5-26。

（一）临床可能性评估

临床可能性评估的 Wells 评分和 Geneva 评分见表 5-11、表 5-12。

表5-11　Wells评分

条目	原始版	简化版
既往 PE 或 DVT 病史	1.5	1
心率 ≥ 100 bpm	1.5	1
过去 4 周内有手术或制动史	1.5	1
咯血	1	1
肿瘤活动期	1	1
DVT 临床表现	3	1
其他鉴别诊断的可能性低于 PE	3	1

三分类法（简化版不推荐三分类法）：低风险，0～1 分；中风险，2～6 分；高风险，> 7 分。二分类法：PE 可能性小，原始版为 0～4 分，简化版为 0～1 分；PE 可能性大，原始版为 ≥ 5 分，简化版为 ≥ 2 分。

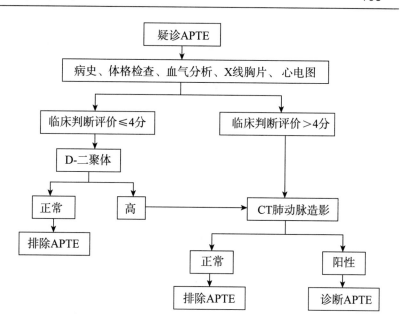

图 5-26 APTE 诊断流程

表5-12 Geneva评分

条目	原始版	简化版
既往 PE 或 DVT 病史	3	1
心率		
75 ~ 94 bpm	3	1
≥ 95 bpm	5	2
过去 1 个月内手术史或骨折史	2	1
咯血	2	1
肿瘤活动期	2	1
单侧下肢痛	3	1
下肢深静脉触痛和单侧肿胀	4	1
年龄 > 65 岁	1	1

三分类法：低风险原始版为 0 ~ 3 分，简化版为 0 ~ 1 分；中风险原始版为 4 ~ 10 分，简化版为 2 ~ 4 分；高风险原始版为 ≥ 11 分，简化版为 ≥ 5 分。两分类法：PE 可能性小原始版为 0 ~ 5 分，简化版为 0 ~ 2 分；PE 可能性大原始版为 ≥ 6 分，简化版为 ≥ 3 分。

（二）初始危险分层

初始危险分层见图 5-27、图 5-28。

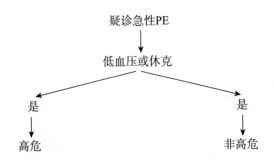

图 5-27 疑诊急性 PE 的初始危险分层

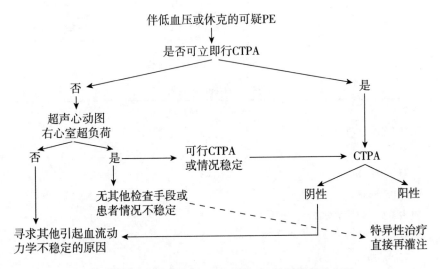

图 5-28 伴低血压或休克的可疑 PE 的初始危险分层

CTPA，CT 肺动脉造影。

（三）严重程度分层

PTE 的严重程度分层见表 5-13。

表5-13　PTE的严重程度分层

早期死亡风险	风险指标			
	血流动力学不稳定	PESI Ⅲ～Ⅳ级或 sPESI ≥ 1 分	经胸超声心动图或 CTPA 示右心室功能障碍	肌钙蛋白升高
高危	+	+	+	+
中危				
中高危	−	+	+	+
中低危	−	+	单阳性或双阴性	
低危	−	−		选择性评估：如评估，则阴性

注：PESI，肺栓塞严重指数；sPESI，简化版 PESI；CTPA，CT 肺动脉造影。

【鉴别诊断】

（一）急性冠脉综合征（ACS）

1．具备临床症状（持续性胸痛大于 30 分钟）、心电图（具备 ST-T 动态变化）、心肌损伤标志物测定阳性，即可诊断急性心肌梗死（AMI）。

2．结合病史、体检、18 导联心电图和初次心肌损伤标志物检测，判断是否存在 ACS。对于怀疑 ACS，但 ECG 和心肌损伤标志物正常的患者，15 分钟后复查心电图。6～9 小时、12～24 小时复查心肌损伤标志物。

（二）主动脉夹层

1．40 岁以下发病者应除外有家族史及马方综合征或先天性心脏病等。

2．诊断要点

（1）突发心前区、背部或腰部剧烈撕裂样疼痛；

（2）类似"动脉栓塞"表现；

（3）有高血压及动脉粥样硬化病史，大多血压均较高，也有以休克为初始症状者，常已累及心包；

（4）心底部及主动脉走行区可闻及血管杂音；

（5）主动脉 CT 扫描可确诊。

（三）气胸

1．突发剧烈胸痛、呼吸困难，胸痛可放射至同侧肩部、对侧胸廓或腹部，类似 AMI 或急腹症。

2．喘憋症状尤为明显，80% 的老年气胸者表现为呼吸困难，而胸痛症状不明显。

3．如果气胸发生在左侧，可能出现心电图异常 Q 波，酷似 AMI，排气后心电图恢复正常。

4．体检病侧胸廓发现运动减弱、纵隔移位、叩诊鼓音、呼吸音消失。

5．胸部影像可确诊。

（四）自发性食管破裂

自发性食管破裂是腔内压力骤增或医源性损伤，致使邻近横膈上的食管侧壁全层纵行撕裂。胃镜检查或剧烈呕吐＋突发下端胸骨后剧痛＋纵隔或皮下气肿可帮助确诊。

【治疗】

1．急性 PTE 的治疗

（1）一般处理：对高度疑诊或确诊 PTE 的患者，应进行严密监护，检测呼吸、心率、血压、静脉压、心电图及血气的变化，绝对卧床，避免用力；可适当使用镇静剂、止痛剂；对于发热、咳嗽等症状可给予相应的对症治疗。

（2）呼吸循环支持治疗：采用经鼻导管或面罩吸氧纠正低氧血症。当出现呼吸衰竭时，可使用经鼻（面）罩无创性机械通气或经气管插管行机械通气。

（3）溶栓治疗：溶栓治疗主要适用于高危 PTE 病例，常用的溶栓药物有尿激酶（UK）、链激酶（SK）和重组组织型纤溶酶原激活剂（rtPA）。

（4）抗凝治疗：目前临床上应用的抗凝药物主要有普通肝素、低分子肝素、磺达肝癸钠、利伐沙班、达比加群和华法林。

（5）肺动脉血栓摘除术：适用于经积极的保守治疗无效的紧急情况。

（6）经静脉导管碎解和抽吸血栓。

（7）腔静脉滤器：为防止下肢深静脉大块血栓再次脱落阻塞肺动脉，可于下腔静脉安装过滤器。

2．慢性栓塞性肺动脉高压的治疗

（1）口服华法林。

（2）肺动脉血栓内膜剥脱术。

（3）介入治疗：球囊扩张肺动脉成形术。

（4）使用对抗肺动脉高压药物。

（5）存在反复下肢深静脉血栓脱落者，可放置下腔静脉滤器。

（傅玉琼　李玉英）

第三篇　循环系统

第六章　循环系统症状学

第一节　心　悸

心悸（palpitation）是一种自觉心脏跳动的不适感或心慌感。由心脏跳动的强度、频率、节律及心脏神经调节异常等引起。当心率加快时患者感到心脏跳动不适，心率缓慢时则感到搏动有力。

【常见病因】

1．心脏搏动增强

（1）生理性：①吸烟，饮酒、浓茶或咖啡；②剧烈运动或精神过度紧张；③使用药物（肾上腺素、阿托品、甲状腺片、麻黄碱、咖啡因等）；④妊娠。

（2）病理性：①心室肥大，高血压心脏病、瓣膜性心脏病等。②其他疾病，甲状腺功能亢进（甲亢）、贫血、发热、低血糖等。

2．心律失常　各种心脏频率、节律的改变。

1）心动过速：各种原因引起的窦性心动过速、阵发性室上性心动过速或室性心动过速等。

2）心动过缓：高度房室传导阻滞、严重窦性心动过缓等。

3）其他心律失常：期前收缩、心房扑动或心房颤动等心脏跳动不规则。

3．心力衰竭

4．心脏神经症　多发于青年女性。症状有心悸，常伴有游走性心前区痛、头晕、头痛、失眠多梦、耳鸣乏力、记忆力下降等神经衰弱表现，且在焦虑、情绪激动等情况下更易发生。

5．β-受体亢进综合征　易在紧张时出现心悸，心电图表现为窦性心动过速，Ⅱ、Ⅲ、aVF 导联的 ST 段下移及 T 波倒置，心得安试验阳性。

6．更年期综合征　在绝经期前后出现一系列内分泌与自主神经功能紊乱症状。

7．其他　大量胸腔积液、高原病、胆心综合征等。

【发生机制】

1．血流动力学改变。

2．心律失常。

3．神经体液调节。

4．神经精神因素。

【伴随症状】

1．伴心前区疼痛　见于心绞痛、心肌梗死、心肌炎、心包炎、心脏神经症。

2．伴发热　见于心肌炎、心包炎、感染性心内膜炎、风湿热、急性传染病。

3．伴晕厥　见于室性心动过速、心室颤动、病态窦房结综合征、窦性停搏、高度房室传导阻滞等。

4．伴贫血　见于各种原因引起的急、慢性贫血。

5．伴呼吸困难　见于急性心肌梗死、心肌炎、心包炎、心力衰竭、重度贫血。

6．伴消瘦及出汗　见于甲亢。

（郑建梅）

第二节　水　肿

水肿（edema）是指人体组织间隙有过多的液体积聚使组织肿胀。水肿可分为全身性与局部性。当液体在体内组织间隙呈弥漫性分布时呈全身性水肿（常为凹陷性）；液体积聚在局部组织间隙时呈局部水肿；发生于体腔内称为积液，如胸腔积液、腹水、心包积液。

【发生机制】

1．毛细血管血流动力学改变。

2．水钠潴留。

3．静脉、淋巴回流障碍。

【常见病因】

1．心脏　右心疾病所致右心衰竭以及左心疾病发展累及所致右心衰竭，包括心瓣膜疾病、冠心病及冠心病导致的右心梗死、原发性心肌病、高血压心脏病（高心病）、累及右心瓣膜的感染性心内膜炎、心包疾病（缩窄性心包炎等）。心脏疾病导致的水肿常从下肢开始，多为对称性、凹陷性，长期卧床者则发生在背部和骶部。

2．其他系统疾病　肾病、肝病、低蛋白血症（营养不良性）、甲状腺功能减退、甲状腺功能亢进、库欣综合征、深静脉血栓栓塞、血管神经性水肿、结缔组织病、变态反应等。

3．药物　药物过敏，如磺胺类药物；钙拮抗剂可引起水钠潴留导致水肿；血管转化酶抑制剂（ACEI）类可引起血管神经性水肿。

4．功能性水肿　高温环境、肥胖及高龄等所致。

（罗　静）

第三节　晕　厥

晕厥（syncope）是指一过性广泛脑供血不足所致短暂的意识丧失状态。

【常见病因】

1．心源性　①心律失常：心率过快 / 过慢，如阵发性心动过速、阵发性房颤、QT 间期延长综合征、病态窦房结综合征、Brugada 综合征、高度房室传导阻滞等。②器质性心脏病：如主动脉狭窄、部分先天性心脏病、原发性肥厚型心肌病等。③左心房黏液瘤。④心排血量受阻、心肌缺血及心力衰竭等。

2．脑源性　脑动脉粥样硬化、短暂性脑缺血发作、偏头痛、慢性铅中毒性脑病等。

3．血管源性　单纯性晕厥、体位性低血压（直立性低血压晕厥）、血管迷走性晕厥、颈动脉窦综合征等。

4．情景性　排尿性晕厥、咳嗽性晕厥、吞咽性晕厥、疼痛性晕厥等。

5．血液成分异常　低血糖、通气过度综合征、哭泣导致的晕厥、重症贫血等。

6．颈椎病。

【注意鉴别以下情况】

1．癫痫。

2．心因性晕厥。

3．脑卒中。

4．代谢性疾病。

（李　伟）

第四节　其他症状

循环系统疾病还可以有多种临床表现，这些症状绝大多数非特异性，临床诊断时容易忽略，应认真加以鉴别。

1．声音嘶哑　可发生于主动脉瘤患者，增大的瘤体压迫左侧喉返神经；二尖瓣狭窄患者偶尔可因扩张的肺动脉压迫喉返神经导致。心包积液考虑为黏液性水肿时患者可出现粗糙、低调的嗓音。注意和咽喉疾病、胸腔占位、外科手术损伤等疾病鉴别。

2．呃逆　常常为膈肌、膈神经或中枢神经相关疾病所致，偶尔可见于心肌梗死的患者。

3．胃肠道症状　多见于消化系统疾病。但右心衰竭、三尖瓣疾病时，可导致胃肠道淤血、肝淤血/肝大，出现腹胀、消化不良、食欲减退、右上腹胀痛不适等症状。心内血栓或赘生物脱落偶致肠系膜动脉栓塞、脾梗死时，出现腹痛；动脉粥样硬化并发缺血性肠病，以及心排血量下降导致内脏缺血时也会出现腹痛。洋地黄类药物过量或中毒时，患者可出现食欲减退、恶心、呕吐等症状。

4．发热、出汗　长时程发热，伴有心脏新出现杂音或原有杂音性质改变应考虑感染性心内膜炎；急性心肌梗死时可出现短暂低热，为坏死物吸收热；心力衰竭急性发作时可伴有明显的出汗。注意和其他感染性及非感染性疾病鉴别。

5．失眠/精神紧张　常见于心理障碍或精神疾病。心衰时患者交感神经亢奋可导致患者失眠或精神紧张，缺血性脑卒中亦可有精神方面的临床症状。器质性心脏疾病往往容易合并心理疾病，此外还要注意和药物所致失眠、心脏神经症等鉴别。

（郑建梅）

第七章　循环系统临床常用诊疗技术

第一节　心得安（普萘洛尔）试验

【目的】

鉴别器质性与功能性 ST-T 波异常。

【适应证】

心电图有 T 波低平或轻度倒置、ST 段轻度压低，同时伴有窦性心动过速、心悸、气短、多汗、失眠等症状者，疑有自主神经功能紊乱者，特别是青、中年女性患者。

【禁忌证】

重症器质性心脏病且合并心力衰竭者；严重低血压患者；严重窦性心动过缓患者；房室传导阻滞患者；慢性肺部疾病患者，如支气管哮喘、慢性支气管炎、肺气肿、肺源性心脏病、肺动脉高压；糖尿病患者；孕妇；肝、肾功能不全者等。

【方法】

停用影响 ST-T 改变的药物 3 天（如洋地黄制剂、β- 受体阻滞剂、利尿剂等）。先做休息时对照心电图，再口服或舌下含服普萘洛尔（心得安）10 ～ 20 mg，在用药后 30 分钟、1 小时、1.5 小时分别描记心电图，并与对照心电图比较，若 ST-T 恢复正常为阳性，提示 ST-T 改变系自主神经功能紊乱所致；如 ST-T 异常持续存在，则提示器质性心肌缺血或心肌损害。

（郑建梅）

第二节　阿托品试验

1. 诊断病窦综合征　静脉按体重注射阿托品 0.03 mg/kg，注射后 1、2、3、5、10、15、20 分钟分别描记心电图或监护观察。如窦性心律增快至小于 90 次 / 分，或注射后出现交界区逸搏心律为阳性；如心律增快至大于 90 次 / 分或原有窦房传导阻滞、窦性停搏消失则为迷走神经张力过高所致，可除外病态窦房结综合征。

2．鉴别器质性与功能性房室传导阻滞　先常规描记心电图，然后静脉注射（静注）阿托品 0.5 mg，若用药后 PR 间期缩短，房室传导阻滞消失，则为功能性，系迷走神经张力增高所致。如房室传导阻滞反而加重，则提示为器质性。

3．判定高度或完全性房室传导阻滞的阻滞部位

（1）方法

1）安静状态记录常规对照心电图。

2）静脉注射阿托品 1 mg，5 秒钟注射完。

3）注药后 30 分钟内每 1 ~ 2 分钟记录一次 Ⅱ 导联心电图。

（2）结果判断

1）逸搏 QRS 波群不增宽的 AVB 病例，如注射药物后 20 分钟内逸搏频率增加超过 9 次 / 分，提示为房室结区阻滞；如逸搏频率不变或增加小于 5 次 / 分，提示为希氏束远端或希氏束内阻滞。

2）逸搏 QRS 波群增宽的 AVB 病例，用药后逸搏频率明显加快者，提示为希氏束近端阻滞合并束支阻滞；而用药后逸搏频率不变或仅轻微加快者，常提示为希氏束内或希氏束远端阻滞合并束支传导阻滞。

（3）注意事项：青光眼及前列腺肥大者、高热者禁用。阿托品试验目前不常规应用于判断房室传导阻滞部位，心脏电生理检查是判断传导阻滞部位的金标准。

（陈俞瑾）

第三节　扩容试验

【适应证】

用于休克患者判断其容量反应性及耐受性，从而决定是否继续扩容治疗，以避免出现严重的液体过负荷或容量不足。扩容试验又称容量负荷试验。

【方法】

中心静脉压（CVP）正常范围为 5 ~ 12 cmH$_2$O，肺毛细血管楔压（PCWP）正常值为 6 ~ 15 mmHg。在休克患者中，30 分钟内输注 500 ~

1 000 ml 晶体液或 300～500 ml 胶体液，间隔 10 分钟观察上述指标的变化：若 $\Delta CVP \leq 2\ cmH_2O$，$\Delta PCWP \leq 3\ mmHg$，说明容量不足，继续快速补液；若 ΔCVP 为 $2～5\ cmH_2O$，$\Delta PCWP$ 为 $3～7\ mmHg$，则暂停快速补液，间隔 10 分钟后再次评估；若 $\Delta CVP > 5\ cmH_2O$，$\Delta PCWP > 7\ mmHg$，停止快速补液。

【说明】

1．扩容试验结束后，恢复原有维持液速度。

2．启动扩容试验的常用标注　低血压、心率快、尿量少、乳酸高、灌注不足、低混合性静脉血氧饱和度（$ScvO_2$）等。

3．需强调的 5 个核心要素　液体的种类、液体的用量、所用时间、预期的病理生理效应（纠正低血容量、纠正快心率、纠正组织灌注、提高心排血量、恢复尿量等）、患者的特点（血流动力学、心功能、呼吸状态、潜在疾病等）。

4．扩容试验是评价容量反应性即心脏前负荷潜能的一种诊断方法，并非治疗手段。当患者已有明确的低血容量时进行的快速补液治疗不能称为扩容试验。

（张雪梅）

第四节　心包穿刺术

【适应证】

1．不明原因大量心包积液，有心包压塞症状需行诊断性或治疗性穿刺者。

2．心包内注射药物用于治疗。

【禁忌证】

以心脏扩大表现为主而积液少者。

【床旁穿刺方法】

1．无超声引导下。

（1）体位：坐位或半卧位。

（2）穿刺部位：左侧第 5～6 肋间心尖部心浊音界 2 cm 内、剑突与左侧肋弓交角处。

（3）无菌操作，严格消毒后，在穿刺部位做皮肤、皮下组织及心包壁层麻醉。

（4）穿刺：术者手持穿刺针，在心尖部进针时，自下而上，向脊柱方向缓缓刺入。剑突下进针时，针体与腹壁呈 30°～40°角，向上、向后、稍向左刺入心包膈面。穿刺过程中感觉到针尖抵抗感突然消失时，提示穿刺针已穿过心包壁层；如针尖感到心脏搏动，此时应退针少许，以免划伤心脏。

（5）术者确认穿刺针进入心包腔后，助手立即用血管钳夹住针体并固定其深度，并沿穿刺针腔送入导丝，退出穿刺针，用尖刀稍微切开穿刺点皮肤。沿导丝置入扩张管，捻转前进，扩张穿刺部位皮肤及皮下组织后，退出扩张管。沿导丝置入引流管，退出导丝，根据引流效果，适当调整引流管角度及深度，以保证引流通畅。

（6）固定引流管，接引流袋，缓慢引流。记录引流的液体量、性质、颜色，并取一定量的标本送检。

（7）根据病情需要决定引流管保持的时间。拔出引流管后，盖消毒纱布、压迫数分钟，用胶布固定。

2. 超声引导下，通常仍在心尖部或剑突下两处进行穿刺，常采用经胸心脏超声，明确积液后，可做好皮肤进针穿刺点标记定位，并给出预后的进针深度，依照超声的图像指引进针；还可进行实时图像监控，后续穿刺方法与前述一致。

【注意事项】

1. 严格掌握适应证　因此术有一定危险性，应由有经验的医生操作或指导，并应在心电图监护下进行穿刺。穿刺时将穿刺针柄与心电图机胸导联用消毒导线连接。如 ST 段抬高或出现室性期前收缩、室性心动过速，提示损伤心肌，应立即退回，但目前已经较少使用此种方法。

2. 无特殊情况，无论在哪一个穿刺点，穿刺前建议均行穿刺体位心脏彩超定位或直接超声引导下穿刺，明确积液量、积液分布情况、穿刺点、进针深度与进针方向。

3. 术前应向患者做好解释，消除其顾虑，并嘱其在穿刺过程中切勿咳嗽或深呼吸。术前半小时可服地西泮 10 mg 或可待因 30 mg。

4. 麻醉要完全，避免因疼痛引起迷走神经反射。

5. 抽液量第一次不宜超过 100～200 ml，之后渐增到 300～500 ml。

抽液速度要慢，过快、过多，使大量血液回心可导致肺水肿。

6．鉴别抽出液体性质，如开始即抽出红色污秽的液体，3～5分钟不凝则为血性心包积液；若颜色为鲜红且抽出后即凝，则可能为血管损伤或穿刺入心腔内，应立即停止抽吸，并严密观察有无心包压塞症状出现；若颜色为草绿色、黄色或其他颜色，则常提示穿刺针在心包腔内。

7．取下空针前夹闭橡皮管，以防空气进入。

8．术中、术后均需密切观察呼吸、血压、脉搏等的变化，穿刺过程如患者感觉不适，有心跳加速、冷汗、头晕、气短等症状，应立即停止操作，对症处理，寻找原因。

【数字减影血管造影下心包穿刺术】

1．在数字减影血管造影（DSA）下行心包穿刺术，基本流程及术前准备同上。

2．患者半卧或平卧于机床上，正位下透视观察是否有大量心包积液。此时常可确定卧位时心包积液与心脏边缘的距离，据此推测进针深度。通常选取剑突下作为穿刺点，由此位置穿刺时，术前心脏彩超提示膈面心包积液量需不少于15 mm。

3．穿刺过程与床旁穿刺一致，一般进针后可经穿刺针小剂量推注造影剂。若穿刺针已经入心包腔内，造影剂此时会呈烟雾状弥散开来，但不消失，并最终沉积于心包缘；若造影剂向水流一样向一方向快速消失常提示穿刺入心室腔内（多数为右心室内）。

4．与床旁心脏彩超监测下穿刺相比，DSA下心包穿刺术优势在于若穿刺进入心室内，可及早发现，并及时处理。

5．若穿刺进入心室内，一定不能盲目拔出，先需注意观察确定是否有大量心包积液；同时保留穿刺针不动，另外寻找穿刺点，并按上述流程成功植入引流的猪尾管；在另外成功植入猪尾管后，可慢慢拔出穿刺针，观察心包是否在短时间内增加，若增加，则从猪尾管内抽出积液。

6．若穿刺针进入心室腔内，且已植入鞘管，按上述方法重新植入猪尾管后，可在导丝帮助下，换用小一号的鞘管，逐步退出心室腔内，直到穿刺点封闭。过程中，若使用了肝素，则可根据情况，选用鱼精蛋白中和。

7．若心室腔穿刺点过大，心包压塞严重，可通过外科手术解决。

（夏　梦）

第五节　中心静脉压（CVP）测定

【适应证】

1. 诊断血容量不足或心功能不全。
2. 严重创伤、各类休克及急性循环功能衰竭等危重患者。
3. 需要接受大量、快速补液的患者，尤其是心脏病患者。
4. 需进行各类大、中手术的患者，尤其是心血管、颅脑和腹部手术。
5. 需长期输液或接受完全肠外营养的患者。

【禁忌证】

1. 穿刺或切开部位局部有感染。
2. 凝血功能障碍。

【方法】

1. 患者仰卧，选好静脉穿刺部位，常规消毒皮肤，铺无菌洞巾。
2. 局部麻醉，通常用 1% 利多卡因进行局部浸润麻醉。
3. 静脉插管方法分为两种：①经皮穿刺法，较常采用经锁骨下静脉或右侧颈内静脉穿刺并插管至上腔静脉，或经股静脉插管至下腔静脉。②静脉切开法，现仅用于经大隐静脉插管至下腔静脉。一般认为上腔静脉压较下腔静脉压更精确，当腹腔内压增高时，下腔静脉压容易受影响而不够可靠。具体操作方法如下：

（1）右侧颈内静脉穿刺插管法：先找出右侧胸锁乳突肌的锁骨头、胸骨头与锁骨所构成的三角区，该区顶部作为穿刺点；肥胖者，可选择锁骨上缘 3 cm 与颈前正中线旁 3 cm 的连线交点作为穿刺点。穿刺针与冠状面呈 30° 向下、向后、向外进针，指向右侧乳头方向。边进针边回抽，当刺入静脉时，有阻力骤然减少的感觉，并有回血顺利吸出。再进入 2 ~ 3 mm，以保证针尖处于适当位置。取下注射器，迅速用手指抵住针头，以防止气体栓塞。把选好的硅橡胶管或塑料管迅速地经穿刺针腔送入颈内静脉直达上腔静脉。导管的另一端连接一个盛有生理盐水的注射器，一边注射一边插管，插入深度约 15 cm。

（2）右侧颈外静脉穿刺插管法：头低脚高位（身体倾斜约 20°），以吸气时颈外静脉不完全塌陷为准。用粗针头连接 10 ml 注射器进行静脉穿刺，向心方向插入导管至右侧第 2 肋胸骨旁，长度为 12 ~ 15 cm。应避免空气进入静脉造成空气栓塞。

（3）锁骨下静脉穿刺插管法：患者仰卧位，穿刺侧上臂外展 80°～ 90°。用 10 ml 注射器盛生理盐水 4～5 ml，连接 13 号或 14 号粗针头。在锁骨内 1/3 交界处下方 1 cm 处，与胸壁皮肤呈 20°～30° 进针，针头朝向胸锁关节，进针约 3 cm，可回抽大量暗红色血液。注入液体后局部不肿。取下注射器，用手指堵住针头，迅速插入导管。插入导管深度左侧为 12～15 cm，右侧为 10 cm。

（4）大隐静脉插管法：在腹股沟韧带下方 3 cm，股动脉内侧 1 cm 处，做长 3～4 cm 的纵行切口。暴露和切开大隐静脉后，插入导管。插管深度为：自切口至剑突上 3～4 cm，成人为 40～50 cm。若遇阻力，可稍退管，调整方向后，再行插入。

4．中心静脉压（CVP）测定装置　用直径 0.8～1.0 cm 的玻璃管和刻有 cmH_2O 的标尺一起固定在输液架上，接上三通开关与连接管，一端与输液器相连，另一端连接中心静脉导管。有条件者可用心电监护仪，通过换能器、放大器和显示仪，显示压力波形与记录数据。插管前应将连接管及静脉导管内充满液体、排空气泡，测压管内充满液体，并使液面高于预计的静脉压。

5．测压　将测压计的零点调到右心房水平，如体位有变动则随时调整。操作时先把 1 处夹子扭紧，2、3 处夹子放松，使输液瓶内液体充满测压管，到高于预计的静脉压处（图 7-1）。再把 2 处夹子扭紧，放松 1 处夹子，使测压管与静脉导管相通，则测压管内的液体迅速下降。到一定水平不再下降时，观察液面在量尺上的相应刻度数，即为 CVP 的高度。不测压时，夹紧 3 处，放松 1、2 处，使输液瓶与静脉导管相通，继续补液。每次测压倒流入测量管内的血液需冲洗干净，以保持静脉导管的通畅。

【临床意义】

CVP 正常值成人为 50～120 mmH_2O，儿童为 30～100 mmH_2O，其降低与增高均有重要临床意义。

1．降低　CVP < 50 mmH_2O 表示血容量不足，见于休克，应迅速补充血容量。在补充血容量后，患者仍处于休克状态，而 CVP > 100 mmH_2O，则表示容量血管过度收缩或有心力衰竭的可能，应控制输液速度、输液量或采取其他相应措施。

2．增高　CVP > 150～200 mmH_2O 表示有明显心力衰竭，且有发

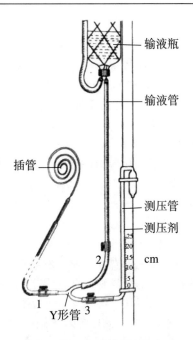

图 7-1　中心静脉压测定示意图

先把 1 处夹子扭紧，2、3 处夹子放松，使输液瓶内液体充满测压管，到高于预计的静脉压处上。再把 2 处夹子扭紧，放松 1 处夹子，测压管内的液体迅速下降。到一定水平不再下降时，观察液面在量尺上的相应刻度数，即为 CVP 的高度。

生肺水肿的危险，应暂停输液或严格控制输液速度，并给予速效洋地黄制剂和利尿药或血管扩张剂。

3．少数重症感染患者，CVP < 100 mmH_2O 也有可能发生肺水肿，应注意。如有明显腹胀、肠梗阻、腹内巨大肿瘤或近期腹部大手术史时，利用股静脉插管测量的 CVP 可高达 250 mmH_2O 以上，这不能代表真正的 CVP。

【注意事项】

1．如测压过程中发现静脉压突然出现显著波动性升高时，提示导管尖端进入右心室，因心室收缩时压力明显升高所致，立即退出一小段后再测。

2．心房颤动、房室传导阻滞、三尖瓣反流、心包压塞、慢性阻塞性肺疾病和机械通气等心脏和呼吸系统疾病患者的右心房压异常会影响 CVP 的准确测量。

3．如导管阻塞无血液流出，应用输液瓶中液体冲洗导管或变动其位置；若仍不通畅，则用肝素液或 3.8% 枸橼酸钠溶液冲洗。

4．测压管留置时间一般不超过 5 天，时间过长易发生静脉炎或血栓性静脉炎。故留置 3 天以上时，需用抗凝剂冲洗，以防血栓形成。

5．CVP 并发症　机械性并发症、导管相关感染、血栓形成等。

6．颈静脉穿刺的优点有位置浅表，超声显像容易，直达上腔静脉（右侧），避免锁骨下"夹断综合征"的风险。锁骨下静脉穿刺的优点包括易定位、患者舒适度高、感染和深静脉血栓形成少。

（陈俞瑾）

第六节　心脏电复律

心脏电复律（electrical cardioversion）是指利用外源性电能治疗异位快速心律失常，将其转复为窦性心律的方法。根据不同的心律失常类型，需选择放电时是否与 R 波同步，进而分为同步电复律与非同步电复律，其中，非同步电复律也被称为电除颤（electrical defibrillation），常用于消除心室颤动。

【适应证】

1．同步电复律的适应证

（1）循环不稳定的室上性心动过速。

（2）循环不稳定的心房颤动（房颤）/心房扑动（房扑）。

（3）循环不稳定的单形性室性心动过速（室速）。

2．非同步电复律的适应证

（1）心室扑动（室扑）/心室颤动（室颤）。

（2）无脉性室速。

（3）循环不稳定的多形性室速。

（4）循环不稳定，不确定是单形性还是多形性室速。

【电复律方法】

（一）体外与体内电复律

1．体外电复律　经胸壁需紧急实施（占绝大多数）。

2．体内电复律　用于心脏手术时或开胸手术抢救时。两电极板分别置于右心室与心尖部之间，电能为 20 ～ 30 J，最大电能 ≤ 70 J，可重复使用。

（二）同步与非同步电复律

1. 同步电复律　开启电复律仪上的同步装置，在识别患者R波时同步触发放电，以保证放电在心室肌绝对不应期的转律方法称同步电复律。它可避免在心室的易损期（T波顶峰前20～30 ms至T波顶峰，心室的相对不应期）放电，导致心室颤动。

方法：①若为心房颤动者，经食管超声检查左心房是否无血栓，控制心室率在70～80次/分。复律前6小时禁食（非必需），复律前24～48小时停用洋地黄制剂，复律前一日尝试胺碘酮0.2 g、每日3次。②选择R波高的导联，选择并锁定电复律仪同步放电方式，同时检测其同步性能。③缓慢静脉注射地西泮10～30 mg，或丙泊酚、咪达唑仑等，使患者进入嗜睡状态。④将两电极板涂上导电膏并分别置于胸骨右缘2～3肋间和心尖区，充电后以同步方式放电。⑤选择双相波电复律。心房颤动患者选择电能100～200 J。心房扑动和室上性心动过速（室上速）患者选择50～100 J。室性心动过速（室速）患者，如形态及频率规则，可选择100 J；如形态及频率不规则，可选择200 J。儿童室上性快速型心律失常患者选择电能0.5～1 J/kg，儿童室性快速型心律失常患者选择2～4 J/kg。

2. 非同步电复律　关闭同步装置，按下放电按钮即触发放电，无需识别患者的R波。

方法：双相波时电能选择200 J，单相波时选择360 J。选择并锁定非同步放电方式，将两电极板涂上导电膏并分别置于胸骨右缘2～3肋间和心尖区，充电后立即放电。

不同心律失常电复律时的能量选择见表7-1。

表7-1　不同心律失常电复律时的能量选择

心律失常	单向波	双向波
房颤	100～200 J	100～120 J
房扑和室上速	50～100 J	100～120 J
有脉搏的单形性室速	100 J	100 J
室颤和室扑	20 0J	360 J

【并发症】

可致心律失常、局部皮肤灼热变红、前胸部疼痛、心肌损伤标志物增高、低血压、发热，多为一过性，不需特殊处理。严重并发症少见，若发生严重心律失常、肺水肿、脑梗死、周围动脉栓塞应及时处理。

（王雪锋）

第七节　心脏再同步化治疗

心脏起搏器是通过发放一定形式的电脉冲刺激心脏，使之激动和收缩，即模拟正常心脏的冲动形成和传导，以治疗由于某些心律失常所致的心脏功能障碍。心脏再同步化技术是心律失常介入治疗的重要方法之一。它的治疗范围已从单纯治疗缓慢型心律失常扩张到治疗快速型心律失常、心力衰竭等领域，对减少病死率，改善患者的生存质量起到了积极作用。心脏起搏器的储存功能和分析诊断功能的完善，对心律失常的诊断和心脏电生理的研究起到积极作用。

【再同步治疗的适应证】

1．症状性心脏变时功能不全。

2．病态窦房结综合征或房室传导阻滞，心室率经常低于 50 次 / 分；有明确临床症状；或清醒状态下间歇心室率＜ 40 次 / 分；或有长达 3 秒的 RR 间期，虽无症状，也应考虑植入起搏器。

3．慢性双支或三支传导阻滞伴二度Ⅱ型或（间歇性）三度房室传导阻滞。

4．清醒状态下无症状的房颤患者，有长达 5 秒的 RR 间期。

5．心脏手术后发生不可逆的高度房室传导阻滞。

6．神经肌肉疾病导致的高度房室传导阻滞，有或无症状。

7．有窦房结功能障碍和（或）房室传导阻滞的患者，因其他情况必须采用具有减慢心率的药物治疗时，应植入起搏器保证适当的心室率。

8．颈动脉窦刺激或压迫诱导的心室停搏＞ 3 秒导致的反复晕厥。

9．再同步治疗的新适应证　预防和治疗长 QT 间期综合征导致的恶性心律失常，辅助治疗梗阻性肥厚型心肌病、扩张型心肌病、顽固性心力衰竭等。有些患者，如急性心肌梗死合并房室传导阻滞、室性心动过速（室速）需转复、心肺复苏的抢救可能需要临时再同步。心脏再同步化治疗自动复律除颤器（CRTD）适应证为窦性心律患者，完全性左束支传导阻滞伴

QRS 时限 ≥ 130 ms，优化药物治疗后 LVEF ≤ 35% 的症状性心力衰竭患者。

【起搏器的编码及类型】

1. 心脏起搏器编码　北美心脏起搏电生理学会和英国相应学组制定了 NBG 编码见表 7-2。

表7-2　北美与英国心脏起搏电生理学会（NBG）编码

I	II	III	IV	V
心腔再同步	感知心腔	感知后反应	程控、频率应答功能	抗快速心律失常功能
V= 心室	V= 心室	T= 触发型	P= 频率程控	P= 抗心动过速
A= 心房	A= 心房	I= 抑制	M= 多参数程控	S= 电转复律
D=V+A	D=V+A	D=T+I	C= 通讯	D=P+S
O= 无	O= 无	O= 无	R= 频率应答	O= 无
			O= 无	

注：当无后两种功能时可只用前 3 个字母代码命名。

（1）VVI：表示心室起搏，心室感知，感知后抑制起搏器发放一次脉冲。

（2）DDD（全自动起搏器）：房室双腔起搏，房室双腔感知，感知后抑制或触发起搏器发放一次脉冲。

（3）DDDR：起搏频率可随患者需要调整的全自动起搏器。

2. 起搏器方式选择原则　选用原则为：①窦房结功能障碍而房室传导功能正常者，AAI 方式最佳；②完全性房室传导阻滞而窦房结功能正常者，VDD 方式最佳；③窦房结和房室传导功能都有障碍，DDD 方式最佳；④从事中重度体力活动者，可加用频率自适应功能。

【最新进展】

现有的起搏器除了具有自动定期记录、搜索患者心律和起搏器工作状态，并自动调整起搏参数以适应患者的需要的自动化功能外，新近几年又有了很多新的进展，主要包括兼容磁共振（MRI）起搏器、有远程随访功能的起搏器、无导线起搏器等。

（李　伟）

第八节　导管射频消融术

导管射频消融术（radiofrequency catheter ablation，RFCA）是用导管头端电极释放的射频电流，电流在导管头端与局部心肌心内膜间转化为热能，使特定的局部心肌组织变性、坏死，从而改变该部位心肌自律性和传导性，达到根治快速性心律失常目的。

近年来，对射频消融造成的量化损伤衡量指标有消融指数（AI）、损伤指数（LSI）等，这类指标结合了压力、功率、时间等关键参数后，可以在射频消融手术中有效预测损伤深度，准确性甚至达到 1 mm，从而进一步提高了消融的有效性和安全性。

【适应证】

1．预激综合征合并房颤伴快速心室率者。

2．房室结折返性心动过速、有症状的局灶性房性快速型心律失常（房速）。

3．发作频繁、心室率不易控制的房扑者。

4．发作频繁、症状明显的房颤者。

5．发作频繁和（或）症状重、药物预防发作效果差的合并器质性心脏病的室性心动过速，多作为植入型心律转复除颤器（ICD）的补充治疗。

6．症状明显、药物治疗效果不佳或不明原因的左心室功能障碍导致的频发室性期前收缩（＞ 10 000 次 /24 小时）。

7．无器质性心脏病证据的室性心动过速（特发性室性心动过速）呈反复发作或血流动力学不稳定。

【操作步骤】

1．经心内电生理检查进一步明确心律失常诊断，确定准确的消融靶点。

2．根据不同的靶点，经股动脉或经股静脉送入消融导管，使之到达靶点。

3．依据消融部位及心律失常类型放电消融。

4．最后做心脏腔内电生理检查以确定消融成功。

【并发症】

可能出现房室传导阻滞、心包压塞。

（查克岚）

第九节　心脏瓣膜病的介入治疗

心脏瓣膜病的介入治疗是指用导管方式扩张或置入人工瓣膜治疗瓣膜病。目前主要应用的是经皮二尖瓣球囊成形术（percutaneous balloon mitral valvuloplasty，PBMV）、经皮肺动脉瓣球囊成形术（percutaneous balloon pulmonary valvuloplasty，PBPV）、经导管主动脉瓣置换术（transcatheter aortic valve replacement，TAVR）。

经皮二尖瓣球囊成形术

经皮穿刺股静脉及房间隔，置入球囊导管，扩张二尖瓣狭窄瓣膜的治疗方式称经皮二尖瓣球囊成形术。

【适应证】

1. 中度至重度单纯瓣膜狭窄、瓣膜柔软、无钙化和瓣下结构异常，听诊闻及开瓣音提示瓣膜柔软度较好，瓣口面积 ≤ 1.5 cm^2。

2. 窦性心律，无体循环栓塞史。

3. 有明确临床症状，无风湿病活动证据。

4. 超声心动图积分 < 8 分。超声心动图二尖瓣病变的分级及计分（Wilkins 计分法）见表 7-3。

表7-3　超声心动图二尖瓣病变的分级及计分（Wilkins计分法）

得分	活动度	瓣下增厚	瓣叶增厚	钙化
1	瓣叶活动程度大，仅瓣尖受限	瓣叶下结构极轻度增厚	瓣叶厚度基本正常（4～5 mm）	小范围超声亮度增加
2	瓣叶基底部及瓣叶中部活动正常	腱索增厚达全长的 1/3	瓣叶中部正常边缘显著增厚（5～8 mm）	亮度增加、范围扩大，限于瓣叶边缘

续表

得分	活动度	瓣下增厚	瓣叶增厚	钙化
3	舒张期瓣叶主要从基底部连续向前运动	腱索增厚达远端的1/3	整个瓣叶显著增厚（5～8 mm）	亮度增加、范围扩大，至瓣叶中部
4	舒张期瓣叶几乎没有向前运动	所有腱索均增厚并缩短，累及乳头肌	所有瓣叶均显著增厚（＞5～8 mm）	大部分瓣叶组织亮度增加

注：一般认为若瓣膜超声心动图积分＜8分，球囊成形术可取得良好的临床效果；瓣膜超声心动图积分8～12分为相对适应证

【操作过程】

1% 利多卡因局部麻醉后，穿刺股静脉及房间隔，沿钢丝置入球囊导管，经股静脉、房间隔、左心房，到达二尖瓣口。用力快速推注造影剂充盈球囊，待球囊导管的腰部完全充盈后，快速回抽球囊内造影剂（时间为3～5秒），球囊撤回左心房。

【术后疗效评估】

疗效包括以下几方面：①心尖部舒张期杂音减轻或消失。②左心房平均压 ≤ 11 mmHg。③跨瓣压差：成功者 ≤ 8 mmHg，优者 ≤ 6 mmHg。④瓣膜面积：成功者 ≥ 1.5 cm²，优者 ≥ 2.0 cm²。

【并发症及处理】

可能并发①心律失常，可做相应抗心律失常治疗。②漏斗部反应性狭窄，多不需外科手术治疗，一般术后1～2年消失。③肺动脉关闭不全发生率低，对血流动力学影响不大。

（诸　波）

经导管主动脉瓣置换术

经导管主动脉瓣置换术（transcatheter aortic valve replacement，TAVR）是指通过介入导管技术将人工心脏瓣膜输送至主动脉根部并释放固定，替代病变主动脉瓣功能的微创治疗技术。

【适应证】

1. 有症状的重度主动脉瓣狭窄：①年龄 > 80 岁或 < 80 岁但预期寿命 < 10 年，且无经股动脉入路实施 TAVR 的解剖学限制，推荐股动脉入路 TAVR；②年龄 65 ~ 80 岁，TAVR 与外科主动脉瓣置换术（SAVR）均可选择，具体决策须多学科讨论后由医患共同决定；③美国胸外科医师协会（STS）评分 ≥ 8 分或虚弱指数 ≥ 2 或其他严重影响外科手术的情况，如患者 TAVR 术后预期有 ≥ 1 年的有质量生活，可不受年龄限制。

2. 无症状的重度主动脉瓣狭窄　左心室射血分数 < 50% 且无经股动脉入路 TAVR 解剖学限制的患者，TAVR 与 SAVR 之间的选择参考有症状的重度主动脉瓣狭窄患者的推荐。特殊情况：对于 BAV 患者，干预指征参考三叶式主动脉瓣。

【操作过程】

消毒铺巾，置入临时起搏导管，建立股动脉的血管入路，直头导丝跨主动脉瓣并测压，球囊预扩张，置入输送系统，瓣膜释放，入路关闭。

【并发症及处理】

并发症有休克、低心排血量、冠脉闭塞、心室穿孔、瓣周漏、房室传导阻滞等。可予升压、置入烟囱支架、置入心脏起搏器，必要时行外科紧急手术等。

（诸　波）

经导管二尖瓣缘对缘修复术

经导管二尖瓣缘对缘修复术（transcatheter edge-to-edge repair，TEER）是一项基于导管、经皮介入的缘对缘修复技术，该技术通过夹合反流性二尖瓣的前瓣和后瓣，以纠正二尖瓣反流（MR）。

【适应证】

1. 原发性 MR 患者　MR 中重度及以上；有临床症状，或无临床症状但 LVEF > 60% 或左心室收缩末期内径（LVESD）> 40 mm；外科手术高危或者无法行外科手术；预期寿命 > 1 年；解剖结构适合行 TEER。

2. 继发性 MR 患者　MR 中重度及以上；经优化药物治疗或 CRT 等器械辅助治疗仍有心力衰竭症状；LVEF 为 20% ~ 50%，LVESD ≤ 70 mm；肺动脉收缩压 ≤ 70 mmHg；预期寿命 > 1 年；解剖结构适合行 TEER。

【操作过程】

房间隔穿刺，器械准备，送入可调弯指引导管，送入及调整输送系统。捕获及夹合瓣膜，评估夹合效果，释放夹合器并再次评估效果。必要时置入第2枚或更多夹合器。

（诸　波）

第十节　经皮冠状动脉介入术

经皮冠状动脉介入术（percutaneous coronary intervention，PCI）是指经导管通过各种方法开通狭窄或闭塞的冠状动脉，从而达到改善心肌血流灌注的治疗方法。

【适应证】

1. 慢性稳定型心绞痛　①强化药物治疗的基础上仍有缺血症状及较大范围心肌缺血的客观证据，且预判选择 PCI 治疗其潜在获益大于风险的患者。②慢性完全闭塞病变，外科手术风险高者（LVEF < 35%）。③左主干病变和（或）前降支近段病变、多支血管病变，评估中远期风险后适合 PCI 者。

2. 非 ST 段抬高型急性冠脉综合征（ACS）　应根据患者的危险分层决策介入治疗（表7-4），低危患者不建议进行常规的介入性检查，但出院前应进行必要的评估，根据心功能、心肌缺血情况和再发心血管事件的风险采取相应的治疗。

表7-4　非ST段抬高型ACS介入治疗策略风险标准

危险分层	介入时机	症状及临床表现
极高危	< 2 小时	血液动力学不稳定或心源性休克；药物治疗无效的反复发作或持续性胸痛；致命性心律失常或心脏骤停；心肌梗死合并机械并发症；急性心力衰竭；反复的 ST-T 动态改变，尤其是伴随间歇性 ST 段抬高
高危	< 24 小时	心肌梗死相关的肌钙蛋白上升或下降、ST-T 段动态改变、GRACE 评分 > 140

危险分层	介入时机	症状及临床表现
中危	< 72 小时	糖尿病、肾功能不全、LVEF < 40% 或慢性心力衰竭、早期心肌梗死后心绞痛、PCI 史、冠状动脉旁路移植术（CABG）史、109 < GRACE 评分 < 140
低危	不常规推荐	无任何上述提及的特征

3．急性 ST 段抬高型心肌梗死（急性 STEMI）　①发病时间 ≤ 12 小时的 STEMI；②发病时间 ≥ 12 小时的 STEMI 仍有心肌缺血证据，或有心功能障碍、血流动力学不稳定、严重心律失常。

【主要 PCI 技术】

1．PTCA　是指用球囊扩张狭窄冠脉的内径，增加心肌的供血、供氧的心脏介入性手术。由于它有发生冠状动脉夹层撕裂和冠状动脉急性闭塞的风险，还有再狭窄率高等局限性，目前单纯球囊扩张术已很少单独应用，但该技术是其他介入治疗手段（如支架置入术等）的基础，可用于直径较小的分支血管病变、局限性支架内再狭窄病变。

2．冠状动脉内支架术　冠状动脉内支架术（percutaneous intracoronary stent implantation）是将可被球囊扩张开的金属支架置入病变冠脉内，支撑管壁，保证冠状动脉管腔的开放。

（1）操作步骤：操作方法同 PTCA，经冠脉造影确定冠状动脉狭窄部位，通过导引管送入球囊管，扩张狭窄血管，再将支架送至冠脉血管病变处，扩张支架。

（2）并发症及处理

1）急性冠状动脉闭塞：及时处理或置入支架，尽快恢复冠状动脉血流。

2）无复流：可冠脉内注射替罗非班、钙通道阻断药、硝酸酯类、硝普钠 、腺苷等药物。

3）冠状动脉穿孔：球囊在穿孔处低压扩张封堵，或置入覆膜支架封堵穿孔处，并停用血小板膜糖蛋白 Ⅱb/ Ⅲa 受体拮抗剂（GPI），做好心包穿刺准备，必要时应用鱼精蛋白中和肝素。介入手段不能封堵破口，应行急诊外科手术。出现心脏压塞立即行心包穿刺。

4）支架血栓形成：立即行冠状动脉造影，建议行血管内超声（IVUS）或光学相干断层成像（OCT）检查，明确支架失败原因，可采用血栓抽吸、应用 GPI 持续静脉输注 48 小时。球囊扩张或重新置入支架仍是主要治疗方法，对反复、难治性支架血栓形成者，必要时需采取外科手术治疗。

5）支架脱载：术前充分预判病变特点及对病变预处理，是防止支架脱载的有效手段。发生支架脱载后，可将支架撤入指引导管，也可经另一血管路径送入抓捕器将支架捕获后取出。如上述方法无效，可将支架原位释放，或置入另一支架在其原位贴壁。必要时行外科手术，取出脱载支架。

6）出血：首先采用非药物一般止血措施，权衡出血和再发缺血事件的风险后再停用或调整抗血小板和抗凝药物，对血流动力学不稳定者静脉补液和输注红细胞。使用内镜、介入或外科方法局部止血。应用鱼精蛋白中和肝素。

7）造影剂导致的急性肾损伤（CIAKI）：水化疗法是应用最早、被广泛接受、可有效减少 CIAKI 发生的预防措施。

8）血管并发症：如血肿、假性动脉瘤、动静脉内瘘等，可加压包扎。出血过多且血压下降时，应充分加压止血，并适当补液或输血。必要时行外科手术。

3．其他冠脉介入技术

（1）高频旋磨术：是用超高速旋转的磨头将动脉粥样斑块磨成极细小的微粒，从而消除斑块、增大管腔。通常研磨下的微粒 < 10 μm，它不会堵塞远端血管，而是进入微循环后被肝细胞清除。

（2）定向冠状动脉斑块旋切术：是指通过导管技术将堵塞冠脉的斑块切除并取出。

（3）激光冠状动脉成形术：将光纤引入冠脉病变处发放激光，来消融粥样斑块、消除血管腔狭窄。

（4）超声血管成形术：是用顶端可发射低频（20 kHz）高能的超声导管使冠脉粥样斑块瓦解而达到血管再通。

（5）冠状动脉内血栓去除术：用特殊导管行血栓超声消融术、负压抽吸术、腔内斑块切吸术等。

（钱　成　石　敏）

第十一节　先天性心血管病的介入治疗

先天性心血管病（先心病）的介入治疗分两类。①姑息性：主要是房间隔缺损造口术，目的是改善患者全身情况，争取及早行外科治疗。将顶端带球囊的心导管穿过房间隔，充盈球囊后，从左心房向右心房迅速拉回。在房间隔上造成缺损或使原有缺损扩大，增加左右两侧的沟通，改善全身的血氧饱和度。适合于完全性大血管转位、完全性肺静脉畸形引流等发绀型先天性心脏病。②根治性：经导管将封堵器输送至心脏血管缺损处行封堵治疗。适合房间隔缺损、动脉导管未闭、室间隔缺损、冠状动静脉内瘘、先天性肺动脉瓣狭窄等疾病。

动脉导管未闭封堵术

【适应证】

各种形态、大小未闭的动脉导管，不合并需要外科手术的其他心脏畸形，体重 > 8 kg，年龄 ≥ 6 个月的患者。

房间隔缺损封堵术缺损直径

【适应证】

①超声心动图示继发性孔型房间隔缺损；②缺损直径为 5 ~ 36 mm；③有明显的左向右分流（Qp/Qs > 1.5）或右心室容量负荷过重的证据；④缺损边缘距冠状静脉窦、上腔静脉和下腔静脉及肺静脉的距离 ≥ 5 mm，至房室瓣的距离 ≥ 7 mm；⑤有矛盾性栓塞史或存在分流的房性心律失常。

室间隔缺损（VSD）封堵术

【适应证】

适应证包括：① a. 膜周部 VSD，年龄通常不小于 3 岁，体重 ≥ 10 kg，有血流动力学异常的单纯性 VSD，儿童直径 > 2 mm，成人直径 3 ~ 14 mm；b. VSD 上缘距主动脉右冠瓣 ≥ 2 mm，无主动脉右冠瓣脱入 VSD 及主动脉瓣反流；c. 超声心动图大血管短轴五腔心切面在 9 ~ 12 点位置。②肌部 VSD 儿童直径 > 2 mm，成人直径 > 3 mm。③外科手术后残余分流。

（诸　波）

第八章 循环系统疾病

第一节 心力衰竭

心力衰竭（heart failure，心衰），心衰是由于心脏结构和功能异常导致心室充盈和（或）射血能力受损的临床综合征，主要表现为呼吸困难、活动耐量受限以及液体潴留（肺淤血和外周性水肿）。心衰是各种心血管疾病的严重和终末阶段。

【临床类型】

1. 急性心力衰竭和慢性心力衰竭，以慢性居多。急性者以左心衰竭较常见，主要表现为急性肺水肿。

2. 左心衰竭、右心衰竭和全心衰竭。

3. 射血分数降低性心衰和射血分数保留性心衰、射血分数中间范围心衰。

（1）射血分数降低性心衰（HFrEF）：即收缩性心衰，LVEF ＜ 40%。

（2）射血分数保留性心衰（HFpEF）：即舒张性心衰，LVEF ≥ 50%。

（3）射血分数中间范围心衰：轻度收缩性伴舒张功能不全，LVEF 为 40% ～ 49%。

慢性心力衰竭

慢性心力衰竭（chronic heart failure）是大多数心血管疾病的最终归宿，也是心血管病患者最主要的死因。

【病因】

1. 基本病因

（1）原发性心肌损害：包括缺血性心肌损害、心肌炎、遗传性心肌病。

（2）心脏负荷过重：压力负荷过重（如高血压、瓣膜病）、容量负荷过重（如先心病、甲亢等）。

2. 诱因

（1）感染：呼吸道感染最常见。

（2）心律失常：心房颤动和各种快速型心律失常。

（3）血容量增加：补充钠盐过多，输液过多、过速等。

（4）过度劳累或情绪激动：如妊娠、分娩、大怒。

（5）治疗不当：不恰当停用利尿剂或降压药。

（6）原有心脏病变加重或并发其他疾病。

【诊断要点】

（一）左心衰竭

以肺淤血和心排血量降低为主要特点。

1．症状

（1）呼吸困难：是左心衰竭最早、最主要的症状，随着严重程度的增加，分别表现为劳力性呼吸困难、端坐呼吸、夜间阵发性呼吸困难、急性肺水肿。

（2）咳嗽、咳痰和咯血：咳嗽多在运动后或平卧时加重，痰呈白色泡沫状，痰中带血；肺水肿时为粉红色泡沫痰。

（3）乏力、疲倦、头晕、心慌等心排血量下降的症状。

（4）少尿及肾功能损害症状。

2．体征

（1）肺部湿啰音：常为两侧，可有哮鸣音。

（2）心脏体征：基础心脏病的固有体征如心脏扩大（单纯舒张性心力衰竭除外）、舒张期奔马律、交替脉、P_2亢进、心脏杂音等。

（3）少见胸腔积液，右侧多。

3．辅助检查

（1）实验室检查：脑钠肽（BNP）明显增高支持心衰，正常可基本排除心衰；但需排除缺氧如 COPD、肾衰竭、感染等引起的升高。BNP 水平受年龄影响较大。

（2）胸部 X 线片：显示心脏增大、肺淤血、肺水肿及原有肺部疾病。Kerley B 线是慢性肺淤血的特征性表现。

（3）心电图：提供既往心肌梗死、左心室肥厚、广泛性心肌损害及心律失常的依据。

（4）超声心动图及多普勒超声检查：可诊断病因及评价心功能。①计算 EF 值判断心室收缩功能。②EF 斜率降低，E/A 比值＜1 可判断左心室舒张功能不全。

（5）心脏 MRI：评价心室容积、室壁运动，为心肌炎、心肌病提供诊断依据。

（6）冠状动脉造影：冠心病病因诊断，鉴别缺血性心肌病和非缺血性心肌病。

（7）核素心室造影及核素心肌灌注显像：核素心室造影可准确测定左心室容量、LVEF 及评价室壁运动，核素心肌灌注显像可评价存活 / 缺血心肌。

（8）创伤性血流动力学检查：右心导管检查，心指数（CI）< 2.5 L/（min·m^2），肺毛细血管楔压（PCWP）> 12 mmHg 时提示心衰。

（9）心肺运动试验：判断患者的心功能是否可行心肺移植。

（二）右心衰竭

以体循环淤血的表现为主。

1．症状

（1）消化道症状：食欲缺乏、恶心、呕吐、肝区胀痛等是最常见的表现。

（2）劳力性呼吸困难。

2．体征

（1）颈静脉怒张，肝颈静脉反流征阳性（有助于鉴别心力衰竭与其他原因引起的肝大）。

（2）肝大和压痛，长期肝淤血可引起心源性肝硬化。

（3）水肿：首先出现于身体最低垂的部位，常为对称性、凹陷性，晚期可出现全身水肿。

（4）胸腔积液、腹水：以双侧胸腔积液多见；如为单侧，则以右侧多见。

（5）心脏体征：基础性心脏病的固有体征、三尖瓣区收缩期杂音。

3．辅助检查

（1）胸部 X 线片：右心增大。

（2）心电图：右心室和右心房肥大。

（3）肘静脉压 > 1.37 kPa（14 cmH$_2$O）。

（4）中心静脉压 > 0.98 kPa（10 cmH$_2$O）。

（三）全心衰竭

兼有左心衰竭和右心衰竭的表现，但多以一侧为主，常以左心衰竭表现明显。

【分级与分期】

1．分期

（1）A 期（前心衰阶段）：患者有发生心衰的高危因素，如高血压、糖尿病、动脉硬化性血管病、甲状腺疾病、酗酒史、风湿热病史、心肌病家族史等，但无器质性心脏病。

（2）B 期（前临床心衰阶段）：患者有心脏结构改变，但未发生过心衰症状。

（3）C 期（临床心衰阶段）：患者有心脏结构改变，过去或目前有心衰症状或体征。

（4）D 期（难治性终末期心衰阶段）：为终末期患者，需要如机械辅助循环、持续静脉滴注正性肌力药物、心脏移植或临终关怀等特殊治疗。

2．心功能评估

（1）NYHA 心功能分级

1）Ⅰ级：日常活动无心力衰竭症状。

2）Ⅱ级：日常活动出现心力衰竭症状（呼吸困难、乏力）。

3）Ⅲ级：低于日常活动出现心力衰竭症状。

4）Ⅳ级：在休息时出现心力衰竭症状。

（2）6 分钟步行试验：可量化患者运动能力。6 分钟步行距离＜150 m、150 ～ 450 m 和距离＞450 m 分别为重度、中度、轻度心衰。

【诊断及鉴别诊断】

1．诊断包括病因诊断、心功能评价、预后评估。

2．左心衰竭应与肺部疾病引起的呼吸困难鉴别，如支气管哮喘、慢性支气管炎等。

3．右心衰竭应与心包疾病和肝硬化鉴别。

【心力衰竭的治疗】

（一）一般治疗

1．生活方式管理　患者教育、日常体重监测、限盐限水、适当活动限制。

2．治疗病因和消除诱发因素　治疗冠心病，瓣膜置换，控制感染，治疗心律失常，纠正贫血、电解质紊乱等。

（二）药物治疗

1. 利尿剂 最常使用，是唯一能够控制心力衰竭导致的液体潴留的药物，副作用为电解质紊乱，在使用过程中应注意监测电解质：①袢利尿剂，呋塞米起始剂量为 20 mg/d，且剂量不受限制；②托拉塞米，10 ~ 20 mg/d；③噻嗪类，氢氯噻嗪 25 ~ 100 mg/d；④保钾利尿剂，螺内酯 20 mg/d；⑤精氨酸升压素（AVP）受体拮抗剂，托伐普坦 7.5 ~ 15 mg/d。

2. 肾素 - 血管紧张素 - 醛固醇系统（RAAS）抑制剂

（1）血管紧张素转换酶抑制剂（ACEI）：心力衰竭（心衰）的基石和首选药物，所有心力衰竭患者均需应用 ACEI，包括无症状者，除非有禁忌证或不能耐受。一般从小剂量开始，逐渐增加至大剂量，疗效在数周或数个月后才出现，且需要长期维持。副作用包括干咳、低血压、血管性水肿。用药期间应监测肾功能及血钾。禁用于妊娠妇女，ACEI 过敏、严重肾衰竭者。双肾动脉狭窄、血肌酐 > 265 μmol/L 者慎用。常用 ACEI 的参考剂量见表 8-1。

表8-1　常用ACEI的参考剂量

药物	起始剂量	目标剂量
卡托普利	6.25 mg，tid	50 mg，tid
依那普利	2.5 mg，bid	10 mg，bid
培哚普利	2 mg，qd	4 ~ 8 mg，qd
雷米普利	2.5 mg，qd	10 mg，qd
贝那普利	2.5 mg，qd	10 ~ 20 mg，qd
福辛普利	5 mg，qd	20 ~ 40 mg，qd
赖诺普利	5 mg，qd	20 ~ 30 mg，qd

注：bid 为一日两次，tid 为一日三次，qd 为一日一次。

（2）血管紧张素受体拮抗剂（ARB）：不能耐受 ACEI 引起的干咳、血管性水肿者可使用，用药原则同 ACEI。缬沙坦 20 ~ 320 mg、一日一次，氯沙坦 25 ~ 150 mg、一日一次，坎地沙坦 4 ~ 32 mg、一日一次，替米沙坦 40 ~ 80 mg、一日一次，奥美沙坦 10 ~ 40 mg、一日一次。

（3）血管紧张素受体 - 脑啡肽酶抑制剂（ARNI）：沙库巴曲缬沙坦钠

（诺欣妥）25 ~ 100 mg、一日二次，目标剂量为 200 mg、一日二次。

（4）醛固酮受体拮抗剂（MRA）：螺内酯、依普利酮，血钾高者慎用。

（5）肾素抑制剂：阿利吉仑。

3．β- 受体阻滞剂　所有心衰患者必须使用 β- 受体阻滞剂，除非有禁忌证或不能耐受。症状改善常在治疗后的 2 ~ 3 个月，不良反应可能在早期就发生，但长期应用降低死亡率。从小剂量开始，逐渐增加剂量，至能耐受的最大剂量，应当长期使用。禁忌证为支气管哮喘、二度或以上房室传导阻滞、严重心动过缓、雷诺现象。

可选用选择性或非选择性 β- 受体阻滞剂，如比索洛尔 1.25 mg、一日一次，美托洛尔 12.5 mg、一日二次，卡维地洛 2.5 mg、一日二次起始。可每隔 2 ~ 4 周将剂量加倍以达目标剂量，使清醒静息心率控制在 55 ~ 60 次 / 分。

4．钠葡萄糖转运蛋白 2 抑制剂（SGLT2i）　适用于 HFrEF、HFpEF 的长期维持治疗，可降低心衰患者的死亡率。恩格列净 10 mg、一日一次，达格列净 10 mg、一日一次。SGLT2i 与 ACEI/ARB/ARNI、β- 受体阻滞剂、螺内酯组成慢性心力衰竭的"新四联"疗法，可改善心衰患者的预后。

5．正性肌力药

（1）洋地黄类药物：主要用于 NYHA 心功能 Ⅱ 级及以上的伴有快速心室率的心房颤动患者。地高辛常用量为 0.125 ~ 0.25 mg/d，毛花苷 C 为 0.2 ~ 0.4 mg/d，毒毛花苷 K 为 0.125 mg ~ 0.25 mg/d。

（2）非洋地黄类制剂：① β- 受体兴奋剂，小剂量多巴胺 [2~ 5 μg/ (kg·min)]、多巴酚丁胺 [2 ~ 10 μg/ (kg·min)]，只在严重心衰引起低血压时使用。②磷酸二酯酶抑制剂，属于正性肌力药物，可以增加心排血量，但增加死亡率。适用于急性失代偿、难治性心衰、心脏术后急性心衰患者，可中短期应用。米力农的负荷剂量为 25 ~ 75 μg/kg，继以 0.25 ~ 1.0 μg/ (kg·min) 静脉维持。

6．伊伐布雷定　使用最大剂量 β- 受体阻断药后窦性心率 ≥ 70 次 / 分或不能耐受 β- 受体阻滞剂者。初始剂量为 5 mg、一日二次，最大剂量为 7.5 mg、一日二次。

7．血管扩张剂　血管扩张药有硝普钠、硝酸酯类，适于心衰伴心绞痛或高血压。

（三）器械治疗

1．CRT 或 CRT-D　标准化药物治疗 1 ~ 3 个月仍持续有症状、NYHA 心功能 Ⅱ ~ Ⅳ 级、LVEF ≤ 35%、QRS 波呈左束支传导阻滞（LBBB）、QRS 间期 > 130 ms 的窦性心律者。

2．ICD　NYHA 为 Ⅱ ~ Ⅲ 级、LVEF ≤ 35% 患者的一级预防，心搏骤停幸存者或血流动力学不稳定的室性心律失常患者的二级预防。

3．左心室辅助装置（LVAD）　心脏移植术前辅助治疗。

4．心脏移植　顽固性心衰的最终治疗。

（四）HFpEF 的治疗

1．β-受体阻滞剂　如比索洛尔、美托洛尔、卡维地洛等，目标心率为 50 ~ 60 次 / 分。

2．ACEI/ARB　适于高血压心脏病，冠心病，如依那普利、培哚普利、贝那普利等。

3．SGLT2：如达格列净、恩格列净。

4．钙通道阻断药　适用于肥厚型心肌病，如维拉帕米、地尔硫䓬。

5．调整心率和心律　控制心室率和维持窦性心律。

6．减轻肺淤血症状　硝酸盐制剂、利尿剂等。

7．病因治疗。

8．禁用正性肌力药物。

（郑舒展　石　敏）

急性心力衰竭

急性心力衰竭是指心力衰竭急性发作和（或）加重的一种临床综合征，可表现为急性新发心衰或慢性心衰急性失代偿。急性左心衰较常见，是严重的急症、危重症。

【病因】

1．急性左心衰　与冠心病有关的急性广泛性前壁心肌梗死、乳头肌梗死断裂、室间隔破裂穿孔，高血压急症、感染性心内膜炎引起的瓣膜穿孔、腱索断裂所致的急性瓣膜反流。

2．急性右心衰　右心室梗死、大面积肺栓塞。

【诊断要点】

1．突发重度呼吸困难、强迫坐位、大汗、烦躁，甚至晕厥。

2．频繁咳嗽、咳白色或粉红色泡沫痰。

3．唇甲发绀、面色灰白。

4．肺部满布湿啰音及哮鸣音。

5．可有心尖部舒张期奔马律、心率增快、血压下降，甚至有休克。

6．胸部 X 线片有肺水肿表现。

7．血流动力学监测　PCWP > 4 kPa（30 mmHg）。

【治疗】

1．患者取坐位，双腿下垂。

2．吸氧　6 ~ 8 L/min，严重者用无创呼吸机持续加压给氧。

3．吗啡　3 ~ 5 mg 静脉或皮下注射，必要时 15 分钟后重复一次，共 2 ~ 3 次。

4．快速利尿　呋塞米 20 ~ 40 mg，静脉注射，4 小时后可重复一次。兼有扩张静脉作用。

5．血管扩张剂　①硝普钠，起始剂量为 0.3 μg/(kg·min)，每 5 分钟增加 5 μg/(kg·min)，总量为 3.5 mg/kg；②硝酸甘油，起始剂量为 5 ~ 10 μg/min，每 3 分钟增加 5 μg/min，维持量为 50 ~ 100 μg/min；③重组人 BNP，先静脉给予 1.5 μg/kg，继以 0.0075 μg/(kg·min) 静脉维持；④ α-受体拮抗剂，乌拉地尔 2 mg/min，维持量为 9 mg/h。

6．正性肌力药物　①强心苷 C，0.2 ~ 0.4 mg，静脉注射；②多巴胺，初始剂量为 3 ~ 5 μg/(kg·min)；③多巴酚丁胺，2 ~ 20 μg/(kg·min)；④米力农，初始剂量为 25 ~ 75 μg/kg（> 10 分钟，静脉注射），继以 0.375 ~ 0.75 μg/(kg·min) 静脉维持；⑤左西孟旦，初始剂量为 12 μg/kg（> 10 分钟，静脉注射），继以 0.1 μg/(kg·min) 静脉维持。

7．氨茶碱　0.25 g 加葡萄糖水稀释后静脉注射 10 分钟。

8．非药物治疗　①主动脉内球囊反搏（IABP）；②机械通气；③连续性肾替代治疗（CRRT）；④体外膜式氧合（ECMO）；⑤ LVAD。

9．基本病因和诱因的治疗。

（郑舒展）

第二节 心律失常

心律失常（cardiac arrhythmia）是指心脏冲动的频率、节律、起源部位、传导速度与激动次序的异常。可见于生理情况，更多见于病理状态，包括心脏本身疾病和非心脏疾病。诊断依靠病史、体检、心电图、动态心电图、有创或无创远程心电监测及心脏电生理检查等，主要诊断工具是体表心电图。

【心电图】

1. 确定是窦性心律还是异位心律。

2. 分析 P 波形态、时限和频率，注意有无逆行或异形 P 波。

3. 分析 QRS 波群形态、时限和频率。

4. 分析 P 波与 QRS 波群的关系，注意有无房室分离、房室传导阻滞或早搏、逸搏、停搏、漏搏。

【分类】

1. 按心律失常的发生机制分类

（1）冲动起源异常

1）窦性心律失常：窦性心动过速（窦速）、窦性心动过缓（窦缓）、窦性心律不齐、窦性停搏。

2）异位心律：①被动性异位心律，逸搏（房性、房室交界性、室性）、逸搏心律（房性、房室交界性、室性）；②主动性异位心律、过早搏动（房性、房室交界性、室性）、阵发性心动过速（房性、房室交界性、室性）。

（2）冲动传导异常

1）生理性：干扰、房室分离。

2）病理性：窦房传导阻滞、房内传导阻滞、房室传导阻滞、室内传导阻滞（左束支、右束支及左束支分支传导阻滞）。

3）房室间传导途径异常：预激综合征。

2. 按发作时心率的快慢分类

（1）快速型心律失常。

（2）缓慢型心律失常。

3. 心律失常的发生机制

（1）冲动形成异常：①窦房结发出冲动异常；②异位冲动形成；③触发活动。

（2）冲动传导异常

1）折返激动：是所有快速型心律失常最常见的发生机制。它必须具备产生折返的基本条件：①心脏的两个或多个部位电生理有不均一性，这些部位互相连接，形成一个潜在的闭合环。②其中一条通道发生单向传导阻滞。③另一通道传导缓慢，使原先发生阻滞的通道有足够的时间恢复兴奋性。④最初阻滞的通道再兴奋，从而完成一次折返激动。

2）传导功能障碍。

3）不应期的影响。

（3）附加传导途径。

（叶　强　贺　敏）

窦性心动过速

窦性心动过速（sinus tachycardia，窦速）是指窦性频率＞100次/分，分为生理性窦速和特发性窦速。

【病因】

1．健康人在吸烟、饮茶或咖啡、饮酒、体力活动及情绪激动时均可发生。

2．某些病理状态，如发热、甲状腺功能亢进、贫血、休克、心肌缺血、充血性心力衰竭，以及应用肾上腺素、阿托品等药物亦可引起窦性心动过速。

【诊断要点】

（1）成人窦性心律的频率超过100次/分，频率大多为100～150次/分。刺激迷走神经可使其频率逐渐减慢，停止刺激后又加速至原先水平。

（2）心电图显示窦性心律的P波在Ⅰ、Ⅱ、aVF导联直立，aVR导联倒置。PR间期为0.12～0.20 s。

（3）特发性窦速指静息状态下心率的持续性增快，或心率的增快与生理、情绪激动、病理状态或药物作用水平无关或不一致，也称不适当窦速。

【治疗】

窦速一般不必治疗。治疗应针对原发疾病，同时去除诱发因素、治疗心力衰竭等。必要时 β- 受体阻滞剂或非二氢吡啶类钙通道阻断药可用于减慢心率。若上述药物无效，可用伊伐布雷定。

（李　伟）

窦性心动过缓

窦性心动过缓（sinus bradycardia，窦缓）是指窦性频率＜ 60 次 / 分。

【病因】

1. 常见于健康的青年人、运动员与睡眠状态。

2. 其他原因　包括颅内疾病、严重缺氧、低温、甲状腺功能减退（甲减）、阻塞性黄疸和血管迷走性晕厥，以及应用拟胆碱能药、胺碘酮、β- 受体阻滞剂、普罗帕酮、钙通道阻断药或洋地黄等药物。窦房结病变、急性下壁心肌梗死亦常导致窦缓。

【诊断要点】

1. 成人窦性心律的频率低于 60 次 / 分，窦性心动过缓常同时伴随发生窦性心律不齐（即不同 PP 间期的差异大于 0.12 s）。

2. 心电图显示窦性心律的 P 波在 Ⅰ、Ⅱ、aVF 导联直立，aVR 导联倒置。PR 间期为 0.12 ～ 0.20 s。

【治疗】

无症状的窦缓通常无需治疗。如因心率过慢，出现心排血量不足症状，可应用阿托品 0.5 ～ 1 mg 静脉注射或每 6 ～ 8 h 0.3 mg 口服，或异丙肾上腺素 1 ～ 4 μg/min 静脉滴注；但长期应用往往效果不佳，易发生严重副作用，故应考虑心脏起搏治疗。

（李　伟）

病态窦房结综合征

病态窦房结综合征（sick sinus syndrome，SSS）是指窦房结病变引起功能减退，产生多种心律失常的综合表现。

【病因】

窦房结及其传导系统的退行性变是常见病因。

【诊断要点】

1．临床表现　主要与心动过缓有关，临床表现多样，但以心、脑供血不足的症状为主，如发作性晕眩、黑矇、乏力，严重者可发生晕厥或阿 - 斯综合征。如有心动过速可出现心悸、心绞痛等。

2．心电图特征　①持续而显著的窦缓，通常心率＜ 50 次 / 分；②窦性停搏或窦性静止与窦房传导阻滞；③窦房传导阻滞与房室传导阻滞并存；④慢 - 快综合征，指心动过缓与房性快速型心律失常（心房扑动、心房颤动、房性心动过速）交替发作。

【治疗】

若患者无心动过缓症状，不必治疗，定期随访，若有症状应置入心脏起搏器。

（叶　强）

房性心律失常

一、房性期前收缩

房性期前收缩（premature atrial beats，房早）指起源于窦房结以外心房的任何部位的心房激动。

【临床表现】

有心悸、胸闷、乏力、心脏停搏感，也可无症状。可见于正常人，也可见于器质性心脏病患者。

【心电图特征】

1．P' 波提前发生，与窦性 P 波形态不同。

2．PR 间期＞ 120 ms。

3．P' 波后的 QRS 波群有 3 种可能：①与窦性心律 QRS 波群相同；②因室内差异性传导而变形；③ P' 波后无 QRS 波群，称房早未下传。

4．多不完全性的代偿间期。

【治疗】

通常无需治疗，当有明显症状或房早触发室上性心动过速时可给予治疗。治疗药物包括 β- 受体阻滞剂、非二氢吡啶类钙通道阻断药、普罗帕酮、胺碘酮。

二、房性心动过速

房性心动过速（atrial tachycardia，房速）指起源于心房且无需房室结参与维持的心动过速，发生机制包括心肌自律性增加、折返与触发活动。

【病因】

冠心病、慢性肺部疾病、洋地黄中毒、大量饮酒和各种代谢障碍。心脏外科手术或导管消融术后导致的瘢痕也可引起房速。

【临床表现】

可表现为心悸、头晕、胸闷、憋气、乏力等症状，有些患者可无症状。合并器质性心脏病者甚至可表现为晕厥、心肌缺血或肺水肿。症状可短暂、间歇或持续发生。当房室传导比例发生变动时，听诊心律不恒定，第一心音强度变化。

【心电图特征】

1. 局灶性房速心电图特征　①心房率为 150～200 次／分；②P 波形态与窦性 P 波不同；③当心房率加快时可出现房室传导比例改变，2∶1 的房室传导比例也常见，但心动过速不受影响；④P 波之间等电位线仍存在（与房扑时等电位线消失不同）；⑤刺激迷走神经不能终止心动过速，仅改变房室传导；⑥开始发作时心率逐渐加速。

2. 多源性房速心电图特征　①通常有 3 种或以上形态各异常 P 波，PR 间期各不相同；②心房率＞100 次／分；③大多数 P 波能下传心室，但部分 P 波因过早发生而受阻，心室率不规则。

【治疗】

1. 病因与诱因治疗　针对基础疾病治疗，有肺部疾病者应纠正低氧血症、控制感染、纠正内环境紊乱。

2. 局灶性房速　若血流动力学不稳定推荐同步电复律；血流动力学稳定可用腺苷，如腺苷无效且没有失代偿性心力衰竭的情况下，应考虑使用 β 受体阻断药或非二氢吡啶类钙通道阻断药；对于反复发作的局灶性房速，特别是无休止发作或引起心动过速性心肌病的患者，导管消融为目前一线的治疗选择。

3. 多源性房性心动过速（多源性房速）　没有心室功能减退、窦房结功能低下或房室传导阻滞的多源性房速患者可使用非二氢吡啶类钙通道阻断药；β- 受体阻滞剂可用于治疗未合并呼吸失代偿、窦房结功能低下或房室传导阻滞的多源性房速患者；对于药物难治的反复发作的有症状的多源性房速患者（伴有左心室功能下降），可考虑房室结消融联合双心室起搏或希氏束起搏。

三、心房扑动

心房扑动（atrial flutter，房扑）是介于房性心动过速（房速）和房颤之间的快速型心律失常。围绕心房内某一固定解剖结构折返而形成的心动过速，可发生于左、右心房，最常见是围绕三尖瓣环逆钟向折返的典型房扑。健康者少见，患者多有器质性心脏病。

【病因】

多见于器质性心脏病，此外，肺栓塞，慢性心衰，二、三尖瓣狭窄与反流导致心房扩大，甲亢，酒精中毒性心包炎等也可出现房扑。

【临床表现】

患者症状主要与心房扑动的心室率相关，心室率不快时，可无症状，房扑伴极快心室率可诱发心绞痛和心衰。房扑往往不稳定，可恢复窦性心律或进展为房颤，但也可持续数月或数年。房扑患者也可产生心房血栓，进而引起体循环栓塞。

【心电图特征】

1．窦性 P 波消失，代之以振幅、间距相同的有规律的锯齿状扑动波，称为 F 波，扑动波之间等电位线消失，频率为 250 ～ 350 次 / 分。

2．心室率规则或不规则，取决于传导比例是否恒定。

3．QRS 波形态异常　当出现室内差异传导、原有束支传导阻滞或经房室旁路下传时，QRS 波增宽、形态异常。

【治疗】

1．药物治疗　减慢心室率药物包括 β- 受体阻滞剂、钙通道阻断药（维拉帕米、地尔硫䓬）或洋地黄制剂。转复房扑并预防复发的药物包括 I A 类、 I C 类和Ⅲ类抗心律失常药物（伊布利特、多非利特）。长期维持窦性心律可选用胺碘酮、多非利特或索他洛尔。

2．非药物治疗　直流电复律是终止房扑最有效的方法。通常应用很低电能（低于 50 J）可将房扑转复为窦性心律。射频消融可根治房扑，因房扑的药物疗效有限，对于症状明显或引起血流动力学不稳定的房扑，应选用射频消融。

3．抗凝治疗　抗凝策略同心房颤动。

四、心房颤动

心房颤动（atrial fibrillation，房颤）是最常见的心律失常之一，是指规律有序的心房电活动丧失，代之以快速无序的颤动波，是严重的心房电活动紊乱。心房无序的颤动即失去了有效的收缩与舒张，心房泵血功能恶化或丧失，加之房室结对快速心房激动的递减传导，引起心室率极不规则的反应。因此，心室律紊乱、心功能受损和心房附壁血栓形成是房颤患者主要的病理生理特点。

【病因】

房颤常发生于器质性心脏病患者，部分房颤病因不明，可见于正常人。房颤发生在无器质性心脏病的中青年，称为孤立性房颤或特发性房颤。

【分类】

房颤分为首诊房颤、阵发性房颤、持续性房颤、长期持续性房颤及永久性房颤。

【临床表现】

房颤症状的轻重受心室率快慢的影响。心室率超过150次/分，患者可发生心绞痛与心力衰竭。心室率不快时，患者可无症状。房颤时心房有效收缩消失，心排血量比窦性心律时减少达25%或更多。房颤发生血栓栓塞的危险性甚大，尤以脑栓塞危害最大。听诊第一心音强度变化不定，心律极不规则，当心室率快时可发生短绌脉。一旦房颤患者的心室率变得规则，应考虑以下可能：①转复为窦性心律；②转变为房速；③转变为房扑（固定的房室传导率）；④发生房室交界区心动过速或室性心动过速。

【心电图特征】

1．P波消失，代之以小而不规则的基线波动，形态与振幅变化不定，称为f波，频率为350～600次/分。

2．心室率极不规则。

3．QRS形态正常，发生差异性传导时可增宽变形。

【治疗】

强调长期综合管理，即在治疗原发病的基础上，积极预防血栓栓塞、转复并维持窦性心律及控制心室率，这是房颤治疗的基本原则。①抗凝治疗：对于瓣膜病患者，需应用华法林抗凝；对于非瓣膜性房颤患者，需使用 CHA$_2$DS$_2$-VASc 评分系统进行血栓栓塞的危险分层，评分 ≥ 2 分者，需抗凝治疗；评分为 1 分者，根据获益与风险权衡，优选抗凝治疗；评分为 0 分者，无需抗凝治疗。房颤患者抗凝治疗前需同时进行出血风险评估，临床常用 HAS-BLED 出血评分，评分 ≥ 3 分为高危出血风险。但应注意，对于高出血风险患者应积极纠正可逆的出血因素，不应将 HAS-BLED 评分增高视为抗凝治疗禁忌证。口服华法林使凝血酶原时间国际标准化比率（INR）值维持在 2.0 ～ 3.0。新型口服抗凝药物如利伐沙班和达比加群等用于非瓣膜性房颤抗凝，无需常规监测凝血指标，安全性好。经皮左心耳结扎术是预防脑卒中和体循环栓塞事件的策略之一。②转复并维持窦性心律：方法包括药物复律、电复律和射频消融。胺碘酮是目前常用的转复和维持窦性心律药物，其他维持窦性心律药物包括多非利特、普罗帕酮、索他洛尔和屈奈达隆。药物复律无效时，可电复律。若患者发作时已经呈现急性心衰或血压下降，宜紧急电复律。对于症状明显、药物治疗无效的阵发性房颤，射频消融可作为一线治疗。③控制心室率：持续性房颤患者选择控制心室率加抗凝治疗，预后与经复律后维持窦性心律者并无显著差异，尤其适用于老年人。常用的控制心室率药物包括 β- 受体阻滞剂、钙通道阻断药、洋地黄制剂和某些抗心律失常药物（如胺碘酮、决奈达隆）。④充分的药物治疗仍不能良好控制心室率的永久性房颤患者，症状严重，或伴心衰，导管消融没有维持窦性心律可能的，应考虑行房室结消融联合植入心室同步化起搏器。

（查克岚）

房室交界区相关的折返性心动过速

房室交界区相关的折返性心动过速主要包括房室结折返性心动过速（AVNRT）和房室折返性心动过速（AVRT），主要机制为折返，前者折返环位于房室结内，后者由房室交界区、先天性附加通道（旁道）与心房、心室共同组成折返环。

一、房室结折返性心动过速

【病因】

患者通常无器质性心脏病。

【临床表现】

心动过速发作突发突止，持续时间长短不一，症状包括心悸、胸闷、焦虑不安、头晕，少见晕厥、心绞痛、心力衰竭和休克。

【心电图特征】

1．心率为 150～250 次／分，节律规则。

2．QRS 形态与时限均正常，但当发生室内差异性传导或束支传导阻滞时，QRS 形态异常。

3．P 波为逆行（下壁导联倒置），常埋藏于 QRS 内或位于其终末部，P 波与 QRS 波保持固定关系。

4．起始突然，常由一个性期前收缩（房早）触发，其下传的 PR 间期显著延长随之引起心动过速发作。

【电生理检查】

大多数患者能正式存在房室结双路径。

【治疗】

1．急性发作期　应根据患者基础心脏状况、既往发作情况以及对心动过速的耐受程度进行适当处理。如患者心功能与血压正常，可先尝试刺激迷走神经的方法，如颈动脉窦按摩、做 Valsalva 动作、咽刺激诱导恶心、将面部浸没于冰水内。药物治疗是终止心动过速发作的最常用和有效的方法，首选腺苷，无效时改用静脉注射维拉帕米。如合并心衰、低血压或为宽 QRS 波心动过速，尚未明确室上性心动过速诊断时，不应该选用钙通道阻断药，宜选用腺苷静脉注射。其他可选用的药物包括 β- 受体阻滞剂、洋地黄、普罗帕酮和某些升压药，其中 β- 受体阻滞剂以短效制剂为宜。伴心功能不全者选用洋地黄药物，升压药物通过反射性兴奋迷走神经终止心动过速，适用于合并低血压者，但忌用于老年人、高血压和急性心肌梗死患者。

2．预防复发　射频消融技术已十分成熟、安全、有效，且能根治心动过速，应优先应用。暂不能行射频消融者且发作频繁和症状严重者，可考虑应用长效 β- 受体阻滞剂、长效钙通道阻断药或洋地黄预防复发。

二、房室折返性心动过速与预激综合征

预激综合征（preexcitation syndrome）是指心房部分激动由正常房室传导系统以外的旁道下传，使心室某一部分心肌预先激动（预激），导致

以异常心电生理和（或）伴发多种快速型心律失常为特征的一种综合征。旁道具有前向（房-室传导）或逆向传导（室-房传导）的电生理特征。仅能逆向传导者称为隐匿性旁道；而能前向传导的旁道，因在心电图上可显示心室预激（表现为δ波），则称为显性旁道。房室折返性心动过速是预激综合征最常伴发的快速型心律失常。

【病因】

多数无器质性心脏病，先心病如三尖瓣下移畸形可并发预激综合征，40%～65% 的预激综合征患者无症状。

【临床表现】

心室预激本身不引起症状，合并快速型心律失常的发生率为1.8%，主要包括 AVRT、房颤与房扑、心室颤动与猝死。患者主要表现为阵发性心悸。

【心电图特征】

典型预激表现为：①窦性心律的 PR 间期 < 0.12 s；② QRS 起始粗钝并增宽；③ ST-T 呈继发样改变，与 QRS 主波方向相反。根据胸导联 QRS 波群形态，以往将预激综合征分成两型：A 型为胸导联 QRS 波主波均向上，预激发生在左心室或右心室后底部；B 型为 QRS 波在 V_1 导联主波向下，V_5、V_6 导联主波向上，预激发生在右心室前侧壁。预激综合征并发 AVRT 时，根据折返方向不同，分为顺向型 AVRT 和逆向型 AVRT。前者为冲动经房室结前传激动心室，经房室旁道逆传激动心房，QRS 波群形态正常，最常见。后者为冲动经房室旁道下传激动心室，经房室结逆传激动心房，QRS 波群宽大畸形，少见。它容易与室速混淆，应注意鉴别。预激综合征患者若合并房颤与房扑，会产生极快的心室率，甚至演变为心室颤动。

【治疗及预防】

无症状预激综合征患者需要做危险分层，方法包括：无创心电学检查、药物激发试验、运动试验和有创的经食管或心腔内电生理检查。心动过速发作频繁伴明显症状，应给予治疗，方法包括药物和射频消融。预激综合征患者发作顺向型 AVRT 的药物处理可参照 AVNRT 的处理。预激综合征患者发作房扑或房颤时，伴有晕厥或低血压，应立即电复律。预激综合征合并房颤患者，禁用洋地黄、维拉帕米、β-受体阻滞剂。射频消融可根治预激综合征。

（查克岚）

室性心律失常

一、室性期前收缩

室性期前收缩（premature ventricular beats，室早）是一种常见的心律失常，指希氏束分叉以下部位过早发生的、使心肌提前除极的心搏。

【病因】

正常人与器质性心脏病患者均可发生室早。

【临床表现】

室早通常无特异性症状，且是否有症状或症状轻重程度与室早的频发程度无直接相关。患者一般表现为心悸或心脏"停跳"感，可伴头晕、胸闷、乏力等症状。听诊时能发现室早后会出现较长停歇，第二心音减弱，仅能听到第一心音。

【心电图特征】

1. 提前发生 QRS 波群，时限超过 0.12 s，宽大畸形。

2. ST 段与 T 波的方向与 QRS 主波方向相反。

3. 室早与前面的窦性搏动的间期（称为配对间期）恒定，后可出现完全代偿间歇。

4. 室早可孤立或规律出现。当每个窦性心律后跟随 1 个室早称为二联律，每两个窦性心律后出现 1 个室早称为三联律，如此类推。连续发生两个室早称为成对室早，连续 3 个或以上室早称为室性心动过速。如室早恰巧插入两个窦性搏动间，不产生室早后停顿，称为间位性室早。同一导联内，室早形态相同者，称为单形性室早，形态不同者称为多形性室早或多源性室早。

【后遗症】

室早性心肌病频发室早（24 h 室早负荷≥总心搏数的 15%）可导致心脏扩大、心功能下降，室早根除或明显减少后心功能改善、心脏扩大逆转，在排除其他原因或其他类型的心肌病后，可诊断为室早性心肌病。

【治疗】

首先对患者室早的类型、症状及其原有心脏病变全面了解，然后根据不同的临床状况决定是否给予治疗，采取何种方法治疗以及确定治疗的终点。①无器质性心脏病：室早不会增加此类患者发生心脏性猝死的危险性，因此无明显症状或症状轻微者，不必药物治疗。若症状明显，治疗以消除症状为目的。应特别注意对患者要耐心解释和关心，说明这种情况的良性预后，避免诱发因素，如吸烟、饮用咖啡、应激等。药物宜选用 β- 受体阻滞剂、非二氢吡啶类钙通道阻断药和普罗帕酮等。二尖瓣脱垂患者发生室早，仍遵循上述原则，可首先给予 β- 受体阻滞剂。②器质性心脏病：器质性心脏病合并心功能不全，原则上只处理心脏本身疾病，不必应用治疗室早的药物。若症状明显，可选用 β- 受体阻滞剂、非二氢吡啶钙通道阻断药和胺碘酮。急性心肌缺血或梗死合并室早，首选再灌注治疗，不主张预防性应用抗心律失常药物。如果实施再灌注治疗前已经出现频发室早、多源性室早，可应用 β- 受体阻滞剂，并纠正诱因，尤其是电解质紊乱。避免使用 I A 类抗心律失常药物。③导管消融治疗：起源于左心室、右心室流出道或左心室后间隔的室早，若患者症状明显，抗心律失常药物无效，或不能耐受药物治疗，且无明显器质性心脏病，可考虑射频消融治疗。

二、室性心动过速

室性心动过速（ventricular tachycardia，室速），是连续 3 个或 3 个以上起源于心室的综合征，频率＞ 100 次 / 分（周长＜ 600 ms）的心律失常。

【病因】

室速常发生于各种器质性心脏病患者。偶可发生于无器质性心脏病患者，称为特发性室速。少部分室速与遗传因素有关，又称为离子通道病，如长 QT 综合征、Brugada 综合征。

【临床表现】

室速的临床症状视发作时心室率、持续时间、基础心脏病变和心功能状况不同而异。非持续性室速（发作时间短于 30 秒，能自行终止）的患者通常无症状。持续室速（发作时间超过 30 秒，需要药物或电复律方能终止）常伴明显血流动力学障碍与心肌缺血。临床症状包括低血压、少尿、气促、心绞痛、晕厥等。部分多形性室速、尖端扭转型室速发作后很快蜕变为室颤，导致心源性晕厥、心搏骤停和猝死。

【心电图特征】

1. 3 个或以上室早连续出现。

2. 心室率通常为 100 ～ 250 次 / 分。

3. 节律规则或略不规则。

4．心房独立活动与 QRS 波无固定关系，形成房室分离。

5．偶可见心室激动逆传夺获心房。室速发作时少数室上性冲动可下传心室，产生心室夺获，表现为在 P 波后，提前发生一次正常的 QRS 波。室性融合波的 QRS 形态介于窦性心律与异位心室搏动之间，其意义为部分心室夺获。心室夺获与室性融合波的存在为确立室速诊断提供了重要依据。

【心电生理检查】

心动过速发作时记录到希氏束波（H）与心室波（V）的关系，对确立室速诊断有重要价值。

【治疗】

首先确定哪些患者应给予治疗。目前除了 β 通道阻断药、胺碘酮以外，尚未能证实其他抗心律失常药物能降低心脏性猝死的发生率。同时抗心律失常药物本身也会导致或加重原有的心律失常。治疗原则为无器质性心脏病的患者发生非持续性室速，如无症状或血流动力学紊乱，处理原则与室早相同；有器质性心脏病或有明确诱因者应首先给予针对性治疗；若为持续性室速，无论有无器质性心脏病，均应给予治疗。

1．终止室速发作 无血流动力学障碍的室速，可选用利多卡因、β 受体阻断药或胺碘酮静脉注射，但经中心静脉用药会引起低血压，因此用药时要严密监测生命体征。如患者已发生低血压、休克、心绞痛、充血性心力衰竭或脑血流灌注不足等症状，应迅速电复律。复律成功后可静脉应用胺碘酮、利多卡因等，防止室速短时间内复发。洋地黄中毒引起的室速不宜电复律，应给予药物治疗。

2．预防复发 应努力寻找和治疗诱发及维持室速的可逆性因素，如缺血、低血压及低血钾等。治疗充血性心力衰竭有助于减少室速发作。窦缓或房室传导阻滞时，心室率过于缓慢，也有利于室性心律失常发生，可给予阿托品治疗或心脏起搏。急性心肌缺血合并室速的患者，首选冠脉血运重建，也可应用 β- 受体阻滞剂预防室性心律失常。如果室速频繁发作，且不能被电复律有效控制，可静脉应用胺碘酮。ICD 治疗可应用于持续性多形性室速及遗传性心律失常患者。药物治疗后仍反复发作单形性室速或 ICD 植入后反复遭受电击的患者可考虑射频消融治疗。

【特殊类型室速】

1．尖端扭转型室速（torsade de pointes，TDP） 是多形性室速的一种特殊类型，因发作时 QRS 波的振幅与波峰呈周期性改变，宛如围绕等电位线连续扭转而得名，频率为 200 ~ 250 次 / 分。

2．加速性心室自主心律（accelerated idioventricular rhythm）　也称缓慢型室速，其发生机制与自律性增加有关。心电图表现为连续发生 3 ~ 10 个起源于心室的 QRS 波，心率常为 60 ~ 110 次 / 分。心动过速的开始与终止呈渐进性，跟随于一个室早之后，或当心室起搏点加速超过窦性频率时发生。

三、心室扑动与颤动

心室扑动（ventricular flutter）与心室颤动（ventricular fibrillation），简称室扑和室颤，为致死性心律失常。常见于缺血性心脏病患者。此外，抗心律失常药物（特别是引起 QT 间期延长与尖端扭转的药物），严重缺氧、缺血，预激综合征合并房颤与极快的心室率可以引起，电击伤等也可引起。

【心电图特征】

室扑呈正弦图形，波幅大而规则，QRS 波呈单形性，频率为 150 ~ 300 次 / 分，有时难与室速鉴别。室颤的波形、振幅与频率均极不规则，无法辨识 QRS 波群、ST 段与 T 波。持续时间较短，如不及时抢救，一般心电活动在数分钟内迅速消失。

【临床表现】

症状包括意识丧失、抽搐、呼吸停顿甚至死亡。听诊心音消失，无法触到脉搏，也无法测到血压。治疗参考心搏骤停与心脏性猝死部分。

【治疗】

室扑和室颤一旦发生，致死风险极高，应在严密心电监护下，紧急行包括电除颤在内的心肺复苏。

（查克岚　邓娜娜）

心脏传导阻滞

心脏传导阻滞是由解剖学异常或功能失常造成的永久性或暂时性冲动传导障碍，可发生于心脏传导系统的任何水平。如发生在窦房结和心房之间，称为窦房传导阻滞；发生在心房和心室之间，称为房室传导阻滞；发生在心房内，称为房内传导阻滞；发生在心室内，称为室内传导阻滞。

一、房室传导阻滞

房室传导阻滞（atrioventricular block，AVB）是指房室交界区脱离了生理不应期后，心房冲动传导延迟或不能传导至心室。阻滞部位可发生在房室结、希氏束及束支等不同部位。

【病因】

1. 器质性心脏病　①心肌炎性病变；②心肌缺血或坏死；③传导系统变性，如特发性双束支纤维化（为传导系统纤维化）、特发性房室束支退化症（传导系统的原发性、硬化性病变）。

2. 迷走神经张力过高　常引起一度、二度 AVB。

3. 药物作用　可引起暂时性 AVB、如洋地黄、奎尼丁等。

4. 其他　电解质紊乱（高钾或低钾）、心脏手术对传导系统有损伤、颈动脉窦高敏感性、胆道疾病。

【临床表现】

一度 AVB 患者通常无任何症状。二度 AVB 可引起心搏脱漏，患者可有心悸症状。三度 AVB 患者的症状取决于心室率的快慢与伴随病变，可有疲倦、乏力、头晕、晕厥。房室传导阻滞因心室率过慢导致脑缺血，患者可出现暂时性意识丧失，甚至抽搐，称为阿 - 斯综合征。一度 AVB 患者第一心音减弱；二度 AVB 患者有心搏脱漏，但第一心音强度恒定；三度 AVB 患者因室房分离，第一心音强弱不一，有时可听到响亮的第一心音（大炮音）。

【心电图特征】

1. ①一度 AVB：PR 间期延长 > 0.20 s，每个 P 波后均有相关的 QRS 波群。②二度房室传导阻滞（Ⅱ° AVB）包括二度Ⅰ型 AVB（文氏型，Wenckebach 型），PR 间期进行性延长，直至 P 波下传受阻，脱落 1 个 QRS 波，常见比例为 3∶2 或 5∶4。它不易发展为三度 AVB，阻滞部位几乎均在房室结。二度Ⅱ型 AVB，间断出现 QRS 波群脱漏。PR 间期恒定不变，形成的传导比例为 2∶1、3∶2、4∶3。阻滞部位常在希氏束—浦肯野系统。连续两个或者两个以上的 P 波不能下传心室者称为高度房室传导阻滞。③三度 AVB（完全性房室传导阻滞）：P 波与 QRS 波群无关，呈完全性房室分离；心房率快于心室率。心室起搏点在阻滞部位稍下方。QRS 波正常，频率为 40 ~ 60 次 / 分，或心室内节律点（QRS 波群宽大畸形）频率＜ 40 次 / 分。

2．2：1 的房室传导阻滞可能是Ⅰ型或Ⅱ型房室阻滞。QRS 波正常者，可能为Ⅰ型，阻滞部位在房室结。当观察到 2：1 阻滞转变为 3：2 阻滞，第二个心动周期 PR 间期延长者，便可确诊Ⅰ型阻滞。当 QRS 波呈束支阻滞图形，需做心内电生理检查方能确定阻滞部位。

3．心腔内心电图　直接记录希氏束电图和多部位心腔内心电图，对精确判断传导阻滞部位，指导治疗和估计预后有重要意义。

【治疗】

1．病因治疗。

2．改善症状　一度房室传导阻滞与二度Ⅰ型房室传导阻滞心室率不太慢者无需治疗。提高心室率可用以下药物：阿托品 0.5 ～ 2.0 mg、静脉注射，异丙肾上腺素 1 ～ 4 μg/min、静脉滴注。

3．人工心脏起搏器　有临时性或永久性两种。

二、室内传导阻滞

室内传导阻滞是指希氏束分叉以下部位的传导阻滞。

【心电图诊断】

1．完全性右束支传导阻滞　QRS 波群时限≥ 0.12 s，V_1 导联 QRS 波群呈 rSR' 型或有宽大切迹的 R 波，V_5、V_6（Ⅰ、aVL）导联 QRS 波群呈 qRs、Rs 型，S 波增宽，有继发性 ST-T 改变，T 波与主波方向相反。

2．不完全性右束支传导阻滞　具有上述图形特征但 QRS 时限＜ 0.12 s。

3．完全性左束支传导阻滞　QRS 波群时限≥ 0.12 s，V_1—V_3 呈 QS 波或 rS 波，V_5、V_6、Ⅰ、aVL 呈宽阔的 R 波，顶端有切迹或平坦或粗钝，其前无 q 波，有继发性 ST-T 改变，T 波与 QRS 波群主波方向相反。

4．不完全性左束支传导阻滞　具有上述特征但 QRS 时间＜ 0.12 s。

5．左前分支传导阻滞　Ⅰ、aVL 导联以 qR 为主，Ⅱ、Ⅲ、aVF 导联呈 rS 型，S Ⅲ＞ S Ⅱ，心电轴 −45°～ −90°，QRS 波群时限＜ 0.12 s。

6．左后分支传导阻滞　Ⅰ、aVL 导联呈 rS 型，Ⅱ、Ⅲ、aVF 导联呈 qR 型，心电轴≥ + 120°，QRS 波群时限＜ 0.12 s。

【治疗】

慢性单束支传导阻滞本身不需治疗；双分支传导阻滞、三分支传导阻滞伴阿 - 斯综合征发作者，应及早考虑心脏再同步治疗。

（查克岚）

第三节　心源性休克

心源性休克（cardiac shock）是心肌收缩功能极度减退、心室射血或充盈障碍，致心排血量极低而引起组织灌注不足及器官功能进行性障碍的综合征。

【病因】

常见病因为急性大面积心肌梗死、急性弥漫性心肌炎、严重心肌病变、急性心力衰竭、急性心脏压塞、急性肺栓塞、乳头肌或腱索断裂、室间隔破裂、严重二尖瓣狭窄、严重快速心律失常等。

【诊断要点】

1．有严重心脏病变及心脏收缩功能障碍的证据。

2．血压下降　收缩压 < 80 mmHg（10.7 kPa）或比基础血压水平降低 30 mmHg 以上，脉压 < 20 mmHg（2.7 kPa）。

3．器官灌注不良及微循环衰竭表现　面色苍白、皮肤湿冷、大汗淋漓、发绀、脉细速、烦躁不安或意识模糊，甚至有晕厥、尿量减少（< 20 ml/h）。

4．血流动力学监测　肺毛细血管楔压（PCWP）> 30 mmHg（4 kPa），心脏指数（CI）< 2.2 L/（min·m^2）。

【治疗】

1．行重症监护，并积极治疗病因，心肌梗死患者应积极行血运重建（见心肌梗死部分）。

2．改善低氧血症　吸氧以提高血氧浓度，镇静止痛以减少氧耗，查血清乳酸水平，评估组织缺氧情况。

3．静脉扩容　无肺淤血征象者，均应静脉补液，适当扩容。首选低分子右旋糖酐，然后用乳酸钠林格液，维持阶段使用葡萄糖溶液。一般根据组织灌注状态，尤其是 CVP 和 PCWP 决定补液量和速度。当 CVP > 18 cmH$_2$O（1.77 kPa），PCWP > 15 ~ 18 mmHg（2 ~ 2.4 Kpa）时则应停止补液。

4．应用血管活性药物　静脉补液 0.5 ~ 1 h（500 ~ 600 ml）后血压仍不回升，PCWP 为 15 ~ 18 mmHg 者，可使用缩血管药物。首选多巴胺，因有正性肌力和选择性扩张肾及内脏血管、降低总外周血管阻力和增加尿量的作用，常用量为 1 ~ 10 μg/（kg·min），如效果不佳可与去甲肾上腺素（1 ~ 5 μg/min）或肾上腺素合用。若上述处理后血压仍不升，而 PCWP 升高、心输出量（CO）下降，有四肢厥冷、发绀，可使用血管扩张剂。可选用硝普钠（25 ~ 100 μg/min）或硝酸甘油（10 ~ 50 μg/min）从小剂量开始逐渐增加滴速，也可用酚妥拉明（0.1 ~ 2 mg/min）。联合用药时常用多巴胺 6 μg/（kg·min）和硝普钠（70 μg/min）联合静脉滴注。

5．应用正性肌力药物　洋地黄类药物适用于快速心室率房颤合并心衰者，但急性心肌梗死 24 小时内禁用。磷酸二酯酶抑制剂及左西孟旦可用于心外科手术后心源性休克（低心排血量）的治疗。

6．机械辅助循环　上述治疗无效时可采用主动脉内球囊反搏（IABP）或体外膜式氧合（ECMO）。

7．如为心包压塞应穿刺放液，快速心律失常者必须迅速纠正心律失常。

8．终末期心脏病患者可行人工心脏植入（Impella 技术）或心脏移植术。

（范新荣）

第四节　心搏骤停与心脏性猝死

心搏骤停（cardiac arrest）是指心脏射血功能的突然终止。其发病机制表现为 3 种心电图类型：①心室颤动（或扑动）；②心室静止，心电图呈一直线或仅有心房波；③心脏电机械分离（无脉性电活动），为慢而宽大的 QRS 波，无心肌机械性收缩。

心脏性猝死（sudden cardiac death）是指在急性症状发生后 1 h 内有骤然发生的意识丧失和心脏性原因导致的自然死亡，这种死亡的时间和方式是意外和不可预期的。

【病因】

80% 为冠心病；各种心肌病占 5% ~ 15%，如梗阻性肥厚型心肌病等；其他离子通道病，如长 QT 综合征、Brugada 综合征等。

【临床表现】

心脏性猝死分为 4 期。

1．前驱期　猝死前数天至数月，患者可出现胸痛、呼吸困难、心悸或疲乏无力等症状。

2. 终末事件期　心血管急性症状发作至心搏骤停的一段时间，表现为严重胸痛、急性呼吸困难、突发心悸或眩晕等。多数为心源性心电活动异常，少数为循环衰竭。

3. 心搏骤停　①突然意识丧失伴抽搐；②大动脉搏动消失或心音消失；③叹息样呼吸，皮肤苍白或发绀，瞳孔散大，二便失禁。

4. 生物学死亡　心搏骤停后如无干预，4～6 min 内便开始发生不可逆脑损害，随后数分钟过渡到生物学死亡。因此心搏骤停发生后立即实施心肺复苏和尽早除颤是避免生物学死亡的关键。

【心搏骤停的处理】

心肺复苏（cardiopulmonary resuscitation，CPR）分为初级心肺复苏（基础生命活动支持；basic life support，BLS）和高级心肺复苏（高级生命活动支持；advanced life support，ALS）。

（一）识别心搏骤停

10 秒内判断有无脉搏或心跳，若无立即行初级心肺复苏。

（二）呼救

实施心肺复苏的同时，通知并启动急救医疗系统（EMS），寻找并使用自动体外除颤器（AED）。

（三）初级心肺复苏

1. 包括建立人工循环（Circulation，C）　患者仰卧于硬质平面，术者右位。一只手掌根置于胸骨下半部（双乳之间），另一只手重叠压在手背部，掌根横轴与胸骨长轴一致。肘关节伸直，依靠肩和臂部力量垂直向下按压，使成人胸骨下陷不少于 5 cm，但不超过 6 cm（儿童和婴儿按压幅度为胸部前后径的 1/3）。按压与放松时间大致相等，频率为 100～120 次/分。心脏按压与人工呼吸的比例为 30∶2。建立人工循环有效的指征：①可扪及大动脉搏动；②收缩压可达 80 mmHg 以上；③瞳孔由大变小，出现自主呼吸，唇、面、甲床转红。

2. 开通气道（Air way，A）　仰头抬颌（压前额、托下颌），通畅气道。

3. 人工呼吸（Breathing，B）　①有条件者首选立即气管插管，加压给氧；②口对口人工呼吸，捏住患者鼻孔，口对口吹气 1 秒/次；③球囊-面罩通气，可提供正压通气；④自主呼吸恢复不健全者，可给予呼吸兴奋药（尼可刹米、洛贝林等）。

（四）高级心肺复苏

在初级心肺复苏基础上，用辅助设备、特殊技术等建立更有效的循环及通气，可使用气管插管、除颤复律、静脉药物。

1．通气与供氧　气管插管、使用呼吸机。

2．除颤复律与起搏治疗。

（1）迅速非同步除颤：双相波除颤器用 150 ～ 200 J，单相波除颤器用 360 J。若无效，则 5 个周期心肺复苏术（CPR）后，再除颤。

（2）缓慢性心律失常及心脏停搏：稳定自主心律，设法心脏起搏治疗。

3．药物治疗

（1）给药通道：周围静脉（肘前静脉、颈前静脉）、中心静脉（颈内静脉、锁骨下静脉和股静脉）、骨内、气管。

（2）CPR 的首选药物是肾上腺素。以肾上腺素 0.5 ～ 1 mg 和阿托品 0.5 ～ 2 mg 静脉注射，出现缓慢心律可用异丙肾上腺素 15 ～ 20 μg/min 静脉滴注。有条件者应争取行临时人工心脏起搏。

（3）严重低血压者可给予去甲肾上腺素、加压素、多巴胺、多巴酚丁胺。

（4）若确有代谢性酸中毒、高钾血症可适当补充碳酸氢钠纠酸。首剂为按体重给予 1 mmol/kg，以后每 10 ～ 15 分钟可用首剂量的 1/2。

（5）2 ～ 3 次除颤、CPR 及肾上腺素治疗后仍为室颤及室速，予以胺碘酮或利多卡因，可同时用镁剂。难治性室速、室颤及交感电风暴可试用 β- 受体阻滞剂。

（范新荣）

第五节　先天性心血管病

先天性心血管病（congenital cardiovascular disease）简称先心病，系胎儿心脏和（或）大血管在发育过程发生缺陷、部分发育停止或应退化部分未退化所致。在胎儿期和出生后即表现为心脏病，为儿科常见病。但部分患儿可自然或经治疗成活至成年。因此，先心病在成人心血管病中占有一定比例。

【病因】

目前认为本病是多因素疾病，为遗传因素和环境因素相互作用的结果。

1．遗传因素　部分患者有先心病家族史。患先心病的母亲和父亲其子女的先心病患病率分别为 3%～6% 和 1%～3%，远高于一般人群。先心病患者中有 5% 伴有染色体异常，3% 伴有单基因突变。另外，不少遗传性疾病患者常同时存在心血管畸形，如 21 三体综合征（唐氏综合征）、18 三体综合征（Edward 综合征）等，提示本病与遗传因素有关。

2．环境因素

（1）子宫内病毒感染：主要是风疹病毒，其次是巨细胞病毒、柯萨奇病毒和疱疹病毒等感染。

（2）药物：苯妥英钠、三甲双酮、锂盐、孕酮、华法林和苯丙胺。

（3）高原环境：缺氧。

（4）早产：胎儿发育时间不足。

（5）其他：孕妇高龄（35 岁以上）、营养不良、糖尿病、酗酒、暴露于放射线等。

【分类】

传统分类是根据患者有否发绀，将先心病分为发绀型和无发绀型两大类。现在通过血流动力学检查，用病理解剖和病理生理相结合的方法将先心病分为三大类：①无分流型先心病；②左至右分流型先心病；③右至左分流型先心病。

【常见先天性心血管病】

按上述分类方法将常见先心病归纳为表 8-2、表 8-3、表 8-4。

（诸　波）

第六节　原发性高血压

高血压（hypertension）是以体循环动脉压增高为主要临床表现的心血管综合征。作为最常见的心血管疾病，高血压与糖尿病和高脂血症一起被称为"三高"。高血压可分为原发性高血压（primary hypertension）与继发性高血压（secondary hypertension）两大类。前者病因不明，约占高血压患者的 85%～90%，后者只是某些已知疾病的一种临床表现，约占高血压患者的 10%～15%。国家心血管中心数据显示，我国现在成人高血压患病率已达 27.5%，高血压患者总数已接近 3 亿，并且我国人群高血压的

表8-2　无分流先心病

诊断	病理解剖	病理生理	主要症状	主要体征	X线/MRI	ECG/UCG	心导管检查	心血管造影	预后	手术治疗
单纯肺动脉口狭窄	3种类型：①瓣膜型3个瓣叶融合成圆锥形，顶部留有小孔。②漏斗部型：右心室出口处肥厚或漏斗成隔膜。③动脉型：肺动脉本身狭窄。3种类型均有右心室肥厚	右心室排血受阻，压力增高，而肺动脉压力减低	轻者无症状。常见症状为心悸、气喘、咳嗽、乏力、胸闷，偶有胸痛或晕厥，易有肺部感染，可发生右心衰竭，偶有感染性心内膜炎	瓣膜型患者在胸骨左缘第2肋间有粗糙喷射性收缩期杂音，多伴有震颤，第二心音分裂并减轻，可有来自肺动脉的收缩早期喷喇音。漏斗部型患者杂音在胸骨左缘第3～4肋间最响，无肺动脉收缩早期喷喇音。动脉型患者杂音向两侧背部传导	右心室增大，肺血流少。瓣膜型显示为门血管影正常，第二动脉段明显突出，心影呈葫芦形。漏斗部型患者变显示为肺动脉段不突出，偶有凹变小	ECG可表现为正常，不完全性右束支阻滞，右心室肥厚，右心房可肥大，电轴多右偏。UCG表现为右心室肥厚，瓣膜增厚，肺动脉呈圆顶状突出。多普勒超声心动图可测狭窄口前后压差	右心室压力增高，肺动脉压力减低，右心室收缩压与肺动脉收缩压力差>10 mmHg，瓣膜型患者只记录到右心室和肺动脉两种压力曲线，漏斗型患者还可在漏斗部记录到第三种压力与肺动脉的舒张压相同	右心室造影显示瓣膜型收缩期瓣膜叶融合如天幕状，突出于肺动脉内。瓣孔如鱼口状，造影剂由此喷出如窄条状，然后呈扇状散开。漏斗部型患者右心室流出道狭长。动脉型患者可见肺动脉及其分支呈局部狭窄	一般较好，重者可死于右心衰竭	直视下切开狭窄瓣膜，后切除狭窄肺动脉再吻合，或做旁路移植手术。瓣膜型患者还可考虑做球囊扩张术

续表

诊断	病理解剖	病理生理	主要症状	主要体征	X线/MRI	ECG/UCG	心导管检查	心血管造影	预后	手术治疗
主动脉狭窄	3种类型。①瓣膜型：瓣叶发育不全、常只有两瓣叶，增厚或融合成圆锥形，顶部有小孔。②瓣下型：左心室流出道肥厚或形成隔膜。③瓣上型：升主动脉根部有向主动脉腔内突出的环状带。3种类型均有左心室肥厚	左心室排血受阻，压力增高，而主动脉压力降低	可无症状，常见症状为乏力、心悸、气喘、晕厥和心绞痛，可突然死亡。可并发感染性心内膜炎，患者发育差	瓣膜型患者胸骨右缘第2肋间可闻及粗糙喷射性收缩期杂音、常伴震颤，杂音向颈部及心尖区传导，A₂减弱或逆分裂。瓣下型患者在胸骨左缘第3、4肋间杂音最响。瓣上型患者杂音在胸骨右缘第1肋间及颈动脉上闻及，A₂无变化。心浊音界向左增大	左心室大。瓣膜型病变显示升主动脉扩张，偶见主动脉瓣叶钙化阴影。瓣下型病变显示升主动脉不扩张，主动脉无钙化。瓣上型病变显示主动脉不扩张	ECG可表现为正常，左心室肥厚或伴劳损。M型瓣膜型患者心动超声图瓣膜型者心脏收缩期主动脉瓣期的方盒形曲线距离变小，舒张期其合并到第三种压力曲线增宽。二维超声心动图示左心室流出道狭窄。多普勒超声可测瓣口前后压力差	左心室压力增高，主动脉压力减低，两者存在收缩压差。瓣膜型患者只记录到左心室与主动脉两种压力曲线。瓣下型患者还可在左心室流出道记录到第三种压力曲线。其收缩压与主动脉收缩压相同，而舒张压则与左心室舒张压相同	左心室造影示瓣膜下左心室流出道或瓣上主动脉狭窄	轻者预后较好，重者可发生心力衰竭而猝然死亡	直视下切开狭窄的瓣膜，或切除瓣膜上纤维环或肥厚的心肌，也可行人工瓣膜置换术。部分病例还可考虑经导管介入治疗

续表

诊断	病理解剖	主要症状	主要体征	X线/MRI	ECG/UCG	心导管检查	心血管造影	预后	手术治疗
主动脉缩窄	主动脉缩窄，局部范围，可发生在主动脉弓到腹主动脉分叉之间任一处，而以主动脉弓的末部，降主动脉的开始部最多，伴左心室肥厚	头痛，头晕，耳鸣，失眠，鼻出血等与上半身血压增高有关的症状。下肢乏力，发冷，酸痛，麻木，与下肢供血不足有关。患者可发生脑血管意外和心力衰竭	心浊音界向左增大，沿胸骨左缘，中上腹，侧背部有收缩中后期或缩窄的风样杂音，肩胛骨附近，腋部，胸骨旁可听到的收缩期或的收缩期的连续性杂音。上肢血压增高，搏有力，下肢血压降低，脉搏微弱	升主动脉扩张，左心室增大，左，左前斜位可见缩窄的主动脉影和缩窄后主动脉扩张，肋骨后段的下缘有被侵蚀现象，矢面磁共振显像可显出缩窄的部位和范围	ECG可表现为正常，左心室肥厚或伴劳损，二维超声心动图示左心室肥厚，升主动脉增宽，搏动强	缩窄段的近端主动脉腔内压力增高，缩窄，段近端压力降低，脉压降低	主动脉显示缩窄段和该段近端，远端主动脉扩张	成年患者平均寿命为40岁左右，或发生心力衰竭，脑血管意外，主动脉破裂而死亡	切除缩窄段再吻合或移植一段同种血管，或人造动脉，或行旁路移植术。术后再狭窄者可考虑行球囊扩张术

续表

续表

诊断	病理解剖	病理生理	主要症状	主要体征	X线/MRI	ECG/UCG	心导管检查	心血管造影	预后	手术治疗
原发性肺动脉高压	肌型肺小动脉增厚，有的患者有形成状物突出，腔内突出，有的患者有形成血管球，弹力型动脉内膜增厚及粥样硬化内弹力膜断裂；右心室肥厚	肺动脉高压，右心排血受阻，右心室压力增高	气急、胸闷、心悸、咯血、晕厥、发生左心衰竭	心浊音界增大，肺动脉瓣区有收缩早期喀喇音及收缩期杂音。P_2亢进或兼有分裂，有舒张期杂音，三尖瓣区有吹风样收缩期杂音	肺血少，肺门血管影增粗。肺动脉段突出，右心室增大，右心房可增大。MRI示右心室壁明显增厚	ECG示右心室肥厚，肺动脉高而阻力增高。超声心动图提示右心室肥厚，肺动脉增宽、搏动增强	肺动脉压增高，右心室收缩压增高。肺总阻力增高而肺动脉楔压正常	示右心室及肺动脉排空延迟、末梢肺动脉细小。但因肺动脉压力很高，一般不行右心室造影	预后差，多死于右心衰竭	不能进行手术

表8-3　左至右分流先心病

诊断	病理解剖	病理生理	主要症状	主要体征	X线/MRI	ECG/UCG	心导管检查	心血管造影	预后	手术治疗
房间隔缺损	包括第二房间孔（继发孔）未闭型，高位缺损型。此外，尚有房间隔完全缺如和卵圆孔未闭等类型。以第二房间孔型最多见	左心房血液经房间隔缺损流入右心房，肺血流量增多。房间孔（原发孔）未闭完全缺如者，如高位缺损型同时有右至左分流。卵圆孔未闭一般无分流，但右心房压增高时产生右至左分流。可发生肺动脉高压	心悸，气急，乏力，发绀，咳嗽，易育差，患呼吸道感染，可发生心力衰竭，可有阵发性心动过速，心房颤动等，可有吞咽困难，声音嘶哑，缺损小者可无症状。并发感染性心内膜炎者少，可发生肺动脉栓塞	胸骨左缘第2肋间收缩期杂音，第二音亢进，并有固定性分裂。有来自肺动脉收缩期喷射早期咯喇音。三尖瓣区可有舒张期隆隆样杂音。第一房间孔缺损者，可在心尖区闻及收缩期杂音，胸前区可闻隆起，伴抬举性搏动	肺血流增多，肺门血管影粗大而搏动强烈，肺动脉段明显突出，主动脉缩小。右心室，右心房大。第一房间孔缺损者可有左心室还可增大。可横截面磁共振显像可在不同房间隔处缺损	ECG示完全性束支传导阻滞或不完全性右束支传导阻滞，右室肥大，心房肥大，电轴右偏。第一房间孔型缺损PR间期常延长，电轴左偏。UCG示右心室内径增大，房间隔活动从属于右心室，房间隔回声失落，多普勒示左至右分流	在心房水平左至右分流，肺血流量增多，导管可从右心房进入左心房。第一房间孔缺损，心导管可从右心房直接进入左心室，肺动脉压增高	一般不进行。第一房间孔未闭型，患者可行心室造影以观察二尖瓣反流	一般较好，平均寿命约50岁。缺损大者可发生肺动脉高压和心力衰竭，预后差。第一房间孔缺损者，预后也较差	在学龄前后行直视下缺损修补，还可考虑用心导管置入封堵器闭合缺损

续表

诊断	病理解剖	病理生理	主要症状	主要体征	X线/MRI	ECG/UCG	心导管检查	心血管造影	预后	手术治疗
室间隔缺损	有室上嵴上型、室上嵴下型、房室共道型、肺动脉瓣下型、肌部缺损等。还有一种高位缺损致左心室右心房瘘	左心室血流经室间隔缺损流入右室，肺血流量增多，可发生肺动脉高压	心悸、气喘、乏力、咯血、咳嗽、易患呼吸道感染、发育差、可发生心衰。缺损小者无症状。可并发感染性心内膜炎	胸骨左缘第3肋间、第4肋间有响亮而粗糙的全收缩期杂音，伴有震颤，肺动脉瓣区第二心音亢进并分裂，心尖区可有舒张期隆隆样杂音（相对二尖瓣狭窄）	肺血流增多，肺门血管影搏动明显，肺动脉段突起，主动脉影正常或较小，左、右心室增大，缺损小者变化不明显。横面磁共振显像示从肌肉部到膜部的缺损所在和大小	缺损小者ECG正常。缺损大者，可出现不完全性右束支传导阻滞，左心室肥厚，双心室肥厚等变化。UCG示室间隔部位回声失落，左室内径可增大，二尖瓣多普勒超声心动图在右心室可见收缩期湍流	在左心室水平由左至右分流，肺血流量增多，有肺动脉高压	一般不施行，选择性左心室造影，可见左心室显影时右室也显像	缺损小者预后良好，缺损大者可早年出现心力衰竭，有肺动脉高压者预后差	在学龄前后行直视下缺损修补，还可考虑用心导管置入封堵器闭合缺损

续表

诊断	病理解剖	病理生理	主要症状	主要体征	X线/MRI	ECG/UCG	心导管检查	心血管造影	预后	手术治疗
动脉导管未闭	有管型、窗型和漏斗型等类型。多位于主动脉弓降部与肺总动脉或左肺动脉之间	主动脉血经未闭的导管流入肺动脉，肺血流增多，可发生左肺动脉高压	与室间隔缺损相似，可并发感染性心内膜炎	胸骨左缘第2肋间有连续性机器样响亮杂音并伴震颤。儿童患者杂音舒张期部分可不明显，因此不具连续性。心尖区可有舒张期杂音。舒张压降低，脉压增宽，有水冲脉，毛细血管搏动和周围动脉枪击音	肺血流增多，肺门血管影搏动增强，肺动脉段突出，主动脉弓增大，心影增大	轻者ECG可为正常，重者示左心室肥厚，心室肥厚。在左心房增大，肺动脉大，高压时，在右心室肥厚。UCG示心室内径增大，主动脉降部与肺动脉主干或左肺动脉间有交通。多普勒超声示左至右分流，二尖瓣流活动幅度，速度增加	在肺动脉水平左至右分流，肺血流增多，肺动脉压增高。心导管可通过动脉导管从肺动脉进入主动脉	一般不施行。选择性主动脉造影可见主动脉与肺动脉同时显影，有时可见未闭的动脉导管导管	一般较好，大动脉导管未闭可发生心力衰竭，肺动脉高压，亦可有心导管压，偶有心脏破裂	结扎或切断缝合术，一经诊断，即宜施行，甚至30～50岁都可手术。亦可用心导管技术送入，并阻塞未闭动脉导管。目前所有动脉导管未闭患者可经导管技术转堵成功，已完全取代开胸手术

续表

诊断	病理解剖	病理生理	主要症状	主要体征	X线/MRI	ECG/UCG	心导管检查	心血管造影	预后	手术治疗
冠状动静脉内瘘	冠状动脉和心脏静脉间有直接交通	冠状动脉血直接流入心脏静脉或心脏分支中，部分心肌存在缺血	多无症状，或有心悸、胸痛等	与动脉导管未闭相似，但周围血管体征不明显	变化不明显，可能有肺血流增多	心电图多正常，可能有左心室或右心室肥厚，或有心肌缺血表现	在右心房水平有左至右分流	升主动脉或选择性冠状动脉造影可显示瘘所在部位	一般较好，可能发生心肌缺血或心力衰竭	结扎术、介入封堵术

表8-4 右至左分流先心病

诊断	病理解剖	病理生理	主要症状	主要体征	X线/MRI	ECG/UCG	心导管检查	心血管造影	预后	手术治疗
法洛四联症	室间隔缺损，肺动脉口狭窄，主动脉骑跨（右位）和右心室肥厚合并存在	右心室血液出现人肺动脉困难。通常患儿发育差，右心室压力增高，大部分血液分流入主动脉	发绀出现在婴儿期。患儿有气急、乏力、头晕、晕厥、蹲踞习惯。可有脑栓塞和右心衰竭，可并发感染性心内膜炎、脑脓肿、肺部感染	胸骨左缘第2~3肋间有喷射性收缩期杂音，历时短，高峰早，吸入亚硝酸酯后减轻，有下蹲习惯。肺动脉口狭窄严重度呈反比。肺动脉瓣区第二心音呈单一音，主动脉瓣收缩早期喀喇音。杵状指（趾）明显	肺血流少，肺动脉段凹陷，右心室、右心房肥厚，心尖翘起，心影呈靴形。上纵隔阴影可增宽、主动脉可右位，降主动脉可沿脊柱右侧下降（25%）。磁共振显像示扩大而骑跨的升主动脉、室间隔缺损、肺动脉干小和右心室漏斗部狭窄	心电图示右心室肥厚右室肥厚，右心房肥厚，电轴右偏。超声心动图示上主动脉根部扩大，其位置前移并有回声失的室间隔上，但主动脉后壁与二尖瓣保持连续。多普勒超声可见动脉的分流	在右心室水平有右至左分流，右心室收缩压增高，肺动脉压减低，两者间有压力差，并有漏斗部狭窄的压力曲线。心导管可从右心室进入主动脉。右心室收缩压可与主动脉收缩压相等	右心室造影显示流出道狭窄、主动脉与肺动脉同时显影，可见肺动脉瓣膜狭窄或其瓣膜狭窄	多在20岁前死亡	直视下治疗（修补室间隔缺损、切开狭窄的肺动脉口）。婴儿期可先做增加肺动脉血流供应的分流手术（主动脉或锁骨下动脉或上腔静脉与肺动脉吻合）

续表

诊断	病理解剖	病理生理	主要症状	主要体征	X线/MRI	ECG/UCG	心导管检查	心血管造影	预后	手术治疗
诊断三 法洛四联症	肺动脉口狭窄，房间隔缺损（或卵圆孔开放），右心室肥厚	右心室血液排入肺动脉有困难，右心室压增高，右心房压增高，右心室肥高，右心房血经房间隔缺损或开放的卵圆孔流入左心房	发绀出现晚，在儿童期甚至成年才出现。通常患儿发育差，急、乏力，头晕、胸痛、晕厥等症状，偶有下蹲习惯。可出现右心衰竭，可并发感染性心内膜炎、脑脓肿、肺部感染	胸骨左缘第2肋间有极响的喷射性收缩期杂音，常伴有震颤，杵状指（趾）	肺血流减少，肺动脉段突出，右心室、右心房肥大	心电图示右心室肥大伴心室肥大。右心房肥大。UCG示肺动脉瓣病变，肺动脉干扩大。房间隔有回声缺损。多普勒超声可见右心房至左心房的分流	在心房水平有右至左分流，右心室与肺动脉压力差，无漏斗部狭窄型曲线。心导管可从右心房进入右心室。右心室收缩压、不等于周围动脉收缩压	右心室造影显示肺动脉瓣狭窄，右心房造影示左心房同时显影	易发生右心衰竭而死亡	直视下治疗（切开狭窄的肺动脉口，修补或不修补房间隔）

续表

诊断	病理解剖	病理生理	主要症状	主要体征	X线/MRI	ECG/UCG	心导管检查	心血管造影	预后	手术治疗
艾森门格综合征	室间隔缺损，房间隔缺损或动脉导管未闭，伴有显著肺动脉高压，右心室肥厚	肺动脉高压，右心室压增高，房压增高，原来的左至右分流转为右至左分流	发绀出现较晚，一般在6～12岁后，其中室间隔缺损型较早，房间隔缺损型较晚（可在20岁以后），动脉导管未闭型发绀以下半身明显，有气急、乏力、头晕，后期发生右心衰竭	原左至右分流的杂音消失，肺动脉瓣区有喷射性收缩期杂音及收缩早期喀喇音，第二心音亢进，三尖瓣区可有收缩期及舒张期反流性杂音，杵状指（趾）较轻	肺血流少，肺门血管影粗大，肺动脉段突出，右心室、右心房大。MRI显示缺损及增厚的右心室壁	心电图示右心室肥厚伴劳损，右心房肥大。超声心动图示右心室或右心房大，室间隔或房间隔缺损，导管未闭。多普勒超声显示右至左分流	肺动脉，右心室和右心房高压，在右心室、房水平有右至左或左至右双向分流，心导管可从该部位进入心脏	一般不施行。右心或肺动脉造影显示相应的左侧心腔	易发生心力衰竭而死亡	肺动脉压已显著高于体动脉压者不宜手术。动脉导管未闭型患者可以试行切断缝合，以观察肺动脉压，如下降可行术式封堵术

续表

诊断	病理解剖	病理生理	主要症状	主要体征	X线/MRI	ECG/UCG	心导管检查	心血管造影	预后	手术治疗
三尖瓣下移畸形	三尖瓣的后瓣叶和隔瓣叶下移至右心室，部分右心室至右心房化，右心房增大，右心室缩小。常有房间隔缺损	右心房压高，右心房血经房间隔缺损流入左心房	发绀约出现在80%的患者中，约20%的患者有心悸、快速型心律失常。患者有气急、乏力、头晕、右心衰竭，可并现，发绀部感染	三尖瓣区有收缩期杂音、舒张期隆隆样杂音，第一、二心音分裂，有奔马律或四音律。患者发绀，有杵状指（趾）	肺血流正常或减少，右心房显著增大，心影增大如球形，搏动弱。横截面磁共振显像示巨大的右心房和下移的三尖瓣	心电图示右心房肥厚，完全性或不完全性右束支传导阻滞，胸前联R波低，25%的患者有B型预激综合征。UCG示三尖瓣前叶大且动作异常，后瓣叶和隔瓣叶下移，右心房加上心房化的右心室，心腔大，室间隔动作异常	右心房腔大且压力增高，可在心房水平有右至左分流。心导管可从右心房进入右心室。左心房化的右心室内的压力曲线类似心房，但腔内心电图类似心室	右心房造影显示巨大的心房和异常位置的三尖瓣，左心房可同时显影	约70%的患者在20岁前死亡	上腔静脉与右肺动脉吻合术，三尖瓣修补术或人工瓣膜置换术

续表

诊断	病理解剖	病理生理	主要症状	主要体征	X线/MRI	ECG/UCG	心导管检查	心血管造影	预后	手术治疗
肺动静脉内瘘	肺动脉和肺静脉直接交通，血管曲张或畸形成海绵状血管瘤	肺动脉血不经过肺泡的氧合而直接分流入肺静脉	右至左分流量少者可无症状，分流量大者有发绀、气促、胸痛、咯血、头晕、晕厥、抽搐	动静脉瘘所在部位的胸部有连续性杂音。多有杵状指（趾）。皮肤、黏膜可有血管瘤	肺有单个或多个分叶结节状搏动性阴影与肺血管影相接，可有左心室增大	心电图无变化或左心室肥厚	动脉血氧饱和度低	肺动脉造影显示动静脉内瘘	视病变多少及严重程度而定	肺叶或肺段切除术，可考虑用心导管将海绵状塑料基置入以闭塞瘘管

（诸　波）

患病率仍呈升高趋势。

【发病有关的因素与发病机制】

原发性高血压的主要危险因素有：遗传因素、环境因素（包括高盐、高蛋白、高脂饮食，低钾膳食等）、精神压力过大、吸烟、肥胖、药物等因素。其中，高钠低钾膳食、吸烟、社会心理因素、超重和肥胖、过量饮酒及高龄是我国人群重要的高血压危险因素。原发性高血压属多因素疾病，是遗传因素与环境因素等交互作用的结果。目前认为原发性高血压的发病机制包括以下几个方面：血流动力学因素、神经体液机制、氧化应激等。

【诊断要点】

1．高血压的临床评价

（1）病史：全面了解病史，包括家族史、病程、既往史、生活方式评估、心理社会支持情况等。

（2）血压测定：诊室血压依然是目前诊断高血压、高血压分级及观察降压疗效的标准和主要依据。目前主要以经核准的电子血压计测量的诊室血压作为高血压诊断的标准方法。对于成人，在未服抗高血压药物的情况下，非同日测量 3 次血压值收缩压均 ≥ 140 mmHg 和（或）舒张压均 ≥ 90 mmHg 即诊断为高血压；也可参考家庭连续 7 日自测血压收缩压 ≥ 135 mmHg 和（或）舒张压 ≥ 85 mmHg。若采用 24 小时动态血压监测，日间血压平均收缩压 ≥ 135 mmHg 和（或）平均舒张压 ≥ 85 mmHg，夜间血压平均收缩压 ≥ 120 mmHg 和（或）平均舒张压 ≥ 70 mmHg，全天血压平均收缩压 ≥ 130 mmHg 和（或）平均舒张压 ≥ 80 mmHg。对既往有高血压史而正使用药物控制血压正常者，也应诊断为高血压。

2．症状　半数患者无明显症状，有症状者常见症状有头晕、头痛、耳鸣、眼花、失眠等，后期可有呼吸困难、夜尿增多等表现。

3．体征　早期缺乏阳性体征。后期可有心界向左下扩大，A_2 亢进或呈金属音，主动脉瓣区收缩早期喷射音等，在存在心衰、肾衰竭及脑血管意外时可有相应体征。

4．并发症

（1）心脏并发症：左心室肥厚、心绞痛、心肌梗死、心力衰竭和冠心病等。

（2）脑部并发症：包括脑出血、脑血栓形成、腔隙性脑梗死、短暂性脑缺血发作。

（3）高血压性肾损害。

（4）大、小动脉并发症：动脉硬化、主动脉夹层。

5．辅助检查

（1）基本项目：血生化（钾、空腹血糖、总胆固醇、甘油三酯、高密度脂蛋白胆固醇、低密度脂蛋白胆固醇、尿酸、肌酐等），全血细胞计数、血红蛋白和血细胞比容，尿液分析（尿蛋白、尿糖和尿沉渣镜检），心电图。

（2）推荐项目：24小时动态血压监测、超声心动图、颈动脉超声、餐后2小时血糖测量、血同型半胱氨酸水平、尿白蛋白定量、尿蛋白定量、眼底检查、胸部X线片检查、脉搏波传导速度以及踝臂指数等。

（3）选择项目：对怀疑为继发性高血压的患者，根据需要可以分别选择以下检查项目。测定血浆肾素活性、血和尿醛固酮水平、血和尿皮质醇水平、血清游离甲氧基肾上腺素及甲氧基去甲肾上腺素水平、血和尿儿茶酚胺水平，动脉造影、肾和肾上腺超声、CT或MRI、睡眠呼吸监测等。对有并发症的高血压患者，进行相应的脑功能、心功能和肾功能检查。

6．高血压的分类见表8-5。

表8-5　血压水平的分类

类别	收缩压（mmHg）		舒张压（mmHg）
正常血压	＜120	和	＜80
正常血压高值	120～139	和（或）	80～89
高血压	≥140	和（或）	≥90
1级高血压（轻度）	140～159	和（或）	90～99
2级高血压（中度）	160～179	和（或）	100～109
3级高血压（重度）	≥180	和（或）	≥110
单纯收缩期高血压	≥140	和	＜90

2017年美国心脏病学等提出新的高血压诊断标准（≥130/80 mmHg）和治疗目标（＜130/80 mmHg），这对高血压"早防早治"具有积极意义。我国也应该积累更多研究证据，进一步确定我国的诊断标准和治疗目标值。

7．高血压的危险分层　高血压对人体所造成的危害不仅取决于血压水平，还取决于相关危险因素的情况和心、脑、肾等靶器官损害程度，以及共病的情况（包括冠心病、糖尿病、周围血管病等），全面参考上述各方面的因素后可将高血压患者的心血管危险性分为低危、中危、高危、很高危 4 个等级，代表患者 10 年间发生心血管事件（CVD）的危险度分别为 < 15%、15% ~ 20%、20% ~ 25%、> 30%。高血压的危险分层有助于判断预后和指导治疗。

　　用于危险分层的具体危险因素有：①收缩压和舒张压的水平。1 级：收缩压 140 ~ 159 mmHg，舒张压 90 ~ 99 mmHg。2 级：收缩压 160 ~ 179 mmHg，舒张压 100 ~ 109 mmHg。3 级：收缩压 ≥ 180 mmHg，舒张压 ≥ 110 mmHg。②男性 55 岁以上，女性 65 岁以上。③吸烟。④总胆固醇 > 5.72 mmol/L。⑤糖尿病。⑥早发的心血管疾病家族史（发病年龄男性小于 55 岁，女性小于 65 岁）。

　　可能损伤的靶器官包括：①心脏：左心室肥厚是心血管事件独立的危险因素，常通过心电图、超声心动图评估。②肾：肾损害主要表现为血清肌酐升高、估计的肾小球滤过率（EGFR）降低、尿白蛋白排出量增加。微量白蛋白尿是心血管事件的独立预测因素。③大血管：颈动脉内膜中层厚度（IMT）可预测心血管事件。④眼底：视网膜动脉病变可反映小血管病变情况，需常规进行眼底镜检查。⑤脑：头颅 MRA 或 CTA 有助于发现脑腔隙性病灶、无症状性脑血管病变及脑白质损害，但不推荐用于靶器官损害的临床筛查。

　　高血压患者患心血管疾病的危险水平分级见表 8-6。

表8-6　高血压患者心血管危险水平分级

危险因素和病史	1 级高血压	2 级高血压	3 级高血压
无	低危	中危	高危
1 ~ 2 个其他危险因素	中危	中 / 高危	很高危
≥ 3 个其他危险因素或靶器官损伤	高危	高危	很高危
临床并发症或合并糖尿病	很高危	很高危	很高危

　　对原发性高血压的诊断性评估要求达到 3 个目的：①确立高血压诊断，确定血压水平分级；②判断高血压的原因，区分原发性高血压和继发性高血压；③寻找其他心脑血管危险因素、靶器官损害以及相关临床情况，从

而做出高血压病因的鉴别诊断、评估患者的心脑血管疾病风险程度，以指导诊断与治疗。

8．特殊类型高血压　包括老年高血压、儿童青少年高血压、妊娠高血压、难治性高血压、容量超负荷导致的高血压、胰岛素抵抗导致的高血压、继发性高血压。

【治疗】

1．治疗原则与策略　由于原发性高血压迄今尚无根治方法，故治疗必须坚持早期和长期的原则。高血压治疗的根本目标是降低发生心脑肾及血管并发症和死亡的总危险。降压治疗的获益主要来自血压降低本身。在条件允许的情况下，应采取强化降压的治疗策略，以取得最大的心血管获益。我国高血压一直存在着发病率、病残率、病死率高，以及知晓率、治疗率、控制率低的"三高三低"特点，故应积极强化全民的健康意识和高血压的预防知识、提高患者对治疗的依从性，从而降低发生心、脑、肾及血管并发症和死亡的总风险。

降压药物治疗的时机取决于包括血压在内的总体心血管风险评估水平。对于高血压患者，除血压水平 ≥ 160/100 mmHg 和血压水平 ≥ 130/85 mmHg 且心血管风险为高危和很高危两种类型的患者应立即开始降压药治疗外，其他低中危患者，可以先改善生活方式 4 ~ 12 周并监测血压。若血压控制不佳，就应尽早开始降压药物治疗。需要注意的是，血压水平在 130 ~ 139/85 ~ 89 mmHg 的低中危患者建议继续进行生活方式干预，而不是药物治疗。

除高血压急症和亚急症外，对于大多数高血压患者而言，应根据病情，在 4 周内或 12 周内将血压逐渐降至目标水平。降压治疗同时兼顾其他心血管危险因素控制，降压治疗方案除了有效控制血压，还应兼顾对血糖、血脂、尿酸和同型半胱氨酸等多重因素的控制。

2．治疗方法

（1）治疗性生活方式干预：这是所有高血压患者的基础治疗并需要贯穿高血压患者的治疗全程，主要是改变各种可逆转的致高血压危险因素，包括以下 7 个方面：①减少钠盐摄入（＜ 6 g/ 天）；②合理膳食，平衡膳食；③控制体重（高血压患者理想 BMI：18.5 ~ 24 kg/m^2）；④戒烟；⑤限制饮酒；⑥增加中等强度运动；⑦减轻精神压力。

（2）降压药物治疗：降压药物选择应用的基本原则包括控制起始剂

量、长效降压、联合治疗、个体化治疗、评估药物经济学 5 个方面。抗高血压药物主要有六大类：① 利尿剂：包括噻嗪类利尿剂和醛固酮受体拮抗剂，噻嗪类利尿剂会增加钾的排出，醛固酮受体拮抗剂具有保钾作用。噻嗪类利尿剂包括氢氯噻嗪 12.5 ~ 25 mg、一日一次或吲哒帕胺 1.25 ~ 2.5 mg、一日一次。醛固酮受体拮抗剂包括螺内酯、依普利酮。② β- 受体阻滞剂，如美托洛 25 ~ 50 mg、一日两次或比索洛尔 2.5 ~ 5 mg、每日一次；③钙通道阻断药（CCB），如硝苯地平控释片 30 mg、一日一次、氨氯地平 5 ~ 10 mg、一日一次或非洛地平 5 ~ 10 mg、一日一次；④血管紧张素转换酶抑制剂（ACEI），如卡托普利 12.5 ~ 37.5 mg、一日两次或贝那普利 10 mg、一日一次；⑤血管紧张素 Ⅱ 受体阻断剂（ARB），如厄贝沙坦 150 mg、一日一次或缬沙坦 80 mg、一日一次。⑥ 血管紧张素受体脑啡肽酶抑制剂（ARNI）：作为一种新纳入高血压一线治疗的常用药物，ARNI 的常见用药包括沙库巴曲缬沙坦 100 mg、12 小时一次。除了上述常用的 6 大类降压药物，还有 α- 受体阻滞剂等非一线类药物可用于临床。

降压治疗的益处主要通过长期控制血压达到的，所有高血压患者需要长期降压治疗，尤其是高危和很高危患者。建议一般高血压患者在每日早晨给药 1 次即能使降压谷峰比值 > 50% 的长效降压药物。为更有效干预多重血压维持机制，防止单一药物降压时触发的代偿反应，同时也为中和不同种类降压药引起的不良反应，目前主张联合药物治疗。

合理的降压药联合方案包括：①主要推荐应用的优化联合治疗方案：二氢吡啶类钙通道阻断药 +ACEI/ARB，噻嗪类利尿剂 +ACEI/ARB，噻嗪类利尿剂 + 二氢吡啶类钙通道阻断药，β- 受体阻滞剂 + 二氢吡啶类钙通道阻断药。②次要推荐的联合治疗方案：β- 受体阻滞药 + 利尿剂，β- 受体阻滞药 +α- 受体阻滞药，二氢吡啶类钙通道阻断药 + 保钾利尿剂，保钾利尿剂 + 噻嗪利尿剂。③不常规推荐但必要时可慎用的联合治疗方案：ACEI/ARB+β- 受体阻滞剂，ACEI+ARB，中枢作用药 +β- 受体阻滞剂。④ 3 种药物合用：在上述各两种药物联合方式中加上另一种降压药物，其中二氢吡啶类钙通道阻断药 +ACEI/ARB+ 噻嗪类利尿剂组成的联合方案最常用。⑤ 4 种药物合用：主要用于难治性高血压患者，可在上述三联药物的基础上加上第四种药物，包括 β- 受体阻滞剂、醛固酮受体拮抗剂、氨苯蝶啶、可乐定或 α- 受体阻滞剂等。

此外，将以上 6 种降压药按固定配方制成的单片复方制剂（SPC）也在广泛使用。传统的 SPC 包括复方利血平氨苯蝶啶片等，亦可作为高血压患者基础用药的选择。新型的 SPC 主要包括噻嗪类利尿剂 +ACEI/ARB、二氢吡啶类钙拮抗剂 +ACEI/ARB、β- 受体阻滞剂 + 二氢吡啶类钙通道阻断药、保钾利尿剂 + 噻嗪利尿剂等。

临床上若遇到高血压危象、高血压脑病等高血压急症时，可选用硝普钠、硝酸甘油、乌拉地尔等药物稀释后经静脉持续泵入，既能迅速降压，又便于及时准确调控所需的血压水平。其降压原则为：初始阶段（1 小时内）血压控制目标为平均动脉压（MAP）的降低幅度不超过治疗前水平的 25%。在随后的 2—6 小时血压降至安全水平，一般为 160/100 mmHg 左右，但需根据不同疾病的降压目标进行调整。病情稳定后，24 ～ 48 小时血压逐渐降至正常水平。

（3）器械治疗：在排除继发病因后，药物难以控制血压的心血管高风险患者以及药物依从性差的患者可以选择经肾动脉去肾交感神经（RDN）治疗，RDN 作为一种较新的高血压治疗方式，主要是使用经导管的射频能量和超声能量，以及局部酒精注射破坏肾交感传入和传出神经，减弱肾和全身交感神经活动，从而降低血压。

3. 降压目标　治疗高血压的主要目的是降低病残和死亡的总风险。一般而言，原则上都要求高血压患者血压均降至 140/90 mmHg 以下。特殊高血压人群的降压目标是：老年患者：对于 65 ～ 79 岁的老年人高血压患者的血压控制目标为 < 140/90 mmHg，若可耐受可降至 130/80 mmHg；80 岁以上降压目标为 < 150/90 mmHg；对老年单纯收缩期高血压者将收缩压控制在 150 mmHg 以下即可。高血压伴合并症患者：对于高血压合并冠心病患者，推荐降压目标为 < 140/90 mmHg，如能耐受可降至 130/80 mmHg，不推荐舒张压低于 60 mmHg。对高血压合并心力衰竭患者，推荐降压目标为 < 130/80 mmHg；高血压合并糖尿病应将血压控制在 < 130/80 mmHg；高血压合并脑卒中、认知功能障碍以及肾疾病的患者，应将血压降至 < 140/90 mmHg，如可耐受可降至 < 130/800 mmHg。除高血压急症和亚急症外，对大多数高血压患者而言，应根据病情，在 4 周内或 12 周内将血压逐渐降至目标水平。年轻或病程较短患者，可较快达标。老年人、或病程长或者已有靶器官损害或者并发症患者，降压速度宜适度缓慢。

附录 8-1　继发性高血压

继发性高血压的排查需要结合病史、体格检查、家族史和基本的实验室检查。新诊断高血压患者应该进行基本的继发性高血压筛查；难以控制的高血压或难治性高血压患者，应该考虑到继发性高血压的可能性。许多研究显示阻塞性睡眠呼吸暂停综合征、原发性醛固酮增多症、肾实质性高血压及肾血管病是较为常见的导致继发性高血压的原因。

常见继发性高血压的原因有

1．肾疾病

（1）肾实质病变：包括肾小球肾炎、肾盂肾炎、先天性多囊肾、继发于糖尿病及结缔组织疾病的肾病变等。其共同特点是血压升高常伴反复水肿、贫血、尿常规明显异常、血清肌酐和尿素氮升高。临床上有时对肾实质病变继发高血压与高血压病伴肾功损害难以区别。

（2）肾血管狭窄：包括肾动脉粥样硬化、先天性肾动脉纤维肌性发育不良及多发性大动脉炎累及肾动脉等，可为单侧或双侧性。临床常表现为迅速进展的顽固性高血压，反复出现一过性肺水肿是其较为特征性的表现，约半数可在上腹部或肋脊角闻及血管杂音。选择性肾动脉造影是最好的确诊方法。

2．内分泌疾病

（1）原发性醛固酮增多症：系肾上腺皮质增生或肿瘤分泌过多的醛固酮所致，以高血压伴顽固性低钾血症表现为特点，但半数以上患者的低钾血症表现并不明显。螺内酯试验阳性有诊断价值，超声、CT 等可做定位诊断。

（2）嗜铬细胞瘤：系肾上腺髓质或交感神经节内嗜铬细胞瘤分泌过多儿茶酚胺所致。以发作性血压增高伴心动过速、头痛、苍白、出汗等症状为特点。血压增高时测血中儿茶酚胺及其在尿中的代谢产物明显升高可以确诊，酚妥拉明试验阳性可协助诊断。超声、核素显像、CT 等可做定位诊断。

3．大血管病变

（1）主动脉缩窄：多为先天性血管畸形，以上肢血压升高，下肢血压低于上肢血压为特点，可在胸骨旁及肩胛间区闻及血管杂音，主动脉造影可确定诊断。

（2）多发性大动脉炎：多见于年轻女性，病程短，进展快。以大血管走行部位闻及血管杂音、四肢脉搏及血压不对称为临床特点。血管造影可确定诊断。

4. 颅脑病变　有颅内高压及中枢神经病变定位体征等表现，CT 对诊断价值大。

5. 阻塞性睡眠呼吸暂停综合征。对于肥胖（BMI > 28 kg/m²）、鼻咽及颌面部解剖结构异常、睡眠过程中打鼾、晨起高血压或"非杓型"或"反杓型"改变的高血压、夜间反复发作难以控制的心绞痛、夜间难以纠正的心律失常、难治性充血性心力衰竭、难治性糖尿病及胰岛素抵抗、不明原因的肺动脉高压、不明原因的夜间憋醒或夜间发作性疾病等情况的高血压患者，均应该及时筛查阻塞性睡眠呼吸暂停综合征。

6. 妊娠高血压综合征　其特点是孕晚期 3～4 个月出现高血压，伴水肿和蛋白尿，而妊娠前或早期及分娩后血压均正常。

继发性高血压患者的治疗重点是明确原发疾病，并尝试通过治疗原发疾病而彻底治愈高血压。若原发疾病难以根除，则用降压药物姑息控制血压。

（李　乐）

第七节　冠状动脉粥样硬化性心脏病

冠状动脉粥样硬化性心脏病（coronary atherosclerotic heart disease, CAD）是指冠状动脉（冠脉）发生粥样硬化引起管腔狭窄或闭塞，导致心肌缺血、缺氧或坏死而引起的心脏病，简称冠心病（coronary heart disease, CHD），也称缺血性心脏病（ischemic heart disease）。

【致病危险因素】

迄今，纳入研究的冠心病危险因素多达上百种。其中，糖尿病、吸烟、高血压和脂代谢紊乱是公认的主要独立危险因素，其他危险因素包括肥胖、老龄（男性 40 岁以上，女性绝经后）、体力活动缺乏、有早发冠心病家族史等。种族、心理、社会因素对冠心病发生、发展也有影响。

【诊断要点】

（一）冠心病的分型与临床表现

世界卫生组织将之分为 5 型：①隐匿性或无症状型冠心病；②心绞痛；③心肌梗死；④缺血性心肌病；⑤猝死。近年来，学界趋向于根据发病特点和治疗原则不同将其分为两大类：①慢性冠脉疾病，也称慢性心肌缺血综合征；②急性冠状动脉综合征。前者的病理学基础是冠脉斑块稳定，后者则是冠脉斑块不稳定。这种不稳定斑块的特点为脂质含量多（脂质池占斑块总体积多在40%以上）、纤维帽薄、炎症细胞（巨噬细胞）浸润明显。不稳定斑块易于破裂，导致局部出血/血栓形成，致使管腔快速阻塞。

冠心病的临床表现多样，包括缺血性胸痛、心律失常、心功能不全、猝死等。其中，典型心绞痛是具有临床诊断价值的特征性表现：①诱因，劳累、激动、紧张、饱食、寒冷等。②性质，压榨性窒息、烧灼样窒息、憋闷或紧握性疼痛。③部位，胸骨中上段后方或左上胸，约手掌大小范围；疼痛可向颈部、左肩、左臂放射。④持续时间，多为3～5分钟，一般不少于1分钟，也不超过15分钟。⑤缓解方法，休息或含服硝酸甘油等药物后30秒至数分钟内缓解。相比于心绞痛，心肌梗死所致的胸痛则更加剧烈而持久，且休息或用硝酸甘油均不能缓解，常伴低热、白细胞升高、恶心、呕吐等全身反应，易并发心律失常、心力衰竭或休克。心律失常、心力衰竭等均为非特异性表现，不能以此做出冠心病的诊断，必须借助下述辅助检查，获取心肌缺血和冠脉病变的证据。

（二）辅助检查

1. 无创性检查

（1）心电图（ECG）：方便、廉价，临床应用最广。静息 ECG 阳性率低。采用相对安全的亚极量运动试验，可使 ECG 检测冠心病的灵敏度达68%，特异度达77%。不能做运动试验者可使用双嘧达莫试验，后者检测冠心病的灵敏度仅约30%，但特异度高达90%。心绞痛多为内膜下心肌缺血，ECG 变化特征是区域分布的导联上出现可逆性 ST 段水平型/下斜型压低 ≥ 0.1 mV，可伴有 T 波倒置。急性心肌梗死多为透壁性心肌缺血和坏死，相应导联 ECG 可依次出现 T 波高耸→ST 段弓背向上抬高并与 T 波连成单向曲线→Q 波形成→ST 段恢复并 T 波倒置→T 波恢复而 Q 波可永久存留等一系列演进性变化，持续达数小时至数天之久。

依据上述心肌缺血或心肌梗死的 ECG 变化在体表导联上的分布情况，可大致推断受累心肌的部位：V_1—V_3 为前间壁，V_1—V_5 为广泛前壁，V_5—V_6 为前侧壁，V_7—V_9 为后壁，Ⅰ、aVL 为高侧壁，Ⅱ、Ⅲ、aVF 为下壁，V_{3R}—V_{4R} 为右心室。

（2）多层螺旋 CT 血管成像（CTA）：能显示血管壁斑块性质及分布范围，但不易准确判断管腔狭窄程度。CTA 有很高的阴性预测价值，适用于冠心病的排除诊断，若未见狭窄病变，一般可不进行有创检查。

（3）心肌核素显像及负荷试验：常用的是单光子发射计算机断层成像（SPECT）及正电子发射断层显像（PET），多用 ^{99m}Tc 作为心肌灌注显像材料，用 ^{18}F 脱氧葡萄糖作为心肌代谢显像材料。出现可逆性心肌灌注缺损提示心肌局部缺血，出现不可逆性心肌灌注缺损提示心肌坏死。心肌核素显像结合运动或某些药物（腺苷、双嘧达莫、多巴酚丁胺等）可提高其在冠心病中的诊断价值。

（4）超声心动图（UCG）：节段性室壁运动障碍及室壁瘤是超声诊断冠心病的 2 个主要征象。结合运动或药物（多巴酚丁胺、双嘧达莫等）激发心肌缺血，可提高超声心动图在冠心病中的诊断价值。超声心动图还有助于发现其他需与冠脉狭窄导致的心绞痛相鉴别的疾病，如梗阻性肥厚型心肌病、主动脉瓣狭窄等。

（5）动态心电图（DCG）：为非标准体表导联心电图，故有失真和伪差。DCG 检测心肌缺血灵敏度较高，但特异度不高，常有假阳性，故用 DCG 判断心肌缺血需慎重。胸痛发作时相应时间的缺血性 ST-T 改变有助于确定心绞痛诊断，也可检出无痛性心肌缺血。

2．介入检查

（1）选择性冠状动脉造影（CAG）：经股动脉或桡动脉送入导管至冠脉口，注入造影剂。在数字减影血管造影（DSA）下显示冠状动脉管腔的全貌，能准确判明冠状动脉病变的部位、范围及狭窄程度，为诊断冠心病的"金标准"。当冠脉直径狭窄 ≥ 50% 即可诊断冠心病。CAG 的局限性在于只能显示血管腔，不能显示血管壁斑块的结构及性质。

（2）冠脉内超声检查（IVUS）及光学相干断层成像（OCT）：均通过导管技术将微型化探头送入冠脉内，360°显示血管的横切面，能准确测量管腔面积、清楚识别斑块的特征，它不仅用于诊断冠心病，目前主要用于指导介入治疗。

3．心肌损伤标志物测定　心肌损伤标志物是心肌细胞特有的一些酶或蛋白质成分，血清中这些标志物浓度升高是心肌坏死的证据。目前临床广泛应用的有以下 3 种：

（1）心肌肌钙蛋白（cTnT/cTnI）：心肌梗死 3 小时后明显升高，因其分子量大，从肾排出缓慢，可在血中存留最多 14 日。较正常升高 3 倍以上对诊断急性心肌梗死的灵敏度和特异度均很高。cTnT/cTnI 绝对值有助于估计心肌梗死的范围。若患者胸痛后 4～6 小时 cTnT/cTnI 仍为阴性，可排除急性心肌梗死。

（2）肌酸磷酸激酶的心肌同工酶（CK-MB）：心肌梗死 4 小时后明显升高，16～24 小时达高峰，3～4 日恢复正常。诊断急性心肌梗死的灵敏度为 92%，特异度为 98%。CK-MB 峰值前移至 14 小时内提示再灌注成功，出现双峰则是心肌再梗死的证据。

（3）肌红蛋白（MG）：MG 可来自心肌，也可来自骨骼肌，因此特异性不高；但心肌损伤后 1～2 小时即可出现于血清中，4～6 小时达高峰，不到 1 日即恢复正常。因此，MG 主要用于早期诊断或排除急性心肌梗死。若胸痛后 2 小时 MG 还未成倍升高可除外心肌梗死。

【鉴别诊断】

1．需与心绞痛鉴别的疾病

（1）胸壁组织病变：包括带状疱疹、肋软骨炎、肋间神经炎、胸膜炎等，其共同的特点是胸痛较锐利而持久，定位准确，咳嗽、深呼吸或大幅扩胸时疼痛明显加重，常伴局部压痛。没有心肌缺血的心电图改变。

（2）上消化道疾病：包括食管疾病（反流性食管炎、食管痉挛、食管贲门失弛缓症）、胃十二指肠疾病（炎症、溃疡、肿瘤等）及胆道疾病等。它们引起的疼痛多呈痉挛性，较持久，与饮食有关而与运动关系不大，常有上腹压痛及反酸、呃逆等上消化道症状，胃镜检查对诊断这类疾病很有价值。

（3）神经官能症：青、中年女性多见。其胸痛多位于左乳房下或心尖区，经常变动，持续数秒或长达数小时。胸痛多在疲乏或情绪波动时出现，活动时反而减轻，常伴其他神经质表现。

2．需与急性心肌梗死鉴别的疾病

（1）急性心包炎：有较剧烈而持久的心前区疼痛，深呼吸和咳嗽时疼痛加重，早期易闻及心包摩擦音。心电图广泛导联上（无区域特征）出现 ST 段弓背向下抬高，T 波倒置，但无 Q 波。

（2）急腹症：包括急性胰腺炎、消化性溃疡穿孔、急性胆囊炎等，均表现为上腹部剧痛，伴腹部压痛、反跳痛及肌紧张。心电图和心肌标志物检查可资鉴别。

（3）主动脉夹层：突发撕裂样胸痛，常放射到背及腰腹部，可伴主动脉瓣关闭不全的杂音，肢体间脉搏及血压有明显差异。超声心动图及磁共振显像可助诊断。

（4）急性肺动脉栓塞：胸痛常伴有咯血及呼吸困难、发绀、休克等，

可出现 P_2 亢进及急性右心衰竭表现。心电图呈 S I T Ⅲ Q Ⅲ 改变（Ⅰ导联 S 波加深，Ⅲ导联 Q 波明显、T 波倒置）。肺血管 CTA 可资鉴别。

【治疗】

对所有的冠心病患者，首先都应积极祛除一切可逆的危险因素，包括严格控制高血压、糖尿病、脂代谢紊乱、戒烟、减轻体重和增加运动量等；与此同时，稳定斑块、缓解心肌缺血、预防心肌梗死等主要心血管事件，改善患者预后。

（一）慢性稳定性冠状动脉疾病（SCAD）的治疗

1. 缓解心绞痛症状　即刻缓解心绞痛的方法是休息，舌下含服硝酸甘油 0.3 ~ 0.6 mg、硝酸异山梨酯 5 ~ 10 mg，或速效救心丸 / 复方丹参滴丸 5 ~ 10 粒，通常 1 ~ 3 分钟见效。预防心绞痛发作的方法是避免各种已知诱发心绞痛的因素，同时使用下述药物。

（1）长效硝酸盐制剂：主要使用单硝酸异山梨酯（依姆多、鲁南欣康）。硝酸盐通过提供外源性 NO，扩张体循环静脉与动脉，从而降低心脏前后负荷，既减少心肌耗氧量，也增加心肌供血。但长期使用硝酸盐的最大局限性是耐药问题，而防止耐药的最佳方法是采用"偏心给药法"，即药物在一天中胸痛好发时段内使用，胸痛少发的时段留出 8 ~ 12 小时的药物空白期。若有需要，空白期内可补充应用 β- 受体阻滞剂或某些有效的中成药。

（2）β- 受体阻滞剂：常用药物有比索洛尔、美托洛尔等。通过减慢心率、降低血压、抑制心肌收缩力而降低心肌耗氧量、减少心绞痛发作。如无禁忌，β- 受体阻滞剂应作为劳力性心绞痛的首选药物，该药使用过程中不可突然停药。

（3）钙通道阻断药：常用药物有地尔硫䓬、硝苯地平、非洛地平等。钙通道阻断药应作为由冠脉痉挛引发的变异型心绞痛的首选药物。

2. 稳定斑块　最重要的是应用他汀类药物（HMG-COA 还原酶抑制剂），包括阿托伐他汀、瑞舒伐他汀、氟伐他汀、洛伐他汀、辛伐他汀等。他汀类药物主要降低 LDL-C，也能降低甘油三酯并升高 HDL-C，同时还兼具改善内皮细胞功能、抗炎、抗氧化等多种作用，对稳定斑块很有帮助。冠心病患者的调脂治疗目标是使 LDL-C 降至 100 mg/dl 以下。需强化降脂者应使 LDL-C 降至 70 mg/dl 以下。此外，ACEI/ARB 类药物也有抑制冠状动脉粥样硬化进展的作用，尤其适用于冠心病合并高血压、心衰的患者，能减少心血管不良事件和死亡风险。

3．抗血小板治疗　抗血小板药物主要有三大类：环氧化酶抑制剂（阿司匹林）、P2Y12 受体拮抗药（氯吡格雷、普拉格雷、替格瑞洛）、血小板膜糖蛋白 Ⅱb/Ⅲa 受体拮抗药（替罗非班）。抗血小板治疗的主要目的是预防冠状动脉血栓形成与心梗。若无禁忌，冠心病患者应常规长期使用阿司匹林 75 ～ 100 mg/d 和（或）氯吡格雷 75 mg/d。

4．冠状动脉血运重建术　对已用最佳药物治疗（OMT）仍反复出现缺血性胸痛、心律失常、心功能不全等症状者，应积极行冠状动脉造影，对有严重血管狭窄（多指直径狭窄 > 70%）的患者，可采用经皮冠状动脉介入治疗（PCI）和（或）冠状动脉旁路移植术（CABG）进行冠状动脉血运重建，彻底改善心肌供血。其中 PCI 术包括一系列微创的心导管介入治疗技术，但主要是经皮冠状动脉球囊扩张术与支架植入术；CABG 则是通过心外科开胸术完成的冠脉旁路移植术。

（二）急性冠状动脉综合征（ACS）的治疗

首先，需根据 ECG 上 ST 段是否抬高及血清中肌钙蛋白是否升高对 ACS 做出正确分型（图 8-1），以确定恰当的治疗策略。

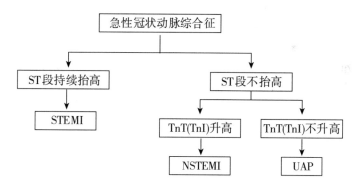

图 8-1　急性冠状动脉综合征的分型

注：UAP，不稳定型心绞痛；NSTEMI，非 ST 段抬高心肌梗死；
STEMI，ST 段抬高型心肌梗死。

1．不稳定型心绞痛（UAP）的治疗　治疗同稳定型心绞痛，但应更强调抗血小板治疗和强化降脂治疗，对药物难以控制的高危患者，如严重胸痛频繁出现、伴有心电不稳定和（或）血流动力学不稳定者，应在 24 小时内行冠状动脉造影和血运重建术。

2．非 ST 段抬高急性心肌梗死（NSTEMI）的治疗　这类患者冠状动脉内血栓主要为富含血小板的"白血栓"，因此临床治疗不宜溶栓而应抗栓，包括抗血小板和抗凝治疗。

（1）抗血小板治疗：阿司匹林首剂 300 mg 嚼服，之后 100 mg、一日一次；氯吡格雷首剂 300 ～ 600 mg 嚼服，之后 75 mg、一日一次。必要时还可短期加用替罗非班。

（2）抗凝治疗：低分子肝素具有抗血栓作用强、出血倾向小、无需监测活化部分凝血酶原激酶时间（APTT）、缺血事件反跳少等优点，应用方便且效果不低于普通肝素。常用依诺肝素（克塞）40 mg、皮下注射、12 小时一次。新近出现的凝血酶抑制剂比伐芦定（泰加宁）也是非常优秀的抗凝血药。

（3）稳定斑块、缓解心肌缺血，同稳定型心绞痛。

（4）血运重建：对胸痛持续存在和（或）心电不稳定、血流动力学不稳定者，应在 2 小时内行紧急冠脉造影和 PCI；病情较轻者也应在 24 ～ 72 小时内行冠脉造影和 PCI。

3．ST 段抬高急性心肌梗死（STEMI）的治疗　90% 以上的 STEMI 是因斑块破裂、局部血栓形成，导致持久的冠状动脉闭塞。因无足够的侧支循环建立，致使心肌灌注完全中断，从而出现透壁性心肌坏死。对此，应立即采取措施实现冠脉血流再通、挽救濒死心肌、缩小梗死范围，同时重视处理心律失常、泵衰竭等并发症，维护心电稳定和心功能稳定。

（1）监护和一般治疗：应入住 CCU 病房，持续吸氧，监护 ECG 和各项生命体征，给予安定镇静，吗啡镇痛，保持二便通畅。

（2）强化抗血小板、抗凝及降脂治疗，同 NSTEMI 治疗。

（3）再灌注心肌治疗。

1）溶栓治疗：主要适用于没有 PCI 条件的基层医院。

a．适应证：两个或两个以上相邻导联 ST 段抬高（胸导联抬高 ≥ 0.2 mV，肢导联抬高 ≥ 0.1 mV），起病时间 < 12 小时，年龄 < 75 岁，为最佳适应证。对年龄 ≥ 75 岁，发病 12 ～ 24 小时但仍有进行性胸痛和 ST 段抬高的患者，是否溶栓需权衡利弊。

b．禁忌证：近期（2 ～ 4 周）有活动性出血、创伤或心肺复苏史及外科大手术史，未控制的严重高血压 [收缩压 > 180 mmHg 和（或）舒张压 > 110 mmHg]、可疑主动脉夹层，妊娠，有出血倾向者。

c. 溶栓药物的选择及用法：溶栓药物可选尿激酶 150 万 U 加入 5% 葡萄糖溶液 100 ml，30 分钟内静脉滴注；或用重组组织型纤溶酶原激活物（rtPA）8 mg，静脉注射，继而 42 mg 于 90 分钟内静脉滴注。近年更多使用第三代溶栓剂如瑞替普酶等，它具有半衰期长、靶向作用强的特点，可一次静脉弹丸注射给药，溶栓更高效且出血并发症低。溶栓之后应使用肝素或低分子肝素抗凝治疗 3 ~ 7 日。

d. 临床评价溶栓再通的标准：溶栓开始后 2 小时内胸痛明显缓解，心电图抬高的 ST 段迅速下降 ≥ 50%，出现再灌注性心律失常，CK-MB 峰值前移至发病后 14 小时内。具备上述任意 2 条（1、3 条组合除外），即可判断为冠脉再通。其中，早期 ST 段回落是预测心肌再灌注最强有力的指标。

e. 溶栓治疗的局限性：适应证窄（仅约半数患者有溶栓指征），从用药到血管再通有较长时间延迟（＞ 45 分钟），出血并发症多（其中致死性出血性脑卒中发生率为 0.5%），血管开通率低（TIMI 3 级血流再通率仅为 30% ~ 60%），残余狭窄重，胸痛复发率和再发心梗率高。

2）急诊 PCI：是 STEMI 患者最重要的治疗措施，能显著降低患者死亡率。

a. 适应证：发病 12 小时内；发病在 12 ~ 48 小时，仍有缺血性胸痛症状及 ST 段持续抬高者；无论发病时间，并发心源性休克者。

b. 急诊 PCI 优点：适应证广而禁忌证少；闭塞血管开通率高达 95% 以上，TIMI 3 级血流再通率达 90% 以上；出血性脑卒中发生率低；再闭塞率低，缺血事件复发少。

c. 急诊 PCI 方法：直接 PCI，指患者首次到达的医院具有心导管室条件并即刻行急诊 PCI 术（要求从患者就诊到闭塞血管开通时间控制在 90 分钟内）；补救 PCI，指患者先接受溶栓治疗但未获血管再通，再行急诊 PCI 术（PCI 宜在溶栓药应用 3 小时后进行，以减少出血并发症）；转运 PCI，指患者从基层医院转到有心导管室条件的医院行急诊 PCI 术（若转运过程耗时 ＜ 2 小时，则转运 PCI 最终结果优于就地溶栓治疗，否则宜先就地溶栓再转院）。

d. 由于"时间就是心肌，时间就是生命"，急性心肌梗死的救治关键在于缩短发病到开通闭塞冠脉的时间（特别要争取在发病最初 2 小时的黄金时间内完成）。为此，以大医院为主体联合急救系统和基层医疗单位，共同组建胸痛中心，才能有效缩短从初诊到转运再到 PCI 的各个环节的时间，使患者获益最大化。

（4）心肌梗死相关并发症的治疗

1）心律失常：下壁心梗所致的缓慢型心律失常多为暂时性的，可先试用阿托品治疗，无效者需安装临时心脏起搏器，常在 1 周左右恢复。广泛性前壁心肌梗死并发二度 Ⅱ 型房室传导阻滞可应用异丙肾上腺素 1 mg、稀释后静脉泵入，维持心率在 60 ~ 80 次 / 分，但因恢复的可能性小，随后多需安装永久性心脏起搏器。

急性心肌梗死患者更多见的是各种快速型室性心律失常。室性期前收缩及室性心动过速大多可给予利多卡因 50 mg、静脉注射，继以 1 ~ 4 mg/min、静脉滴注来有效控制。其他可用的有效药物包括胺碘酮、β- 受体阻滞剂等。发生伴严重血流动力学紊乱的室性心动过速或心室颤动时，应紧急电复律。之后这类患者若存在室速或室颤复发倾向，尤其伴有左心室扩大及心功能不全时，应考虑安装 ICD 或 CRTD。

2）泵功能衰竭：大面积心肌梗死及梗死区室壁瘤形成是发生泵衰竭的主要原因。依病情轻重可依次表现为单纯肺淤血、急性肺水肿、心源性休克。争取早期完全血运重建，尽可能挽救濒死心肌是防治泵功能衰竭的根本方法。其他内科治疗包括常规的心衰治疗措施（心梗早期慎用洋地黄制剂，可代之以冻干重组脑钠肽 / 左西孟旦等），严重者还可短期辅以主动脉内球囊反搏（IABP）及体外膜式氧合（ECMO）。右心室梗死所致的休克应适当扩容治疗。

3）机械性并发症：包括乳头肌断裂、左心室游离壁破裂、室间隔穿孔及室壁瘤形成。除室间隔穿孔可经导管行介入封堵外，其余多需外科手术治疗，但游离壁破裂患者大多来不及抢救而死亡。

（钟　毅）

第八节　心脏瓣膜病

心脏瓣膜病（valvular heart disease）是由于炎症、黏液样变性、退行性改变、先天性畸形、缺血性坏死、创伤等原因引起的单个或多个瓣膜的狭窄和（或）关闭不全所致的心脏疾病。瓣膜的损害会导致不同程度的血流动力学改变，进而导致心脏结构改变及心功能失常，最终出现心力衰竭、心律失常等临床表现。病因中以风湿性炎症导致的风湿性心脏病（风心病）最常累及二尖瓣，约占70%；二尖瓣联合主动脉瓣病变者占20%～30%；老年退行性瓣膜病则以主动脉病变最为常见。

二尖瓣狭窄

【病因】

二尖瓣狭窄（mitral stenosis，MS）最常见的病因为风湿热，女性患者约占2/3，单纯二尖瓣狭窄约占25%，常同时合并二尖瓣关闭不全（约40%）及主动脉瓣病变。其他少见病因包括先天畸形、老年退行性变、结缔组织病等。

【诊断要点】

1．病史 不到半数患者有急性风湿热病史，但多数有反复发作的链球菌性扁桃体炎或咽峡炎史。

2．症状 正常二尖瓣口面积为 $4\sim6\ cm^2$。瓣口面积减少至 $1.5\sim2\ cm^2$ 时始出现跨瓣压差，为轻度狭窄；$1.0\sim1.5\ cm^2$ 为中度狭窄；$<1.0\ cm^2$ 为重度狭窄。当瓣口面积 $<1.5\ cm^2$ 时开始出现临床症状，表现为劳力性呼吸困难，随着病程进展可表现为静息性呼吸困难、夜间阵发性呼吸困难甚至端坐呼吸。可伴咳嗽、咯血及声嘶，最后出现腹胀、水肿等右心衰竭症状。部分患者还可出现血栓栓塞症状。

3．体征 最特征的体征是心尖区舒张中晚期隆隆样、递增型、局限杂音，左侧卧位时更明显，常伴舒张期震颤。若同时存在 S_1 亢进和开瓣音，提示瓣膜柔顺，活动度好。其他体征有二尖瓣面容（颧红、唇紫）、P_2 亢进与分裂、Graham-Steell 杂音（合并严重肺动脉高压时，引起相对性肺动脉瓣关闭不全所致）以及胸骨左缘第4、5肋间全收缩期吹风样杂音和右心衰竭体征。

4．辅助检查

（1）胸部 X 线片：心影呈梨形，亦称"二尖瓣型心"，或可有肺淤血，部分患者可见二尖瓣钙化影。

（2）心电图：常有二尖瓣型 P 波（P 波宽度 $>0.12\ s$），心房颤动等。

（3）超声心动图：是明确和量化诊断二尖瓣狭窄最可靠的无创性方法。M 型超声心动图可见二尖瓣前后叶同向运动，瓣膜活动曲线呈"城墙样"改变。二维超声见瓣叶增厚、活动度改变，瓣叶交界处粘连，瓣口面积缩小。多普勒超声可测二尖瓣口血流速度并计算瓣口面积与跨瓣压差。经食管超声可准确检出左心房内血栓的存在。此外，超声还能提供房室大小、心室功能、肺动脉压及其他心脏结构异常的信息。

【鉴别诊断】

主要应与可引起心尖区舒张期隆隆样杂音的其他疾病相鉴别：

1. 流经二尖瓣口的血流量增加　如严重二尖瓣反流、各种高动力性循环状态。

2. Austin-Flint 杂音　见于严重主动脉瓣关闭不全时。

3. 左心房黏液瘤　为随体位改变的舒张期杂音，杂音前或有肿瘤扑落音，超声心动图可检出。

【并发症】

主要有肺部感染、心房颤动、右心衰竭、急性肺水肿、血栓栓塞、感染性心内膜炎，其中肺部感染及心房颤动最为常见，也是促发心功能失代偿、症状恶化的重要原因。

【治疗】

1. 药物治疗

（1）风湿热急性期常用青霉素 40 ~ 60 万 U、肌内注射、每日 2 次，或苄星青霉素 120 万 U、肌内注射、每日一次，疗程 2 ~ 3 周。之后用苄星青霉素 120 万 U、每月 1 次，至少使用 5 年，防止风湿热复发。

（2）无临床症状者无需特殊处理。

（3）β- 受体阻滞剂和（或）洋地黄可控制房颤患者的心室率，首选静脉制剂控制快速心室率，出现血流动力学不稳定时可使用电复律。合并房颤时长期口服华法林，1.25 mg、每日一次起，使 INR 值保持在 2.0 ~ 3.0，预防血栓栓塞；出现咯血时应取坐位、镇静、静脉注射呋塞米降低肺静脉压；出现急性肺水肿时应控制心室率、利尿、应用硝酸酯类药物扩张静脉。

2. 介入治疗　对于有症状的单纯二尖瓣中重度狭窄、瓣膜弹性尚好、无左心房血栓者，可行经皮球囊二尖瓣成形术（PBMV）。

3. 外科治疗　对于瓣膜狭窄严重且不宜行介入治疗或合并明显二尖瓣关闭不全者，可行外科直视下的二尖瓣分离术或二尖瓣置换术。

（刘　星）

二尖瓣关闭不全

【病因】

二尖瓣结构（瓣叶、瓣环、腱索、乳头肌）和（或）左心室结构与功能的任何异常均可导致二尖瓣关闭不全（mitral incompetence，MI）。最主要病因为风湿热，其次为二尖瓣脱垂、乳头肌功能不全及腱索断裂、老年退行性瓣膜钙化、感染性心内膜炎、左心室扩大及功能异常等。二尖瓣关闭不全分急性与慢性两种类型。

【诊断要点】

急性 MI 与慢性 MI 的临床表现差异很大。

1. 症状

（1）急性损害时，严重急性 MI 时左心室常来不及代偿，可迅速引发急性左心衰竭，出现急性肺水肿或心源性休克。

（2）慢性 MI 时，左心室通过 Frank-Starling 机制代偿，可维持长时间无症状期。晚期失代偿后患者常出现疲乏无力、呼吸困难以及右心衰竭等症状。

2. 体征

（1）急性 MI 患者的心尖冲动为抬举样，心尖区可闻及超过 3/6 级收缩期粗糙的吹风样杂音，持续时间短。

（2）慢性 MI 患者的心界。左下扩大，S_1 减弱和出现 S_3，心尖区可闻及全收缩期吹风样杂音，强度 ≥ 3/6 级；可伴收缩期震颤，多向左腋下传导。

3. 辅助检查

（1）胸部 X 线片：急性 MI 患者心影正常，但肺淤血或肺水肿征象明显；慢性 MI 患者左心明显扩大，或可见肺淤血及二尖瓣钙化影。

（2）心电图：急性 MI 患者心电图正常或仅有窦性心动过速，慢性 MI 患者心电图易见左心房、左心室肥大，非特异性 ST-T 改变及房颤。

（3）超声心动图：利用脉冲多普勒和彩色多普勒血流显像可于二尖瓣心房侧探及收缩期高速射流，诊断 MI 灵敏性近 100%，且可定量反流的严重程度。此外，二维超声可直接显示二尖瓣结构变化，并提供心腔大小、心功能及可能合并存在其他心脏病变的信息。

【鉴别诊断】

主要与可引起心尖部收缩期杂音的其他疾病区别：包括三尖瓣关闭不

全（收缩期杂音在胸骨左缘第 4、5 肋间最响），室间隔缺损（收缩期杂音在胸骨缘第 3、4 肋间最响，多伴有震颤），高动力性循环时的功能性杂音，主动脉、肺动脉根部扩张或左心室、右心室流出道梗阻引起的杂音（分别在胸骨右 / 左缘第 2、3、4 肋间出现收缩期杂音）。

【并发症】

心力衰竭在急性者早期出现，死亡率高；慢性者心衰出现较晚。其他并发症包括心房颤动、感染性心内膜炎、血栓栓塞等。

【治疗】

1．内科治疗

（1）对于急性 MI 者，应在床旁血流动力学监测指导下，静脉注射利尿剂、静脉滴注硝普钠以减轻心脏前后负荷、减少反流、减轻肺淤血；必要时也可行 IABP 作血动力学支持，为外科手术赢得时间。

（2）慢性 MI 者无症状期无需特殊治疗，但需预防感染性心内膜炎及风湿热。出现心衰症状时可应用 ACEI、利尿剂、洋地黄等药物，以尽量维护心功能稳定。有房颤者应控制心室率 + 抗凝治疗。近年对瓣膜解剖学适合、预期寿命超过 1 年、有外科手术禁忌的严重 MI 者，可行 Mitraclip 术介入治疗。

2．外科治疗　包括瓣膜修补术和瓣膜置换术，这是恢复瓣膜关闭完整性的根本措施。

（1）急性 MI 应在药物控制症状的基础上采取紧急或择期手术治疗。

（2）慢性 MI 的手术适应证包括二尖瓣重度关闭不全伴心功能严重损害或症状不明显但左心显著增大、射血分数（EF）值减低、左心室收缩末期容量指数增大。

（刘　星）

主动脉瓣狭窄

【病因】

主动脉瓣狭窄（aortic stenosis，AS）常见病因有先天性病变、退行性病变和炎症性病变，少见病因有大的赘生物阻塞瓣口及结缔组织疾病等。

【诊断要点】

瓣口面积 ≤ 1.0 cm^2 时才出现临床症状。

1．症状　呼吸困难、心绞痛和晕厥为主动脉瓣狭窄常见的三联征。

2．体征　心界正常或轻度左向扩大。主要是主动脉瓣区粗糙、响亮的喷射性收缩期杂音，强度 3/6 级以上，为递增-递减型，向颈部传导，伴收缩期震颤。可有 A_2 减弱、血压低、脉搏细小。

3．辅助检查

（1）胸部 X 线片：心影多正常，多数可表现为升主动脉扩张，部分可见主动脉瓣钙化影。

（2）心电图：常见左心室肥厚与劳损、室内传导阻滞及房颤等。

（3）超声心动图：是最准确的无创性检查方法，可查明瓣叶数目、厚度、钙化程度以及心室、心房结构变化等；并能通过测定主动脉瓣口最大血流速度计算出跨瓣压差，从而评估其狭窄程度。

【鉴别诊断】

应与其他左心室流出道梗阻性疾病鉴别，包括先天性主动脉瓣上狭窄、先天性主动脉瓣下狭窄，以及梗阻性肥厚型心肌病伴收缩期二尖瓣前叶前移。

【并发症】

主要有心律失常（心房颤动、房室传导阻滞及多种室性心律失常）、心脏性猝死、感染性心内膜炎、体循环栓塞、心力衰竭、肠道出血等。

【治疗】

1．内科治疗

（1）避免剧烈运动和体力活动：预防风湿活跃及感染性心内膜炎；避免使用 ACEI 及 β-受体阻滞剂；忌用扩张小动脉的药物，并应谨慎利尿，以避免低血容量导致的体位性低血压。发生快速心房颤动时可导致心绞痛和严重低血压，可能需要紧急电复律。

（2）经皮主动脉瓣球囊成形术：改善左心功能、减轻患者症状，但不能降低远期死亡率。仅用于高龄、心力衰竭等手术高危患者。

（3）经皮主动脉瓣置换术（TAVR）：是近年来发展迅速的新兴技术，成为不能外科换瓣（如年龄＞80 岁、合并其他严重疾病等）的严重 AS 患者的首选治疗方法。

2．外科治疗　患者一旦出现症状，手术治疗为首选治疗措施。儿童和青少年的非钙化性 AS 可行直视下主动脉瓣分离术，成人 AS 则主要采用人工瓣膜置换术。

（刘　星）

主动脉瓣关闭不全

【病因】

主动脉瓣病变和主动脉根部扩张均可引起主动脉瓣关闭不全（aortic incompetence，AI），可分为急性 AI 和慢性 AI。急性 AI 常见病因为感染性心内膜炎、创伤、主动脉夹层及人工瓣膜破裂。而慢性 AI 的病因主要有引起主动脉瓣病变的疾病，如风湿热、感染性心内膜炎、先天性畸形（二叶式主动脉瓣、高位室间隔缺损、先天性主动脉瓣穿孔等）、退行性病变、主动脉瓣黏液样变性；引起主动脉根部扩张的疾病，如梅毒性主动脉炎、马方综合征、特发性升主动脉扩张、严重高血压和（或）动脉粥样硬化等。

【诊断要点】

1．症状

（1）急性 AI：轻者无明显症状，重者可出现急性左心衰竭甚至心源性休克。

（2）慢性 AI：患者能较长期耐受，后期出现症状主要为心悸、头晕、胸痛不适、头部强烈搏动感及呼吸困难等，可有心绞痛及晕厥，但均较 AS 少见。

2．体征

（1）急性 AI：常见心动过速，无明显周围血管征。主动脉瓣舒张期杂音柔和、短促而音调低，心尖冲动正常。

（2）慢性 AI：心界向左下扩大，S_1 及 A_2 减弱，主动脉瓣区可闻及高调叹气样递减型舒张期杂音，向心尖区传导，坐位并前倾和深呼气末易闻及。部分患者心尖区可闻及柔和低调的舒张期隆隆样杂音（Austin-Flint 杂音）。周围血管征明显。

3．辅助检查

（1）胸部 X 线片：急性 AI 患者心影大小正常，常见肺淤血或肺水肿征。慢性 AI 患者左心室增大、心腰加深伴升主动脉结扩张，呈"靴形心"（主动脉型心脏）。

（2）心电图：急性 AI 患者常见窦性心动过速及非特异性 ST-T 改变，慢性 AI 者常见左心室肥厚伴劳损及其他多种心律失常。

（3）超声心动图：M 型超声心动图显示舒张期二尖瓣前叶快速、高频振动，是间接提示 AI 的可靠征象。多普勒超声探及主动脉瓣心室侧舒张期高速射流是 AI 的直接征象。超声不仅可确定 AI 的诊断并判明其严重程度，还有助于病因的确定。

【鉴别诊断】

主要应与 Graham-Steell 杂音鉴别，后者见于严重肺动脉高压伴肺动脉扩张；Austin-Flint 杂音应与二尖瓣狭窄时的舒张期杂音相鉴别，前者见于相对性二尖瓣狭窄。

【并发症】

常见有感染性心内膜炎、室性心律失常、心力衰竭等。

【治疗】

1．内科治疗

（1）急性严重 AI 患者应在床旁血流动力学监测指导下，静脉滴注硝普钠，酌情使用利尿剂及洋地黄等药物以改善肺淤血、增加心排血量、稳定血流动力学，为手术赢得时间。

（2）慢性 AI 者：无症状且左心功能正常者暂不需治疗，长期随访。宜限制重体力活动，积极预防和控制感染性心内膜炎、风湿热等。心衰时合理应用 ACEI 等血管扩张药物减轻主动脉瓣反流，应用利尿剂和洋地黄类药物维持心功能、控制心律失常。

2．外科治疗　人工瓣膜置换术是严重 AI 患者的主要治疗方法，少数患者还可采用主动脉瓣成形术或瓣膜修复术。急性 AI 患者应及早外科治疗。慢性 AI 患者应在心功能失代偿、但尚未发生不可逆的左心功能不全之前进行外科手术治疗。

（刘　星）

肺动脉瓣狭窄

肺动脉瓣狭窄（pulmonic stenosis，PS）以先天性原因多见。主要表现为胸骨左缘第 2 肋间收缩期喷射性杂音，超声心动图及右心室造影是最好的无创性及有创性检查方法。轻度 PS 无需治疗，中、重度 PS（跨瓣压差≥50 mmHg）的主要治疗方法是经皮肺动脉瓣球囊成形术（PBPV），仅少数合并有肺动脉瓣及（或）瓣环发育不良者经皮球囊扩张术效果不佳，需外科手术治疗。

（黄维义　贺媛媛）

肺动脉瓣关闭不全

　　肺动脉瓣关闭不全（pulmonic imcompetence，PI）多继发于肺动脉高压并肺动脉扩张（多见于风湿性二尖瓣疾病及艾森曼格综合征等）。主要表现为胸骨左缘第 2～4 肋间出现舒张早期叹气样高调递减型杂音，吸气时增强，传向剑突区，常伴有 P_2 亢进与分裂，胸骨左缘可触及右室及肺动脉高动力性收缩期搏动。超声心动图检查有助于确定 PI 诊断和半定量反流程度。治疗上应以纠治导致肺动脉高压的原发性疾病为主，仅在严重 PI 导致右心衰竭时，才考虑对肺动脉瓣本身进行外科手术治疗。

（黄维义　贺媛媛）

三尖瓣狭窄

　　三尖瓣狭窄（tricuspid stenosis，TS）少见，常缘于风湿热，且多合并三尖瓣关闭不全及二尖瓣和（或）主动脉瓣病变。TS 的病理改变类似于 MS。舒张期平均跨三尖瓣压差 > 2 mmHg 即可诊断 TS，> 5 mmHg 即可造成体静脉充血。临床表现主要有疲乏、腹胀、颈静脉怒张、肝大、全身水肿，三尖瓣区闻及舒张期隆隆样杂音并可伴有开瓣拍击音。TS 的主要并发症有房颤和肺栓塞。超声心动图对确诊 TS 具有高度灵敏性和特异性。TS 与大房间隔缺损使通过三尖瓣血流增多而引起的相对三尖瓣狭窄相鉴别。治疗上，内科以控制风湿病活跃性、限盐、利尿为主，房颤时应良好控制心室率并抗凝治疗，以维持心功能，防止肺栓塞。外科行瓣膜交界分离术或人工瓣膜置换术是治疗 TS 的根本方法，当瓣口面积 < 2.0 cm^2、跨瓣压差 > 5 mmHg 时即应手术。

（黄维义　贺媛媛）

三尖瓣关闭不全

三尖瓣关闭不全（tricuspid incompetence，TI）多为右心室扩张、三尖瓣瓣环扩大引起的瓣膜功能性关闭不全。患者主要表现为疲乏、腹胀等右心衰症状，体征有三尖瓣区闻及高调全收缩期吹风样杂音、颈静脉怒张伴明显收缩期搏动、肝大，甚至可见黄疸、全身水肿等。TI 的主要并发症为房颤和肺栓塞。超声心动图对确诊很有帮助，并可半定量反流程度和明确病因。TI 主要应与 MI 鉴别。治疗上，轻、中度 TI 且瓣膜形态正常，无明显肺动脉高压者无需手术，可限制钠盐摄入，应用利尿剂、洋地黄类药物及硝酸酯类药物改善右心衰，房颤者应控制心室率并抗凝治疗；重度 TI 且伴有瓣膜形态改变（如风湿病所致）时需行瓣膜成形术或人工瓣膜置换术。

（黄维义　贺媛媛）

多瓣膜病变

多瓣膜病变（multivalvular disease）是指两个或两个以上瓣膜病变同时存在。病因多为风湿热，也可见于老年退行性病变、马方综合征、感染性心内膜炎和其他结缔组织病。常见的多瓣膜病变形式有 MS+AI、MS+AS、AS+MI、AI+MI、MS+PI/TI（肺动脉瓣关闭不全／三尖瓣关闭不全）。临床表现取决于各瓣膜病变的严重程度，若程度相似，则主要呈现为上游瓣膜病变的表现；下游瓣膜病变的表现则通常被掩盖。超声心动图甚至是左、右心导管检查和造影管常用于辅助多瓣膜病变的诊断，并有助于判断各瓣膜病变的相对严重程度及确定病因。多瓣膜病变的内科治疗同单瓣膜损害。外科瓣膜成形术与瓣膜置换术是最主要的治疗措施，但手术风险较单瓣膜病变的明显升高，术前明确各瓣膜病变的相对严重程度对决定治疗决策至关重要。

（黄维义　贺媛媛）

第九节　感染性心内膜炎

感染性心内膜炎（Infective endocarditis，IE）为心脏内膜表面的微生物感染，是指因细菌、真菌及其他微生物经血行途径直接感染心脏瓣膜、心室壁内膜或邻近大动脉内膜，伴赘生物形成。其特征性病变是赘生物，为大小不等，形状不一的血小板和纤维素团块，内含大量微生物和少量炎症细胞。瓣膜为最常受累部位。据病程感染性心内膜炎分为急性和亚急性，据获得途径可分为卫生保健相关性、社区获得性、静脉药物滥用导致等，根据瓣膜材质分为自体瓣膜心内膜炎、人工瓣膜心内膜炎。

自体瓣膜心内膜炎

【病因】

自体瓣膜心内膜炎（native valve endocarditis，NVE）分为急性 NVE 和亚急性 NVE。急性 NVE 主要由金黄色葡萄球菌引起，少数由肺炎链球菌、淋球菌、A 族链球菌、流感嗜血杆菌等所致；亚急性 NVE 主要由草绿色链球菌引起，其次为 D 族链球菌、表皮葡萄球菌。真菌、立克次体和衣原体为少见致病微生物。

【诊断要点】

1. 症状　发热最常见，亚急性者起病隐匿，可有弛张热（一般 T < 39℃），伴头痛、背痛和肌肉关节痛，可有乏力、食欲缺乏、体重减轻和全身不适等非特异性症状。急性患者有呈暴发性败血症过程，有寒战、高热、休克和皮肤黏膜出血等征象。

2. 体征

（1）心脏杂音：几乎均可闻及心脏杂音，主要与基础心脏疾病和（或）炎症毁损瓣膜有关。

（2）周围体征：包括瘀点、指（趾）甲下线状出血、Roth 斑、Osler 结节和 Janeway 损害。多为非特异性，较少见。

（3）动脉栓塞：可发生在机体任何部位，脑、心脏、脾、肾、肠系膜和四肢为常见体循环动脉栓塞部位。

（4）感染的非特异性症状：脾大、贫血，多见于亚急性患者。

3. 并发症

（1）心脏：心力衰竭最常见，主要由瓣膜关闭不全所致，主动脉瓣受损者最常发生。其他并发症包括心肌脓肿、急性心肌梗死、化脓性心包炎、心肌炎。

（2）其他：细菌性动脉瘤、转移性脓肿、脑栓塞、中毒性脑病、脑脓肿、肾损害等。

4．辅助检查

（1）血培养：是诊断菌血症和 IE 的最重要方法，近期未接受抗生素治疗的患者血培养阳性率可超过 95%。须注意要多次采血培养，血样本足量（10 ~ 20 ml）。2 周内用过抗生素或者采血、培养技术不当，常会降低血培养阳性率。

（2）超声心动图：经胸壁或食管超声可检出绝大部分的赘生物，位于瓣膜或心内膜。超声发现赘生物对 IE 的诊断有极大帮助，但未发现赘生物时并不能除外 IE，必须密切结合临床。

（3）血常规：亚急性患者常见贫血；急性患者常有白细胞计数增高和明显核左移，血沉加快。

（4）尿常规：常有镜下血尿，蛋白尿。

（5）免疫学检查：80% 的患者出现循环免疫复合物。

附录 8-2　诊断标准（Duck 诊断标准）

1．主要诊断标准

（1）血培养阳性：①2 次血培养阳性，而且病原菌完全一致，为典型的 IE 致病微生物；或多次血培养检出同一 IE 致病微生物；②Q 热病原体 1 次血培养阳性或其 IgG 抗体滴度 > 1：800。

（2）影像学阳性：①超声心动图异常发现赘生物、脓肿、假性动脉瘤或新的瓣膜关闭不全；②经 ^{18}F-FDG PET / CT（仅当假体植入超过 3 个月时）或放射性标记白细胞 SPECT/CT 发现人工瓣膜植入部位附近存在异常活动；③心脏 CT 发现心瓣膜周围病变。

2．次要标准　①有基础心脏病或静脉滥用药物史；②发热，体温 > 38℃；③血管征象，栓塞、细菌性动脉瘤、颅内出血、结膜瘀点以及 Janeway 损害；④免疫学征象，肾小球肾炎、Osler 节、Roth 斑以及类风湿因子阳性；⑤致病微生物感染证据。

确诊需 2 项主要标准，或者 1 项主要标准 +3 项次要标准，或 5 项次要标准。疑诊需 1 项主要标准 +1 项次要标准，或 3 项次要标准。

【鉴别诊断】

1．发热为主要表现而心脏体征轻微者需与伤寒、结核病、上呼吸道感染、肿瘤、结缔组织病等鉴别。

2．继发于风心病患者须与风湿活动鉴别　风湿活动者无进行性贫血、脾大、中心发白出血点及突变性杂音，可出现环形红斑及游走性关节炎、抗"O"滴度增高及抗风湿治疗反应良好等可资鉴别。

【治疗】

1．抗微生物药物治疗　最重要。原则：早期、足量、静脉用药为主，已分离出病原微生物时应根据药敏试验结果选择抗微生物药物。

(1)经验治疗：杀菌剂，联合应用，大剂量，静脉给药和长疗程，一般 4～6 周。在获得血培养结果之前，可经验性用药，自体瓣膜 IE 轻症可选青霉素、阿莫西林或者氨苄西林联合庆大霉素。病原体可能为葡萄球菌属者，宜选用万古霉素＋庆大霉素＋利福平。

(2)已知致病微生物的治疗：①葡萄球菌性心内膜炎，药敏试验结果显示甲氧西林敏感葡萄球菌（MSS）首选苯唑西林，患者对 β- 内酰胺类过敏或者耐甲氧西林葡萄球菌（MRS）所致心内膜炎的抗菌治疗方案为万古霉素或者达托霉素静脉注射；②链球菌性心内膜炎，敏感株所致者首选青霉素；③肠球菌性心内膜炎，青霉素联合氨基糖苷类抗生素，耐青霉素和万古霉素的肠球菌可选达托霉素；④需氧革兰氏阴性杆菌心内膜炎，选用哌拉西林联合庆大霉素或者妥布霉素。

2．一般治疗　支持治疗，卧床休息，保持水、电解质平衡，加强对并发症的处理。

3．外科治疗　存在心力衰竭并发症、感染难以控制及预防栓塞事件的患者应及时考虑手术治疗。

(1)紧急手术适应证：主动脉瓣或二尖瓣伴有急性重度反流、阻塞或者瓣周瘘导致难治性肺水肿、心源性休克。

(2)外科手术适应证：①主动脉瓣或二尖瓣伴有急性重度反流、阻塞引起心衰或超声心动图提示血流动力学异常；②未能控制的局灶性感染灶，超声发现赘生物＞1 cm 伴反复栓塞并发症；③真菌或多重耐药菌造成的感染；④规范抗感染后仍存在血培养阳性；⑤二尖瓣或主动脉瓣出现 1 次及以上栓塞事件，且赘生物＞10 mm；⑥赘生物＞10 mm，严重瓣膜狭窄或反流；⑦伴有单个巨大赘生物。手术方法包括瓣膜修补或人工瓣膜置换、赘生物摘除和纠正心血管畸形等。

【预防】

保持良好口腔卫生习惯和定期的牙科检查，操作过程中严格无菌操作。对已存在心脏疾病的高危 IE 患者，可在操作时预防性给予抗生素。

（肖　娟）

人工瓣膜和静脉药瘾者心内膜炎

一、人工瓣膜心内膜炎（prothetic valve endocarditis，PVE）

是一种累及人工心脏瓣膜及其周围组织的病原微生物感染性疾病。早期（瓣膜置换术后 1 年内）PVE 致病菌依次为葡萄球菌、G⁻杆菌和真菌。晚期（瓣膜置换术 1 年后）PVE 最常见的致病菌是链球菌、葡萄球菌和肠球菌。主动脉瓣最常受累，常致人工瓣膜破裂、瓣周漏、瓣环周围组织和心肌脓肿以及瓣膜赘生物形成。早期常为急性暴发性病程，晚期以亚急性表现常见。术后有发热，出现新杂音，脾大或周围性栓塞，血培养呈阳性，可诊断本病。PVE 的抗生素治疗与 NVE 相似，但应将疗程延长为6～8 周或更长。手术应遵循 NVE 的一般原则，需要去除所有的感染异物，有瓣膜再置换术适应证的患者，应尽早手术。

二、静脉药瘾者心内膜炎（endocarditis in intravenous drug abusers）

是指发生在静脉注射毒品患者中的一种主要累及右心系统的 IE，尤其是同时伴有人类免疫缺陷病毒抗体阳性或免疫功能不全的患者。主要致病菌为金黄色葡萄球菌、链球菌、G⁻杆菌和真菌。多累及正常心脏瓣膜，三尖瓣受累占 50% 以上。急性者多见，常伴迁移性感染灶，三尖瓣或肺动脉瓣赘生物脱落致肺栓塞多见。抗生素的选择取决于感染的微生物种类、成瘾者使用的药物和溶剂类型以及心内感染的部位。静脉药瘾者心内膜炎患者通常应避免外科手术，若出现以下情况可考虑外科治疗：①严重三尖瓣反流导致右心衰竭，利尿剂效果不佳；②难以根除的病原菌感染，或者充分抗生素治疗后菌血症持续存在；③三尖瓣赘生物＞20 mm 致反复的肺动脉栓塞。

（肖　娟）

第十节 心肌病

心肌病是不同病因引起的心肌病变导致心肌机械性和（或）心电功能障碍。主要分为遗传性心肌病、混合性心肌病（遗传和非遗传）和获得性心肌病 3 个亚类。遗传性心肌病包括肥厚型心肌病、离子通道病等，混合性心肌病包括扩张型心肌病和限制型心肌病，获得性心肌病包括心肌炎、酒精性心肌病、围生期心肌病等。其中，以扩张型心肌病、肥厚型心肌病和限制型心肌病较常见。

扩张型心肌病

扩张型心肌病（dilated cardiomyopathy，DCM）是心肌病中最常见的一型。临床表现为心脏扩大、心力衰竭和心律失常、血栓栓塞及猝死。

【病因】

病因尚不完全清楚。近年被认为与病毒感染、家族遗传、代谢异常、中毒等因素有关。

【诊断要点】

1．症状

（1）起病隐匿，早期无症状。

（2）心悸、气急、疲乏、腹胀、水肿。

2．体征

（1）心脏增大：多先出现左心长大，之后为全心长大。

（2）心律失常：可有各类型心律失常。严重心律失常可导致患者猝死。

（3）心力衰竭和低血压：出现左心衰竭、右心衰竭体征，如奔马律、肺底啰音、颈静脉怒张、肝大、腹水、下肢水肿。

（4）栓塞表现：房颤或附壁血栓脱落致周围性栓塞。

3．辅助检查

（1）X 线检查：心影增大，心胸比例 > 50%，常有肺淤血。

（2）心电图：可有各种改变，包括 ST-T 异常、低电压、病理性 Q 波及各种心律失常。

（3）超声心动图：是诊断本病最重要的手段，表现为左心室扩张、室壁运动普遍减弱、射血分数降低。

（4）心脏 MRI：可鉴别浸润性心肌病。

（5）冠脉造影：可鉴别缺血性心肌病

（6）心内膜心肌活检：可作为病因鉴别手段，是暴发性淋巴细胞心肌炎、巨噬细胞性心肌炎诊断金标准。

4．家族性扩张型心肌病 有扩张型心肌病临床表现，除外继发性心肌病，有扩张型心肌病家族史，家庭成员基因筛查确诊。

【鉴别诊断】

1．风心病二尖瓣关闭不全 ① 扩张型心肌病相对性二尖瓣关闭不全出现心尖区收缩期杂音要与器质性相鉴别。② 在超声心动图上，风心病有二尖瓣瓣叶的病理变化，如二尖瓣增厚、缩短、畸形等，而扩张型心肌病二尖瓣本身无改变。

2．缺血性心肌病 ① 缺血性心肌病患者常有高脂血症、高血压病、糖尿病等危险因素。部分患者有心绞痛或心肌梗死；② 超声心动图可有室壁运动节段性减弱；③ 冠状动脉造影显示冠状动脉狭窄。

3．大量心包积液 心尖冲动减弱并可有心音遥远、奇脉等，超声检查可发现心包积液暗区。扩张型心肌病心尖冲动向左下移位和心浊音界一致，超声检查表现心腔扩大。

【治疗】

1．一般治疗 积极治疗有关病因，注意限制体力活动，低盐饮食。

2．控制心力衰竭 同其他心力衰竭一样，可用 ACEI/ARB、β- 受体阻滞剂，盐皮质激素受体拮抗剂（MRA）、伊伐布雷定、ARNI 改善预后。

3．纠正心律失常 处理原则同其他心律失常，但要特别重视室性心律失常，并积极处理。有指征者可植入心律转复除颤器。

4．心脏再同步化治疗（CRT，也可使用 CRTD） 适于左右心室收缩不同步的患者，可使之同步收缩以改善心脏功能。晚期患者也可考虑心脏移植。

5．心脏性猝死预防 可使用 ICD，适用于室性心律失常、NYHA 为 Ⅱ～Ⅲ级、LVEF ≤ 35%、预期生存期 > 1 年的患者。

（郑舒展）

肥厚型心肌病

肥厚型心肌病（hypertrophic cardiomyopathy，HCM）是一种遗传性心肌病，以心室非对称性肥厚、心肌舒张功能障碍为特征。它是青少年运动猝死的最主要原因之一。根据左心室流出道有无梗阻分为梗阻性肥厚型心肌病和非梗阻性肥厚型心肌病。

【病因】

多有家庭史，为常染色体显性遗传。

【诊断要点】

1．症状　劳力性呼吸困难和乏力、劳力性心绞痛，伴有流出道梗阻的患者可有晕厥甚至猝死。

2．体征　心脏轻度长大，出现 S_4。胸骨左缘第 3 ～ 4 肋间有较粗糙的喷射性收缩期杂音。杂音在运动或含硝酸甘油时增强，使用 β- 受体阻滞剂时减弱。

3．辅助检查

（1）X 线检查：可有心影增大。

（2）心电图：左心室高电压，有 ST-T 改变，倒置 T 波，可在Ⅱ、Ⅲ、aVF、aVL、V_4、V_5 导联出现病理性 Q 波，类似陈旧性心肌梗死改变。

（3）超声心动图：室间隔与左室后壁非对称性肥厚，舒张期室间隔厚度达 15 mm。收缩期前向运动（SAM）现象提示左心室流出道梗阻。

（4）心脏 MRI：心室壁局限或普遍增厚。

（5）心导管检查和冠脉造影：心导管检查左心室舒张末压、左心腔与流出道压差，对胸痛者冠脉造影适用于冠心病鉴别。

（6）心内膜心肌活检：可见心肌细胞畸形肥大、排列紊乱。可鉴别浸润性心肌病。

【鉴别诊断】

1．高血压性心脏病　有高血压病史，室间隔与左心室后壁多呈对称性肥厚。

2．冠心病　年龄多大于 40 岁，常有高脂血症、高血压病、糖尿病等危险因素，有心绞痛等心肌缺血的表现，心肌肥厚多较轻。

3．主动脉瓣狭窄　主动脉瓣区有响亮的收缩期杂音，室间隔与左心室后壁常呈对称性肥厚。超声心动图可显示主动脉瓣瓣叶增厚、缩短、畸形等。

【治疗】

1．药物治疗　①减轻左心室流出道梗阻：β- 受体阻滞剂或非二氢吡啶类钙通道阻断药。②心力衰竭：重在改善舒张功能。③针对房颤：控制心率及抗凝治疗。

2．非药物治疗　①介入治疗：梗阻严重患者（流出道压差＞50 mmHg），酒精消融室间隔治疗或置入 DDD 起搏器。②手术治疗：重症梗阻患者使用室间隔切除术。

3．猝死风险评估　猝死高危者预防性植入 ICD。

（郑舒展）

限制型心肌病

限制型心肌病（restrictive cardiomyopathy，RCM）较少见。患者表现为心室壁僵硬度增加、舒张功能降低、心室充盈受限，以右心衰竭为主要临床表现。回心血量减少，心排血量减少，可出现低血压，预后不良。

【诊断与鉴别诊断】

1．活动耐力下降、水肿病史及右心衰竭表现。

2．心电图示肢导联低电压。

3．超声心动图示双心房大，室壁增厚或不增厚，充盈受限。

与缩窄性心包炎相鉴别。缩窄性心包炎有活动性心包炎或心包积液病史，查体有奇脉、心包叩击音。胸部 X 线可见心包钙化，超声心动图可见心包增厚。

本病预后较差，常采取对症治疗。

（郑舒展）

酒精性心肌病

【病因】

长期大量饮酒，乙醇影响心肌能量代谢或营养不良所致。

【诊断要点】

1．酷似扩张型心肌病，心脏扩大、心力衰竭、心律失常。

2．长期过量饮酒。按 WHO 标准，过量饮酒的标准为男性摄入乙醇量超过 80 g/d，女性超过 40 g/d，饮酒持续 5 年以上。

3．除外其他心脏疾病。

【治疗】

戒酒、对症治疗、加强营养。

（刘　星）

围生期心肌病

【病因】

由于孕晚期血容量急剧增加，加上孕激素、肾素、醛固酮、催乳素的影响，水钠潴留，心脏负荷增加所致。

【诊断要点】

1．心脏病变发生在产前 1 个月、产后 5 个月内。

2．临床表现心脏扩大、心力衰竭、心律失常，类似于扩张型心肌病。

3．除外其他心脏疾病。

【治疗】

心功能在Ⅲ级或Ⅳ级，或伴有其他严重并发症、合并症者应中止妊娠。治疗心力衰竭，对症治疗。

（刘　星）

第十一节　心　肌　炎

心肌炎（myocarditis）是指各种原因导致的心肌组织的炎性损伤，可出现收缩和舒张功能障碍、心律失常等。

常见病因有：①感染，由病毒、细菌、真菌、螺旋体、立克次体、原虫、蠕虫等引起，其中病毒最多见；②非感染，由变态反应（结缔组织病）、理化因素（放射）、药物因素等引起。

各类心肌炎中以病毒性心肌炎最为常见。

病毒性心肌炎

【病因】

病毒性心肌炎可见于肠道病毒（特别是柯萨奇 B 组病毒）、腺病毒、巨细胞病毒、EB 病毒、流感病毒、新型冠状病毒、细小病毒 B-19、人疱疹病毒6型、孤儿病毒、脊髓灰质炎病毒等病毒感染后。

【临床表现】

临床表现为非特异性的。

1．病毒感染前驱症状　发热、乏力、咽痛、流涕、腹泻等症状。

2．心肌受损及循环衰竭表现　呼吸困难（严重时有端坐呼吸）、胸闷、胸痛、心悸、头晕、乏力、晕厥、低血压、休克、心律失常，甚至猝死。

3．心外其他脏器损伤表现　少尿、无尿、黄疸、低氧血症、呼吸窘迫、水肿等表现。

【辅助检查】

肌钙蛋白T或I，BNP或NT-proBNP，血常规、血清病毒学检测、肝功，心电图或24小时动态心电图，胸部X线片，心脏超声，心脏增强磁共振，核素心肌灌注显像。

【诊断要点】

1．主要诊断标准

（1）心功能不全，可有心源性休克、心脑综合征。

（2）心脏扩大：心脏超声或心脏磁共振测量值提示心脏扩大。

（3）生物学标志物异常：肌钙蛋白T，肌钙蛋白I，肌酸激酶（CK-MB）升高伴有动态变化。

（4）ECG或24小时动态心电图显著改变：以R波为主的2个或2个以上主要导联（Ⅰ、Ⅱ、aVF、V5）的ST-T改变持续4天以上伴动态变化，新近发现的窦房、房室传导阻滞，完全性右束支或左束支传导阻滞，窦性停搏，成联律、成对、多形性或多源性期前收缩，非房室结及房室折返引起的异位性心动过速，心房扑动、心房颤动，心室扑动、心室颤动，QRS低电压（新生儿除外）及异常Q波等。

（5）心血管磁共振成像（CMR）呈典型心肌炎改变：①T2加权序列显示局限性或弥漫性高信号；②T1加权像显示早期延迟强化；③T1加权像显示至少1处非缺血区域分布的晚期延迟强化。其中3项满足至少2项符合CMR典型心肌炎改变。

2．次要诊断标准：

（1）前驱感染史：发病前1～3周内有上呼吸道或肠道病毒感染史。

（2）临床症状：胸闷、胸痛、心悸、乏力、头晕、面色苍白、发绀、腹痛等症状（至少2项）。

（3）血液检查提示：LDH、AST、α-羟基丁酸脱氢酶（α-HBDH）升高。

（4）心电图轻度异常（指未达到主要标准中心电图异常的情形）。

（5）抗心肌抗体阳性。

符合≥3个主要标准；或2个主要标准+至少3个次要标准，同时除外其他疾病可诊断心肌炎。

2个主要标准，或1个主要标准+2个次要标准，或3个次要标准可诊断疑似心肌炎。

【鉴别诊断】

注意与急性心肌梗死、急性心包炎、扩张型心肌病等相鉴别。

【治疗】

病毒性心肌炎尚无特异性治疗，应该以针对左心功能不全的支持治疗为主。

1．一般治疗　急性期应卧床休息（一般卧床2周，3个月内不参加重体力活动），食用富含维生素、蛋白质和易消化的食物。

2．心力衰竭的治疗　合并心力衰竭应使用利尿剂、血管扩张剂、正性肌力药物、ACEI/ARB/ARNI、SGLT2i等，严重泵衰竭或心源性休克患者可予以血管活性药物、主动脉内球囊反搏（IABP）、体外膜氧合（ECMO）治疗。

3．心律失常的治疗　合并心律失常者根据心律失常类型采取相应药物治疗或者安置心脏临时起搏器。

4．给予改善心肌能量代谢药物　如磷酸肌酸、辅酶Q10、曲美他嗪等，补充水溶性或脂溶性维生素。

5．抗病毒治疗　对于暴发性心肌炎应早期联合使用抗病毒药物（抗流感病毒，奥司他韦、帕拉米韦；抗EB病毒，阿昔洛韦；抗巨细胞病毒，更昔洛韦）。

6．免疫调节治疗　对于暴发性心肌炎须予以糖皮质激素（尤其是合并严重心力衰竭、高度房室传导阻滞者可考虑短期应用）和丙种球蛋白治疗。

（罗　勇）

第十二节　心　包　炎

心包炎（pericarditis）可由多种致病因素引起，常是全身性疾病的一部分或由邻近组织病变蔓延而来。心包炎按病程可分为急性（病程＜6周）、亚急性（病程6周～3个月）和慢性（病程＞3个月）3类。急性心包炎多为纤维素性病变或渗出性病变，亚急性心包炎有渗出性-缩窄性病变或缩窄性病变，慢性心包炎病变以缩窄性为主。

【病因】

有感染性心包炎（病毒性心包炎、细菌性心包炎、结核性心包炎、真菌性心包炎等）和非感染性心包炎（急性心肌梗死、尿毒症、肿瘤、风湿病、创伤等引起的）两种。

【诊断要点】

1．症状

（1）心前区痛：轻者胸闷，重者呈缩窄性或尖锐性痛，可放射至颈部、左肩、左臂等，深呼吸、咳嗽或吞咽时加重。

（2）呼吸困难：心脏压塞时，可有端坐呼吸、呼吸浅快、身躯前倾、发绀等征象。

（3）其他症状：发热、干咳、嘶哑、吞咽困难、烦躁不安、呃逆等。

2．体征

（1）心包摩擦音：是纤维素性心包炎特异性征象、于心前区，以胸骨左缘第3～4肋间最为明显。

（2）心包积液：见于渗出性心包炎。① 心浊音界向两侧扩大，呈绝对浊音；② 心尖冲动微弱，位于心浊音界左缘左侧；③ 心音低而遥远；④ Ewart 征（背部左肩胛角下叩诊呈浊音和听诊闻及支气管呼吸音）；⑤ 肝大、下肢水肿、腹水等。

（3）心脏压塞：见于大量心包积液时，表现为：① 颈静脉怒张，静脉压显著升高。② 血压下降，动脉收缩压下降、舒张压不变、脉压减小，甚至休克。③ 奇脉，吸气时动脉收缩压较吸气前下降 10 mmHg 或更多，伴有脉搏减弱或消失。④ Beck 三联征（低血压、心音低弱、颈静脉怒张）。

3．辅助检查

（1）血清学检查：感染性者常有白细胞计数增加、C 反应蛋白增多、血沉增快。

（2）X线检查：①心包渗出液大于 250 ml 时（儿童大于 150 ml），可见到心影普遍向两侧增大，心脏搏动减弱或不见。② 缩窄性心包炎心影呈三角形或球形，左右心缘变直，上腔静脉扩张，心包可见钙化。

（3）心电图：①急性心包炎的心电图演变：ST 段呈弓背向下抬高，T 波高直。一至数日后，ST 段回到基线，T 波低平以至倒置，持续数周至数月，之后逐渐恢复正常。②心包渗液时有 QRS 低电压、T 波低平或倒置。③心脏压塞或大量渗液时可见 P 波、QRS 波、T 波电交替。

（4）超声心动图：为检查心包积液简而易行的可靠方法，能显示心包渗液的液性暗区，估计渗液量及其分布范围。心包缩窄时可见心包壁增厚，室壁活动减弱，室间隔矛盾运动。

【鉴别诊断】

1. 急性心肌梗死　急性心包炎的剧烈胸痛酷似急性心肌梗死，但心肌梗死胸痛多无诱因，心电图改变常在数小时内发生，伴憋闷感，且伴有心肌损伤标志物常明显升高；而心包炎常有上呼吸道感染等前驱表现，呼吸或者活动后可加重，持续不缓解。

2. 扩张性心肌病　渗出性心包炎出现大量心包积液后心脏长大显著，应与扩张型心肌病相鉴别。后者心界长大与心尖冲动与移位一致，常无奇脉，而伴有心律失常存在，心包积液多为漏出液。

3. 限制性心肌病　缩窄性心包炎有奇脉、心包叩击音，心脏彩超可见心包增厚及室间隔抖动。而限制性心肌病表现为双心房长大。

【治疗】

1. 病因治疗。

2. 对症治疗　如用镇痛药等。

3. 糖皮质激素，可用于积液吸收不佳的患者。

4. 心包穿刺　心包中等量以上积液、有心脏压塞者宜做心包穿刺，同时可给心包腔内注入抗生素、化疗药物。

5. 心包切开引流　适宜化脓性心包炎。

6. 心包切除术　适宜缩窄性心包炎患者。

（王雪锋）

第十三节　周围血管病

闭塞性周围动脉粥样硬化

本病为因动脉粥样硬化病变导致肢体大、中血管狭窄以致闭塞，引起相应部位的缺血性病变。本病多在 60 岁以后发病，男性明显多于女性，下肢明显多于上肢。

【病因】

不详。本病是冠心病的等危症。引起冠状动脉粥样硬化的危险因素通常也会引发本病。高血压、糖尿病、脂代谢紊乱及吸烟为本病的主要独立危险因素。

【诊断要点】

1．症状　最典型的症状是运动诱发的肢体疼痛与无力，称为间歇性跛行。随着动脉狭窄程度的加重，静息状态下也可出现相应肢体疼痛，称为静息痛。肢体运动后引发局部疼痛、紧束感、麻木或无力，停止运动后即缓解为其特点。病情进一步加重时患者可丧失行走能力，并可出现缺血性溃疡及肢体坏死。

2．体征　狭窄部位闻及血管杂音（可为单纯收缩期杂音，也可为连续性杂音），狭窄远端动脉搏动减弱或消失，可伴有肌肉萎缩，皮肤变薄、苍白、发亮、汗毛脱落、皮温降低，趾甲变厚，缺血性溃疡等。将患肢从高位移向下垂位，肢体转红时间＞10 秒；或将肢体从下垂位上抬成 60°角，在 60 秒内即出现明显肢体苍白，提示动脉存在狭窄及侧支形成不良。

3．辅助检查

（1）踝肱指数测定：踝肱指数是临床上检测血管是否狭窄的最简单和常用的检查方法，为踝动脉收缩压于肱动脉收缩压的比值，正常值 ≥ 1.0，踝肱指数＜0.9 为异常，敏感性达 95%，踝肱指数＜0.5 为严重狭窄。

（2）节段性血压测量：若在某一节段出现血压明显下降，提示该处动脉狭窄。

（3）多普勒血流速率曲线分析及多普勒超声显像：随着动脉狭窄程度的加重，血流速率曲线进行性趋于平坦，配合采用二维超声图像检查结果更为可靠。

（4）磁共振血管成像（MRA）和 CT 血管造影（CTA）：能直观、准确显示动脉狭窄与闭塞的情况，具有确诊价值。

（5）动脉造影：在 DSA 下行动脉造影，最能直观、准确地显示动脉狭窄与闭塞的程度、部位以及侧支循环形成情况，为手术或介入治疗决策提供直接依据。

【鉴别诊断】

主要应与多发性大动脉炎累及腹主动脉 - 髂动脉者及血栓栓塞性脉管炎鉴别。前者多见于年轻女性，往往多部位动脉受累，常伴红细胞沉降率增高及免疫学指标异常；后者好发于青年男性重度吸烟者，累及全身中、小动脉、常伴有反复发作的浅静脉炎和雷诺现象等。

【治疗】

1. 祛除致病危险因素（戒烟、控制高血压、糖尿病及血脂异常等），加强患肢护理（保持清洁、避免外伤），对有间歇性跛行症状者鼓励有规律地进行步行锻炼。

2. 药物治疗　血管扩张剂无明确疗效，甚至可导致盗血现象加剧症状。抗血小板药物如阿司匹林、氯吡格雷等长期服用对防止病变进展有效。对于严重肢体缺血的患者，静脉滴注前列腺素，有助于减轻疼痛并有利于缺血性溃疡的愈合。

3. 血运重建　可选择导管介入术（经皮血管腔内成形术及支架植入术等）或外科手术（血管旁路移植术）。血运重建术效果取决于动脉狭窄部位、范围和患者的一般情况。

【预后】

伴有糖尿病及吸烟患者预后差，约 5% 的患者最终需行截肢术。

（钟　毅）

雷诺综合征

【病因】

雷诺综合征（Raynaud syndrome）指各种原因导致的，常在遇冷或情绪激动时诱发，以阵发性肢端（手指、足趾）小动脉强烈收缩导致皮肤颜色特征性改变的一种临床表现，分为原发性和继发性。原发性雷诺综合征又称雷诺病，无明确病因，占全部患者的 50% 以上，女性好发，发病年龄在 20 ~ 40 岁，多数不需特殊处理，预后较好。继发性雷诺综合征则由已知疾病引起，包括混合性结缔组织病、系统性硬化病、系统性红斑狼疮、皮肌炎等。

【诊断与鉴别诊断】

典型的雷诺现象发作时，表现为一个或数个指（趾）由白（动脉痉挛所致）→紫（静脉和毛细血管扩张淤血所致）→红（动脉痉挛缓解，小动脉及微血管反应性充血所致）的过程。一般发作过程持续 10 分钟至 1 小时以上。不典型的雷诺现象则仅有苍白而无发绀及充血，也可能仅有发绀。临床上主要凭上述表现做出诊断，应注意搜寻可能存在的基础疾病的证据以便区分雷诺病和继发性雷诺综合征。

【治疗】

戒烟、手足保暖、消除紧张顾虑的情绪，以减少发作。对发作轻者一般不予特殊治疗。钙通道阻断药（包括二氢吡啶类及非二氢吡啶类）是治疗雷诺现象的一线用药，从最小剂量开始，在几周内滴定至最大剂量。病情严重者可应用局部硝酸盐透皮贴剂、5- 磷酸二酯酶抑制剂、氟西汀、前列环素类似物等。药物治疗无效的严重病例可行交感神经切除，但效果常是暂时的。继发性雷诺综合征应积极治疗原发病。

（钱　成）

静脉血栓形成

静脉血栓形成（phlebothrombosis）包括深静脉血栓形成和浅静脉血栓形成，以下肢深静脉血栓形成最具临床意义。深静脉血栓形成（deep venous thrombosis，DVT）常常并发肺栓塞（pulmonary embolism，PE），两者合称为静脉血栓栓塞症（venous thromboembolism，VTE）。

【病因】

静脉壁损伤、静脉血流淤滞以及高凝状态是促发静脉血栓形成的三大因素，临床上常见的继发性病因包括肥胖、吸烟、心力衰竭、骨折、手术、恶性肿瘤化疗后、中心静脉置管、外伤、长期卧床或久坐、口服避孕药、治疗导致的静脉损伤等。原发性病因包括凝血酶原缺乏、S 蛋白缺乏、高同型半胱氨酸血症等遗传性血液病。

【诊断】

主要症状为患肢肿胀、疼痛，活动后加重，抬高患肢可好转。沿静脉走向可发红、触及索状改变并有压痛，因深静脉功能障碍而常伴浅静脉扩张，并可见到明显静脉侧支循环。少数患者缺乏局部症状而以肺栓塞为首发症状。以下方法常用以辅助本病诊断：①静脉压测定：患肢静脉压升高。②血浆 D- 二聚体测定：DVT 时，血液中 D- 二聚体的浓度升高，其灵敏性较高而特异性差。可用于急性 VTE 的筛查、特殊情况下 DVT 的诊断、疗效评估和 VTE 复发危险程度评估等。③下肢静脉超声：诊断 DVT 首选，二维超声配合多普勒超声可直接见到静脉内血栓及血栓对血流造成的影响。④深静脉造影：通过足部浅静脉注入造影剂，阻塞近心端，观察静脉内充盈缺损而做出定性及定位诊断，为诊断 DVT 金标准。但操作有创伤且复杂，已逐步被超声所代替。⑤其他：放射性核素检查、阻抗容积描记法、静脉血流描记法、CT 静脉造影，临床已少用。

【风险预测】

不同科室患者的 VTE 事件与患者不同的危险因素相关，因此针对 VTE 的诊治也衍生出了不同的评分系统。内科患者的 VTE 风险评估工具——Padua 评分（表 8-7），总分 20 分。评分 > 4 分为 VTE 高危患者，评分 < 4 分为 VTE 低危患者。外科、肿瘤化疗患者亦有相应评分工具，如 Caprini 评分、Khorana 评分。若患者已有下肢深静脉血栓，怀疑肺动脉栓塞时，采用的可能性评分为 Wells 评分和 Geneva 评分。若患者诊断为肺栓塞，评估其严重性，可用肺栓塞严重指数（PESI）评分。

表8-7　Padua评分

危险因素	评分
活动性恶性肿瘤，患者先前有局部或远端转移和（或）6 个月内接受过化疗和放疗	3
既往 VTE 史	3
制动、患者因身体原因或遵医嘱需卧床休息至少 3 日	3
已有血栓形成倾向，抗凝血酶缺陷，蛋白 C 或蛋白 S 缺乏，Leiden V 因子、凝血酶原 G20210A 突变，抗磷脂综合征	3
近期（≤1 个月）创伤或外科手术	2

续表

危险因素	评分
年龄≥70岁	1
心力衰竭和（或）呼吸衰竭	1
急性心肌梗死和（或）缺血性脑卒中	1
急性感染和（或）风湿性疾病	1
肥胖（体重指数＞30 kg/m²）	1
正在进行激素治疗	1

注：评分＞4分为VTE高危患者，评分＜4分为VTE低危患者。

【治疗】

深静脉血栓形成的主要治疗目的是预防可致命的肺栓塞。对已有深静脉血栓形成者，可让其卧床、抬高患肢超过心脏水平，直至水肿及压痛消失。早期抗凝治疗常用普通肝素 5 000～10 000 U 一次静脉注射，继之 1 000～1 500 U/h 静脉滴注，保持 APTT 在正常的 2 倍左右，用药时间不超过 10 天。同时口服华法林，与肝素重叠 4～5 天，保持 INR 值在 2～3 倍；近年出现的新型口服抗凝药利伐沙班可替代华法林使用。严重髂股静脉血栓形成早期还可考虑使用尿激酶等药物加速血栓的溶解。若危险因素无法去除致使深静脉血栓形成持续反复发生，可在下腔静脉内置入滤网阻挡脱落的血栓栓塞肺部。为避免肺栓塞的严重威胁，股骨头骨折、较大的骨科或盆腔手术、中老年人如有血黏度增高等危险因素者，在接受超过 1 小时的手术前大多采用小剂量肝素预防。术前 2 小时皮下注射肝素 5 000 U，以后每 8～12 小时 1 次直至患者起床活动。阿司匹林等抗血小板药物无预防作用。对有发生深静脉血栓形成倾向的高危患者应避免长期卧床，穿弹力长袜，定时充气压迫腓肠肌有较好的预防效果。

浅静脉血栓形成是血栓性浅静脉炎的主要表现，最常伴发于长期反复输液后，静脉壁常有不同程度炎症性病变，腔内有血栓形成，使静脉呈条索样改变，伴疼痛与触痛，但不会像深静脉血栓形成那样造成肺栓塞和慢性静脉功能不全的症状。

浅静脉血栓形成治疗上多采取保守支持疗法，如减少刺激性药物输入、休息、患肢抬高、热敷，非甾体抗炎药物可用来止痛。

（钱　成）

第十四节　高脂血症

血脂是血清中的胆固醇（TC）、甘油三酯（TG）和类脂（如磷脂）等的总称，与临床密切相关的血脂主要是胆固醇和甘油三酯。血脂不溶于水，必须与特殊的蛋白质，即载脂蛋白（apoprotein，Apo），结合形成脂蛋白才能溶于血液，被运输至组织进行代谢。脂蛋白分为乳糜微粒（CM）、极低密度脂蛋白（VLDL）、中间密度脂蛋白（IDL）、低密度脂蛋白（LDL）和高密度脂蛋白（HDL）和脂蛋白 a [Lp（a）]。其物理特性、主要成分、来源和功能见表 8-8。

高脂血症通常指血清中胆固醇（TC）和（或）甘油三酯（TG）水平升高。

【高脂血症分类及病因】

1．临床分类（表 8-9）

（1）高胆固醇血症：血清 TC 水平增高。

（2）高甘油三酯血症：血清 TG 水平增高。

（3）混合性高脂血症：血清 TC 与 TG 水平均增高。

（4）低高密度脂蛋白血症：血清 HDL-C 水平降低。

2．按病因分

（1）原发性（遗传性）血脂异常：是指无明确可引起血脂异常的继发因素，如疾病、药物等，所致的血脂异常。原发性血脂异常大多是由于单一基因或多个基因突变所致，具有家族聚集性，有明显的遗传倾向，特别是单一基因突变者，故临床上又称为遗传性或家族性高脂血症。原发性（遗传性）脂蛋白代谢相关疾病见表 8-10。

表8-8 脂蛋白的物理及生物学特性和功能

分类	密度 (g/ml)	直径 (nm)	主要脂质成分 (%)				载脂蛋白		主要来源	功能
			TG	胆固醇酯	磷脂	胆固醇	主要	其他		
CM	<0.950	80~100	90~95	2~4	2~6	1	B48	A1, A2, A4, A5	小肠合成	将食物中的TG和胆固醇从小肠转运至其他组织
VLDL	0.950~1.006	30~80	50~65	8~14	12~16	4~7	B100	A1, C2, C3, E, A5	肝合成	转运内源性TG至外周组织，经脂酶水解后释放游离脂肪酸
IDL	1.006~1.019	25~30	25~40	20~35	16~74	7~11	B100	C2, C3, E	VLDL中TG经脂酶水解后形成	属LDL前体，部分经肝代谢
LDL	1.019~1.063	20~25	4~6	34~35	22~26	6~15	B100	—	VLDL和IDL中TG经脂酶水解后形成	胆固醇的主要载体，经LDL受体介导而被外周组织摄取和利用
HDL	1.063~1.210	8~13	7	10~20	55	5	A1	A2, C3, E, M	主要是肝和小肠合成	促进胆固醇从外周组织移去，转运胆固醇至肝或其他组织再分布
Lp(a)	1.055~1.085	25~30	4~8	35~46	17~21	6~9	Apo(a)	B100	在肝或肝外Apo(a)通过二硫键与LDL形成的复合物	功能尚不完全清楚

注: CM, 乳糜微粒; VLDL, 极低密度脂蛋白; IDL, 中间密度脂蛋白; LDL, 低密度脂蛋白; HDL, 高密度脂蛋白; Lp(a), 脂蛋白(a); Apo(a), 载脂蛋白(a); TG, 甘油三酯; —, 无。

表8-9 血脂异常的临床分类

类型	TC	TG	HDL-C
高 TC 血症	增高	—	
高 TG 血症	—	增高	
混合型高脂血症	增高	增高	
低 HDL-C 血症	—	—	降低

注：TC：总胆固醇；TG：甘油三酯；HDL-C：高密度脂蛋白胆固醇。—：无。

表8-9 原发性（遗传性）脂蛋白代谢相关疾病

疾病名称	估测患病率	致病基因	对脂蛋白的影响
HeFH	1/250 ～ 1/200	*LDLR*、*ApoB*、*PCSK9*	LDL-C ↑
HoFH	1/320 000 ～ 1/160 000	*LDLR*、*ApoB*、*PCSK9*、*LDLRAP1*	LDL-C ↑↑
混合型家族性高脂血症	1/200 ～ 1/100	上游转录因子 1 + 修饰基因	LDL-C ↑，VLDL-C ↑，ApoB ↑
家族性异常 β- 脂蛋白血症	1/5000	*ApoE*	IDL 和 VLDL 残粒（βVLDL）↑↑
家族性脂蛋白脂酶缺乏症（家族性乳糜微粒综合征）	2/1 000 000	*LPL*、*ApoC2*、*ApoA5*、*GPIHBP1*、*LMF1*	乳糜微粒和 VLDL-C ↑↑
丹吉尔病（无 α- 脂蛋白血症）	1/1 000 000	*ABCA1*	HDL-C ↓↓
家族性 LCAT 缺乏症	1/1 000 000	*LCAT*	HDL-C ↓

注：HeFH：杂合子的家族性高胆固醇血症；HoFH，纯合子的家族性高胆固醇血症；LCAT，卵磷脂胆固醇酰基转移酶；LDLR，低密度脂蛋白受体，Apo，载脂蛋白；PCSK9，前蛋白转化酶枯草菌素 9；LDLRAP1，低密度脂蛋白受体衔接蛋白 1；LPL，脂蛋白酯酶；GPIHBP1，甘油磷酸肌醇锚定高密度脂蛋白结合蛋白 1；LMF1，脂肪酶成熟因子 1，ABCA1，腺苷三磷酸结合盒转运体 A1；LDL-C，低密度脂蛋白胆固醇；VLDL-C，极低密度脂蛋白胆固醇；IDL，中间密度脂蛋白；VLDL，极低密度脂蛋白，βVLDL，β- 极低密度脂蛋白；HDL-C，高密度脂蛋白胆固醇。

（2）继发性（获得性）血脂异常：通常是指由导致血清脂质和脂蛋白代谢改变的潜在的系统性疾病、代谢状态改变、不健康饮食以及某些药物引起的血脂异常。如摄食富含饱和脂肪酸和胆固醇的饮食，乙醇过量，药物如糖皮质激素、雌激素、视黄醇、环孢素、抗抑郁药物、血管内皮生长因子抑制剂、芳香化酶抑制剂等。引起血脂异常的疾病主要有肥胖、糖尿病、肾病综合征、甲状腺功能减退症、肾功能衰竭、肝病、系统性红斑狼疮、糖原贮积症、骨髓瘤、脂肪萎缩、急性卟啉病、多囊卵巢综合征等。

【血脂检测项目及筛查】

1. 血脂检测项目临床上血脂检测的常规项目为 TC、TG、LDL-C 和 HDL-C。利用 TC 减去 HDL-C，即可获得非 HDL-C，非常简便实用。国内诸多大型医院也开展了 ApoA1、ApoB、Lp（a）检测。

2. 血脂筛查

（1）血脂筛查的频率和检测指标建议如下：①＜ 40 岁成年人每 2 ～ 5 年进行 1 次血脂检测（包括 TC、LDL-C、HDL-C 和 TG），≥ 40 岁成年人每年至少应进行 1 次；② ASCVD 高危人群应根据个体化防治的需求进行血脂检测；③在上述人群接受的血脂检测中，应至少包括 1 次 Lp（a）的检测；④血脂检测应列入小学、初中和高中体检的常规项目；⑤家族性高胆固醇血症（FH）先证者的一级和二级亲属均应进行血脂筛查，增加 FH 的早期检出率。

（2）血脂检查的重点对象为：①有 ASCVD 病史者；②存在多项 ASCVD 危险因素（如高血压、糖尿病、肥胖、吸烟）的人群；③有早发 CVD 家族史者（指男性一级直系亲属在 55 岁前或女性一级直系亲属在 65 岁前患 ASCVD），或有家族性高脂血症患者；④皮肤或肌腱黄色瘤及跟腱增厚者。

（3）血脂合适水平的参考标准：表 8-11 适用于动脉粥样硬化性心血管疾病（ASCVD）低危人群的主要血脂指标的参考标准。

表8-11　中国ASCVD一级预防低危人群主要血脂指标的参考标准

分类	TC（mmol/L）	LDL-C（mmol/L）	HDL-C（mmol/L）	TG（mmol/L）	非 HDL-C（mmol/L）	Lp（a）（mg/L）
理想水平	—	< 2.6	—	—	< 3.4	—
合适水平	< 5.2	< 3.4	—	< 1.7	< 4.1	< 300

续表

分类	TC (mmo/L)	LDL-C (mmol/L)	HDL-C (mmo/L)	TG (mmo/L)	非 HDL-C (mmol/L)	Lp (a) (mg/L)
边缘升高	≥ 5.2 且 < 6.2	≥ 3.4 且 < 4.1	—	≥ 1.7 且 < 2.3	≥ 4.1 且 < 4.9	
升高	≥ 6.2	≥ 4.1	—	≥ 2.3	≥ 4.9	≥ 300
降低	—	—	< 1.0	—	—	—

注：ASCVD，动脉粥样硬化性心血管疾病；TC，总胆固醇；LDL-C，低密度脂蛋白胆固醇；HDL-C，高密度脂蛋白胆固醇；TG，甘油三酯；Lp (a)，脂蛋白 (a)。参考标准仅针对 ASCVD 一级预防低危人群。表中所列数值是干预前空腹 12 小时测定的血脂水平。—，无。

【治疗原则】

1. 血脂干预靶点及管理建议　①LDL-C 作为 ASCVD 风险干预的首要靶点；②非 HDL-C 作为糖尿病、代谢综合征、高 TG 血症、极低 LDL-C 血症患者 ASCVD 风险干预的靶点；③ApoB 作为糖尿病、代谢综合征、高 TG、极低 LDL-C 患者 ASCVD 风险干预的次要靶点；④高 TG 作为 LDL-C 达标后 ASCVD 高危患者管理指标；⑤高 Lp (a) 作为 ASCVD 高危患者的管理指标；⑥不推荐 HDL-C 作为干预靶点。

2. 血脂干预靶点目标值

降脂靶点的目标值见表 8-12。

表8-12　LDL-C的目标值

ASCVD 风险等级	LDL-C 推荐目标值
低危	< 3.4 mmol/L
中、高危	< 2.6 mmol/L
极高危	< 1.8 mmol/L，且较基线降低幅度 > 50%
超高危	< 1.4 mmol/L，且较基线降低幅度 > 50%

注：LDL-C，低密度脂蛋白胆固醇；ASCVD，动脉粥样硬化性心血管疾病。合并糖尿病的 ASCVD 高危患者血脂目标参见特殊人群中糖尿病章节。

3．降脂达标的策略

（1）生活方式干预：降脂治疗中首先推荐健康生活方式，包括合理膳食、适度增加身体活动、控制体重、戒烟和限制饮酒等。

（2）降脂药物治疗：当生活方式干预不能达到降脂目标时，应考虑加用降脂药物。

【药物治疗】

1．主要降胆固醇药物

（1）他汀类药物：是 HMG-CoA 还原酶抑制剂，如阿托伐他汀、瑞舒伐他汀、洛伐他汀、匹伐他汀、辛伐他汀、普伐他汀、氟伐他汀等。

（2）胆固醇吸收抑制剂：如依折麦布等。

（3）前蛋白转化酶枯草溶菌素 9 抑制剂（PCSK9 抑制剂）：PCSK9 单抗（依洛尤单抗和阿利西尤单抗）。

（4）普罗布考：主要适用于 FH 患者，尤其是纯合子的家族性高胆固醇血症（HoFH）及黄色瘤患者。

（5）胆酸螯合剂：为碱性阴离子交换树脂，可阻断肠道内胆汁酸中胆固醇的重吸收，如考来烯胺、考来替泊、考来维仑等。

（6）其他降脂药：脂必泰等。

2．主要降甘油三酯药物

（1）贝特类药物：非诺贝特片、苯扎贝特、吉非贝齐等。

（2）高纯度 ω-3 脂肪酸：ω-3 脂肪酸羧酸制剂、ω-3 脂肪酸乙酯化制剂。

（3）烟酸类药物：烟酸、阿昔莫司等。

3．新型降脂药物　贝派地酸、依维苏单抗、Volanesorsen、Pelacarsen。

4．降脂药物的联合应用见表 8-13。

表8-13　降脂药物的联合应用

联合策略	适用情况	血脂降幅或 MACE	安全性关注点
他汀类药物＋胆固醇吸收抑制剂	单药 LDL-C 不达标	LDL-C ↓ 50%～60%	常规监测
他汀类药物＋PCSK9 单抗	单药 LDL-C 不达标	LDL-C ↓ ≈ 75%	常规监测

联合策略	适用情况	血脂降幅或 MACE	安全性关注点
他汀类药物 + 胆固醇吸收抑制剂 + PCSK9 单抗	双联 LDL-C 不达标	LDL-C ↓ ≈ 85%	常规监测
他汀类药物 + 高纯度 IPE（4 g/d）	LDL-C 达标，TG2.3 ~ 5.7 mmol/L	MACE 风险降低 25%	房颤、出血
他汀类药物 + 非诺贝特或 ω-3 脂肪酸	LDL-C 达标，TG2.3 ~ 5.7 mmol/L	MACE 风险降低	肾功能、房颤、出血
贝特类药物 + ω-3 脂肪酸	单药 TG ≥ 5.7 mmol/L	TG ↓ 60.8% ~ 71.3%	常规监测
贝特类药物 + 烟酸类药物	单药 TG ≥ 5.7 mmol/L	缺乏数据	常规监测
ω-3 脂肪酸 + 烟酸类药物	贝特类药物不耐受，且单药 TG ≥ 5.7 mmol/L	TG ↓ > 33%	常规监测

注：联合策略中的他汀类药物均指中等强度他汀类药物。ω-3 脂肪酸均为医用处方级，剂量 4 g/d。PCSK9，前蛋白转化酶枯草溶菌素 9；IPE，二十碳五烯酸乙酯；LDL-C，低密度脂蛋白胆固醇；TG，甘油三酯；MACE，主要不良心血管事件。

5．降脂治疗的其他措施　脂蛋白分离、肝移植和外科手术。

【特定人群的血脂管理】

1．糖尿病

（1）糖尿病合并 ASCVD 患者：LDL-C < 1.4 mmol/L。

（2）ASCVD 风险为高危的糖尿病患者：LDL-C < 1.8 mmol/L。

（3）ASCVD 风险为低、中危的糖尿病患者：LDL-C < 2.6 mmol/L。

（4）糖尿病患者以非 HDL-C 为次要目标，目标值为相应的 LDL-C 目标值 +0.8 mmol/L。

2．高血压　需根据危险分层，确定高血压个体相应的 LDL-C 目标值（表 8-14），予以积极降胆固醇治疗。

表8-14 不同危险因素个数的高血压和非高血压人群血清胆固醇水平分层

危险因素（个）		血清胆固醇水平分层（mmol/L）		
		3.1 ≤ TC < 4.1 或 1.8 ≤ LDL-C < 2.6	4.1 ≤ TC < 5.2 或 2.6 ≤ LDL-C < 3.4	5.2 ≤ TC < 7.2 或 3.4 ≤ LDL-C < 4.9
无高血压	0 ~ 1	低危（< 5%）	低危（< 5%）	低危（< 5%）
	2	低危（< 5%）	低危（< 5%）	中危（5% ~ 9%）
	3	低危（< 5%）	中危（5% ~ 9%）	中危（5% ~ 9%）
有高血压	0	低危（< 5%）	低危（< 5%）	低危（< 5%）
	1	低危（< 5%）	中危（5% ~ 9%）	中危（5% ~ 9%）
	2	中危（5% ~ 9%）	高危（≥ 10%）	高危（≥ 10%）
	3	高危（≥ 10%）	高危（≥ 10%）	高危（≥ 10%）

注：危险因素包括吸烟、低 HDL-C、年龄 ≥ 45/55 岁（男性 / 女性）。

3．脑卒中

（1）对于动脉粥样硬化性缺血性脑卒中或 TIA 合并明确冠心病（CAD）或周围血管疾病（PAD）患者，建议 LDL-C < 1.4 mmol/L，非 HDL-C < 2.2 mmol/L；

（2）对于单纯动脉粥样硬化性缺血性脑卒中或 TIA 患者，建议 LDL-C < 1.8 mmol/L；非 HDL-C < 2.6mmol/L；

（3）对于动脉粥样硬化性缺血性脑卒中或 TIA，推荐他汀类药物作为首选治疗；

（4）对于动脉粥样硬化性缺血性脑卒中或 TIA，他汀类药物治疗 LDL-C 不达标者可加用胆固醇吸收抑制剂；

（5）对于动脉粥样硬化性缺血性脑卒中或 TIA，他汀类药物＋胆固醇吸收抑制剂治疗 LDL-C 不达标者可加用 PCSK9 抑制剂；

4．慢性肾病（CKD）

（1）对于非透析依赖的 CKD 3 ~ 5 期患者，建议使用他汀类药物或他汀类药物联合胆固醇吸收抑制剂降低 LDL-C；

（2）对于已接受他汀类药物或他汀类药物联合胆固醇吸收抑制剂的 ASCVD 合并 CKD 3 ~ 5 期患者，开始接受透析治疗时可考虑继续使用这些药物；

（3）对于依赖透析的非 ASCVD 患者，不建议使用他汀类药物；

【血脂治疗进程的监测】

降脂治疗中监测的目的：①观察是否达到降脂目标值；②了解药物的潜在不良反应。

对采取饮食控制等非药物治疗者，开始的 3 ~ 6 个月应复查血脂水平，如血脂控制达到建议目标值，则继续非药物治疗，但仍需每 6 个月至 1 年复查 1 次，长期达标者可每年复查 1 次。首次服用降脂药物者，应在用药 4 ~ 6 周内复查血脂、肝酶和肌酸激酶（creatine kinase，CK）。如血脂参数能达到目标值，且无药物不良反应，逐步改为每 3 ~ 6 个月复查 1 次。如治疗 1 ~ 3 个月后，血脂仍未达到目标值，需及时调整降脂药物剂量、种类或联合应用不同作用机制的降脂药物。每当调整降脂药物种类或剂量时，都应在治疗 4 ~ 6 周内复查。治疗性生活方式改变和降脂药物治疗必须长期坚持，才能有更佳的临床获益。

（张雪梅）

第四篇　消化系统

第九章　消化系统症状学

第一节　腹　痛

腹痛（abdominal pain）多数由腹部脏器疾病引起，但腹腔外疾病及全身性疾病也可引起。临床上将腹痛按起病缓急、病程长短分为急性腹痛和慢性腹痛。其中，须做外科紧急处理的急性腹痛一般称为急腹症（acute abdomen）。

【病因】

1．急性腹痛　起病急，病情重、转变快。

（1）腹腔内器官急性炎症：急性胃炎、急性肠炎、急性胆囊炎、急性胰腺炎、急性阑尾炎、急性出血坏死性肠炎等。

（2）脏器扭转或破裂：肠扭转、大网膜或肠系膜扭转、卵巢蒂扭转、肝或脾破裂、异位妊娠破裂等。

（3）空腔脏器阻塞或扩张：肠梗阻、肠套叠、胆道结石、胆道蛔虫病、尿路结石、急性胃扩张等。

（4）腹膜急性炎症：多由急性胃肠穿孔引起，少数为自发性腹膜炎。

（5）腹腔内血管病变：缺血性肠病、主动脉夹层、腹主动脉瘤、肠系膜动脉栓塞、门静脉栓塞、脾栓塞等。

（6）腹壁疾病：腹壁挫伤、腹壁脓肿、腹壁皮肤带状疱疹。

（7）胸部疾病所致的腹部牵涉痛：大叶性肺炎、胸膜炎、肺梗死、急性心肌梗死、急性心包炎等。

（8）全身疾病所致的腹痛：铅中毒、糖尿病酮症酸中毒、尿毒症、腹型过敏性紫癜、血卟啉病、腹型风湿热等。

2．慢性腹痛　起病缓慢，病程长，也可为急性起病后腹痛迁延不愈或间歇性发作。

（1）腹腔脏器慢性炎症：慢性胃炎、十二指肠炎、慢性胆囊炎、胆道感染、慢性胰腺炎、炎性肠病、结核性腹膜炎等。

（2）消化性溃疡：胃、十二指肠溃疡。

（3）腹腔脏器慢性扭转或梗阻：慢性胃扭转、慢性肠扭转、十二指肠淤滞症、慢性肠梗阻。

（4）脏器包膜的牵张：肝淤血、肝炎、肝脓肿、肝癌等。

（5）肿瘤压迫及浸润：与恶性肿瘤不断生长、压迫和侵犯感觉神经有关。

（6）中毒与代谢障碍：铅中毒、尿毒症等。

（7）功能性胃肠病：功能性消化不良、肠易激综合征、胆道动力障碍性疾病等。

【诊断要点】

1．临床表现

（1）腹痛部位：一般腹痛部位多为病变所在部位。胃、十二指肠疾病疼痛多在上腹部，肝胆疾病疼痛多在右上腹部，小肠疾病疼痛多在脐部或脐周，阑尾炎疼痛位于右下腹麦氏点（McBurney 点），回盲部病变疼痛多位于右下腹，结肠病变与盆腔疾病疼痛多位于下腹部。有些脏器的病变除局部疼痛外，还可出现牵涉痛，如胆囊炎时出现右肩痛，急性胰腺炎时可有腰背部束带状疼痛。弥漫性腹痛多见于腹膜的急、慢性炎症。

（2）腹痛性质与程度：急性腹痛发病急骤，疼痛剧烈，可呈刀割样、绞痛、锐痛等。突然发生的全腹部持续性剧痛伴有腹肌紧张或板状腹提示急性弥漫性腹膜炎。胆石症或尿路结石常为阵发性绞痛。阵发性剑突下钻顶样疼痛是胆道蛔虫病的典型症状。慢性腹痛发病隐袭，常为隐痛、钝痛或胀痛等。慢性周期性、节律性上腹部烧灼痛、钝痛常提示消化性溃疡。慢性右下腹疼痛常为慢性阑尾炎、肠结核、克罗恩病等。小肠及结肠病变的疼痛常为痉挛性、间歇性痛。结肠病变引起的腹痛常在排便后减轻。

（3）影响腹痛的因素：有些疾病的腹痛与饮食有关。高脂饮食可诱发胆囊炎和胆石症，暴饮暴食可诱发急性胰腺炎、急性胃扩张，进食可诱发或加重胃溃疡的疼痛，十二指肠溃疡的疼痛则在进食后减轻或缓解。体位改变亦可影响腹痛：反流性食管炎在躯体前屈时剑突下烧灼痛明显，直立位时可减轻；左侧卧位可使胃黏膜脱垂引起的腹痛减轻；胃下垂可因长时间站立位出现上腹痛；胰体癌在仰卧位时疼痛明显，前倾位或俯卧位时疼痛减轻。部分机械性肠梗阻常与腹部手术史有关。腹部受外部暴力作用而突然引起的腹部剧痛伴休克者，可能是肝、脾破裂所致。

2．伴随症状

（1）急性腹痛伴发热、寒战：提示腹腔内脏器或组织急性感染，如急性胆道感染、肝脓肿、腹腔脓肿等。慢性腹痛伴发热提示腹腔内慢性炎症、脓肿或恶性肿瘤等。

（2）腹痛伴黄疸：提示胆道疾病、胰腺疾病等。

（3）腹痛伴休克：可能是腹腔脏器破裂（如肝、脾破裂，异位妊娠破裂）、胃肠穿孔、急性梗阻化脓性胆管炎、绞窄性肠梗阻、肠扭转、急性出血坏死性胰腺炎。应警惕急性心肌梗死。老年人在有重症肺炎时也可出现腹痛与休克。

（4）腹痛伴呕吐：常见于上消化道疾病，大量呕吐宿食提示幽门梗阻。

（5）腹痛伴腹泻：见于肠道疾病、胰腺疾病及慢性肝病等。

（6）腹痛伴呕血或柏油样便：见于消化性溃疡、胃癌等。

（7）腹痛伴便血：见于溃疡性结肠炎、肠结核及结肠癌等。

（8）腹痛伴里急后重：提示直肠病变。

（9）腹痛伴血尿：见于尿路结石等。

3．实验室检查

（1）血、尿、便的常规检查：血白细胞总数及中性粒细胞增高提示炎症性病变。尿中出现大量红细胞提示泌尿系统结石、肿瘤或外伤，蛋白尿和白细胞尿则提示尿路感染。脓血便提示肠道感染，血便提示绞窄性肠梗阻、肠系膜血栓栓塞、出血性肠炎等。

（2）血液生化检查：血清淀粉酶增高提示为胰腺炎，血糖与血酮体的测定可用于排除糖尿病酮症引起的腹痛，血清胆红素增高提示胆道疾病，肝、肾功能及电解质的检查对判断病情亦有帮助。

（3）腹腔穿刺液的常规及生化检查：腹痛诊断未明而发现腹水时，必须做腹腔穿刺检查。穿刺所得液体应送常规及生化检查，必要时还需做细菌培养。

4．器械检查

（1）X线检查：膈下发现游离气体基本可确定为胃肠道穿孔。肠腔积气扩张、肠中多数液平则可诊断肠梗阻。输尿管部位的钙化影可提示输尿管结石。腰大肌影模糊或消失提示后腹膜炎症或出血。气钡双重对比造影或钡剂灌肠检查可以发现胃、十二指肠溃疡、肿瘤等。疑有肠梗阻时应禁忌X线钡餐造影。胆囊、胆管造影，内镜下的逆行胰胆管造影及经皮穿刺胆管造影对胆道系统疾病及胰腺疾病的鉴别诊断甚有帮助。

（2）实时超声与 CT 检查：对肝、胆、胰疾病的鉴别诊断有重要作用，必要时依据超声检查定位做肝穿刺对肝脓肿、肝癌等进行病因诊断。

（3）内镜检查：可用于胃肠道疾病的鉴别诊断，在慢性腹痛的患者中常有此需要。

（4）剖腹探查：疑为腹腔内脓肿、肿瘤、脏器扭转等均应考虑剖腹探查。

（唐川康　汤小伟）

第二节　吞咽困难

吞咽困难（dysphagia）是指患者吞咽费力，食物从口腔至胃运送过程中受阻而产生咽部、胸骨后或剑突部位的梗阻停滞的感觉。吞咽过程常较长，可伴有胸骨后疼痛，严重时甚至不能咽下食物。

【病因】

1．机械性吞咽困难

（1）腔内因素：食团过大或食管异物。

（2）管腔狭窄

1）口咽部疾病：咽炎、扁桃体炎、口腔损伤、咽白喉、喉咽结核、咽肿瘤、咽后壁脓肿等。

2）食管良性狭窄：良性肿瘤如平滑肌瘤、脂肪瘤、血管瘤、息肉，食管炎症如反流性食管炎、放射性食管炎、腐蚀性食管炎、食管结核及真菌感染等。

3）恶性肿瘤：舌癌、咽部肿瘤、食管癌等。

4）食管蹼：缺铁性吞咽困难综合征（Plummer Vinson 综合征）。

5）黏膜环：下食管环（Schatzki ring）。

（3）外压性狭窄：咽喉壁肿块或脓肿、甲状腺极度肿大、纵隔占位病变，如纵隔肿瘤及脓肿、左心房肥大、主动脉瘤等。

2．动力性吞咽困难

（1）吞咽启动困难：口咽肌麻痹；口腔咽部炎症、脓肿；唾液缺乏，如干燥综合征。

（2）咽、食管横纹肌功能障碍：延髓麻痹、运动神经元病、重症肌无力、肉毒杆菌食物中毒、有机磷农药中毒、多发性肌炎、皮肌炎、甲亢性肌病等。

（3）食管平滑肌功能障碍：系统性硬化、糖尿病或酒精中毒性肌病、食管痉挛、贲门失弛缓症（achalasia）等。

（4）其他：狂犬病、破伤风、某些精神心理疾病（如癔症、抑郁障碍、焦虑障碍等）都可有吞咽困难的表现。

【诊断要点】

1. 病史及临床表现　注意起病年龄、居住地、病程、饮食习惯，有无酗酒史及腐蚀剂损伤史等。还需注意吞咽困难出现的部位；引起吞咽困难的食物硬度，以及胃灼热、吞咽痛、声音嘶哑、饮食反流性呛咳、食物反流入鼻腔、体重下降等症状。食管癌有明显的高发地区。

儿童患者的吞咽困难常为先天性食管疾病或食管异物。中年以上患者的吞咽困难，从吞咽干食困难发展至咽下流质困难，特别是酗酒者，须注意食管癌的可能。

2. 伴随症状

（1）吞咽困难伴反流性呛咳：提示病变累及后组颅神经（舌咽神经、迷走神经、舌下神经）。

（2）吞咽困难伴呃逆：常提示为食管下端病变，如贲门癌、贲门失弛缓症、膈疝。

（3）吞咽困难伴呕血：可见于食管癌、反流性食管炎或溃疡、膈疝、食管憩室炎或溃疡、食管异物等。

（4）吞咽困难伴单侧喘鸣：常提示纵隔肿瘤压迫食管与一侧主支气管。

（5）吞咽困难发作与精神因素有关：呈间歇性、常有吞咽流质较吞咽成形食物更困难、年龄较轻、病程长而全身状态良好，常提示为功能性疾病，如贲门失弛缓症。

3. 体格检查　须注意营养状态，有无贫血、甲状腺肿大、颈部包块、口咽部溃疡与阻塞性病变、吞咽肌活动异常等。有指征时做神经系统检查。

4. 饮水试验　患者采坐位，检查者以听诊器体件放置于患者剑突下、左侧腹壁之上，嘱饮水两口，如食管无梗阻，则于数秒钟之内可听到喷射性杂音。

5．器械检查　间接喉镜检查可观察到咽下部与喉的病变。胸部 X 线片可显示纵隔占位性病变与大多数食管异物。食管 X 线钡餐造影可确定病变为梗阻或肌蠕动异常所致。电子胃镜检查可直接观察到食管病变，并可钳取食管内异物做活体组织检查。食管功能性病变可用食管液压计检测。

（唐川康　彭　燕）

第三节　恶心与呕吐

恶心（nausea）是一种紧迫欲呕吐的胃内不适感，常为呕吐的前期表现。呕吐（vomiting）由胃的反射性强力收缩导致，能迫使胃内容物经口急速排至体外。恶心严重者常伴自主神经功能紊乱，主要有迷走神经兴奋的表现，包括皮肤苍白、出汗、流涎、血压降低及心动过缓等。

【病因】

引起恶心与呕吐的病因几乎涉及各个系统，按发病机制可归纳为下列几类：

1．反射性呕吐　当体内某个器官或组织有病理改变或受到刺激时，经神经反射而引起的恶心、呕吐。常见病因如下：

（1）消化系统疾病：①口咽部炎症、物理或化学刺激；②胃肠疾病，如急性胃肠炎、慢性胃炎、消化性溃疡活动期、胃癌、消化道梗阻、急性阑尾炎等；③肝、胆、胰疾病，如急性肝炎、肝硬化、急性胆囊炎、胆石症、胆道蛔虫病、急性胰腺炎等；④腹膜与肠系膜疾病，如急性腹膜炎、急性肠系膜淋巴结炎等；⑤药物局部刺激，如口服磺胺类、水杨酸盐类、氨茶碱、奎宁等。

（2）循环系统疾病：如急性心肌梗死、休克、心力衰竭等。

（3）泌尿系统与生殖系统疾病：如尿路结石、急性肾盂肾炎、盆腔炎、异位妊娠破裂等。

（4）眼部疾病：如青光眼、屈光不正等。

（5）急性传染病。

（6）刺激嗅觉、视觉及味觉所引起的呕吐。

2．中枢性呕吐　由于颅内病变直接压迫或者药物等刺激延髓内的呕吐中枢，增加其兴奋性所引起。常见病因如下：

（1）中枢神经系统疾病：①中枢神经系统感染，如各种病原体引起的脑膜炎、脑炎；②颅内血管疾病，如脑出血、脑梗死等；③颅脑损伤，如颅内血肿、脑挫裂伤、蛛网膜下腔出血等。

（2）药物或化学毒物的作用：如洋地黄类、某些抗菌药物、抗癌药物及有机磷中毒等，药物或毒物经血液循环作用于延髓的呕吐中枢引起呕吐。

（3）内分泌与代谢性障碍疾病：如糖尿病酮症酸中毒、尿毒症、甲状腺危象等。

（4）妊娠反应。

3．前庭功能障碍导致的呕吐　如梅尼埃病（Ménière 病）、晕动病等。

4．功能性呕吐　如神经性厌食、癔症等。

【诊断要点】

1．病史　注意呕吐发生的时间，呕吐胃内容物的性质和量，以往有无同样发作史，与进食、饮酒、药物、精神因素等的关系，有无恶心、腹痛、腹泻或便秘、头痛、眩晕等症状。妊娠呕吐与酒精性胃炎的呕吐常于清晨发生。胃源性呕吐常与进食、饮酒、服用药物等有关，常伴恶心，吐后常感觉轻松。喷射性呕吐常见于颅内高压症，常无恶心的先兆，吐后不感觉轻松。如呕吐物量大，提示有幽门梗阻、胃潴留或十二指肠淤滞。腹腔疾病、心脏病、尿毒症、糖尿病酮症酸中毒、颅脑疾病或外伤等所致呕吐，常有相应病史提示诊断。神经性呕吐与精神因素密切相关，无恶心，进食后可立即发生，呕吐常不费力，每口吐出量不多，吐完后可再进食，营养状态无明显改变。条件反射性呕吐常因嗅到不愉快的气味或看到厌恶的食物而引起，也属神经性呕吐范畴。

2．伴随症状

（1）伴眩晕、眼球震颤常见于前庭器官疾病。

（2）伴剧烈头痛可见于颅内高压症、偏头痛、早期急性全身性感染、青光眼等。

（3）伴皮肤苍白、出汗、血压下降等自主神经功能紊乱症状者可见于前庭功能障碍、休克等。

（4）伴腹泻常见于急性胃肠炎、细菌性食物中毒、各种原因引起的急性中毒、甲状腺危象、艾迪生病危象、霍乱和副霍乱等。

（5）已婚育龄妇女停经且呕吐多在早晨，多为妊娠反应。

3．体格检查　注意腹部体征，如胃肠蠕动波、腹部压痛与反跳痛、肌紧张、腹部包块、肠鸣音、振水音等。有指征时进行眼科、耳科、神经科检查。

4．实验室检查　行血常规及尿常规检查、有指征时检测空腹血糖水平、血尿素氮水平、血 pH 值、血钾水平、血钠水平、血氯水平，行脑脊液常规检查，呕吐物毒理学分析，粪便致病菌培养等。

5．器械检查　如怀疑呕吐与上消化道疾病有关，可做胃肠 X 线钡餐造影与胃十二指肠镜检查。如怀疑颅内占位性病变，可做脑电图、脑核素扫描、脑 CT、脑 MRI 等检查。如疑为前庭功能障碍可做前庭功能检查。

（唐川康　汤小伟）

第四节　呕　血

呕血（hematemesis）是上消化道疾病（指屈氏韧带以上的消化道，包括食管、胃、十二指肠、肝、胆、胰及胃空肠吻合术后的空肠上段疾病）或全身疾病所致的上消化道出血，血液经口腔呕出。

【病因】

1．食管疾病　食管炎、食管癌、食管静脉曲张破裂、食管异物、食管贲门撕裂综合征（Mallory-Weiss 综合征）、食管裂孔疝等。

2．胃与十二指肠疾病　消化性溃疡，由药物（如阿司匹林、吲哚美辛等）和应激所引起的急性胃黏膜病变、胃黏膜下恒径动脉出血（Dieulafory 病）、胃癌、胃黏膜脱垂症等。

3．肝胆疾病　肝硬化性门静脉高压、肝癌、肝脓肿、胆囊与胆管结石等。

4．胰腺疾病　胰腺癌、急性胰腺炎合并脓肿破溃等。

5．急性传染病　流行性出血热、钩端螺旋体病、重症肝炎等。

6．血液系统疾病　白血病、血小板减少性紫癜、过敏性紫癜、血友病等。

7．其他　尿毒症、肺源性心脏病、血管瘤、抗凝剂过量等。

尽管呕血的病因很多，但以消化性溃疡引起者最常见，其次为食管-胃底静脉曲张破裂、急性胃黏膜病变和胃癌。

【诊断要点】

1．病史　注意发病年龄、发病季节、呕血的诱因（酗酒，阿司匹林、保泰松等药物刺激）、方式（一般的呕血、喷射性呕血）、失血量、患者居住地、呕血史及诊疗经过、消化系疾病与有关的全身性疾病史、长期糖皮质激素治疗史等。消化性溃疡出血以秋末春初为多，出血常在病情恶化时出现。老年呕血者还需注意胃动脉硬化症。喷射性呕血，或有肝炎、黄疸、血吸虫病、慢性酒精中毒等病史者须考虑食管 - 胃底静脉曲张破裂出血。有化脓性胆管炎史者需注意胆道出血。

2．伴随症状

（1）呕血伴上腹痛：呕血伴慢性反复发作的上腹痛，并呈周期性、节律性，多为消化性溃疡；中老年人，呕血伴慢性上腹痛，无明显规律性并有食欲缺乏及消瘦者，应警惕胃癌。

（2）呕血伴肝大、脾大：呕血伴肝明显增大、质硬，表面凹凸不平或有结节，多为肝癌；大量呕血伴脾大、蜘蛛痣、肝掌、腹壁静脉曲张或腹水，提示肝硬化性门静脉高压所致的食管 - 胃底静脉曲张破裂出血。

（3）呕血伴皮肤、黏膜出血：见于血液病、败血症、重症肝炎等。

（4）呕血伴黄疸：呕血伴黄疸、寒战、发热、右上腹绞痛者，可由胆道疾病所引起；伴黄疸、发热及全身皮肤、黏膜有出血倾向者，见于某些传染病，如钩端螺旋体病等。

（5）呕血伴左锁骨上淋巴结肿大：见于胃癌和胰腺癌等。

3．体格检查　测量体温、脉率、呼吸与血压。注意有无发热、黄疸、贫血、皮肤与黏膜出血，蜘蛛痣与肝掌，皮肤、黏膜下血管瘤与毛细血管扩张、左锁骨上淋巴结肿大、腹壁静脉怒张，腹部压痛，肝大、脾大、腹部包块，腹水或体重减轻等。

4．实验室检查　行血常规检查、血型鉴定。有指征时做凝血机制检验、肝功能测定、肾功能测定等。

5．器械检查　对诊断未明的呕血患者，可做急诊胃十二指肠镜检查，或在出血停止 1 周后做胃肠 X 线钡餐造影。如疑为肝胆疾病，可做超声或CT、MRI 等检查。

（唐川康　史孝敏）

第五节　便　血

便血（hematochezia）是指消化道出血，血液经肛门排出。便血可呈鲜红色、暗红色或黑色。少量出血不改变粪便颜色，须经便隐血试验才能确定者，称为隐血（occult blood）。

【病因】

1．下消化道疾病

（1）直肠与肛管疾病：直肠癌、直肠息肉、直肠炎、痔、肛裂、肛瘘、直肠肛管损伤等。

（2）结肠疾病：结肠癌、结肠息肉、急性细菌性痢疾、阿米巴痢疾、溃疡性结肠炎等。

（3）小肠疾病：肠结核、伤寒、急性出血坏死性肠炎、克罗恩病、小肠肿瘤、Meckel 憩室炎或溃疡、肠套叠等。

2．上消化道出血和能引起出血的全身疾病等。

【诊断要点】

1．病史　血便的颜色可呈鲜红、暗红或黑色（柏油样），颜色的差异主要与下列因素有关：①出血部位；②出血量多少；③血液在肠腔内停留时间。出血部位越低、出血量越大、排出越快，则血便颜色越鲜红。上消化道出血多为柏油样，但上消化道大出血伴肠蠕动加速时，可排出较鲜红血便；下消化道出血往往排出较鲜红血便，但小肠出血时，如血液在肠内停留时间较长，亦可排柏油样便。便血时，排出物可为全血或血与粪便混合物。若血色鲜红、不与粪便混合、仅黏附于粪便表面或于排便前后有鲜血滴出或喷出，提示直肠或肛管疾病，如痔、肛裂或直肠肿瘤的出血。仔细观察血便的颜色、性状及气味等对寻找病因及确立诊断有一定帮助，如阿米巴痢疾多为暗红色果酱样的脓血便，急性细菌性痢疾多为黏液脓性鲜血便；急性出血坏死性肠炎可排出洗肉水血样粪便，并有腥臭味。

少量的消化道出血，无肉眼可见的粪便颜色改变。便血者若出血量不多，则全身症状不显著；若出血量大，则可出现贫血或周围循环衰竭的症状与体征。

诊断便血前，须排除下列情况：

（1）食用动物血、肝等可出现黑便或便隐血试验阳性，但食素后即转为正常。

（2）口腔、鼻、咽、支气管、肺等部位的出血，被咽下后也可出现黑便或便隐血试验阳性。

（3）口服某些中草药、铁剂、铋剂、炭粉等时，粪便可呈黑色，但便隐血试验阴性。

2．伴随症状

（1）便血伴里急后重：肛门坠胀感，排便较频繁，但每次排血便量较少，且排便后未感轻松，似排便未净，提示肛门、直肠疾病，见于细菌性痢疾、直肠炎、直肠癌等。

（2）便血伴腹痛：慢性反复上腹痛、呈周期性与节律性，出血后疼痛减轻者，见于消化性溃疡；上腹绞痛、黄疸伴便血者，应考虑胆囊或胆管出血。

（3）便血伴腹部肿块：应考虑结肠癌、肠结核、肠套叠、克罗恩（Crohn）病、小肠恶性淋巴瘤等。

（4）便血伴发热：常见于传染病（如流行性出血热、钩端螺旋体病等）、恶性肿瘤、急性出血坏死性肠炎等。

（5）便血伴皮肤、黏膜出血：可见于血液病、急性感染性疾病等。

3．体格检查　测量体温、脉率、呼吸与血压。注意有无发热、黄疸、贫血、皮肤和黏膜出血、蜘蛛痣与肝掌、皮肤血管瘤、黏膜下血管瘤与毛细血管扩张、左锁骨上窝淋巴结肿大、腹壁静脉怒张、腹部压痛点、肝大、脾大、腹部包块、腹水、体重减轻等，常规行直肠指诊。

4．实验室检查　血常规、血型鉴定，粪便镜检注意痢疾阿米巴滋养体、血吸虫卵、钩虫卵等。有指征时血培养伤寒杆菌与副伤寒杆菌，粪便培养痢疾志贺菌，行钩端螺旋体、伤寒杆菌与副伤寒杆菌血清凝集反应，肝、肾功能测定等。

5．器械检查　X线钡餐检查与钡剂灌肠造影可于出血停止后进行，但也可能漏诊一些急性胃肠出血性疾病。电子胃十二指肠镜检查与电子结肠镜检查对诊断很有价值，并可在直视下做活体组织检查，有助于诊断消化道出血的部位与病因。若考虑为小肠出血，还可选择胶囊内镜或电子小肠镜检查。

（唐川康　李晓云　罗　刚）

第六节　腹　泻

腹泻（diarrhea）是指粪便水分增多及大便次数增加。正常人一般每天排便一次，大便成形，无脓血。腹泻时，原来的大便习惯发生变化：大便次数增加，粪便稀薄或呈水样、不成形，带黏液、脓血或未消化的食物等。腹泻超过 2 个月者属于慢性腹泻。

【病因】

1．急性腹泻

（1）急性肠道疾病：①急性肠道感染，包括病毒、细菌、真菌、阿米巴、血吸虫等引起；②细菌性食物中毒，如肉毒杆菌、嗜盐杆菌、变形杆菌、金黄色葡萄球菌等引起。

（2）急性中毒：①动物性毒物，如鱼胆、河豚等中毒；②植物性毒物，如毒蕈中毒；③化学毒物，如有机磷、砷等中毒。

（3）传染病：如伤寒、副伤寒、钩端螺旋体病等。

（4）药物性腹泻：使用泻药、拟胆碱能药、抗生素、抗癌药等，它们在服药期内可致腹泻。

（5）其他：如过敏性紫癜、甲状腺危象、肾上腺危象等。

2．慢性腹泻

（1）胃部疾病：慢性萎缩性胃炎、胃大部切除后胃酸缺乏症等。

（2）肠道疾病

1）肠道感染性疾病：如肠结核、慢性阿米巴痢疾、慢性细菌性痢疾、血吸虫病、钩虫病、肠道念珠菌病等。

2）肠道非感染性炎症：如炎性肠病、放射性肠炎、缺血性肠病等。

3）肠道肿瘤：如大肠癌、小肠淋巴瘤等。

4）小肠吸收不良：如成人发生的乳糜泻、小肠切除后短肠综合征等。

5）肠道功能紊乱：如肠易激综合征等。

（3）胰腺疾病：如慢性胰腺炎、胰腺癌等。

（4）肝病：如肝硬化等。

（5）内分泌与代谢障碍性疾病：如甲状腺功能亢进、糖尿病性肠病、肾上腺皮质功能减退等。

（6）药源性腹泻：如口服泻药、甲状腺素、洋地黄类等药物。

【诊断要点】

1．病史　对急性腹泻者注意行流行病学调查。对慢性腹泻者要注意既往病史、诊断与治疗经过。急性腹泻多发生于夏秋季者，多见于病毒性肠炎、急性细菌性痢疾、细菌性食物中毒、伤寒或副伤寒、霍乱或副霍乱等。每天排便达10次或更多者，可见于急性痢疾、细菌性食物中毒，霍乱或副霍乱等。进食鱼虾、螃蟹、奶类、菠萝等发生腹痛、腹泻者，常为食物过敏性胃肠病。腹泻发生于长期应用广谱抗生素及（或）糖皮质激素疗程中者，需注意真菌性肠炎，例如发生在大手术后，则需考虑假膜性肠炎。结肠小袋纤毛虫病多见于猪饲养员。诊断血吸虫病需要有严格的地区性与疫水接触史。慢性胰腺炎常有反复发作上腹痛史。吸收不良综合征可有手足搐搦。

2．伴随症状

（1）腹泻伴发热：多见于传染病（如细菌性痢疾或阿米巴痢疾、肠结核）或小肠恶性淋巴瘤等。

（2）腹泻伴显著消瘦和（或）营养不良：考虑引起小肠吸收不良的各种疾病、消化系统肿瘤和甲状腺功能亢进等。

（3）腹泻伴关节肿痛：考虑系统性红斑狼疮、肠结核等。

（4）腹泻伴腹部包块：提示肿瘤或炎症性病变，见于消化系统肿瘤、肠结核、克罗恩病等。

（5）腹泻伴里急后重：见于急性细菌性痢疾、直肠炎、直肠癌等。

3．体格检查　注意患者有无发热、失水、营养不良、贫血、皮疹、黄疸、关节肿痛、手足搐搦、腹部包块等。对于慢性腹泻患者，特别是有血便者常规做直肠指诊。

4．实验室检查

（1）血常规检查注意有无贫血以及贫血类型，尿常规检查注意有无蛋白尿、管型尿等。有指征时做血二氧化碳结合力测定，血清钾、钠、氯水平测定。

（2）粪便检查：应作为重点项目，反复检查，并需留取新鲜粪便送检。霍乱与副霍乱、急性砷中毒患者粪便常呈米泔水样；伤寒患者粪便常呈稀糊状；白念珠菌性肠炎患者粪便常呈蛋清样；假膜性肠炎患者粪便量多，呈蛋汤样；黏液血便或脓血便可见于细菌性痢疾、溃疡性结肠炎、结肠直肠癌、结肠血吸虫病、嗜盐菌引起的食物中毒等患者；阿米巴痢疾患者粪便常呈暗红色果酱样。粪便高倍镜镜检可发现红细胞、脓细胞、巨噬细胞、溶组织阿米巴滋养体及其包囊、肠道鞭毛原虫、结肠小袋纤毛虫、血吸虫卵、钩虫卵、绦虫卵等。粪便培养可发现痢疾志贺菌、霍乱弧菌与副霍乱弧菌、伤寒杆菌、嗜盐菌、肠沙门菌等。消化吸收功能试验对慢性胰腺炎、吸收不良综合征的诊断有重要意义。

5. **器械检查**　慢性腹泻患者做胃肠 X 线钡餐造影可发现胃与小肠病变，钡剂灌肠造影可发现结肠病变。电子结肠镜检测能观察到全部结肠，并可在直视下做活体组织检查，对于诊断慢性腹泻疾病的意义大，必要时可选择胶囊内镜或电子小肠镜检查。

（唐川康）

第七节　便　秘

便秘（constipation）指的是大便次数减少，一般每周少于 3 次，伴排便困难、粪便干结。有无便秘必须根据本人平时排便习惯和排便有无困难做出判断。

【病因】

1. 器质性便秘

（1）直肠和肛门病变：直肠炎、痔疮、肛裂、肛周脓肿和溃疡、肿瘤、瘢痕性狭窄等。

（2）结肠病变：良性肿瘤、恶性肿瘤、肠梗阻、肠绞窄、结肠憩室炎、特异性炎症（如肠结核、肠阿米巴病）与非特异性炎症（克罗恩病、溃疡性结肠炎）、肠粘连等。

（3）肌力减退：肠壁平滑肌、肛提肌、膈肌或（和）腹壁肌无力，见于老年，慢性肺气肿，严重营养不良，多次妊娠，全身衰竭，肠麻痹等，由于肌力减退而使排便困难。

（4）内分泌和代谢障碍性疾病：甲状旁腺功能亢进（平滑肌松弛、张力减低）、甲状腺功能减退和垂体前叶功能减退（肠动力减弱）、尿崩症伴失水、糖尿病并发神经病变、硬皮病等均可出现便秘。

（5）药物不良反应：吗啡和阿片制剂、抗胆碱能药、神经节阻断药及抗抑郁药、碱式碳酸铋、地芬诺酯以及氢氧化铝等均可引起便秘。

（6）神经系统疾病：截瘫、多发性神经根炎等累及肠的神经病变，先天性巨结肠等。

2．功能性便秘

（1）进食过少或食品过于精细，缺乏纤维，对结肠运动的刺激减少。

（2）排便习惯受到干扰，由于精神因素、生活规律改变、长途旅行等未能及时排便。

（3）滥用强泻药，使肠道的敏感性减弱，形成对泻药的依赖性。

（4）肠易激综合征：便秘是本综合征的主要表现之一，是由胃肠道平滑肌的运动障碍所致。

【诊断要点】

有时患者唯一的主诉是粪便干结、排便费力。结肠痉挛引起便秘时，排出的粪便呈羊粪状。由于用力排出坚硬的粪块，可引起肛门疼痛、肛裂，甚至诱发痔疮和肛乳头炎。有时，在排便时粪块嵌塞于直肠腔内难以排出，但有少量水样便绕过粪块自肛门流出，而形成假性腹泻。患者可有腹痛、腹胀、恶心、食欲缺乏、乏力及头痛、头晕等症状。体检时，常可在降结肠和乙状结肠部位触及粪块及痉挛的肠段。

根据排便次数减少，粪便干结、难以排出，诊断便秘并不困难。但要明确便秘的原因，除仔细询问病史、症状和做全身体格检查外，尚需做如下检查：

1．粪便检查　仔细观察粪便的形状、大小、坚硬度，有无脓血和黏液等。便常规及便隐血试验是常规检查的内容。

2．直肠指检　有助于发现直肠癌、痔疮、直肠狭窄、坚硬粪块堵塞及外部压迫、肛门括约肌痉挛或松弛等。

3．直肠镜、乙状结肠镜、结肠镜等内镜检查可直接观察肠黏膜是否存在病变，并可做活体组织检查以明确病变的性质。

4．胃肠 X 线检查　胃肠 X 线钡餐造影对了解胃肠运动功能有参考价值。正常时，钡剂在 12 ～ 18 小时内可达到结肠脾曲，24 ～ 72 小时内应全部从结肠排出，便秘时可有排空延迟。钡剂灌肠造影，特别是结肠低张气钡双重对比造影，对发现便秘的病因可能有帮助。

5．特殊检查　吞服一定数量不透 X 线的胶管碎片作为标志物，定时拍摄腹部 X 线片，了解到标志物在胃肠道内运行的速度及分布情况，以区分直肠性便秘或结肠性便秘。排粪造影是对排粪动作进行动静态结合的检查方法，有助于功能性便秘的诊断。此外还可进行直肠或结肠测压术、肛肠肌电图以及经肛门球囊扩张试验等。

（唐川康）

第八节　黄　疸

黄疸（jaundice）是指血中胆红素浓度增高而使巩膜、皮肤、黏膜以及其他组织和体液发生黄染的现象。若血中胆红素浓度升高，而临床上尚未出现肉眼可见的黄疸者，称为隐性黄疸。

【病因】

黄疸的分类方法很多，临床上广泛采用的分类方法是按黄疸的病因学分类：①溶血性黄疸；②肝细胞性黄疸；③胆汁淤积性黄疸；④先天性非溶血性黄疸。上述黄疸分类中，前三类较多见。其病因分述如下：

1. 溶血性黄疸　常由各种溶血性疾病引起。如自身免疫性溶血性贫血、蚕豆病，错型输血后的溶血，新生儿溶血，蛇毒、伯氨喹等引起的溶血。

2. 肝细胞性黄疸　由各种使肝细胞广泛损害的疾病引起，如病毒性肝炎、中毒性肝炎、肝硬化、肝癌、败血症等。

3. 胆汁淤积性黄疸　由胆管阻塞、胆汁排泄障碍所致，可分为肝内性或肝外性。前者见于毛细胆管炎型病毒性肝炎、药物性胆汁淤积（如使用氯丙嗪、甲睾酮等）、原发性胆汁性肝硬化、胆系泥沙样结石、癌栓阻塞、寄生虫病（华支睾虫病）等原因；后者可由急性胆囊炎，胆总管结石、蛔虫、炎症水肿及肿瘤等阻塞引起。

4. 先天性非溶血性黄疸　由肝细胞对胆红素的摄取、结合和排泄功能的不足，或由于肝细胞内酶的缺陷，致血清内非结合胆红素增高（或同时兼有结合胆红素增高），并出现黄疸。本组疾病大多为家族遗传性，临床上少见。如慢性波动的黄疸患者临床症状较轻，肝功能检查除胆红素代谢障碍外，无其他明显异常。其病程经过不符合病毒性肝炎的一般转归规律，特别是有家族史者，应注意此类少见的黄疸。

【诊断要点】

1. 病史　儿童与青少年时期出现的黄疸，可与先天性或遗传性因素有关。病毒性肝炎多见于儿童期至 30 岁之前。胆结石引起的阻塞性黄疸以中年人多见。中年以上患者的阻塞性黄疸以癌性多见。胆总管结石与壶腹癌所致的阻塞性黄疸常为波动性，而胰头癌所致的黄疸则呈进行性加深。

如患者有密切的肝炎患者接触史、输血或注射器病毒污染史，须注意黄疸型病毒性肝炎的可能。在输血后迅速出现的黄疸，应考虑血型不相合的输血。

黄疸发生于锑剂、氟烷等治疗后，或毒蕈中毒者常为中毒性肝炎。如黄疸发生于氯丙嗪、甲巯咪唑、甲睾酮等的疗程中，则有药物性黄疸可能。蚕豆病、毒蛇咬伤、败血症、钩端螺旋体病所致的黄疸，均应有相应的病史。

2．伴随症状

（1）黄疸伴腹痛：伴上腹剧烈疼痛者，可见于胆管结石、肝脓肿或胆道蛔虫病；伴持续右上腹钝痛或胀痛者，可见于病毒性肝炎、原发性肝癌、肝脓肿等。

（2）黄疸伴发热：见于急性胆管炎、肝脓肿、钩端螺旋体病、肺炎链球菌性肺炎、疟疾、败血症及各种原因的急性溶血等。

（3）黄疸伴腹水：见于重症肝炎、肝硬化失代偿期、原发性肝癌等。

（4）黄疸伴肝大：若肝轻至中度大、质地软或中等硬度，见于病毒性肝炎、急性胆道系统感染等；肝明显大、质地坚硬、表面凹凸不平、有结节，见于原发性肝癌或继发性肝癌；肝轻度大、质地较硬、边缘不整、表面有小结节，见于肝硬化初期。

（5）黄疸伴胆囊肿大：常见于胰头癌、壶腹癌、胆总管癌等。

（6）黄疸伴脾大：可见于病毒性肝炎、肝硬化、钩端螺旋体病、疟疾、败血症、溶血性贫血及淋巴瘤等。

3．体格检查　皮肤呈浅柠檬色者多属溶血性黄疸；金黄色或橘黄色者多为肝炎所致的黄疸；皮肤暗黄色或黄绿色者常见于长期阻塞性黄疸，由于部分胆红素转化为胆绿素所致。

视诊需注意有无贫血、皮肤和黏膜出血、蜘蛛痣、肝掌、腹部鼓胀、腹壁静脉曲张等。触诊注意浅表淋巴结、肝脾有无可触及的胆囊与腹部包块。肝大、质稍硬而有压痛者，常见于急性肝炎。慢性肝炎时肝下缘变钝而硬度增加。肝硬化时硬度更为明显，表面不平滑或呈结节状、肝缘锐利。肝癌时肝硬化呈结节状，或有局限性隆起。叩诊注意有无腹水。

4．实验室检查

（1）溶血性黄疸：①血清总胆红素增加，以非结合胆红素为主；②肠内的尿胆原增加，重吸收至肝内者也增加，加之缺氧及毒素作用，肝功能减退，处理大量尿胆原的能力减弱，故尿中尿胆原增多，但尿中无胆红素；③急性溶血时，尿中有血红蛋白排出，故尿隐血试验呈阳性；④血液检查发现除贫血外，尚有网织红细胞增加、骨髓红细胞系增生旺盛等表现。

（2）肝细胞性黄疸：①血中结合胆红素和非结合胆红素均增加；②尿中结合胆红素定性试验阳性，尿胆原可因肝功能障碍而增高，但在疾病高峰期因肝内胆汁淤积，尿胆原反可减少；③血生化检查有不同程度的肝功能损害。

（3）胆汁淤积性黄疸：①血清结合胆红素增加；②尿胆红素试验阳性，尿胆原减少或缺如；③血清碱性磷酸酶及总胆固醇均增高。

5．器械检查

（1）超声检查：能观察肝、胆囊、脾大小，对肝内占位性病变、胆囊结石、胰腺癌等的诊断有帮助。

（2）十二指肠引流：对胆道感染的诊断常有帮助。

（3）X线检查：腹部平片可发现胆道结石。胰头癌患者的X线钡餐造影常有十二指肠环增宽。

（4）放射性核素肝扫描，可显示肝内占位性病变。

（5）逆行胰胆管造影：十二指肠镜直视下的内镜逆行胰胆管造影（ERCP）可显示肝外胆道系统有无梗阻与扩张。十二指肠镜直视下可观察肝胰壶腹结石、壶腹周围癌或蛔虫梗阻，并可在直视下将结石与蛔虫钳除之。

（6）CT：是一种无创检查法，常有助于鉴别肝内与肝外梗阻性黄疸，并能检测梗阻的部位，还有助于确定梗阻的原因（如结石或肿瘤）。

（7）磁共振胰胆管成像（MRCP）：能清楚显示整个胆道系统的形态结构，特别适用于B超或CT有阳性发现，但又不能明确诊断的患者。

（唐川康　蒋青峰）

第九节　腹　水

腹水（ascites）指游离液体积聚于腹腔内。腹水的性质可为漏出液或渗出液。其外观可为浆液性、血性、脓性或乳糜性等，腹水达 500 ml 时可用膝胸位叩诊法证明。1 000 ml 以上的腹水可引起移动性浊音。小量腹水则需用超声检查明确。

【病因】

1．全身性因素

（1）低白蛋白血症：血浆胶体渗透压主要依靠白蛋白来维持。血清白蛋白低于 2.5 g/100 ml 时则可使水分漏入腹腔而形成腹水。这种情况可见于重度肝功能不全（白蛋白合成减少）、营养缺乏（蛋白质摄入不足）、肾病综合征与蛋白丢失性肠病（白蛋白丢失）等。

（2）钠、水潴留：常见于心、肾功能不全及肝硬化伴继发性醛固酮增多症等。

（3）内分泌障碍：如肝硬化时，抗利尿激素与醛固酮等灭活功能降低，致水、钠潴留增加。

2．局部性因素

（1）门静脉高压：是肝硬化腹水形成的主要因素。

（2）肝静脉阻塞：原因为血栓形成，肿瘤压迫等，又称 Budd-Chiari 综合征。

（3）肝淋巴液漏出增加：参与肝硬化与重症肝炎的腹水形成。非感染性腹水中蛋白质含量超过 3 g/100 ml 时，腹水形成常与淋巴渗漏有关。

（4）腹膜炎症或恶性肿瘤：结核性腹膜炎腹水为浆液性，穿孔性腹膜炎腹水为脓性，癌性腹水常为血性。

（5）胸导管或乳糜池阻塞：腹水为乳糜性，病因大多为丝虫病。

【诊断要点】

1．病史　青少年患者腹水起病缓慢，多考虑结核性腹膜炎。腹水发生于中年或中年以上，有肝炎、黄疸、血吸虫病或酗酒史者，多考虑肝硬化。有明显的心、肾疾病病史者，腹水常为心源性或肾源性。发生于中年或中年以上，全身状态较差者常为癌性腹水，多能查出原发癌。起病急、腹水量少、脓性者，常见于急性穿孔性腹膜炎。

2．伴随症状

（1）伴发热、腹痛者可见于各种原因引起的腹膜炎、恶性肿瘤、结缔组织病等。

（2）伴腹部包块者可见于结核性腹膜炎、腹腔内恶性肿瘤，Meigs 综合征等。

（3）伴肝大者可见于慢性右心功能不全、慢性缩窄性心包炎、肝硬化、肝癌、Budd-Chiari 综合征等。

（4）伴水肿者，腹水常起源于肝硬化、肾病综合征、营养缺乏、腹膜转移癌等。

3．体格检查　注意有无黄疸、贫血、水肿、消瘦、肝掌、蜘蛛痣、腹壁静脉怒张、心脏增大、奇脉、肝大、脾大等体征。应定期测量腹围。

4．实验室检查　有大量蛋白尿者腹水常为肾源性，可证明为乳糜尿者应考虑乳糜腹水的可能。诊断性穿刺做腹水肉眼检查可确定腹水为浆液性、血性、脓性、乳糜性。测定腹水的比重、蛋白质量，Rivalta 试验与细胞数测定可确定其为渗出液或漏出液（表 9-1）。有指征时做腹水的恶性肿瘤细胞检查、细菌培养与结核分枝杆菌 PCR 等。

表9-1　腹水漏出液与渗出液的区别

项目	漏出液	渗出液
颜色	淡黄色或黄色	黄色、红色、脓性、乳白色等
性状	清亮	微浊、浑浊
比重	< 1.018	> 1.018
红细胞	无	可见
细胞总数	< 100×10^6/L	> 500×10^6/L
细胞分类	以淋巴细胞、间皮细胞为主	急性感染以中性粒细胞为主，慢性感染以淋巴细胞为主
蛋白质总量	< 25 g/L	> 30 g/L
黏蛋白定性试验	阴性	阳性
氯化物	124 ～ 129 mmol/L	—
葡萄糖定量	与血糖水平相近	常低于血糖水平
细菌培养	无细菌生长	可有病原菌生长
抗酸染色	阴性	阳性提示结核性腹水可能
脱落癌细胞	阴性	癌性腹水可见肿瘤细胞
腺苷脱氨酶（ADA）	0 ～ 25 U/L	结核性腹水时 ADA 增高至 > 30 U/L

5．器械检查　超声或 CT 等检查可提示少量腹水或腹内包块。胸部 X 线片或 CT 等检查可显示肺结核病灶、心脏增大、心包钙化、肠系膜淋巴结钙化等与腹水有关的征象。

（唐川康）

第十章 消化系统临床常用诊疗技术

第一节 腹腔穿刺术

腹腔穿刺术（abdominocentesis）是指对有腹水患者，为了诊断和治疗疾病进行腹腔穿刺，抽取腹水进行检验的操作过程。

【适应证】

1．腹水者，抽液进行各种实验室检验，以便寻找病因、协助诊断。

2．大量腹水者，适量放液以减轻腹压，缓解压迫症状。

3．疑有腹腔内脏损伤或急性腹膜炎者，做诊断性穿刺。

4．腹腔内注射药物，注射抗生素如卡那霉素、链霉素或庆大霉素，注射化疗药物如环磷酰胺、噻替派、丝裂霉素等，以达到治疗目的。

【禁忌证】

1．有肝性脑病先兆者。

2．粘连性腹膜炎、棘球蚴病、巨大卵巢囊肿。

3．腹腔内巨大肿瘤（尤其是动脉瘤）。

4．腹腔内病灶被内脏粘连、包裹。

5．胃肠高度胀气。

6．腹壁手术后有瘢痕区或明显肠袢区。

7．孕中晚期。

8．躁动、不能合作。

【方法】

1．术前须排空尿液以防穿刺损伤膀胱。

2．患者坐在靠背椅上，或半卧位、平卧位、稍左侧卧位。

3．术者先叩诊以确定腹腔内积液的液平面。

4．结合腹部叩诊浊音最明显区域和超声探查结果选择适当的穿刺点：①左下腹脐与髂前上棘连线中外 1/3 交点，此处不易损伤腹壁动脉；②脐与耻骨联合连线中点上方 1.0 cm、偏左或偏右 1.5 cm 处，此处无重要器官且易愈合；③侧卧位，在脐水平线与腋前线或腋中线交点处，此处常用于诊断性穿刺；④少量或包裹性腹水，需在超声引导下定位穿刺。

5．常规消毒穿刺部位，戴无菌手套，盖消毒洞巾，自皮肤至腹膜壁层以 2% 利多卡因做局部麻醉。

6．术者左手固定穿刺部位皮肤，右手持穿刺针经麻醉处垂直刺入腹壁。针尖抵抗感突然消失时，示针尖已穿过腹膜壁层，即可抽取腹水，并留样送检。诊断性穿刺可直接用 20 ml 或 50 ml 注射器及适当针头进行。大量放液时，可用 8 号或 9 号针头，并于针座接一橡皮管。助手用消毒血管钳固定针头，并夹持胶管，以输液夹子调整速度，将腹水引入容器中计量并送检。

7．放液后拔出穿刺针，消毒穿刺点、覆盖消毒纱布，以手指压迫数分钟，再用胶布固定。大量放液后，需束以多头腹带，以防腹压骤降、内脏血管扩张引起血压下降或休克。

【注意事项】

1．术前签署知情同意书，查血常规、凝血功能，必要时查肝肾功能和心电图。穿刺前一周停止服用抗凝药，腹腔胀气明显者服泻药或清洁灌肠。

2．术中应密切观察患者，如有头晕、心悸、恶心、气短、脉搏增快及面色苍白等，应立即停止操作，并做适当处理。

3．放液不宜过快、过多，治疗性放液时，一般初次不宜超过 1 000 ml，之后一般每次放液不超过 3 000 ～ 6 000 ml。肝硬化患者一次放液一般不超过 3 000 ml，过多放液可诱发肝性脑病和电解质紊乱；但在输注大量白蛋白基础上，也可大量放液，一般放腹水 1 000 ml 补充白蛋白 6 ～ 8 g。

4．放腹水时若流出不畅，可将穿刺针稍做移动或稍变换体位。

5．术后嘱患者平卧，并使穿刺针孔位于上方，以免腹水继续漏出。对腹水量较多者，为防止腹水渗漏，在穿刺时即应注意勿使自皮肤到壁腹膜的针眼位于一条直线上。方法是当针尖通过皮肤到达皮下后，即在另一手协助下，稍向周围移动一下穿刺针头，随后再向腹腔刺入。如仍有漏出，可用蝶形胶布或火棉胶粘贴。

6．放液前后均应测量腹围、脉搏、血压，检查腹部体征，以观察病情变化。

7．术后应严密观察有无出血和继发感染的并发症。注意无菌操作，以防止腹腔感染。

8．抽出物为胃肠内容物时需鉴别是误穿刺胃肠还是自发性胃肠穿孔。必要时改行对侧穿刺，仍能抽出相同内容物方可确认胃肠穿孔。

（唐世孝　杨伟兴）

第二节　肝穿刺抽脓术

肝穿刺抽脓术（liver abscess puncture）是指对肝脓肿进行穿刺协助疾病诊断和治疗的操作手术。

【适应证】

1．抽取脓液送检，协助诊断，寻找病因。

2．对较大的脓肿行穿刺排脓减压，或置入导管进行引流、冲洗、注射药物等治疗。

【禁忌证】

1．血检显示出凝血指标重度超标者。

2．脓肿早期、脓肿尚未液化者。

3．脓肿因胃肠胀气、肺气肿等难以显示者。

4．穿刺针道无法避开大血管及重要脏器者。

【方法】

1．术前准备同"肝活体组织穿刺术"。如疑为阿米巴性肝脓肿，则应先用甲硝唑、氯喹等抗阿米巴药治疗 2～4 日，待肝充血和肿胀稍减轻时再行穿刺；若疑为细菌性肝脓肿，则应在有效抗生素控制下进行穿刺。

2．患者取仰卧位，身体右侧靠床缘，于下胸部铺好多头腹带，并将右手置于枕后。

3．穿刺抽脓部位可选择压痛点最明显处，或在超声引导和监护下穿刺，成功率更高。

4．常规消毒局部皮肤，戴无菌手套、铺无菌洞巾。局部麻醉要深达肝包膜。

5．先将连接肝穿刺针的橡皮管夹住，然后将穿刺针刺入皮肤。嘱患者先吸气，并在呼气末屏住呼吸。迅速将针头刺入肝内并继续缓慢前进，如有抵抗感突然消失提示已进入脓腔。

6．将 50 ml 注射器接于穿刺针的橡皮管上，松开钳夹的橡皮管进行抽吸。如抽不出脓液，可在注射器保持一定负压的情况下再前进或后退少许，如仍无脓液，则示未达脓腔。此时应将针头退至皮下稍改变方向（不得在肝内改变方向），重新穿刺抽脓。抽脓过程中，不需要用血管钳固定穿刺针头，可让针随呼吸摆动，以免损伤肝组织。当注射器抽满脓液时，应先钳夹橡皮管，再拔下注射器，排出脓液；再将空注射器与橡皮管连接，松开钳夹的橡皮管进行抽脓。

7．应注意抽出脓液的颜色与气味，尽可能抽尽。如脓液黏稠，则用无菌生理盐水稀释后再抽；如抽出脓液量和估计不符，则应变换针头方向，以便抽尽脓腔深部或底部的脓液。

8．拔针后消毒穿刺点，以无菌纱布按压数分钟、胶布固定、小沙袋加压，并用多头腹带将下胸部束紧，静卧严密观察 8～12 小时。

9．如脓腔大需反复抽脓，可经套管针穿刺后插入引流管，留置于脓腔内持续引流排脓。

【注意事项】

1．术前医患沟通并签署知情同意书，检测血小板、出血时间、凝血酶原时间、血型。

2．有出血倾向、严重贫血和全身状况极度衰弱者，应积极处理后慎重穿刺。

3．穿刺前进行X线胸片、肝超声检查，测血压、脉搏。

4．术前向患者做好解释，嘱穿刺过程中切勿咳嗽与深呼吸，并训练深呼气末屏气的动作。

5．术前 1 小时服地西泮 10 mg。

6．术后应密切观察有无出血、胆汁渗漏、气胸、其他脏器损伤和感染的征象。穿刺后局部疼痛可服止痛剂治疗，如右肩部剧痛伴气促，则多为膈损伤，除给予镇痛剂止痛外，还要密切观察病情变化。

7．脓肿位于肝左外叶，穿刺易误伤腹腔脏器或污染腹腔；位于肝门附近的脓肿，应慎重操作，尽量避免穿刺。

（唐世孝　杨伟兴）

第三节　肝穿刺活体组织检查术

肝穿刺活体组织检查术（liver biopsy）是通过肝穿刺吸取活体组织行病理组织学检查，是协助诊断肝疾病的良好方法。对疑有肝疾病，经一般的检查特别是肝功能检查、超声和 CT 等尚不能确诊者，可行穿刺取得肝组织行病理组织学检查。

【适应证】

1．原因不明的肝大和黄疸者。

2．原因不明的肝功能异常者。

3．肝实质性占位的鉴别。

4．代谢性肝病如脂肪肝、淀粉样变、血色病等疾病的诊断。

5．某些血液系统疾病。

6．观察肝疾病演变过程、治疗效果和预后。

【禁忌证】

1．肝血管瘤、肝棘球蚴病患者。

2．大量腹水者。

3．肝外梗阻性黄疸患者。

4．昏迷、重度贫血或有其他疾病，且不配合者。

5．右胸膜腔或右膈下感染、脓肿，局部皮肤感染，腹膜炎患者。

【方法】

方法有多种，如一般肝穿刺术、套管针穿刺术、分叶针切取术、快速肝穿刺术等。这些方法各有优缺点，前三种较易造成肝损伤或出血；后者使用抽吸式活检针，较安全，多被临床采用。

1．快速肝穿刺术

（1）术前应先行血小板计数、出血时间测定、凝血酶原时间测定，如有异常，应肌内注射维生素 K_1 10 mg，每日 1 次；3 天后复查，如仍不正常，不应强行穿刺；同时应测定血型以备血。疑有肺气肿者应行 X 线胸片检查或术前超声定位，以确定穿刺方向和深度。

（2）患者取仰卧位，身体右侧靠床缘，于下胸部铺好多头腹带，并将右手上举置于脑后。

（3）穿刺点一般取右侧腋前线第 8、9 肋间，腋中线第 9、10 肋间肝实音处穿刺。疑诊肝癌时，宜选较突出的结节处在超声定位下穿刺。

（4）常规消毒局部皮肤，戴无菌手套，铺无菌洞巾，用 0.5% 利多卡因对穿刺点肋骨上缘的皮肤至肝包膜进行局部麻醉。

（5）备好快速穿刺针（针长 7.0 cm、针径 1.2 mm 或 1.6 mm）：针内装有长 2 ～ 3 cm 钢针芯活塞，空气和水可通过，但可阻止吸进针内的肝组织进入注射器。将穿刺针连接于 10 ml 注射器，吸入无菌生理盐水 3 ～ 5 ml。

（6）先用皮肤穿刺锥在穿刺点皮肤上刺孔，再持穿刺针由此孔进入，并沿肋骨上缘与胸壁呈垂直方向刺入 0.5 ～ 1.0 cm；然后将注射器内生理盐水推出 0.5 ～ 1.0 ml，冲出针内可能存留的皮肤与皮下组织，以防针头堵塞。

（7）在穿入肝前，将注射器抽成 5 ～ 6 ml 空气负压，同时嘱患者先吸气，然后于深呼气末屏住呼吸（术前应让患者练习），继而术者将穿刺针按超声所定方向和深度迅速刺入肝内并立即抽出。总计穿刺深度不超过 6.0 cm。

（8）拔针后立即以无菌纱布按压创面 5 ～ 10 分钟，待无出血后用 2% 碘酊消毒，无菌纱布覆盖，再以胶布固定，用小沙袋压迫，并以多头腹带束紧。

（9）用生理盐水从针内冲出肝组织于弯盘中，针尖挑出肝组织用 4% 甲醛固定送病理检查。

2．超声引导下细针穿刺术

（1）超声定位穿刺点，消毒、铺巾、局部浸润麻醉同"快速肝穿刺术"。

（2）用手术刀尖将穿刺点皮肤刺一小口，用无菌穿刺探头再次确定进针点和穿刺途径，稍稍侧动探头。当病灶显示最清晰、穿刺引导线正好通过活检部位时立即固定探头。

（3）先用带针芯穿刺针在探头引导器引导下穿刺腹壁，于肝包膜前停针。嘱患者于深呼气末屏气，迅速将穿刺针沿引导线刺入肝病灶边缘，拔出穿刺针针芯，将穿刺针与 10 ml 空注射器紧密连接。迅速将穿刺针推入病灶内 2 ～ 3 cm，用 5 ～ 6 ml 空气负压抽吸病灶组织。针尖在病灶上下提插 3 ～ 4 次后去除负压，迅速拔出穿刺针。

（4）将注射器内抽出物推注于盛有 4% 甲醛小瓶中固定，送病理检查。

（5）穿刺点处理和术后观察同"快速肝穿刺术"。

【注意事项】

1．术前医患沟通并签署知情同意书，检测血小板计数、出血时间、凝血时间、凝血酶原时间。如有异常，应肌内注射维生素 K_1 10 mg，每日一次；3 天后复查，如仍不正常，不应强行穿刺。

2．穿刺前应测血压、脉搏并进行胸部 X 线片检查，观察有无肺气肿、胸膜增厚；同时验血型，以备必要时输血。术前 1 小时服地西泮 10 mg。

3．穿刺后每隔 15～30 分钟测呼吸、血压、脉搏一次，连续观察 4 小时，无出血可去除沙袋；再每隔 1～2 小时测呼吸、血压、脉搏一次，观察 4 小时，卧床休息 24 小时。如有脉搏增快、脉搏细弱、血压下降、烦躁不安、面色苍白、出冷汗等内出血现象，应紧急处理。

4．穿刺后如有局部疼痛，应仔细查找原因，若为一般组织创伤性疼痛，可给予止痛剂；若发生气胸、胸膜性休克或胆汁性腹膜炎，应及时处理。

（唐世孝　辛　辰）

第四节　上消化道内镜检查术

上消化道内镜检查术（upper gastrointestinal endoscopy）包括食管、胃、十二指肠的检查，是应用最早、进展最快的内镜检查，通常亦称胃镜检查。

【适应证】

适应证比较广泛，一般说来，一切食管、胃、十二指肠疾病诊断不明者，均可行此项检查。主要适应证如下：

1．吞咽困难，胸骨后疼痛、烧灼感，上腹部疼痛、不适、饱胀，食欲缺乏等上消化道症状，原因不明者。

2．不明原因的上消化道出血。急性上消化道出血，早期检查不仅可获病因诊断，尚可同时进行内镜下止血。

3．X 线钡餐造影不能确诊或不能解释的上消化道病变，特别是黏膜病变和疑有肿瘤者。

4．胃癌高危地区普查或某些病变的随访，如消化性溃疡、萎缩性胃炎、胃手术后、反流性食管炎、Barrett 食管等。

5．药物治疗前后对比观察或手术后随访。

6．内镜治疗，如摘取异物、止血、对食管静脉曲张行硬化剂注射与套扎、食管狭窄扩张与内支架放置治疗、上消化道息肉摘除、黏膜切除等。

【禁忌证】

随着器械的改良、技术的进步，禁忌证较过去明显减少。

1．绝对禁忌证　①严重心肺疾病，无法耐受内镜检查者；②疑为休克、消化道穿孔等危重症患者；③神志不清、精神失常，不能合作者；④口腔、咽喉、食管等的急性炎症，尤其是腐蚀性炎症患者；⑤明显的胸主动脉瘤及脑卒中患者。

2．相对禁忌证　①轻度心肺功能不全；②消化道出血患者，血压未平稳；③有出血倾向，血红蛋白低于 50 g/L 者；④严重颈胸段脊柱畸形、巨食管或十二指肠憩室；⑤急性病毒性肝炎或胃肠道传染病一般暂缓检查；慢性乙肝、丙肝患者或病原携带者、AIDS 患者应给予特殊的消毒措施。

【方法】

1．检查前准备

（1）签署知情同意书，检查前禁食 8 小时。估计有胃排空延缓者，需禁食更长时间，有幽门梗阻者，应洗胃后再检查。

（2）阅读胃镜申请单，简要询问病史，做必要的体检，了解检查的适应证，有无危险性及禁忌证，并做好解释工作，消除患者恐惧心理，说明检查的必要性、安全性和检查的方法，以取得患者的合作。

（3）麻醉：检查前 5 ~ 10 分钟，用 2% 利多卡因喷咽部 2 ~ 3 次，或吞服 1% 丁卡因胶浆（约 10 ml），或吞服利多卡因胶浆 10 ml，后两者兼具麻醉及润滑作用，目前应用较多。

（4）镇静剂：一般无需使用镇静剂。过分紧张者可用地西泮 5 ~ 10 mg 肌内注射或静脉注射。做镜下治疗时，为减少胃蠕动，可术前 10 分钟肌内注射山莨菪碱 10 mg 或阿托品 0.5 mg。

（5）口服去泡剂：可用二甲硅油去除胃、十二指肠黏膜表面泡沫，使视野更加清晰；也可不用去泡剂。

（6）检查胃镜及配件，注意光源、送水、送气阀及吸引装置，操纵部旋钮控制的角度等，对胃镜性能及质量做到心中有数。检查电子胃镜的线路、电源开关及监视器屏幕影像。此外，内镜室应备有监护设备、氧气及急救药品。

2．检查方法要点

（1）患者取左侧卧位，双腿屈曲，头下垫枕，使颈部松弛，松开领口及腰带，取下义齿。

（2）口边置弯盘，嘱患者咬紧牙垫，铺上无菌巾或毛巾。

（3）医生左手持胃镜操纵部，右手持先端约 20 cm 处，直视下将胃镜经口插入，缓慢沿舌背、咽后壁插入食管。嘱患者做深呼吸，配合吞咽动作将减少恶心，有助于插镜。注意动作轻柔，避免暴力。勿误入气管。

（4）胃镜先端缓慢插入贲门后，在胃底部略向左、向上可见胃体腔，推进至幽门前区时，伺机进入十二指肠球部，再将先端右旋上翘各 90°，操纵者向右转 90°，调整胃镜深度，即可见十二指肠降段及乳头部。由此退镜，逐段观察，配合注气及抽吸，可逐一检查十二指肠、胃窦、胃角、胃体、胃底及食管各段。注意各部位管腔的大小、形态、黏膜皱襞、黏膜下血管、分泌物性状以及胃蠕动情况。在胃窦时注意观察胃角及其附近，退镜时注意观察贲门及其附近病变。逐段仔细观察，应无盲区，注意勿遗漏胃角上部、胃体垂直部、后壁及贲门下病变。

（5）对病变部位可摄像、染色、局部放大、活检、刷取细胞涂片及抽取胃液检查助诊。

（6）退出胃镜时尽量抽气，防止腹胀。患者 2 小时后进食温凉流质或半流质饮食。

【并发症】

1．一般并发症　喉头痉挛、下颌关节脱臼、咽喉部损伤、腮腺肿大、食管贲门黏膜撕裂等。

2．严重并发症

（1）心搏骤停、心肌梗死、心绞痛：是由于插镜刺激迷走神经及低氧血症所致。一旦发生应立即停止检查，积极抢救。

（2）食管、胃肠穿孔：多由于操作粗暴，盲目插镜所致。如发生食管穿孔会即刻出现胸背上部剧烈疼痛及纵隔颈部皮下气肿。X 线片可确诊，应急诊手术治疗。

（3）感染：内镜治疗如注射硬化剂、激光、扩张等可发生局部继发感染，可术后使用抗生素 3 天。为防止乙肝、丙肝传播，要求患者在胃镜检查前检测乙肝、丙肝病毒标志物，对阳性者用专门胃镜检查，并对内镜进行包括水洗、酶洗、药洗在内的彻底消毒。

（4）低氧血症：多由于内镜压迫呼吸道引起通气障碍或因患者紧张憋气所致。停止检查后给予吸氧一般都能好转。

（5）出血：多因操作粗暴、活检创伤或内镜下治疗后止血不当所致。

如果出现呕血、黑便和血容量不足表现，应及时扩容和止血，必要时内镜下止血。

（唐世孝）

第五节　下消化道内镜检查术

下消化道内镜检查（lower gastrointestinal endoscopy）包括乙状结肠镜、结肠镜、胶囊内镜及小肠镜检查，在此仅介绍结肠镜检查结肠检查术。

结肠镜可到达回盲部甚至末段回肠，从而了解部分小肠及全结肠病变，以协助下消化道疾病的诊断。

【适应证】

1．有便血、大便习惯改变、腹痛、贫血、腹部包块等症状、体征，原因不明者。

2．钡剂灌肠造影或乙状结肠镜检查有异常者，如狭窄、溃疡、息肉、肿瘤、憩室等，需进一步确诊者。

3．炎性肠病的诊断与随访。

4．转移性腺癌、CEA、CA199等肿瘤标志物升高，需寻找原发病灶。

5．结肠肿瘤的术前诊断、术后随访，癌前病变的监测，息肉摘除术后随访。

6．行镜下止血、息肉切除、整复肠套叠和肠扭转、扩张肠狭窄及放置支架解除肠梗阻等治疗。

【禁忌证】

（1）肛门、直肠严重狭窄。

（2）急性重度结肠炎，如重症痢疾、溃疡性结肠炎及憩室炎等。

（3）急性弥漫性腹膜炎、腹腔脏器穿孔、多次腹腔手术、腹内广泛粘连及大量腹水者。

（4）妊娠期妇女。

（5）严重心肺功能不全、精神失常及昏迷患者。

【方法】

1．术前准备　肠道准备是检查成功的关键之一。

（1）签署知情同意书，检查前 1～2 日服用少渣半流质饮食，当日晨禁食。

（2）肠道清洁方法

1）口服硫酸镁：于检查前 4 小时左右用硫酸镁 30 ~ 50 g 加温开水 150 ml 溶解后口服，同时饮水 1 500 ~ 2 000 ml，此法简便易行。

2）口服番泻叶：取番泻叶 5 ~ 10 g，用沸水 500 ~ 1 000 ml 冲泡当茶饮（加杯盖）共 2 次，检查前 12 小时泡饮 1 次，检查当日 2 ~ 3 小时前再泡饮 1 次。一般于服药后 2 ~ 3 小时出现腹泻，呈稀便或水样，偶带少量黏液，一般排 4 ~ 6 次后即可检查。此法可致肠绞痛和肠黏膜充血，并产生较多的泡沫，影响观察，临床应用较少。

3）口服复方聚乙二醇电解质散剂：配制方法（每 1 000 ml）为取本品 1 盒（内含 A、B、C 各 1 小包），将盒内各包药粉一并倒入带有刻度的杯（瓶）中，加温开水至 1 000 ml，搅拌使完全溶解，即可服用。服用方法及用量为检查前 4 ~ 5 小时开始服用，首次服用 600 ~ 1 000 ml，之后每隔 10 ~ 15 分钟服用 1 次，每次 250 ml，直至排出水样便。用量为 2 000 ~ 3 000 ml。

4）口服甘露醇法：于检查前 3 ~ 4 小时服 20% 甘露醇 250 ~ 500 ml，然后饮糖水或糖盐水 500 ~ 1 000 ml（速饮），半小时后开始腹泻，排出清水后即可检查。甘露醇入小肠后不被吸收可提高小肠液的渗透压，导致高渗性腹泻。甘露醇对大肠黏膜无刺激作用，故无充血、水肿等炎症反应。其效果同电解质液，而饮水量较电解质液少一半以上，故易为患者所接受。但甘露醇在肠内被细菌分解，可产生易燃气体，如行高频电凝切治疗有引起爆炸的危险，应特别注意。

5）口服磷酸钠盐口服液：本品用于肠道准备时服药一般分两次，每次服药 45 ml。第一次服药时间在操作检查前一天晚上 7 点，用 750 ml 以上温凉开水稀释后服用。第二次服药时间在操作检查当天早晨 7 点（或在操作或检查前至少 3 个小时），用法同第一次。为获得良好肠道准备效果，建议患者在可承受范围内多饮用水。

（3）阅读结肠镜申请单，简要地回答病史，做必要的体检，了解检查的适应证和有无禁忌证。医生做好解释工作，说明检查的必要性和安全性，消除患者的恐惧心理。

（4）术前用药：可术前 5 ~ 10 分钟用阿托品 0.5 mg 或山莨菪碱 10 mg 肌内注射，以减少肠蠕动，但对青光眼、前列腺肥大或近期发生尿潴留者禁用。对情绪紧张者可肌内注射或静脉注射地西泮 5 ~ 10 mg、哌替啶 50 mg，由于它们会使疼痛阈值增高，降低结肠穿孔反应信号，应特别警惕。如操作者技术熟练，患者又能充分理解与配合者亦可不用药。

（5）检查室最好有监护设备及抢救药品，以备不时之需。

（6）检查结肠镜及配件如同胃镜前准备，以确保结肠镜性能及质量。

2．检查方法要点

（1）国内多采用单人操作检查，亦可双人操作。镜检难度较胃镜大，需要术者与助手配合默契，共同完成。

（2）嘱患者穿上开洞的检查裤，取左侧卧位，双腿屈曲。

（3）术者先做直肠指检，了解有无肿瘤、狭窄、痔疮、肛裂等。此后助手将肠镜先端涂上润滑剂（一般用硅油，不可用液状石蜡，因会损坏肠镜前部橡胶外皮）后，再嘱患者张口呼吸，放松肛门括约肌。助手以右手示指按压镜头，使镜头滑入肛门，此后技术者指令缓慢循腔进镜。

（4）遵照循腔进镜原则，以及少量注气、适当钩拉、去弯取直、防袢、解袢等插镜原则。助手随时用沾有硅油的纱布润滑镜身，逐段缓慢插入肠镜。要特别注意抽吸气体使肠管缩短与取直乙状结肠及横结肠，在脾曲、肝曲处适当钩拉、旋镜，并配合患者呼吸及体位进镜，以减少转弯处的角度，缩短检查的距离。

（5）助手按检查要求以适当的手法按压腹部，以减少肠管弯曲及结袢，防止乙状结肠及横结肠结袢，对检查特别有帮助。

（6）到达回盲部的标志为内侧壁皱襞夹角处可见圆形、椭圆形漏斗状的阑尾孔，"Y"形（画盘样）的盲尖皱襞及鱼口样的回盲瓣。部分患者在体表可见到右下腹集中的光团。在回盲瓣口尽可能调整结肠镜前端角度，伺机插入或挤进回盲瓣，观察末段回肠 15 ~ 30 cm 范围的肠腔与黏膜。

（7）退镜时，操纵上、下、左、右旋钮，可灵活旋转前端，环视肠壁，适量注气、抽气，逐段仔细观察，注意肠腔大小、肠壁和袋囊情况。对转弯部位或未见到结肠全周的肠段，调整角度钮及进镜深度，甚至适当更换体位，重复观察。

（8）对有价值的部位可摄像、取活检及行细胞学检查等助诊。

（9）检查结束时，尽量抽气以减轻腹胀，嘱患者稍休息，观察 15 ~ 30 分钟再离去。

（10）做息肉切除及止血治疗者，半流质饮食和适当休息 3 ~ 4 天。

【并发症】

1．**肠穿孔**　可发生剧烈腹痛、腹胀，有急性弥漫性腹膜炎体征，X 线腹部透视可见膈下游离气体。一经确诊应立即手术治疗。

2．**肠出血**　多由于插镜损伤、活检过度、电凝止血不足等引起，应 予避免。

3．**肠系膜裂伤**　罕见于操作粗暴，如有肠腔粘连时易造成肠系膜裂 伤。少量出血可保守治疗，大量出血导致血压下降时，应剖腹探查并行相 应处理。

4．**心脑血管意外**　由于检查时过度牵拉刺激迷走神经引起反射性心 律失常，甚至心搏骤停。高血压患者检查时情绪紧张可加重高血压，引起 脑血管意外，应立即拔出结肠镜，进行抢救。

5．**气体爆炸**　有报道称口服 20% 甘露醇做肠道准备后，再做息肉电 切时可引起肠道气体爆炸。故行息肉电切时应避免使用甘露醇。

（唐世孝）

第六节　胶囊内镜检查术

胶囊内镜检查能动态、清楚地记录小肠黏膜的情况，同时能弥补传统 电子小肠镜的缺陷，即检查时带来的痛苦。目前胶囊内镜是检查小肠疾病 的重要手段。

【组成和工作原理】

胶囊内镜由 3 个主要部分组成，即智能胶囊、图像记录仪和影像工 作站。

胶囊内镜的工作原理是患者像服药一样将智能胶囊吞下后，它随胃肠 肌肉的运动节奏沿着食管→胃→十二指肠→空肠→回肠→结肠→直肠方向 运行，同时对经过的肠腔段连续摄像，并以数字信号的形式传输图像至患 者体外携带的图像记录仪进行存储记录。工作时间达 6 ～ 8 小时，可拍摄 5 万多张照片。胶囊在吞服 8 ～ 72 小时后就会随粪便排出体外。医生通过 影像工作站回放图像记录仪所记录的图像就可以了解患者整个消化道的情 况，从而对病情做出诊断。

【适应证】

1．不明原因的消化道出血及缺铁性贫血者。

2．疑似小肠肿瘤者。

3．监控小肠息肉综合征的发展。

4．临床上需要排除小肠疾病者（如不明原因的腹痛、腹泻、消瘦等）。

5．疑似或难以控制的吸收不良综合征（如乳糜泻等）者。

6．检测非甾体抗炎药相关性小肠黏膜损害。

7．疑似克罗恩病者。

8．考虑消化道功能性疾病患者的排除检查。

【禁忌证】

1．绝对禁忌证　无手术条件或拒绝接受任何腹部手术者（一旦胶囊滞留，可能无法通过，需手术取出）。

2．相对禁忌证　①已知或怀疑胃肠道梗阻、狭窄及瘘管者；②吞咽障碍者；③孕妇；④心脏起搏器或其他电子仪器植入者。

【方法】

1．饮食准备　检查前一天的晚餐为半流质饮食，肠道清洁准备后可饮水但不能再进食，检查前 4 小时停止饮水。

2．肠道清洁　胶囊内镜检查前一天晚上 8 点起进行必要的肠道清洁准备：①复方聚乙二醇电解质散剂，使用 2 盒（平时便秘者可用 3 盒），每盒（内含 A、B、C 各 1 包）溶入 1 000 ml 温水中，1.5～2 小时服完，观察大便接近清水样即可。②甘露醇法，服 20% 甘露醇 250～500 ml，再饮水 1 000～2 000 ml（速饮），同样需观察排出大便接近清水样。

3．消除肠道气泡　在胶囊内镜吞服前 30 分钟，服用消泡剂（西甲硅油乳剂或二甲硅油散）。

4．确认患者适应证（排除禁忌）。

5．确认患者已经签署胶囊内镜检查知情同意书。

6．确认记录仪充满电。

7．穿戴图像记录仪背心后，打开、连接影像工作站和记录仪电源，登录影像工作站软件，建立受检者信息档案。

8．受检者手持胶囊，镜头对准自己面部，图像监视界面下应能看到受检者自己的图像。待观察记录仪指示灯闪烁正常后，让受检者吞服胶囊。

9．检查过程中实时监视。

10．胶囊内镜检查结束后，取下受检者穿戴的记录仪背心，下载数据保存于电脑中建立的受检者病历资料。

【注意事项】

1．胶囊滞留于食管或胃，可以通过胃镜推送通过幽门。

2．整个检查过程中，不能脱下穿戴在身上的记录仪，不能移动记录仪的位置。

3．检查过程中不能进食，出现饥饿感时，可饮用少许糖水或静脉滴注糖水。

4．整个检查过程中，不要接近强电磁波信号源，以免造成信号干扰。

5．检查过程中避免剧烈运动。

6．检查结束后，提示受检者在胶囊排出前，使用便盆排便，以观察胶囊是否排出。胶囊1周以上未排出应告知医生。

（康　敏　廖婧媛）

第七节　双气囊电子小肠镜检查术

双气囊电子小肠镜系统由以下部件组成：一根前端带气囊的专用内镜，一根前端带气囊的外套管，一套用于气囊充气、排空的控制装置。

【适应证】

1．绝对适应证　①消化道出血：包括常规胃镜、结肠镜检查后仍不能确定来源的中等量消化道出血患者，已知部位的消化道出血需内镜下止血治疗的患者。②胶囊内镜检查后的小肠镜检查：在胶囊内镜检查后认为有必要活检或内镜下治疗的患者。③肿瘤或占位性病变：其他影像学检查发现肿瘤或占位性病变，需要内镜进一步明确诊断或需要病理活检的患者，同时小肠镜可进行术前评估；在外科术前，小肠镜下标记病变肠段，有助于更精确地手术。④肠腔狭窄的内镜下诊断和治疗：对可疑肠腔狭窄的患者明确内镜下诊断或组织学诊断，对需要患者行内镜下小肠扩张。⑤小肠异物：如取出嵌顿的胶囊内镜等。

2．相对适应证　①小肠梗阻的内镜、病理诊断，包括肠套叠和无法解释的小肠疾病并发症的诊治；②小肠克罗恩病患者的内镜、病理诊断、随访；③术后消化道结构改变患者的内镜检查，如毕Ⅱ式和 Roux-en-Y 吻合术后患者的 ERCP 检查、胆道术后患者残胃或胆道系统检查；④常规结肠镜操作困难的结肠检查。

【禁忌证】

禁忌证包括：①穿孔；②出血；③急性胰腺炎；④其他，如急腹症、小肠坏死。

【方法】

1．术前准备　经口检查前 12 小时禁食、禁水，经肛门检查者肠道术前清洁准备如同结肠镜检查。

2．因小肠镜检查时间较长，操作中有肠痉挛和人为结袢的影响，绝大多数患者会感到不适、痛苦。术前要使用镇静、镇痛药物或麻醉药物，如山莨菪碱、地西泮、丙泊酚、芬太尼等，必要时可行全身麻醉。

3．小肠镜操作开始时两个气囊均处于放气状态，外套管先进入肠腔前端至一定部位，向外套管气囊充气以固定肠腔，内镜此时向前插入至尽可能最深处；然后向内镜气囊充气以将该处肠腔固定，而同时外套管气囊放气，并将外套管沿内镜向前推进直至内镜顶端；随后向外套管气囊重新充气。此时两个气囊均已打开，轻轻同时回拉内镜和外套管，使肠腔呈折叠状套入外套管外。之后上述操作过程重复进行，外套管如穿线样交替进入小肠。

（康　敏）

第八节　超声内镜检查术

超声内镜是将微型高频超声探头安置在内镜前端，当内镜插入体腔后，通过内镜直接观察管腔内的形态，同时进行实时超声扫描，以获得管壁层次及周围邻近脏器的超声图像。按应用范围分为：超声胃镜、超声肠镜、超声腹腔镜等，目前临床常规检查多用纵轴超声内镜和微型超声探头。

【适应证】

1．确定消化道黏膜下肿瘤的起源与性质。

2．判断消化系肿瘤的侵犯深度及外科手术切除的可能性。

3．判断是否有淋巴结及周围器官的转移。

4．判断食管静脉曲张程度与栓塞治疗的效果。

5．显示纵隔病变。

6．判断消化性溃疡的愈合与复发。

7．诊断十二指肠壶腹肿瘤。

8．诊断胆囊及胆总管中下段良、恶性肿瘤。

9．诊断胰腺疾病。

10．诊断大肠和直肠良、恶性病变。

11．治疗各种需纵轴内镜超声介入治疗的疾病。

【禁忌证】

1．绝对禁忌证　①有严重心肺疾病不能耐受内镜检查者；②疑有胃穿孔者；③不合作的精神疾病患者或严重智力障碍者；④口腔、咽喉、食管及胃的急性炎症，特别是腐蚀性炎症患者；⑤处于休克等危重状态者；⑥其他，如明显的胸主动脉瘤、脑出血等患者。

2．相对禁忌证　①有心脏等重要脏器功能不全者；②高血压未获控制者；③巨大食管憩室、明显的食管静脉曲张、高位食管癌、高度脊柱弯曲畸形者；④急性上呼吸道感染患者；⑤透壁性溃疡患者；⑥有出血倾向者，以超声内镜引导下穿刺为目的者应属于绝对禁忌证。

【方法】

1．直接接触法　将内镜顶端超声探头外水囊的空气抽净后，直接接触消化管黏膜进行扫描。该法偶尔应用于食管静脉曲张或食管囊性病变的检查。

2．水囊法　经注水管道向探头外水囊内注入 3～5 ml 无气水，使其接触消化道壁以显示壁的层次及其外侧相应的器官。该法最常用，适合于所有病变的检查。

3．水囊法＋无气水充盈法　超声胃镜插至检查部位后，先抽净胃内空气，再注入无气水 300～500 ml，使已充水的水囊浸泡在水中。该法适合胃底、胃体中上部及周围邻近脏器的检查。持续注水也可用于十二指肠病变的检查。

（康　敏　石　蕾）

第十一章　消化系统疾病

第一节　胃食管反流病

胃食管反流病（gastroesophageal reflux disease，GERD）是指胃、十二指肠内容物反流入食管引起胃灼热、反酸等症状的疾病。根据是否导致食管黏膜糜烂、溃疡，GERD 分为反流性食管炎（reflux esophagitis，RE）及非糜烂性反流病（nonerosive reflux disease，NERD）。约半数 GERD 患者内镜下可见食管黏膜糜烂、溃疡，30% 的患者可产生严重并发症，甚至出现食管外症状。

【病因】

包括食管抗反流的屏障结构与功能异常（主要为食管下段括约肌）、食管清除作用降低、食管黏膜防御功能降低等，其中以抗反流的屏障功能（主要为食管下段括约肌）减弱占主要因素。

【诊断要点】

1．症状

（1）胃灼热和反酸：GERD 最常见症状。常在餐后 1 小时出现，卧位、弯腰或腹压增高时加重。反酸常伴胃灼热，特别在躯体前屈或卧位时有酸性或苦味的胃肠内容物溢入口腔。

（2）吞咽困难和吞咽痛：部分患者出现。有严重食管炎或并发食管溃疡者，可伴吞咽痛。

（3）胸骨后疼痛：胸骨后或剑突下，可放射至后背、胸部、肩部、颈部、耳后，此症状酷似心绞痛。

（4）其他症状：咽部不适、异物感、阻塞感，但无真正吞咽困难，称为癔球症。此外还可引起咽喉炎、声嘶、肺炎、肺纤维化、哮喘等。

（5）并发症：上消化道出血、食管狭窄、Barrett 食管等。

2．体征　多无阳性体征。

3．辅助检查

（1）内镜检查：内镜检查是诊断反流性食管炎最准确的方法，它还能判断食管炎的严重程度和有无并发症。结合活检可将其与食管癌等其他食管疾病相鉴别。内镜下可行食管炎分级，常用 Savary-Miller 分级，分为Ⅰ、Ⅱ、Ⅲ、Ⅳ级。

（2）食管内 pH 测定及 24 小时 pH 监测：是诊断 GERD 的金标准。24 小时 pH 监测的可重复性、灵敏性和特异性均好。监测期间如 pH < 4，则为阳性，提示有胃食管反流。一般采用 6 种参数即：①总 pH < 4 的时间百分率（%）；②直立位 pH < 4 的时间百分率（%）；③卧位 pH < 4 的时间百分率（%）；④反流次数；⑤ pH < 4 长于 5 分钟的次数；⑥最长反流持续时间。本病 24 小时 pH 常为 1.7 ~ 2.4，夜间 pH < 4.0（正常时 pH 5 ~ 7）。

（3）X 线钡餐造影：灵敏性不高。常对于表现为重度食管炎症的改变，如食管张力降低、食管壁变厚并呈锯齿状、糜烂、溃疡、狭窄等，阳性率不高。在不愿接受或不能耐受内镜检查时行该检查，主要排除食管癌等其他食管疾病。

（4）食管压力测定：食管下段括约肌（LES）压力 < 6 mmHg 常提示胃食管反流发生。

如果患者有典型的胃灼热和反酸症状，可做出 GERD 的初步临床诊断；胃镜检查发现有反流性食管炎（RE），并能排除其他原因引起的食管病变，本病诊断可成立。对有典型症状而内镜检查阴性者，监测 24 小时食管 pH，如证实有食管过度酸反流，诊断成立。有胃灼热、反酸等反流症状而疑有 GERD 的患者可行诊断性治疗试验：服用奥美拉唑 20 毫克 / 次、2 次 / 日，连服 1 周，以确定是否为 GERD。如症状消失或基本好转可诊断 GERD。与内镜及 24 小时食管 pH 监测相比，它的灵敏性为 75%，特异性 55%。非典型症状患者也可用此作为试验性治疗。

【鉴别诊断】

1. 食管癌　GERD 出现吞咽困难时与食管癌酷似。内镜检查联合活检可鉴别。

2. 贲门失弛缓症　吞咽困难时与贲门失弛缓症酷似。LES 压力测定及内镜插入困难可鉴别。

3. 心绞痛、非心源性胸痛等　心电图、运动试验、胸部 X 线片、胸部 CT 等可鉴别。

【治疗】

1. 一般治疗 消除病因，劝患者进食后勿立即躺下，睡眠时抬高床头 15~20 cm；肥胖者减肥，低脂饮食，少食多餐，忌烟、酒、咖啡、巧克力、辣椒等；支气管哮喘患者勿用茶碱及 β_2- 受体激动药。

2. 药物治疗

（1）促动力药：增加 LES 压力、改善食管蠕动功能、促进胃排空，从而减少胃内容物的食管反流。此类药物包括多潘立酮、莫沙必利、伊托必利等。此类药疗效有限且不确定，因此只适用于轻症患者或作为抑酸药合用的辅助治疗。

（2）抑酸药

1）H_2 受体阻断药（H_2 receptor antagonist，H_2RA）：如西咪替丁、雷尼替丁、法莫替丁等，用于轻中度患者，可按消化性溃疡常规量，分多次服用，疗程为 8~12 周。

2）质子泵抑制药（proton pump inhibitor，PPI）：抑酸作用强，适用于症状重、有严重食管炎的患者，包括奥美拉唑、兰索拉唑、潘妥拉唑、雷贝拉唑、埃索美拉唑等。疗程 8~12 周。

3）黏膜保护药：如果胶铋（100 mg、3 次/日），硫糖铝（1.0 g、1 次/日）和氢氧化复合制剂（3 次/日）嚼服。蒙脱石散、3 g/d，仅用于症状轻、间隙发作的患者，以临时缓解症状。

目前多主张递减疗法：即先用双倍剂量 PPI，症状控制后逐渐减量（标准剂量 PPI），然后维持治疗。H_2RA、PPI 均可用于维持治疗，以 PPI 效果更优。

3. 抗反流手术 内科各种治疗无效、内科治疗有效但患者不能忍受长期服药、经扩张后仍反复发作的食管狭窄，或反流引起严重的呼吸道疾病者是手术治疗的适应证。常用手术是胃底前折叠术或胃后侧固定术。疗效与 PPI 相当，但术后有一定的并发症。

4. 内镜治疗 如 Stretta 微量射频治疗术。

5. 并发症治疗

（1）食管狭窄：可使用内镜下扩张、手术等。

（2）Barrett 食管：PPI 长期维持治疗、手术。注意早期识别上皮肉瘤变、早期食管癌，及时手术切除。

（杨　春）

第二节　贲门失弛缓症

贲门失弛缓症（achalasia of the cardia-esophagus）是一种原因不明的以 LES 松弛障碍和食管体部无蠕动为主要特征的原发性食管动力紊乱性疾病，也被称为巨食管或贲门痉挛。

【病因】

本病多为原发性，病因尚不十分清楚。可能与神经病变、迷走神经功能不全、食管平滑肌损害、食管下括约肌的超敏性、一氧化氮释放等因素有关。

【诊断要点】

1. 症状

（1）吞咽困难：是最早出现的症状，多为无痛性，起病时常伴有强烈的情绪因素，可突然发病；但多数为缓慢起病，时轻时重，后期为持续性。

（2）夜间反流和肺吸入：进餐时及餐后有食物反流，有时反而仅能咽下固体食物，而流质饮食往往梗噎。食管潴留、扩张可引起干咳、呃逆、气息、声音嘶哑等压迫症状，夜间食物反流可导致吸入性肺炎。

（3）胸痛：胸骨下段、胸骨后或剑突下疼痛，梗噎感，以进食冷饮或情绪激动时为著，疼痛可放射至上肢、颈部或心前区，有时酷似心绞痛，进食热饮或舌下含硝酸甘油片可缓解。

（4）其他：重症和病程较长者，可有明显体重减轻、营养不良和贫血。

2. 体征　较少，可有消瘦，但恶病质少见。

3. 辅助检查

（1）X 线钡餐造影：X 线钡餐造影为首选检查方法，可采取立位、斜位、正位观察。早期食管口径仍正常，甚少或无吞钡受阻。随着病情的发展，食管渐扩张，蠕动减少。晚期全食管扩张、迂曲，下端呈光滑的"圆锥"形或"鸟嘴"形，钡剂入胃受阻。

（2）内镜检查：为必不可少的鉴别检查方法。镜检可见食管体部管腔扩张或弯曲变形，有时可见食管体部呈环形收缩。LES 持续收缩使食管出口关闭，但给胃镜稍稍柔和加力，镜端尚可进入胃腔内。

（3）食管测压：对诊断有重要意义，且可作为药物疗效、扩张术及食管肌切开术后食管功能评价的一种量化指标。24 小时食管压力测定可连续记录 LES 压力情况，以及食管蠕动的压力参数。可观察到食管下括约肌压力（LESP）增高，可达 50 mmHg（正常为 20 mmHg），食管体部收缩波减弱或消失。

（4）食管排空检查：采用核素或钡剂。应用放射性同位素闪烁扫描检查食管通过时间，通常用于食管肌切开术或扩张术后，用于评价食管排空改善程度或用于检查术后伴发胃食管反流（GER）情况。检查方法是空腹 12 小时以上，口服 15 ml 水，内含 1.1 mGBq 99mTc（锝），在 γ 照相下连续进行食管区域的同位素计数，测出 1 分钟和 5 分钟食管核素通过百分率。也可采用 200% 钡剂 50 ml 口服后即刻和 15 分钟后各摄取立位前后位片，比较钡影面积变化，测算食管钡剂排空指数。

（5）醋甲胆碱（乙酰甲胆碱）试验：皮下注射该药 2 ~ 6 mg 后，食管内压力增加（食管痉挛加剧、疼痛和呕吐，而正常人只有食管蠕动轻度增加），即显示食管下括约肌对本品的超敏现象，有助于本病的早期诊断。

【鉴别诊断】

1．癔症　可出现吞咽困难，但 24 小时食管压力测定正常。

2．食管炎　内镜下可见食管炎症及 24 小时 pH 监测可鉴别。

3．食管癌　内镜结合活检、X 线钡餐检查等可鉴别。

4．心绞痛　心电图、运动试验等可鉴别。

【并发症】

1．食管癌　发生率为 1.7% ~ 16.7%，好发部位在食管中段；其次为下段，多发年龄为 48 ~ 51 岁。

2．呼吸系统疾病　10% 的患者可并发，常见吸入性肝炎、慢性支气管哮喘、肺脓肿、支气管扩张、肺纤维化等。

3．食管黏膜病变　食管炎、食管真菌病、食管黏膜白斑、食管穿孔等。

【治疗】

1．内科治疗

（1）一般内科治疗：少食多餐、软食细嚼、解除精神紧张，必要时给予镇静剂，如地西泮（安定）2.5 mg 或奋乃静 2 mg，3 次 / 日。给予足够的能量和液体，并注意纠正全身营养不良状态。

（2）药物治疗：包括四大类药物（亚硝酸盐制剂、钙通道阻断药、抗焦虑和镇静药、平滑肌松弛剂）。抗胆碱能药物多无效。丁溴东莨菪碱

（解痉灵）10～20 mg，口服，每日 3 次，可肌内注射、静脉注射或静脉滴注，用葡萄糖溶液或生理盐水稀释，能解痉平滑肌、促进食管排空，对明显食管潴留者有效可试用。硝酸甘油制剂松弛 LES 可能与 NO 释放有关。如硝酸甘油口服 0.4～0.6 mg，饭前 15 分钟口服或舌下含服，3～4 次／日；长效硝酸甘油 10～20 mg 口服，餐前 3～4 次／日；硝酸异山梨酯（消心痛）5～10 mg，餐前舌下含服，3～4 次／日。亚硝酸制剂可与钙通道阻断药合用，较单一用药疗效好。钙通道阻断药的用法为：硝苯地平（心痛定）5～10 mg，餐前舌下含服，3～4 次／日；150 μg 前列腺素 E 2，4 次／日，可减低 LESP、缓解症状。

2．肉毒杆菌毒素疗法　经内镜将肉毒杆菌毒素注入括约肌可完全缓解症状，80% 的患者食管排空功能明显改善，可维持 6 个月之久。所用剂量为 100 U。肉毒杆菌毒素是神经末梢释放乙酰胆碱的强烈抑制剂，也用于治疗骨骼肌痉挛疾病。

3．内镜下治疗方法　食管扩张疗法是目前首选的非手术治疗方法，使用外力强行扩张功能失弛缓的 LES，使其部分肌纤维断裂，从而达到治疗目的。一般用水囊或球囊扩张，也可用金属探条扩张，术后注意有无剧烈胸痛、呕血、发热等。内镜下肌切开术（POEM）治疗贲门失弛缓症是一种新的内镜下贲门失弛缓症治疗方法。大致步骤是在食管近端切开食管黏膜后，分离黏膜下层建立黏膜下隧道，剥离并切开内环形肌，最后用金属钛夹封闭黏膜隧道口。该方法的优点是无需切开皮肤即可进行肌肉切开、创伤较小、并发症较少、近期效果显著、患者症状缓解明显。POEM 的并发症主要有皮下气肿、气胸、化脓性纵隔炎等。POEM 的远期疗效以及与传统治疗手段疗效的比较需要进一步的观察研究。

4．外科治疗　对上述疗法无效的病例可手术治疗，如内镜直视下食管下端环形肌切开术、改良的贲门 Heller 肌切开术或贲门和食管下段切除和重建术。

（杨　春）

第三节　食管癌

食管癌（carcinoma of esophagus）是原发于食管上皮的恶性肿瘤，临床上以进行性吞咽困难为典型症状。我国北方发病率较高，男性高于女性，中老年易患。

【病因】

食管癌的发生与患者的生活条件、饮食习惯、食物中的致癌物及遗传易感性等有关。亚硝胺、真菌毒素在食管癌的发病中起重要作用。

【诊断要点】

1．症状

（1）早期症状：多不典型，易被忽略。主要症状为胸骨后不适、烧灼感、针刺样或牵拉样痛，食物通过缓慢并有滞留感或轻度梗噎感。症状时轻时重，持续时间长短不一，甚至可无症状。

（2）中晚期症状：进行性吞咽困难（开始为固体食物咽下受阻，继之为半流质、流质食物不易通过）；有时伴吞咽痛、食物反流、胸骨后疼痛等。晚期肿瘤压迫或侵犯邻近组织有声嘶、干咳、呼吸困难、黄疸等转移症状。

2．体征　早期无阳性体征，晚期可见脱水征和恶病质等。

3．辅助检查

（1）胃镜检查：首选方法，直接观察病灶的形态并在直视下做活检确诊。内镜下食管黏膜染色法有助于提高早期癌的诊断率。

（2）食管X线钡餐造影：可见食管蠕动差、黏膜中断、管壁僵硬、腔内充盈缺损或狭窄。

（3）胸部CT检查：可清晰显示食管与邻近纵隔器官的关系，有助于制定外科手术方式及指导放疗；但它很难发现早期食管癌。

（4）超声内镜检查：能准确判断食管癌的壁内浸润深度、异常肿大的淋巴结以及明确肿瘤对周围器官的浸润情况。对肿瘤分期、治疗方案的选择以及预后有重要意义。

【鉴别诊断】

1．贲门失弛缓症　临床表现为间歇性咽下困难、食物反流和下端胸骨后不适或疼痛，病程较长，多无进行性消瘦。胃镜检查、X线钡餐造影、24小时食管压力测定等可鉴别。

2．胃食管反流病　内镜结合活检可鉴别。

3．食管良性狭窄　食管X线钡餐、内镜检查可见食管狭窄、边缘整齐等。内镜可确定诊断。

4．其他　与食管平滑肌瘤、裂孔疝、食管静脉曲张、癔球症等鉴别。

【治疗】

早期食管癌可在胃镜下切除，可以达到根治的效果。中晚期治疗方法包括手术、放疗及内镜治疗，可联合应用。

1．手术　早期切除常可达到根治效果，但大部分患者在诊断时已进入中晚期，手术远期效果不满意。

2．放疗　主要适用于手术难度大的上段食管癌和不能切除的中下段食管癌。

3．化疗　一般用于术后 2 ~ 4 周内进行，常用联合化疗方案。

4．内镜治疗

（1）早期食管癌：可使用以下方法。①内镜下黏膜切除术，适用于病灶＜ 2 cm、无淋巴转移的黏膜内癌；②内镜下消融术。

（2）进展期食管癌：适用于晚期食管癌伴有梗阻症状、已失去手术机会的患者，以及老年体弱或患有其他严重疾病不能耐受手术治疗者，可用激光或微波治疗，以解除梗阻、缓解症状、延长生存期。尚可行经内镜单纯扩张或安放支架，以解除梗阻症状，延长生存期。

【预防】

1．一级预防　改良饮用水，防霉去毒，改变不良生活习惯等。

2．二级预防　对高发地区、高危人群进行普查，是肿瘤（早查、早诊、早治）的重要措施。

（廖婧媛）

第四节　胃　炎

胃炎（gastritis）是胃黏膜对各种刺激因素的炎症反应，显微镜下表现为组织学炎症，包括急性胃炎、慢性胃炎和特殊类型胃炎。

急性胃炎

急性胃炎（acute gastritis）一般指各种病因引起的胃黏膜急性炎症，组织学上通常可见中性粒细胞浸润，包括急性糜烂出血性胃炎、幽门螺杆菌（helicobacter pylori，Hp）现症感染胃炎和急性未感染幽门螺杆菌胃炎。

本节主要阐述急性糜烂出血性胃炎，它在胃镜下表现为胃黏膜糜烂和出血，组织学上表现为胃黏膜急性炎症或上皮和微血管的异常改变。

【病因】

可因应激状态、服用非甾体抗炎药（NSAIDs）、使用酒精（乙醇）、创伤和物理因素、十二指肠-胃反流和胃黏膜血液循环障碍等引起。

【诊断要点】

1. 症状

（1）主要症状为上腹痛、胀满、恶心、呕吐和食欲缺乏等。

（2）轻症患者可无症状，仅在胃镜检查时发现，重症患者可有呕血、黑便、休克、脱水等。

2. 体征　上腹或脐周轻微压痛，可伴肠鸣音亢进。

3. 辅助检查

（1）血常规：白细胞计数正常或偏高，出血量大者可出现血红蛋白下降。

（2）粪便常规：合并有消化道出血者，粪便隐血多呈阳性反应；出血量大者，镜下可见红细胞。

（3）胃镜检查：表现为呕血或黑便者，应在出血后24～48小时内行急诊胃镜检查，可见以多发性糜烂、出血灶和浅表溃疡为特征的急性胃黏膜损伤。

【鉴别诊断】

1. 表现为上腹部剧痛者，应与急性胆囊炎和胆石症、急性胰腺炎、急性阑尾炎、不典型心肌梗死等鉴别。

（1）急性胆囊炎和胆石症：疼痛与饮食油腻有关，疼痛位于右上腹，并放射至右肩部，伴发热、黄疸的典型病例不难与急性胃炎鉴别。对不典型的患者，需借助影像学检查（如腹部彩超或CT等）来鉴别。

（2）急性胰腺炎：常在饮酒和暴饮暴食后急性起病，表现为持续而剧烈的上腹痛、恶心、呕吐、腹胀、发热，血、尿淀粉酶明显升高可与急性胃炎鉴别。对不典型的患者，需借腹部彩超或CT来鉴别。

（3）急性阑尾炎：大部分患者起病时表现为中上腹或脐周持续性隐痛，也可呈阵发性。但数小时至十几个小时后，腹痛转移并固定于右下腹，右下腹麦氏点（McBurney点）有固定压痛、肌紧张、反跳痛，外周血白细胞升高，可与急性胃炎鉴别。

2．如表现为呕血或黑便，应与消化性溃疡并出血、肝硬化并发上消化道出血、胃癌出血、食管黏膜撕裂症等鉴别。

（1）消化性溃疡并发出血：既往多有溃疡病病史，即有慢性病程、周期性发作、节律性上腹痛病史，出血前疼痛复发并加重，出血后疼痛减轻，胃镜检查可明确诊断。

（2）肝硬化并发上消化道出血：常有病毒性肝炎、长期大量饮酒、血吸虫病等病史，有肝功能减退和门静脉高压的表现，特别是出血前脾大、出血后脾缩小、出血停止后脾又增大的表现，出血后很快出现腹水，肝功能和腹部彩超检查可明确诊断。出血原因可为食管 - 胃底静脉曲张破裂出血、门静脉高压性胃病、肝源性溃疡等引起。

3．如表现为腹泻，还应与细菌性痢疾及阿米巴痢疾鉴别。急性细菌性痢疾常表现为腹痛、腹泻、排黏液脓血便、里急后重，大便常规检查示白细胞、红细胞和脓细胞，大便培养可确诊。

【治疗】

1．去除病因　去除应激因素、积极治疗原发疾病、停用不必要的NSAIDs 药物、避免酗酒等。

2．抑制胃酸分泌、保护胃黏膜　口服或静脉滴注质子泵抑制剂（PPI）或 H_2 受体阻断药（H_2RA），如埃索美拉唑、法莫替丁等；口服胃黏膜保护剂，如磷酸铝、铝碳酸镁等。

3．对症、支持治疗　补充水和电解质，纠正酸碱失衡。腹痛明显者，可予阿托品 0.3 mg、每日 3 次，或溴丙胺太林 15 mg、每日 3 次，或肌内注射阿托品 0.5 mg；呕吐明显者，可肌内注射甲氧氯普胺 10 mg。

4．合并有上消化道出血者，按上消化道出血治疗原则采取综合措施进行治疗，质子泵抑制剂（PPI）或 H_2RA 静脉给药有助止血，为常规应用药物。

5．预防　对严重创伤、烧伤、大手术和重要器官衰竭及需要长期服用阿司匹林或氯吡格雷的患者给予 PPI 或 H_2RA 预防；对需要止痛的患者尽量选用选择性环氧合酶 -2（COX-2）抑制剂，如塞来昔布等；对门静脉高压性胃病患者给予 PPI，必要时介入治疗以降低门静脉压力。

（钟晓琳）

慢性胃炎

慢性胃炎（chronic gastritis）是指多种病因引起的慢性胃黏膜炎症改变，临床常见。不同病因所致胃黏膜损伤和修复过程中产生以炎症、萎缩、化生及异型增生等组织学变化为特点的慢性胃黏膜炎症。

【病因】

幽门螺杆菌（Hp）是慢性胃炎的最主要病因，其他还有十二指肠 - 胃反流、使用药物和毒物、自身免疫因素、年龄因素和胃黏膜营养因子缺乏等。

【诊断要点】

1. 症状

（1）大多数慢性胃炎患者无明显症状。

（2）有症状者表现为中上腹疼痛或不适、上腹胀、嗳气、恶心、早饱等消化不良症状。

（3）可伴有贫血及维生素 B_{12} 缺乏的其他表现。

2. 体征 可有上腹部轻度压痛，少数可有贫血。

3. 辅助检查

（1）胃镜及组织学检查：是最可靠的诊断方法，且可确定胃炎的类型，但临床症状程度与组织学之间没有明显联系。

（2）幽门螺杆菌（Hp）检测：可采用快速尿素酶试验、细菌培养、病理切片染色、^{13}C 或 ^{14}C 尿素呼气试验、血清 Hp 抗体检测等方法检测。

（3）自身免疫性胃炎的相关检查：自身免疫性胃炎患者抗胃壁细胞抗体（PCA）多呈阳性，伴恶性贫血者内因子抗体（IFA）多呈阳性。血清维生素 B_{12} 浓度测定及维生素 B_{12} 吸收试验有助恶性贫血的诊断。

【鉴别诊断】

本病应与引起慢性上腹痛的其他疾病鉴别，如消化性溃疡、功能性消化不良、胃癌、慢性胆道疾病、钩虫病等。

1. 消化性溃疡 根据慢性病程、周期性发作、节律性上腹痛，一般可做出初步诊断，X 线钡餐造影看到典型的龛影、胃镜看到溃疡即可确诊。

2. 功能性消化不良 对有消化不良的症状而无溃疡及其他器质性疾病（如肝、胆、胰腺疾病）者而言，检查可完全正常或有轻度胃炎。多见于年轻女性。按罗马Ⅳ诊断标准，功能性消化不良的症状在诊断前出现至少 6 个月，近 3 个月症状符合以下标准：①具有以下一项或一项以上的症状，餐后饱胀不适、早饱不适感、中上腹痛、上腹部烧灼感。②无可以解释上述症状的结构性疾病的证据（包括胃镜检查）。

3．慢性胆囊炎和胆石症　疼痛与进食油腻有关，疼痛位于右上腹，并放射至肩部，伴发热、黄疸的典型病例不难与消化性溃疡鉴别。对于不典型的患者，需借助腹部影像学检查（腹部彩超或 CT 等）来鉴别。

4．胃癌　多好发于中老年，除上腹痛等症状外，多伴有呕血、黑便、便血等出血表现，以及消瘦、贫血、贫血与出血不成比例等报警症状，行胃镜及组织学检查可进一步明确。

【治疗】

大多数成年人均有轻度非萎缩性胃炎，若 Hp 阴性且无糜烂及无症状，可不予药物治疗。若慢性胃炎波及黏膜全层或呈活动性，出现癌前状态如肠上皮化生、假性幽门腺化生、萎缩及不典型增生，可予以短期或长期间歇性治疗。

1．针对病因治疗

（1）根除 Hp：①指征为伴有消化不良表现、伴有胃黏膜萎缩及糜烂、有胃癌家族史、计划长期服用 NSAIDs 药物，以及患不明原因的缺铁性贫血、特发性血小板减少性紫癜、幽门螺杆菌相关性疾病（如淋巴细胞性胃炎、Menetrier 病）及个人要求根除治疗者。②根除 Hp 的治疗方案详见消化性溃疡部分。

（2）十二指肠 - 胃反流：可选用保护胃黏膜治疗（如枸橼酸铋钾、硫糖铝、铝碳酸镁等）及促胃动力治疗（如伊托比利、甲氧氯普胺、莫沙必利等）。

（3）胃黏膜因子缺乏：补充复合维生素，恶性贫血者需终生注射维生素 B_{12}。

2．针对症状的治疗

（1）抑制胃酸分泌：适用于胃灼热、反酸、上腹饥饿痛等症状明显者。可选用 H_2 受体阻断药（如甲咪胍、法莫替丁等）、质子泵抑制剂（如艾司奥美拉唑、兰索拉唑、泮托拉唑、雷贝拉唑等）。

（2）保护胃黏膜治疗：适用于胃灼热、反酸、上腹不适等症状明显者。

（3）促胃动力药：适用于以上腹饱胀等症状为主的患者，以及有胆汁反流者。

3．癌前状态处理

（1）根除 Hp 的前提下，适量补充复合维生素和含硒药物及某些中药，对胃黏膜炎症、肠化生、萎缩及异型增生的逆转有一定益处。

（2）对药物不能逆转的局灶性高级别上皮内瘤变（重度不典型增生及原位癌），可在胃镜下行黏膜剥离术，并定期随访。

4．患者教育

（1）切断 Hp 的传播途径：避免导致母婴传播的不良喂食习惯，提倡分餐制。

（2）合理、健康饮食：食物多样化，注意多种营养物质的补充；不吃霉变食物；少吃熏制、腌制、富含硝酸盐和亚硝酸盐的食物；避免食用过于粗糙、浓烈、辛辣的食物；避免大量长期饮酒、吸烟。

（3）保持良好心理状态及充足睡眠。

（钟晓琳）

第五节　消化性溃疡

消化性溃疡（peptic ulcer）指胃肠道黏膜被自身消化而形成的溃疡，以胃和十二指肠球部溃疡最为常见，临床上十二指肠溃疡比胃溃疡多见（约为 3∶1），但有地区差异。

【病因】

幽门螺杆菌（Hp）和非甾体抗炎药（NSAIDs）是损害胃、十二指肠黏膜屏障而导致消化性溃疡发病的最常见病因。发病机制主要为胃和十二指肠局部黏膜损害因素和保护因素之间失去平衡，当损害因素增强和（或）保护因素削弱时，由于胃酸、胃蛋白酶对黏膜自身消化就可形成溃疡。

【诊断要点】

1．症状

（1）慢性上腹痛为主要症状，呈周期性发作，腹痛具有节律性。十二指肠溃疡（duodenal ulcer，DU）的疼痛为饥饿痛，疼痛在两餐之间发生（即疼痛→进食→疼痛缓解）；胃溃疡（gastric ulcer，GU）的疼痛为餐后痛（即进食→疼痛→疼痛缓解），可伴嗳气、反酸、恶心、呕吐。疼痛可由饮食不慎、情绪波动、气候变化、劳累和服用与溃疡发病有关的药物诱发。

（2）性质可为钝痛、胀痛、灼痛、剧痛或饥饿样不适感。

2．体征　缓解期无明显体征。发作期如无并发症，则在上腹部有局限性轻压痛。

3．特殊类型的消化性溃疡

（1）球后溃疡：有球部溃疡的特点，还有较突出的夜间痛和背部放射痛，易并发大出血。

（2）幽门管溃疡：疼痛常缺乏典型节律，呕吐多见，易并发幽门梗阻。

（3）无症状性溃疡：15%～35%的消化性溃疡患者可无任何症状。常因出血、穿孔等并发症被发现。可见于任何年龄，但以老年人多见。

（4）复合溃疡：胃和十二指肠同时发生的溃疡。

（5）巨大溃疡：指直径＞2 cm的溃疡。药物疗效差，愈合慢，易穿孔。

（6）老年人溃疡：表现多不典型，GU多位于胃体上部甚至胃底部，常较大。

4．消化性溃疡并发症的诊断要点

（1）出血：消化性溃疡是上消化道出血最常见的病因。

1）呕血或黑便，或两者兼有。

2）溃疡症状在出血前加重，出血后减轻。

（2）穿孔：有3种后果。

1）溃破入腹腔引起弥漫性腹膜炎：突然剧烈腹痛，持续而加剧，先出现于上腹，继之延及全腹。体征有腹壁板样强直、压痛及反跳痛、肝浊音区缩小或消失。部分患者出现休克。

2）溃破穿孔并受阻于毗邻实质性器官，如肝、胰等（穿透性溃疡）：病变发生较慢，腹痛规律改变，腹痛变得顽固而持续。

3）穿入空腔器官形成瘘管：十二指肠球部溃疡可穿破胆总管，胃溃疡可穿破进入十二指肠或横结肠。

（3）幽门梗阻：多由十二指肠球部溃疡及幽门管溃疡引起。

1）明显上腹胀痛，餐后加重，呕吐腐败酸臭宿食，呕吐后腹痛减轻。

2）体检可见胃蠕动波及振水音。

（4）癌变：溃疡由良性演变为恶性概率很低，估计少于1%的胃溃疡有可能癌变，十二指肠球部溃疡一般不发生癌变。

5．辅助检查

（1）胃镜及黏膜活检：是确诊消化性溃疡首选的检查方法，也是鉴别良性和恶性溃疡最有价值的方法。其目的在于：①确定有无病变、病变部位及分期；②鉴别良、恶性病变；③评价治疗效果；④对合并出血者给予止血治疗。

（2）X线钡餐造影：①了解胃的运动情况；②适用于对胃镜检查有禁忌或不愿接受胃镜检查者。

1）直接征象：龛影，对溃疡有确诊价值。

2）间接征象：胃大弯侧痉挛性切迹、局部压痛、球部畸形或激惹。

（3）幽门螺杆菌（Hp）检测：有消化性溃疡病史者，无论溃疡处于活动还是瘢痕期，均应检测。

（4）便隐血试验：了解溃疡有无合并出血。

【鉴别诊断】

1．虽然通过胃镜可检出消化性溃疡，但部分患者在溃疡愈合后症状仍不缓解，应注意是否有慢性肝、胆、胰疾病，慢性胃炎，功能性消化不良等疾病与消化性溃疡曾经共存。

2．胃癌　胃镜发现胃溃疡时，应注意与恶性溃疡鉴别。典型恶性溃疡形状多不规则，直径常大于 2 cm，底部凹凸不平，苔污秽，边缘呈结节状隆起，局部胃壁蠕动差。对有胃溃疡的中老年患者，当溃疡迁延不愈时，应多点活检，并在正规治疗 6～8 周后复查胃镜，直到溃疡完全愈合。

3．胃泌素瘤　亦称 Zollinger-Ellison 综合征，当溃疡为多发或位于不典型部位、对正规抗溃疡药物疗效差、病理检查已排除胃癌时，应考虑。大量胃泌素可刺激壁细胞增生，分泌大量胃酸，导致胃、十二指肠球部和不典型部位（十二指肠降段、横段或空肠近端）发生多发性溃疡。胃泌素瘤特点为发生于不典型部位、为难治性消化性溃疡、高胃酸分泌、有腹泻。

【治疗】

目的为去除病因、控制症状、促进愈合溃疡、防止复发和避免并发症。

1．一般治疗

（1）生活规律，劳逸结合。

（2）定时进食，不宜过饱。

（3）戒烟、戒酒。

（4）消除紧张、焦虑情绪。

（5）服用 NSAIDs 者，应尽可能停服。

2．药物治疗

（1）抑制胃酸分泌：① H_2 受体阻断药，阻断壁细胞膜上的组胺 H_2 受体，从而抑制壁细胞分泌胃酸；② PPI，作用于壁细胞分泌胃酸的终末步骤中的关键酶——H^+-K^+-ATP 酶，是目前所知抑制胃酸分泌作用最强的一类药物。

（2）根除 Hp 治疗：不论溃疡是初发或是复发活动或是静止，有无并发症，均应行抗 Hp 治疗，一般应在治疗后至少 4 周复检 Hp。目前，推荐的根除 Hp 的方案如下：

1）铋剂 + 两种抗生素

a．铋剂标准剂量 + 阿莫西林 0.5 g + 甲硝唑 0.4 g，2 次 / 日，2 周。

b．铋剂标准剂量 + 四环素 0.5 g + 甲硝唑 0.4 g，2 次 / 日，2 周。

c．铋剂标准剂量 + 克拉霉素 0.25 g + 甲硝唑 0.4 g，2 次 / 日，2 周。

2）质子泵抑制剂（PPI）+ 两种抗生素

a．PPI 标准剂量 + 克拉霉素 0.25 g+ 甲硝唑 0.4 g，1 次 / 日，1 周。

b．PPI 标准剂量 + 克拉霉素 0.25 g + 阿莫西林 1.0 g，1 次 / 日，1 周。

c．PPI 标准剂量 + 甲硝唑 0.4 g + 阿莫西林 1.0 g，1 次 / 日，1 周。

（3）保护胃黏膜

1）铋剂：分子量大，在酸性溶液中呈胶体状，可覆于溃疡表面，阻断胃酸及胃蛋白酶对黏膜的自身消化。其止痛效果较缓慢，不良反应少，常见舌苔和粪便变黑。主要经肾排泄，故肾功能不良者忌用。

2）弱酸性抗酸剂：常用铝碳酸镁、硫糖铝、磷酸铝等。可中和胃酸，短暂缓解疼痛。由于其能促进前列腺素合成、增加黏膜血流量，目前更多地被视为黏膜保护剂。

3．消化性溃疡药物治疗的疗程　通常为 4 ~ 6 周，部分患者需要 8 周。根除 Hp 所需的 1 ~ 2 周疗程可重叠在 4 ~ 8 周的抑酸药物疗程内，也可在抑酸疗程结束后进行。使用 H_2RA6 ~ 8 周、胶体铋 6 ~ 8 周。

4．外科手术　大多数消化性溃疡不需外科手术。但在下列情况时，可考虑手术治疗：

（1）大量出血经药物、胃镜及血管介入治疗无效时。

（2）急性穿孔、慢性穿透性溃疡。

（3）瘢痕性幽门梗阻。

（4）胃溃疡疑有癌变。

（颜　琼）

第六节　胃　癌

胃癌（gastric cancer）指源于胃黏膜上皮细胞的恶性肿瘤，是最常见的消化道恶性肿瘤。以中老年多见，男女之比约为2∶1。自胃镜普遍应用以来，胃癌早期诊断的可能性已不断上升。内镜下黏膜剥离术可以根治早期胃癌，并使进展期胃癌获得根治性手术的机会明显增加。胃癌的预后大为改善。

【病因】

在不良环境、饮食及 Hp 等多种因素作用下，胃黏膜发生持续慢性炎症，进而出现萎缩性胃炎→萎缩性胃炎伴肠化生→胃黏膜异型增生，逐渐向胃癌演变。

【诊断要点】

1．症状　早期胃癌常无明显的症状和体征，甚至毫无症状，部分患者可有食欲减退、消瘦、乏力、上腹不适或疼痛、恶心、呕吐、吞咽不畅等非特异性表现。进展期胃癌可有明显的症状，主要表现如下：

（1）食欲减退、体重减轻、进行性贫血。

（2）上腹疼痛明显，多发生在餐后，无间歇期，亦有表现与消化性溃疡相似者。

（3）恶心、呕吐，甚至幽门梗阻。

（4）消化道出血：黑便多见，也可呕血，或两者兼有。

2．体征

（1）上腹部肿块，有压痛、质硬、多可推动。

（2）转移灶表现：部分可有血性腹水、直肠前凹陷肿块、脐部肿块、左锁骨上淋巴结肿大，转移性肝癌多见。

3．辅助检查

（1）缺铁性贫血较常见，部分患者便隐血阳性。

（2）X 线钡餐造影：早期胃癌发现率低，难以鉴别其良恶性。可表现为较大而不规则的充盈缺损、位于胃轮廓之内的龛影、胃壁僵硬、失去蠕动，胃窦狭窄、固定等。

（3）胃镜检查：结合胃黏膜活检是目前诊断胃癌的"金标准"。精细胃镜检查有助于发现早期胃癌。

（4）胃功能检查：血清胃蛋白酶原Ⅰ（PGⅠ）与PGⅡ的比值（PGⅠ：PGⅡ）进行性降低与胃黏膜萎缩进展相关。因此，联合测定PGⅠ：PGⅡ可起到胃底腺黏膜"血清学活检"的作用。胃泌素-17可反映胃窦黏膜萎缩的情况。

1）早期胃癌：分化型胃癌好发于胃窦部及胃体部，特别是小弯侧；未分化型胃癌多位于胃底。早期胃癌可表现为小息肉样隆起或浅表凹陷，也可呈平坦样，病变处黏膜粗糙、色泽发红或发白，触之易出血。胃镜下疑诊者，可用亚甲蓝、靛胭脂或冰醋酸等染色，有助于指导活检采样。放大胃镜、窄带光成像和共聚焦胃镜能提高胃癌诊断率。

2）进展期胃癌：胃镜下多可做出拟诊，可见不规则的肿块、呈乳头状或菜花状，不规则的大溃疡、边缘隆起呈环堤状或火山口状，胃腔狭窄，胃壁僵硬无蠕动。部分胃癌为黏膜下浸润性生长，胃镜下表现为黏膜肿胀、胃壁僵硬，称为"皮革胃"。

（5）超声内镜：能判断胃内或胃外的肿块，准确地观察肿瘤浸润深度（准确度可达90%）及周围淋巴结转移情况，因此对胃癌的术前TNM分期、可切除性及预后的判断均有极大的价值。

4. 诊断　主要依据内镜检查加活检。早期诊断是根治胃癌的前提。对下列胃癌的高危患者应定期胃镜随访。根据我国国情和胃癌流行病学，符合第1条和第2～6条中任一条者均应列为胃癌高危人群，建议作为内镜筛查对象。

（1）年龄40岁以上，男女不限。

（2）胃癌高发地区人群。

（3）Hp感染者。

（4）既往患有慢性萎缩性胃炎、胃溃疡、胃息肉、手术后残胃、肥厚性胃炎、恶性贫血等胃癌前病变。

（5）胃癌患者一级亲属。

（6）存在胃癌其他高危因素（高盐、腌制饮食，吸烟，大量饮酒等）。

【治疗】

早期胃癌是指肿瘤局限于黏膜及黏膜下层，无论有无淋巴结转移的胃癌。当早期胃癌的浸润深度没有超过黏膜下层且没有淋巴结转移时，可优先选择内镜治疗；进展期胃癌在没有全身转移时，可行手术治疗。肿瘤切除后应尽可能清除残胃的 Hp 感染，并且每年复查精细胃镜。

1. 内镜下治疗　早期胃癌特别是胃黏膜内癌，可行内镜下黏膜切除术（endoscopic mucosal resection，EMR）或内镜下黏膜剥离术（endoscopic submucosal dissection，ESD）。它适用于高或中分化、无溃疡、直径 < 2 cm 且无淋巴结转移者。应对切除的癌变组织进行病理检查，如切缘发现癌变或表浅型癌肿侵袭到黏膜下层，需追加手术治疗。

2. 手术治疗　对于早期胃癌，胃部分切除术为首选；如已有局部淋巴结转移，亦应同时加以清扫。对进展期胃癌，如未发现有远处转移，应尽可能根治性切除；对已有远处转移或伴有梗阻者，可行姑息手术（如胃造瘘术、胃空肠吻合术）以保证消化道通畅和改善营养。外科手术切除加区域淋巴结清扫是目前治疗进展期胃癌的主要手段。

3. 化学治疗　早期胃癌且不伴有转移者术后一般不需化疗。化疗分为术前、术中、术后化疗，目的是使癌灶局限、消灭残存癌灶及防止复发和转移。常用药物有氟尿嘧啶（fluorouracil，5-FU）、丝裂霉素（mitomycin，MMC）、替加氟（tegafur，FT-207）、阿霉素（adriamycin）、顺铂（cisplatin，PDD）等。多采用 2 ～ 3 种药物联合治疗。

4. 其他治疗　基础及临床前期研究表明，生长抑素类似物及 COX-2 抑制剂能抑制胃癌生长，改善患者生活质量，且不良反应少，但临床疗效有待广泛临床研究。其他方法还包括中医中药治疗、光动力学治疗、介入治疗和营养支持治疗等。

（杨　丹）

第七节　肠　结　核

肠结核（intestinal tuberculosis）是结核分枝杆菌引起的肠道慢性特异性感染，常继发于肺结核。近年因人类免疫缺陷病毒（HIV）感染率增高、免疫抑制剂的广泛使用等原因，部分人群免疫力低下，导致发病率有所增加。本病多见于中青年，女性略多于男性，肠结核可分为溃疡型、增生型及混合型。

【病因】

肠结核主要由人型结核分枝杆菌引起，少数患者因饮用未经消毒的带菌牛奶或乳制品而发生牛型结核分枝杆菌引起的肠结核。

【诊断要点】

1．病史

（1）病程：起病缓慢，病程较长。

（2）典型临床表现：腹痛，腹泻与便秘，其中腹痛是本病最常见的症状。疼痛部位多在右下腹，多呈钝痛或隐痛，有时进餐可诱发疼痛，有时于便后疼痛缓解。溃疡型肠结核的主要临床特点之一为粪便呈糊状或水样，不含黏液或脓血，不伴里急后重，有时腹泻与便秘交替出现；而增生型肠结核多以便秘为主要临床特点。

（3）全身症状：可有午后低热或不规则发热、盗汗、消瘦、贫血和乏力等结核中毒症状，也可同时有肠外结核的有关表现。

2．体征 腹部肿块，主要见于增生型肠结核，常位于右下腹，较固定，质地中等，伴有轻重不等的压痛。

3．辅助检查

（1）实验室检查：可行血常规、红细胞沉降率、结核菌素试验（OT）及 γ- 干扰素释放试验。溃疡型肠结核患者多有中度贫血，无并发症时白细胞多正常、红细胞沉降率可明显加快，OT 强阳性或 γ- 干扰素释放试验阳性对本病的诊断有帮助。粪便镜检可见少许脓细胞与红细胞，粪便浓缩找结核分枝杆菌有时可获阳性结果，但必须痰液中结核分枝杆菌阴性才有意义。

（2）小肠 CT 造影（CTE）：肠结核病变部位通常在回盲部附近，无明显节段性改变，可见腹腔淋巴结中央坏死及钙化等改变。

（3）钡剂灌肠造影：钡剂在溃疡型肠结核病变的肠段呈现激惹现象、排空很快，充盈不佳，而在病变的上下肠段则充盈良好，称为 X 线钡剂跳跃征。增生型肠结核常呈结节状改变，肠腔变窄，肠段缩短变形，回肠、盲肠正常角度消失。

（4）结肠镜检查：重点观察升结肠、盲肠、回盲部以及回肠末段的病变，病变肠黏膜充血、水肿、溃疡形成（环形溃疡为主）、大小及形态各异的炎性息肉形成、肠腔变窄等，对本病诊断及鉴别诊断有重要价值。病灶处活体组织检查发现干酪样坏死性肉芽肿或抗酸杆菌即可确诊。

【鉴别诊断】

本病应与下列疾病相鉴别：克罗恩病、右侧结肠癌、阿米巴病或血吸虫性肉芽肿、溃疡性结肠炎、肠道恶性淋巴瘤等。

1. 克罗恩病 本病的临床表现和 X 线及内镜发现与肠结核酷似，但该病具有以下特点：①不伴有肺结核和其他肠外结核；②病程更长，有缓解与复发倾向；③X 线发现病变以回肠末段为主，并呈节段性分布；④瘘管等并发症更常见；⑤抗结核治疗无效；⑥病理检查有非干酪样肉芽肿病变。

2. 右侧结肠癌 本病患者发病年龄大，常在 40 岁以上。一般无发热、盗汗等结核分枝杆菌中毒表现。X 线检查表现主要有钡剂充盈缺损，涉及范围较局限，不累及回肠。结肠镜检查及活检常可确定结肠癌诊断。

【治疗】

1. 抗结核药物治疗 早期、规律、全程、适量、联合用药，疗程为 6 ～ 12 个月。强化期一般用异烟肼（H）与利福平（R）两种杀菌药，以及吡嗪酰胺（Z）、乙胺丁醇（E）四药联合治疗，必要时加用链霉素（S）；巩固期使用异烟肼（H）与利福平（R）延长治疗，必要时加用乙胺丁醇（E）。具体可选用以下治疗方案：初治患者使用异烟肼、利福平加吡嗪酰胺、乙胺丁醇强化治疗 2 个月，后改为异烟肼加利福平巩固治疗 4 个月，给药方式可为每日用药或间歇用药，即 $2HRZE/4HR$，$2H_3R_3Z_3E_3/4H_3R_3$；复治患者进行药物敏感性试验，敏感患者可采用异烟肼、利福平、链霉素、吡嗪酰胺、乙胺丁醇强化治疗 2 个月，异烟肼、利福平、乙胺丁醇巩固治疗 6 ～ 10 个月（$2HRZSE/6 ～ 10HRE$，$2H_3R_3Z_3S_3E_3/6 ～ 10H_3R_3E_3$）。常用抗结核药物的成人剂量如下：

（1）异烟肼 0.3 g、口服、1 次 / 日。

（2）利福平 0.45 ～ 0.6 g、口服、1 次 / 日，或利福喷汀 0.45 ～ 0.6 g、口服、2 次 / 日。

（3）链霉素 0.75 ～ 1.0 g、肌内注射、1 次 / 日。

（4）乙胺丁醇 0.75 ～ 1.0 g、口服、1 次 / 日。

（5）吡嗪酰胺 1.5 ～ 2.0 g、口服、1 次 / 日，或 0.5 g、3 次 / 日。

2. 对症治疗 腹痛时可用抗胆碱能药物。摄入不足或腹泻严重者，可补充液体及电解质以保持水、电解质与酸碱平衡。有不全肠梗阻，需进行胃肠减压。

3. 手术治疗 适应证为完全性肠梗阻或部分性肠梗阻内科治疗无效

者、急性肠穿孔或慢性肠穿孔瘘管形成经内科治疗无效者、肠道大出血经积极抢救不能有效止血者、诊断困难需剖腹探查者。

4. 患者教育　多休息，避免合并其他感染。加强营养，进食易消化、富含营养的食物。肠道不全梗阻时进食流质或半流质食物，梗阻明显时暂禁食，及时就医。按时服药，坚持全疗程治疗。定期随访，评价疗效，监测药物不良反应。

（钟晓琳）

第八节　克罗恩病

克罗恩病（Crohn's disease，CD）是一种慢性炎症性肉芽肿性疾病，本病和溃疡性结肠炎统称为炎性肠病（inflammatory bowel disease，IBD）。病变多见于末段回肠与邻近结肠，但从口腔至肛门各段消化道均可受累，呈节段性或跳跃式分布。临床上以腹痛、腹泻、腹块、瘘管形成和肠梗阻为特点，可伴有发热等全身表现以及关节、皮肤、眼、口腔黏膜等肠外病变，重症患者迁延不愈，预后不良。发病多在 15 ～ 30 岁，但可出现在任何年龄组，男女发病率近似。

【病因】

本病病因迄今未明，目前认为由多因素相互作用所致，主要包括环境、感染（如副结核分枝杆菌、麻疹病毒感染等）、遗传、免疫因素。

【诊断要点】

1. 病史

（1）起病情况：起病缓慢，病程较长，早期可有长短不等的活动期与缓解期，随后呈进行性发展，少数有急性起病，酷似急性阑尾炎或急性肠梗阻。

（2）腹痛：为最常见症状，常位于右下腹或脐周。一般为痉挛性阵痛，餐后加重，排便后可暂时缓解。若炎症波及腹膜或有肠腔内脓肿形成，可呈持续性腹痛且压痛明显；若全腹剧痛、腹肌紧张，提示病变肠段急性穿孔。

（3）腹泻：大部分患者有腹泻，2 ～ 5 次/日，粪便糊状，一般无脓血和黏液，病变波及肛门、直肠可有黏液脓血便及里急后重。

（4）腹部肿块：以右下腹及脐周多见，边界不清，质中等，不活动，有压痛，常由肠粘连、肠壁与肠系膜增厚、肠系膜淋巴结肿大、内瘘形成或局部脓肿所致。

（5）瘘管形成：部分患者可由溃疡穿孔至肠外组织或器官，形成瘘管，包括内瘘和外瘘。

（6）肛周病变：部分患者有肛管直肠瘘、肛周脓肿、肛裂、肛门阴道瘘等，是诊断本病重要线索。

（7）发热：间歇低热或中度发热常见，少数可呈弛张高热伴毒血症，由肠道继发感染所致。

（8）全身性及肠外表现：严重者有消瘦、贫血、低蛋白血症、营养不良性骨质疏松、水和电解质平衡紊乱等。儿童及少年患者常见生长发育障碍，肠外表现可有杵状指、关节炎、虹膜睫状体炎、葡萄膜炎、结节性红斑、口腔黏膜溃疡、硬化性胆管炎、血管炎、慢性活动性肝炎等。

2．辅助检查

（1）血液检查：可有贫血、白细胞增多、红细胞沉降率加快、C反应蛋白升高。严重者血清白蛋白、钾、钠、钙水平均低，凝血酶原时间延长。

（2）粪便检查：便隐血试验常为阳性，伴吸收不良综合征者粪便脂肪含量增加。

（3）胃肠X线钡餐造影：为节段性肠道病变，呈"跳跃"征象，病变黏膜皱襞粗乱，有铺路卵石样充盈缺损。典型X线征象是回肠下段肠腔狭窄、肠壁僵硬、黏膜皱襞消失、呈现细的条状钡影，称为线样征。部分患者有瘘管、息肉或肠梗阻的X线征象。

（4）结肠镜检查：直肠乙状结肠镜检查只对直肠乙状结肠病变者有诊断价值，一般采用电子结肠镜检查全结肠及回肠末端，可见黏膜慢性炎症、铺路石样表现、沟槽样溃疡、肠腔狭窄、炎性息肉。病变肠段之间的黏膜正常，活检可找到非干酪样坏死性肉芽肿形成或大量淋巴细胞聚集。

（5）胶囊内镜或小肠镜检查：有利于对小肠病变的诊断。

3．诊断标准　世界卫生组织制定的诊断标准为：①非连续性或节段性肠道病变；②铺路石样表现或纵形溃疡；③全肠壁炎症病变伴有腹块或狭窄；④非干酪样肉芽肿；⑤裂沟或瘘管；⑥肛门病变，有难治性溃疡、肛瘘或肛裂。凡具备上述①②③者为疑诊，再加上④⑤⑥之一者可以确诊；如具有④再加上①②③中两项者，也可确诊。确诊患者均需排除有关疾病，如肠结核、阿米巴痢疾、肠道淋巴瘤、缺血性肠炎、白塞病等。

4．并发症　肠梗阻最常见，其次是腹腔内脓肿、急性穿孔或大量便血，少数可发生中毒性巨结肠，直肠、结肠受累者有时可癌变。

【鉴别诊断】

本病急性期需与急性阑尾炎、急性坏死性肠炎相鉴别，慢性期需与非特异性溃疡性结肠炎、肠结核、回盲部肿瘤相鉴别。

1．肠结核　多继发于开放性肺结核，病变主要涉及回盲部，但不呈节段性分布；瘘管及肛门直肠病变少见；结核菌素试验阳性；抗结核治疗有效；病理检查发现干酪样坏死性肉芽肿可确诊。

2．小肠恶性淋巴瘤　原发性小肠恶性淋巴瘤局限在小肠和邻近肠系膜淋巴结，并呈多灶性分布时与克罗恩病鉴别有一定困难。本病 X 线检查见一肠段内广泛侵蚀、呈较大的指压痕或充盈缺损，B 超或 CT 检查肠壁明显增厚、腹腔淋巴结肿大较多支持小肠恶性淋巴瘤诊断。小肠恶性淋巴瘤一般进展较快，必要时手术探查可获病理确诊。

3．溃疡性结肠炎　两者均有慢性腹痛、腹泻，且反复发作的病史。但本病脓血便更多见，病变呈连续性分布，直肠受累多见，肠腔狭窄少见，罕见瘘管形成，内镜检查见黏膜弥漫性充血水肿、颗粒状、浅表溃疡形成、脆性增加。病理检查发现病变主要在黏膜层，有浅溃疡、隐窝脓肿、杯状细胞减少等。

【治疗】

由于病因未明，缺乏特殊治疗，处理原则是给予全身支持及缓解症状的有关治疗。

1．一般治疗

（1）急性期应卧床休息，慢性期患者可根据情况减少活动。

（2）高蛋白、高热量、高维生素、低脂、少刺激性饮食。

（3）由于肠道吸收障碍，可静脉补充维生素、复方氨基酸、葡萄糖、乳化脂肪等。

（4）纠正水、电解质平衡紊乱。

（5）腹痛可用抗胆碱能制剂，必要时可加用镇静剂或镇痛剂。

（6）纠正贫血，改善营养状态，可输血、血浆加用维生素 B_{12}、叶酸等。

（7）控制肠道继发感染，可选用广谱抗生素，针对肠道厌氧菌感染可给予甲硝唑治疗。

2. 氨基水杨酸制剂 柳氮磺吡啶对控制轻、中型患者的活动性有一定疗效，但仅适用于病变局限在结肠者，美沙拉嗪能在回肠、结肠定位释放，对回结肠病变均有效，且可作为缓解期的维持治疗用药。用法参见本章第九节。

3. 糖皮质激素 是目前控制病情活动最有效的药物，适用于疾病活动期，一般主张使用时初量要足、疗程偏长，如泼尼松 40～60 mg/d，分次口服，病情缓解后递减药量，并以氨基水杨酸制剂做长程维持治疗。严重者可用氢化可的松或地塞米松静脉滴注，以左半结肠为主者可保留灌肠。

4. 免疫抑制剂 硫唑嘌呤和巯嘌呤（6-MP）1.5 mg/(kg·d) 分次口服，适用于对激素治疗效果不佳或对激素依赖的慢性活动性病例，疗程约一年，有一定的不良反应，常与糖皮质激素合用，可减少两者的剂量和不良反应。

5. 生物制剂或小分子制剂：抗肿瘤坏死因子 -α（TNF-α）单克隆抗体（如英夫利昔单抗、阿达木单抗等）及白介素受体拮抗剂（如乌司奴单抗等）等可用于该病诱导缓释及维持治疗。

6. 抗感染药

（1）甲硝唑（灭滴灵）：其抑制肠内厌氧菌，并有免疫抑制，影响白细胞趋化作用，而达到治疗效果。1 200 mg/d、分 3～4 次口服，对活动性克罗恩病伴肛周瘘管形成者安全有效。

（2）其他抗感染药物：有继发感染者可用氨苄西林、头孢菌素、喹诺酮类等。

7. 手术治疗 手术后复发率高，故本病开始应以内科治疗为主。手术指征为完全性肠梗阻、瘘管与脓肿形成、经内科治疗无效的顽固性克罗恩病，急性穿孔或不能控制的大出血等。

（王 炬 王忠琼）

第九节 溃疡性结肠炎

溃疡性结肠炎（ulcerative colitis，UC）是一种病因不明的直肠和结肠慢性非特异性炎症性疾病。病变主要限于大肠黏膜与黏膜下层，临床表现为腹泻、黏液脓血便、腹痛。病情轻重不等，多反复发作。可发生在任何年龄，多见于 20～40 岁，男女发病率近似。

【病因】

本病和克罗恩病一样，至今病因尚不清楚，多认为与感染、遗传及免疫因素有关。

【诊断要点】

1. **起病情况**　多数起病缓慢，病程呈慢性经过，常有发作期与缓解期交替；少数急起或持续性逐渐加重，偶见急性暴发过程。

2. **消化道症状**

（1）腹泻：轻者腹泻 3～4 次/日或腹泻便秘交替出现，重者腹泻数十次。排便为黏液脓血便，甚至大量血便，里急后重常见。

（2）腹痛：常见轻、中度左下腹或下腹阵痛，有疼痛—便意—便后缓解规律，并发中毒性巨结肠或炎症波及腹膜，有持续性剧烈腹痛。此外，常伴腹胀、恶心、呕吐等症状。

3. **体征**　轻型患者除左下腹有轻压痛外无其他阳性体征，重型或暴发型者可有明显鼓肠、腹肌紧张、腹部压痛或反跳痛。部分可触及痉挛或肠壁增厚的乙状结肠或降结肠。

4. **全身表现**　可有低至中度发热、衰竭、贫血、水肿、水电解质紊乱、低蛋白血症及营养障碍等。

5. **肠外表现**　同克罗恩病但本病的发生率低。

6. **临床分型**　按本病的病程、程度、范围与病期综合分型。①按临床病程可分为初发、慢性复发、慢性持续及急性暴发等型；②按病情程度可分为轻、中、重三级；③按病变范围可分为直肠、直肠乙状结肠、左半结肠、右半结肠、区域性结肠或全结肠炎症；④按病期分为活动期和缓解期。

7. **辅助检查**

（1）血液检查：可有贫血、白细胞计数增高及红细胞沉降率加速，严重者凝血酶原时间延长，凝血因子Ⅷ活性增加，血清白蛋白、钠、钾、氯水平降低。红细胞沉降率及 C 反应蛋白增高是活动期标志。

（2）粪便检查：常有黏液脓血便，显微镜检查可见红细胞、白细胞与巨噬细胞，反复培养无特异性病原体发现。

（3）自身抗体检测：血中外周型抗中性粒细胞胞质抗体（p-ANCA）和抗酿酒酵母抗体（ASCA）分别为 UC 和 CD 的相对特异性抗体，同时检测这两种抗体有助于 UC 和 CD 的诊断和鉴别。

（4）结肠镜检查：镜检见黏膜弥漫性充血、水肿，血管模糊不清或消失。黏膜表面呈颗粒状，脆性增加，触之易出血，常有糜烂、浅小溃疡。后期可见炎性息肉，黏膜较苍白，有萎缩斑片，肠壁僵硬，结肠袋消失。活检组织学见炎症反应，可有糜烂、溃疡、隐窝脓肿等。

（5）钡剂灌肠造影检查：对病变较轻者有利，重型、暴发型患者一般不宜行钡剂灌肠造影检查，以免加重病情或诱发中毒性巨结肠。本病急性期因黏膜水肿导致黏膜皱襞粗大紊乱。有溃疡和分泌物覆盖时，肠壁边缘可呈毛刺状或锯齿样。后期肠壁纤维组织增生，结肠袋消失，肠壁变硬，肠管缩短，肠腔变窄，可呈铅管样。有炎性息肉时，可见圆形或卵圆形充盈缺损。

8．并发症　本病可并发中毒性巨结肠、直肠和结肠癌变、直肠和结肠大量出血、急性穿孔、肠梗阻等，偶见瘘管形成、肛周脓肿。

【鉴别诊断】

本病应与慢性细菌性痢疾、慢性阿米巴痢疾、克罗恩病、结肠癌、血吸虫病、肠激惹综合征等鉴别。

1．慢性细菌性痢疾　常有急性菌痢病史，粪便检查可分离出痢疾志贺菌，抗菌治疗有效。

2．慢性阿米巴痢疾　病变主要侵犯右半结肠，结肠溃疡较深，溃疡间的黏膜正常。粪便检查可分离出阿米巴滋养体或包囊，抗阿米巴治疗有效。

3．血吸虫病　有疫水接触史，常有肝、脾增大。粪便检查可发现血吸虫卵，直肠镜检查在急性期可见黏膜黄褐色颗粒，活检黏膜压片或组织病理检查发现血吸虫卵。

4．克罗恩病　见本章第八节。

【治疗】

主要采用内科治疗，控制急性发作、缓解病情、减少复发、防治并发症。

1．一般治疗　同克罗恩病，但须注意，腹痛时给大量阿托品可诱发中毒性巨结肠，阿片酊、复方地芬诺酯（苯乙哌啶）也应慎用。对重型继发性感染者，应积极抗菌治疗，给予广谱抗生素静脉给药。

2．氨基水杨酸制剂　一般选用柳氮磺吡啶（SASP）作为首选药物，发作期 4 g/d、分 4 次口服，病情缓解后改为 2 g/d、分次口服，维持至少 4 年。病变局限于直肠和乙状结肠者，可用 5- 氨基水杨酸（5-ASA）加糖皮质激素灌肠。目前有许多新的 5- 氨基水杨酸制剂，如潘他沙（pentasa）、亚沙可（asacol）、奥沙拉嗪（olsalagine）、美沙拉嗪（mesalamine）、聚氨基水杨酸（poly-ASA）等。这些药可口服，也可灌肠，有的栓剂应用更方便、疗效更好。

3．糖皮质激素　适用于重型或暴发型 UC，可用氢化可的松 200～300 mg 或地塞米松 10 mg、静脉滴注，1 周后改为泼尼松 40～60 mg、口服，维持治疗或停药后可给予柳氮磺吡啶美沙拉嗪或免疫抑制剂，以免复发。病变局限于直肠或左半结肠患者，可用氢化可的松 100 mg（或地塞米松 5 mg）加生理盐水 100 ml、保留灌肠、1 次 / 日，病情好转后改为 1 次 / 周、疗程 1～3 个月。本法可减少激素的不良反应。

4．免疫抑制剂及生物制剂　治疗方法同克罗恩病。

5．手术治疗　适应证为并发癌变、肠穿孔、大出血、脓肿与瘘管形成者，顽固性全结肠炎或中毒性巨结肠经内科治疗无效者。一般采用回肠造瘘术或必要时做全结肠切除术。

（王　炟　王忠琼）

第十节　大　肠　癌

大肠癌（carcinoma of the large intestine）包括结肠癌与直肠癌，是常见的消化道恶性肿瘤之一。近年来，大肠癌的发病率有逐年上升趋势。大肠癌中又以直肠癌最多见，约占 60%。大肠癌的发病年龄多在 40～60 岁（约占 75%），当发生在家族性多发性结肠息肉病基础上或合并血吸虫者，发病年龄较早。

【病因】

大肠癌的病因尚未完全清楚，目前主要认为是环境因素与遗传因素综合作用的结果。环境因素中高脂肪食谱与食物纤维不足是主要发病原因。大肠息肉（腺瘤性息肉）、溃疡性结肠炎和胆囊切除术后是其高危因素。

【诊断要点】

1．症状　早期大肠癌多无症状，可有排便习惯改变，即便秘或腹泻或便秘与腹泻交替，可有便血、黏液脓血便或里急后重。进展期癌症状明显，可出现以下症状：

（1）腹泻、便秘，或腹泻与便秘交替；里急后重，便血。

（2）体重减轻、贫血等症状呈进行性加重，常见于右半结肠癌。

（3）肠梗阻表现，多见于左半结肠癌。

（4）癌肿坏死或继发感染可引起畏寒、发热。

（5）晚期可有营养不良、消瘦、恶病质等。

（6）如癌肿侵犯骶神经可出现脊椎骶尾部剧痛，累及膀胱、前列腺及女性生殖器，可出现尿频、尿急、尿痛、血尿，甚至引起瘘管等。

2．体征

（1）腹部肿块，多见于右腹，是右半结肠癌的表现之一。

（2）约半数的大肠癌位于直肠，故直肠指检可以发现质地坚硬、表面呈结节状的肿块，并且有肠腔狭窄，指套上附有血性黏液。

（3）并发肠梗阻时可有腹胀、肠形及蠕动波、高调肠鸣，常见于左半结肠癌。

（4）癌肿转移可出现黄疸、腹水、肝大、腹块及远处淋巴结肿大。

3．辅助检查

（1）便隐血试验：可作为普查或早期诊断的线索。

（2）结肠镜检查：是大肠癌确诊的最好方法。可观察整个大肠黏膜的形态，可发现黏膜层的微小癌，特别对早期大肠癌很有价值。对可疑病灶经直视下做活体组织检查或细胞学检查，能进一步提高本病的诊断准确率。

（3）钡剂灌肠造影检查：气钡双重对比造影可显示癌的部位与范围，可见钡盐充盈缺损及肠腔狭窄、肠壁僵硬、黏膜皱襞破坏等征象。

（4）血清癌胚抗原（CEA）：用放射免疫法检测 CEA，做定量动态观察，对判断大肠癌的手术效果与监测复发均有价值。大肠癌经手术将肿瘤完全切除后，血清 CEA 逐渐下降，如有复发可再度升高。

（5）仿真内镜（VE）：仿真结肠镜可显示直径＞0.5 cm 的息肉及肿瘤，对明显的结肠癌性腔内占位或管腔狭窄有很高的发现率，对显示高度狭窄段肠管的狭窄后情况更有独到之处。缺点为不能进行活检和治疗。

（6）B 超及 CT 腹部扫描可了解肿瘤有无肝和腹腔转移。

【鉴别诊断】

右侧大肠癌应注意和阿米巴病、肠结核、血吸虫病、阑尾脓肿、克罗恩病等鉴别，左侧大肠癌则须和痔、慢性细菌性痢疾、血吸虫病、溃疡性结肠炎、克罗恩病、直肠息肉或结肠息肉等鉴别。

1．慢性细菌性痢疾　常有急性菌痢病史，粪便检查可分离出痢疾杆菌，结肠镜检查时取黏液脓性分泌物培养的阳性率较高，抗菌药物治疗有效。结肠镜下取活检不难与大肠癌鉴别。

2．阿米巴肠炎　病变主要侵犯右侧结肠，也可累及左侧结肠，结肠溃疡较深，边缘潜行，溃疡间的黏膜多正常。粪便检查可找到溶组织阿米巴滋养体或包囊，通过结肠镜取溃疡渗出物做镜检易找到阿米巴滋养体，结肠镜下取活检可以与大肠癌鉴别。抗阿米巴治疗有效。

3．肠结核　多继发于开放性肺结核。病变主要涉及回盲部，有时累及邻近结肠，结肠镜下取活检可明确诊断。

4．溃疡性结肠炎　常表现为腹痛、黏液脓血便及里急后重，多累及直肠和乙状结肠，呈弥漫性充血、水肿、糜烂、溃疡等。而大肠癌为局部的肿块、溃疡及狭窄。结肠镜及活检可明确诊断。

5．克罗恩病　表现为反复发作性右下腹痛与腹泻、腹块或压痛、发热等。病变主要在回肠末段与邻近结肠，且呈节段性分布。结肠镜加活检可明确诊断。

【治疗】

大肠癌的治疗关键在于早期发现和早期诊断，从而能够获得根治。

1．外科治疗　早期手术切除是根治大肠癌的最好方法。对部分不能做根治手术者应进行造瘘或解痉等姑息手术。

2．内镜下治疗　对早期大肠癌 Ip、Ips 型应首选圈套息肉切除术，Is 型先行圈套息肉切除或黏膜切除术（EMR）。大的 Is 型肿瘤可行分块黏膜切除术（EPMR）；对 II 型肿瘤应首选 EMR，若病理报告病变在黏膜及黏膜下浅层则结束治疗，内镜随诊。目前比较一致的意见是局限于黏膜固有层的大肠癌主张经内镜下切除术，术后断端或断端近旁 2 mm 处未见癌细胞者为治疗完整，不必再追加根治性手术，很少有淋巴结转移。对晚期结直肠癌形成肠梗阻、一般情况差不能手术者，可用激光打通肿瘤组织，作为一种姑息疗法。

3．化学药物治疗　可在术前、术后使用，可以抑制癌细胞扩散和杀灭残存的癌细胞以防复发。对不能手术者也将起到姑息作用。氟尿嘧啶（5-FU）至今仍是大肠癌化疗的首选药物，常与其他化疗药物联合应用。常用的方案有氟尿嘧啶＋司莫司汀，或氟尿嘧啶＋长春新碱＋司莫司汀，均可取得约30%的有效率，中位缓解期为5～7个月。亦可采用氟尿嘧啶与生物反应调节剂左旋咪唑合用（即化学－免疫疗法）。方法为氟尿嘧啶450 mg/（$m^2 \cdot d$），连续静脉滴注5日，同时服用左旋咪唑50 mg、8小时一次、连用3天，每两星期重复一次，共计1年，在第28日加注氟尿嘧啶450 mg/m^2一次。近年来有使用氟尿嘧啶＋大剂量甲酰四氢叶酸可以增强氟尿嘧啶的DNA合成抑制作用的报道。

4. 放射治疗　术前放射治疗可使肿瘤缩小，提高切除率；术后可对残存肿瘤细胞或局部淋巴结、淋巴管及血管等的侵犯进行治疗。单纯放射治疗仅适用于晚期直肠癌病例，具有止痛、止血的作用。

5. 对症及支持治疗　包括镇痛、止血、抗炎与补充营养等。

（王　炬　王忠琼）

第十一节　肝　硬　化

肝硬化（liver cirrhosis）是由一种或多种原因引起的，以肝组织弥漫性纤维化、假小叶和再生结节形成为组织学特征的进行性慢性肝病，临床上以肝功能减退和门静脉高压为特征，晚期常并发消化道出血、肝性脑病、继发感染等而死亡。

【病因】

在我国，目前引起肝硬化的病因以病毒性肝炎为主；在欧美国家，酒精性肝硬化占全部肝硬化的50%～90%。

1. 病毒性肝炎　乙型病毒性肝炎感染为最常见的病因，其次为丙型病毒性肝炎。甲型病毒性肝和戊型病毒性肝炎一般不发展为肝硬化。

2. 酒精　长期大量饮酒导致肝细胞损害、脂肪沉积及肝纤维化，逐渐发展为肝硬化。营养不良、合并HBV或HCV感染等因素将增加酒精性肝硬化发生的风险。饮酒的女性较男性更易发生酒精性肝病。

3. 胆汁淤积　任何原因引起肝内、肝外胆道梗阻，持续的胆汁淤积，皆可发展为胆汁性肝硬化。它分为原发性和继发性两种。

4．循环障碍　肝静脉和（或）下腔静脉阻塞、慢性心功能不全可致肝长期淤血、肝细胞变性及纤维化，最终发展为淤血性肝硬化。

5．药物或化学毒物　长期服用损伤肝的药物及接触四氯化碳、磷、砷等化学毒物可引起中毒性肝炎，最终演变为肝硬化。

6．免疫性疾病　自身免疫性肝炎及累及肝的多种风湿免疫性疾病可发展为肝硬化。

7．寄生虫感染　血吸虫感染在我国南方依然存在，其所导致的肝硬化常以门静脉高压为突出特征。

8．遗传和代谢性疾病　由于遗传或先天性酶缺陷，某些代谢产物沉积于肝，引起肝细胞坏死或结缔组织增生，如肝豆状核变性（铜代谢紊乱）、血色病、α_1- 抗胰蛋白酶缺乏症等。

9．营养障碍　长期食物中营养不足或不均衡、多种慢性病导致消化不良和吸收不良、肥胖或糖尿病等导致的脂肪肝都可发展为肝硬化。

10．原因不明　又称隐源性肝硬化。

【临床表现】

肝硬化通常起病隐匿，病程发展缓慢，临床上将肝硬化大致分为肝功能代偿期和肝功能失代偿期。

1．肝功能代偿期　大部分患者无症状或症状较轻，可有腹部不适、乏力、食欲缺乏、消化不良和腹泻等症状，多呈间歇性，常于劳累、精神紧张时或伴随其他疾病而出现，休息或助消化药物可缓解。脾因门静脉高压常有轻、中度增大，肝功能正常或轻度异常。

2．肝功能失代偿期　症状较明显，主要有肝功能减退和门静脉高压两类临床表现。

（1）肝功能减退

1）消化不良和吸收不良：食欲减退、恶心、厌食、腹胀、食用不易消化的食物后易腹泻，多与门静脉高压时胃肠道淤血水肿、消化吸收障碍和肠道菌群失调有关。

2）营养不良。

3）黄疸：肝功能衰竭时，黄疸持续加重，多为肝细胞性黄疸。

4）出血和贫血：与肝合成凝血因子减少、脾功能亢进和毛细血管脆性增加有关。

5）内分泌失调：激素并不是简单、被动地在肝内被代谢、降解，其本身或代谢产物均参与肝疾病的发生、发展过程。性激素变化及肾上腺皮质功能减退多见，可表现为男性性欲减退、毛发脱落及乳房发育，女性有月经不调、闭经、不孕等；还可出现肝掌、蜘蛛痣及肝病面容。

6）低蛋白血症：常有下肢水肿及腹水。

（2）门静脉高压：多属肝内型，门静脉高压常致食管 - 胃底静脉曲张破裂出血、腹水、脾大、脾功能亢进、肝肾综合征、肝肺综合征等，被认为是继病因之后的推动肝功能减退的重要病理生理环节，是肝硬化的主要死因之一。

1）腹水：是肝功能减退和门静脉高压的共同结果，是肝硬化失代偿期最突出的表现。

2）门腔静脉侧支循环开放：常见有食管 - 胃底静脉曲张、腹壁静脉曲张、痔静脉扩张、腹膜后吻合支曲张、脾肾分流等。

3）脾功能亢进及脾大：脾大是肝硬化门静脉高压较早出现的体征。

【并发症】

1．上消化道出血

（1）食管 - 胃底静脉曲张破裂出血：门静脉高压是导致曲张静脉出血的主要原因，临床表现为突发大量呕血或排出柏油便，伴出血性休克等。

（2）消化性溃疡和急性糜烂出血性胃炎：门静脉高压使胃黏膜静脉回流缓慢、屏障功能受损，黏膜糜烂、溃疡甚至出血。

（3）门静脉高压性胃病：系胃黏膜下的动静脉交通支广泛开放，胃黏膜毛细血管扩张、广泛渗血。

2．胆石症　肝硬化患者胆结石发生率增高，约为 30%，且随肝功能失代偿程度加重，发生率升高。

3．感染　门静脉高压使肠黏膜屏障功能降低，肠内细菌易进入血液循环。机体免疫功能受损等因素使肝硬化患者易发生感染。

4．门静脉血栓形成或海绵样变　因门静脉血流淤滞，易形成血栓，使原本肝内型门静脉高压延伸为肝前型门静脉高压。当血栓扩展到肠系膜上静脉时，肠管淤血，甚至会导致小肠坏死、腹膜炎、休克及死亡。该并发症较常见，尤其是脾切除术后，门静脉、脾静脉栓塞率可达 25%。

门静脉海绵样变是指肝门部或肝内静脉分支部分或完全阻塞后，在门静脉周围形成细小迂曲的血管，也可视为门静脉的血管瘤。

5．电解质和酸碱平衡紊乱　食欲缺乏、吸收不良、钠水潴留、利尿剂副作用等导致内环境紊乱，例如稀释性低钠血症。

6．肝肾综合征　多发生在大量腹水患者，主要机制是内脏动脉扩张致肾动脉收缩，临床表现为血肌酐升高，可分为Ⅰ型和Ⅱ型。

7．肝肺综合征　是指同时存在肝疾病、肺内血管扩张和异常氧合的临床综合征，是引起肝病患者呼吸困难和低氧血症的重要原因，与患者预后密切相关。

8．原发性肝癌　肝硬化患者每年的肝癌发生率约为5%。

9．肝性脑病　是终末期肝病的常见并发症，初期为可逆性或反复发生，但重度肝性脑病是失代偿期肝硬化患者重要死亡原因。

【诊断要点】

诊断内容包括确定有无肝硬化、寻找原因、肝功能分级及确定并发症。

1．病因　乙肝、丙肝、过量饮酒、自身免疫性疾病等。

2．有肝功能减退和门静脉高压症的临床表现。

3．影像学检查可见肝硬化征象。

4．肝功能测定异常。

5．肝活检有假小叶形成。

【鉴别诊断】

1．与表现为肝大的疾病鉴别　各种慢性肝炎、原发性肝癌、肝血吸虫病等。

2．与引起腹水和腹部增大的疾病鉴别　如结核性腹膜炎、腹腔内肿瘤等。

3．与肝硬化并发症的鉴别　①上消化道出血应与消化性溃疡、急性糜烂出血性胃炎、胃癌等鉴别；②肝性脑病应与低血糖、尿毒症等鉴别；③肝肾综合征应与慢性肾小球肾炎等鉴别。

【治疗】

现有的治疗方法尚不能逆转已发生的肝硬化，关键在于早期诊断，针对病因和加强一般治疗，使病情缓解及延长代偿期；对失代偿期患者主要是对症治疗、改善肝功能以及并发症治疗。

1．保护或改善肝功能

（1）去除或减轻病因

1）抗HBV治疗：对于乙肝导致的肝硬化失代偿，无论ALT水平如何，当HBV-DNA检测为阳性时，均应给予抗HBV治疗。常用口服核苷类似物，长期应用，不宜使用干扰素。

2）抗 HCV 治疗：适用于肝功能代偿的肝硬化，可在严密观察下，采用干扰素联合利巴韦林等方案；失代偿期不宜使用。近几年新上市的直接抗病毒（DAAs）药物在丙肝治疗上显示出了很好的效果。

（2）慎用损伤肝的药物。

（3）维护肠内营养：肠内营养是机体获得能量的最好方式，只要肠道尚可用，应鼓励肠内营养。

（4）保护肝细胞。

2．门静脉高压症状及其并发症治疗

（1）腹水的治疗

1）限制钠、水摄入：水摄入需在 1 000 ml/d 以下，限制钠盐 500 ～ 800 mg/d。

2）增加水排出

a．卧床休息。

b．利尿剂主要用螺内酯（安体舒通）和呋塞米（速尿），比例为 5 : 2。开始用螺内酯 100 mg/d，数天后加呋塞米 40 mg/d；效果不明显可加量，最大剂量分别是 400 mg 和 160 mg。稀释性低钠血症患者可使用托伐普坦促进水的排出。

c．提高血浆胶体渗透压：输注白蛋白、血浆等。①放腹水 + 输注白蛋白，治疗难治性腹水比大剂量利尿剂效果好；②腹水浓缩回输；③经颈静脉肝内门体分流术（TIPS），对于难治性腹水，TIPS 可使 60% ～ 80% 的患者腹水缓解或消失。

（2）治疗原发性腹膜炎

1）加强肝硬化营养支持治疗。

2）抗生素：早期、足量、2 ～ 3 种联合用药，疗程为 2 ～ 4 周。抗生素使用杀灭革兰氏阴性菌为主、兼杀厌氧菌的药物，如氨苄西林、甲硝唑或替硝唑等。尽量避免选用对肝有副作用的抗生素。

3）放腹水。

（3）食管 - 胃底静脉曲张破裂出血的治疗及预防

1）治疗措施

a．绝对卧床休息，慎用镇静剂。

b．暂禁食至呕血停止。

c．补充血容量。

d．止血：①口服去甲肾上腺素盐水或凝血酶；②抑酸止血，静脉 PPI 或 H_2 受体阻断药；③降低门静脉压力，应用垂体后叶激素、生长抑素、特利加压素；④三腔二囊管压迫；⑤内镜下治疗，食管曲张静脉硬化治疗或结扎术。

2）预防措施

a．一级预防：主要针对已有食管 - 胃底静脉曲张但尚未出血者。有较多报道药物可有效降低门静脉压力，达到预防肝硬化者食管静脉曲张破裂出血的效果，目前多用 β- 受体阻滞剂（如普萘洛尔为首选，初始剂量 10 mg、3 次 / 日，逐渐增加剂量至达到降低原心率 25% 为佳。需持续维持，突然停药有复发出血的危险）。

b．二级预防：指对已发生过食管 - 胃底静脉曲张破裂出血史者，预防其再出血。首次出血后的再出血率可达 60%，死亡率 33%。开始时间应提早至出血后的第 6 天。①内镜治疗：对于已经发生出血以后的患者可采用内镜下食管曲张静脉硬化治疗或结扎预防再次出血。②介入治疗：包括 TIPS 和介入断流术。TIPS 通过降低门静脉压力达到预防出血的目的，主要适用于内镜治疗失败或内镜治疗后反复出血、合并门静脉血栓等的患者。

3．其他并发症治疗

（1）胆石症：内科保守治疗为主。

（2）感染：一旦疑诊，应立即经验性抗感染治疗。

（3）门静脉血栓形成：抗凝、溶栓、TIPS。

（4）肝硬化稀释性低钠血症：限制水的摄入，使用托伐普坦促进水的排出。

（5）肝肾综合征：血管收缩药物（特利加压素、生长抑素类似物、去甲肾上腺素等）联合白蛋白输注、透析治疗、TIPS、肝移植等。

（6）肝肺综合征：尚无有效的药物治疗，肝移植是最有效的治疗手段。

4．外科手术　包括治疗门静脉高压的各种分流、断流及限流术。

5．患者教育　休息，高蛋白质、高维生素、高热量和低碳水化合物饮食，禁酒、禁用损害肝的药物。

（张海龙　朱清亮）

第十二节 原发性肝癌

原发性肝癌（primary carcinoma of the liver）是指肝细胞及肝内胆管细胞发生的癌。因此，其病理类型可分为以下 3 种，即肝细胞癌、肝内胆管细胞癌和混合型肝癌，其中肝细胞癌占 85% ~ 90%。常见症状包括肝区疼痛、右上腹部包块、消瘦、乏力、黄疸，体检可见肝大、质硬、畸形，少数患者有肝区血管杂音，多数患者伴有肝硬化征象，晚期出现黄疸、腹水、恶病质及远处转移病症。常见并发症为肝性脑病、肝癌结节破裂出血、消化道出血、门静脉或肝静脉癌栓形成。

【病因】

原发性肝癌的病因和发病机制尚未完全肯定。对肝癌高危人群的筛查有助于肝癌的早期发现、早期诊断、早期治疗，是提高肝癌预后的关键。在我国，肝癌高危人群主要包括：乙型肝炎病毒和（或）丙型肝炎病毒感染、过度饮酒、非酒精性脂肪性肝炎、长期食用被黄曲霉毒素污染的食物、各种其他原因引起的肝硬化，以及有肝癌家族史等，尤其是年龄 > 40 岁的男性风险更大。可借助肝超声检查和血清甲胎蛋白（alpha-fetoprotein，AFP）测定进行肝癌早期筛查，建议高危人群至少每隔 6 个月进行 1 次检查。

【诊断要点】

1．诊断方法

（1）定位诊断方法：影像学检查（B 超、CT、MRI、血管造影等）。

（2）定性诊断方法：血清甲胎蛋白（AFP）水平测定和组织病理学检查。

2．原发性肝癌的诊断标准

（1）病理诊断：肝内或肝外病理学检查证实为原发性肝癌。

（2）临床诊断：符合下列项中任一项，即可诊断肝癌。

1）肝内结节直径 ≤ 2 cm 者需具有两种典型影像学表现。

2）肝内结节直径 > 2 cm 者只需一种典型影像学表现。

3）肝内结节直径 ≤ 2 cm 者，且只具有一种典型影像学表现，则需 AFP > 400 ng/L。

【鉴别诊断】

1．活动性肝病 动态观察发现 AFP 与转氨酶呈平行降低。

2．肝硬化　具有肝功能不全表现与门静脉高压征象，无肝占位病变，无 AFP 持续升高。

3．肝脓肿　肝区疼痛明显，伴有发热、白细胞总数和中性粒细胞明显升高。

4．继发性肝癌　伴有原发病灶表现，多能找到原发病灶，肝内转移灶在超声、CT 图像上有不同改变，多数表现为"乏血供"征象，肝穿刺活检有助于鉴别。

5．邻近肝区的肝外肿瘤。

6．肝非癌性占位。

【治疗】

原发性肝癌的治疗已经取得显著进展，其中外科治疗起了决定性的作用，特别是手术切除仍占主导地位。由于肝癌恶性程度极高，易发生早期播散和转移，大多数肝癌患者出现症状时肿瘤已较大，且我国原发性肝癌多伴有肝硬化，往往存在肝功能失代偿。因此，近年来逐步发展了以外科治疗与各种非手术治疗方法组合的综合治疗，它已成为进一步提高肝癌疗效的新途径。

1．手术治疗　肝癌的外科手术治疗是肝癌患者获得长期生存最重要的手段，主要包括肝切除术和肝移植术。通常认为肝功能 Child-Pugh A 级、ICG-R15（吲哚菁绿清除实验）＜ 30% 是实施手术切除的必要条件；剩余肝体积须占标准肝体积的 40% 以上（肝硬化患者），或 30% 以上（无肝硬化患者）也是实施手术切除的必要条件。肝移植是肝癌根治性治疗手段之一，尤其适用于肝功能失代偿、不适合手术切除及局部消融的早期肝癌患者。

2．介入治疗　可分为放射介入治疗与超声介入治疗，其中常用方法是经导管动脉化疗栓塞（TACE）、射频消融治疗。对于不能根治切除的肝癌，首选的非手术治疗方法是 TACE，主要适用于以右叶为主或多发病灶，及术后复发而无法手术切除的肝癌。放射介入治疗后，如肿瘤明显缩小，应积极争取及时手术切除。超声引导下经皮穿刺瘤内局部消融治疗包括射频消融、微波消融和无水酒精（乙醇）注射等，其中射频消融临床应用广泛，已证实其可改善患者 3～5 年生存期。介入治疗目前已成为失去手术机会或不宜手术者的最佳治疗选择。

3．放疗　可分为外放疗和内放疗，或称为全身放疗和局部放疗。内部放射治疗（属局部放疗）常用放射粒子植入的方法。

4．系统治疗　对于晚期肝癌患者，有效的系统治疗可以减轻肿瘤负荷、改善肿瘤相关症状、提高生活质量、延长生存时间，但目前系统治疗效果仍不尽如人意。

（1）姑息性一线治疗：包括索拉非尼、仑伐替尼和系统化疗。

（2）姑息性二线治疗：瑞戈非尼、利珠单抗（如帕博利珠单抗和纳武利尤单抗等）、干扰素和胸腺肽等免疫调节剂。

5．其他治疗　如中医中药治疗、对症支持治疗等。

（范家皓　吕沐瀚）

第十三节　肝性脑病

肝性脑病（hepatic encephalopathy，HE）是各种严重肝病或门体分流引起的以代谢紊乱为基础的中枢神经系统功能失调综合征，主要临床表现是意识障碍、行为失常及昏迷。当意识障碍发展为意识丧失时称为肝昏迷（hepatic coma）。

【病因】

各种严重肝病：① 肝硬化，特别是门体分流术后；② 原发性肝癌；③ 重症肝炎，病毒、药物、中毒引起；④ 其他，如妊娠期急性脂肪肝。

诱因包括高蛋白饮食、便秘、上消化道大出血、低血糖、感染、大量利尿或放腹水、电解质紊乱、尿毒症、使用镇静剂或安眠药、使用麻醉药、外科手术等。

【临床表现】

主要表现为高级神经中枢的功能紊乱，以及运动和反射异常。临床过程分为5期：

1．零期（潜伏期）　又称轻微肝性脑病，只在心理测试或智力测试中有轻微异常。

2．一期（前驱期）　轻度的性格改变及精神异常，可引出扑翼样震颤。此期临床表现不明显，易被忽略。

3．二期（昏迷前期）　病理征及扑翼样震颤检查阳性，有明显的精神行为异常，脑电图有特征性异常。

4．三期（昏睡期）　出现昏睡，但可唤醒，各种神经病理征持续或进一步加重，脑电图有异常波形。

5．四期（昏迷期）　昏迷，不可唤醒，扑翼样震颤不可引出，脑电图明显异常。

【诊断要点】

1．严重肝病和（或）广泛门体侧支循环形成。

2．肝性脑病的产生需要诱因。

3．精神错乱、昏睡、昏迷症状，可引出扑翼样震颤。

4．肝功能生化指标明显异常及（或）血氨升高。

5．脑电图存在异常。

6．心理测验、智力测验、诱发电位检查及临界闪烁频率试验异常。

7．影像学排除脑血管意外及颅内肿瘤等疾病。

【鉴别诊断】

1．精神分裂症　患者否认有病、计算力正常、无原发病

2．酒精中毒的戒断综合征。

3．低血糖昏迷、糖尿病高渗性昏迷、尿毒症性脑病、脑血管意外、镇静剂过量等可引起昏迷的疾病。

【治疗】

1．治疗原发病　护肝治疗、手术切除原发性肝癌等。

2．去除诱因　止血、抗感染、纠正电解质紊乱等。

3．减少肠内有毒物质的生成与吸收。

（1）禁蛋白饮食，待病情好转，逐渐恢复蛋白饮食，以植物蛋白较好。

（2）抑制肠道细菌生长：甲硝唑 0.2 g，3 次 / 日。

（3）灌肠及导泻：食醋灌肠（稀释），乳果糖 30 ～ 60 g/d 口服（如不能口服亦可灌肠），33% 硫酸镁 30 ～ 60 ml 导泻。

4．促进有毒物质的代谢、清除

（1）L- 鸟氨酸 -L- 门冬氨酸、鸟氨酸 α- 酮戊二酸可降低血氨，减轻脑水肿。

（2）谷氨酸钠或钾、精氨酸理论上也具有降低血氨的作用。

（3）人工肝治疗。

5．纠正氨基酸失衡　支链氨基酸，静脉滴注。

6．肝移植。

7. 对症治疗。

8. 对患者行健康教育。

（颜　琼）

第十四节　急性胰腺炎

急性胰腺炎（acute pancreatitis，AP）指多种病因导致胰腺组织自身消化所致的胰腺水肿、出血及坏死等炎症性损伤。临床以急性上腹疼痛、恶心、呕吐、发热、血和尿淀粉酶增高为特点。

【病因】

1. 胆道疾病　胆石症及胆道感染等是主要病因，可由结石、蛔虫、肿瘤、先天异常引起。

2. 酒精。

3. 胰管阻塞　结石、肿瘤。

4. 十二指肠降段疾病　如球后穿透性溃疡、邻近十二指肠乳头的憩室炎等可直接波及胰腺。

5. 手术与创伤。

6. 代谢障碍　高甘油三酯血症、高钙血症。

7. 药物。

8. 感染及全身炎症反应。

9. 其他。

【诊断要点】

1. 症状

（1）腹痛：AP主要症状为腹痛，特点有以下几点。①时间：饮酒或高脂饮食后1~2小时。②部位：胰腺分布区（中上腹部），偏右为胰头，中部为胰体，左部为胰尾。③范围：手掌大小，重型可全腹疼痛。④性质：突然发生的刀割样疼痛、绞痛、钝痛、钻痛，持续性伴阵发性加剧，呕吐后不缓解。⑤程度：重，难以忍受。⑥体位：仰卧位加重，变换体位或蜷曲位减轻。⑦放射：左侧腰背部带状放射。

（2）恶心、呕吐及腹胀。

（3）发热。

2．体征

（1）中上腹压痛，肌紧张和反跳痛不明显。

（2）重型者全腹压痛和反跳痛，腹肌张力略增加。

（3）腹胀、肠鸣音减弱或消失，提示麻痹性肠梗阻。

（4）Grey-Turner 征、Cullen 征。

3．辅助检查

（1）血常规：白细胞总数及分类计数均可增高。

（2）血、尿淀粉酶。

1）血淀粉酶：用于早期诊断，起病 6 ~ 12 小时开始升高，24 小时达高峰，48 小时开始下降，3 ~ 5 天达正常。血淀粉酶＞500 U 确诊胰腺炎。

2）尿淀粉酶：用于后期诊断。发病 12 ~ 24 小时开始升高，3 ~ 5 天下降，1 ~ 2 周降至正常。

（3）生化检查：如出现高血糖、高尿素氮、低钙血症、血清白蛋白降低提示患者预后较差。

（4）动脉血气分析：急性重症胰腺炎可有低氧血症。

（5）腹部 B 超或 CT：B 超可显示胰腺肿大、积液，并发现胆道、胰管结石。重复 B 超检查有助于了解胰腺及腹腔恢复情况。确定有无并发胰腺脓肿有助于假性囊肿的观察。增强 CT 扫描是诊断胰腺坏死的最有效方法。

4．并发症

（1）局部并发症：急性液体积聚、胰腺及胰周组织坏死、急性胰腺假性囊肿、胰腺脓肿。

（2）全身并发症：消化道出血、多器官功能衰竭（如 ARDS、DIC）、急性肾衰竭、糖尿病、慢性胰腺炎等。

5．诊断标准　具备下列含 1 项在内的 2 项以上标准并排除其他急腹症者即可诊断 AP。

（1）急性上腹疼痛伴有上腹压痛或腹膜刺激征。

（2）血、尿淀粉酶或腹水淀粉酶升高达到诊断标准。

（3）影像学检查［B 超和（或）CT］或手术发现胰腺炎症、坏死等间接或直接征象。

6．AP 分型

（1）轻症：①全身状态良好，无重要脏器功能不全。②腹痛、压痛及轻度的腹膜刺激征，局限于上腹部；B 超或 CT 仅提示胰腺肿大。

（2）重症：①有明显的循环障碍或重要脏器功能不全。②有腹膜刺激征或麻痹性肠梗阻、血性腹水及腰部瘀斑和脐部瘀斑；B超或CT仅提示胰腺肿大，炎症侵及周围组织及大量渗液。③以下实验室检查中有3项以上异常：a. WBC $> 20 \times 10^9$/L；b. 空腹血糖 > 10 mmol/L；c. BUN > 16 mmol/L；d. $PO_2 < 8$ kPa；e. 血钙 < 2.0 mmol/L；f. 血浆白蛋白 < 30 g/L；g. 乳酸脱氢酶（LDH）> 600 U/L；h. 血清谷草转氨酶（SGOT）> 200 U/L。

临床判定重症AP的标准为APACHE Ⅱ评分 $\geqslant 8$，Balthazar CT分级评分系统 $\geqslant$ Ⅱ级。

• 重症AP病程分期

（1）急性反应期：自发病开始至病后2周，常可有休克、呼吸衰竭、肾衰竭、脑病等主要并发症。

（2）全身感染期：2周至2个月，以全身细菌感染、深部真菌感染（后期）或双重感染为主要临床表现。

（3）残余感染期：时间为2～3个月以后，主要临床表现为全身营养不良，存在后腹膜腔或腹腔内残腔，常引流不畅，窦道经久不愈，伴有消化道瘘。

【鉴别诊断】

1．急性阑尾炎。

2．急性胃炎。

3．急性肠梗阻。

4．消化性溃疡急性穿孔。

5．急性胆囊炎。

【治疗】

1．监护

（1）体温（T）、心率（P）、呼吸（R）、血压（BP）。

（2）腹部症状（腹痛）及体征。

（3）血、尿淀粉酶水平，以及血常规。

（4）有系统并发症如ARDS、DIC等出现的患者，有条件时需进入ICU监护病房治疗。

2．减少胰酶外分泌

（1）禁食、水与胃肠减压：止痛、退热、使白细胞水平恢复正常，逐渐进食低脂、低蛋白饮食。

（2）抑制胰腺分泌的药物。

（3）抗胆碱能药：阿托品 0.5 mg、肌内注射、6 小时一次，麻痹性肠梗阻时禁用。

（4）抑制酸分泌的药物：H_2RA、PPI（如奥美拉唑 40 mg），静脉注射，12 小时一次。

（5）生长抑素及其衍生物。

3．抑制胰酶活性：抑肽酶。

4．对症、支持治疗

（1）腹痛：阿托品 0.5 mg、肌内注射、必要时，哌替啶 50 ～ 100 mg、肌内注射、必要时。

（2）休克：需根据患者情况逐级给予补充液体、抗炎、升压、强心（毛花苷 C）、纠酸等治疗。支持治疗包括及时补充液体、能量、电解质、维生素等。早期积极支持治疗对加快病情恢复、缩短病程、防治严重感染等并发症的出现尤为重要，可静脉给予氨基酸、白蛋白、新鲜血浆、脂肪乳等，静脉脂肪乳已被证实不会加重胰腺炎病情。对病程较长者，早期给予肠内营养有助于肠功能的恢复、预防肠道细菌过度繁殖。

5．抗感染　头孢类、喹诺酮类抗感染药物易通过血胰屏障，对胰腺炎合并感染效果较好。甲硝唑或替硝唑常用于治疗 AP 合并厌氧菌感染。

6．中药　柴芍承气汤加减，每日一剂，使用 5 ～ 7 天。胰腺坏死严重及腹腔渗液较多者，用中药芒硝外敷可加速吸收。

7．内镜介入治疗　对于胆源性胰腺炎可行急诊内镜下 Oddi 括约肌切开术（EST）、内镜下胆道蛔虫取出。

8．外科手术　绝大多数 AP 不需要手术治疗，但有下列情况应当考虑手术：

（1）胆源性胰腺炎需手术去除病因。对胆囊结石症，而胆道梗阻不明显者，应当在胰腺炎控制以后，做胆囊切除术，以免再发。

（2）发展极快的暴发性胰腺炎，需通过清除胰酶渗液，缓解腹内高压和腹膜后感染，以减轻全身性影响和器官功能障碍。

（3）胰腺脓肿或胰腺假性囊肿合并感染。

（徐　劲　吕沐瀚）

第十五节 胰腺癌

胰腺癌（carcinoma of the pancreas）指胰腺外分泌腺的恶性肿瘤，主要起源于胰腺导管上皮及腺泡细胞，近年来发病率明显增多，恶性程度高，进展迅速。其早期症状隐匿，诊断困难，进展期治疗效果差，生存时间短，预后差。

【病因】

长期大量吸烟是目前确定且可逆的危险因素，其他包括肥胖、慢性胰腺炎、糖尿病、饮食因素、遗传因素等。

【诊断要点】

1. 临床表现　起病隐匿，早期无特殊症状，出现明显症状时，多已进入晚期。病程短，进展快，迅速恶化、死亡。临床表现取决于癌肿部位、病程早晚、胰腺破坏程度、有无转移等。

（1）腹痛：常为首发症状，多表现为进行性加剧的中上腹痛或持续腰背部剧痛，夜间明显。典型腹痛为：①范围较广，性质较模糊，不易定位；②仰卧及脊柱伸展时加剧，俯卧、蹲位、前倾坐位或屈膝侧卧位可使腹痛减轻；③腹痛与进食有关，饭后1～2小时腹痛加剧，少进食或不进食可减轻疼痛；④常规解痉止痛药难以止痛，常需用麻醉药。

（2）消化不良：大多数患者有食欲下降、消化不良、粪便恶臭、脂肪泻。

（3）黄疸：梗阻性黄疸是胰腺癌、尤其是胰头癌的重要症状，呈进行性加重。90%的患者病程中出现黄疸。

（4）腹部肿块：属晚期体征。肿块形态不规则，质硬有压痛，位置固定。

（5）精神症状：表现为个性改变、焦虑、抑郁。多数患者可有食欲缺乏、消化不良、腹胀、恶心呕吐、腹泻等胃肠道症状，以及持续或间歇性低热，少数患者有抑郁、焦虑等精神症状或上消化道出血等表现。晚期患者可出现胰源性糖尿病或原有糖尿病加重，亦可有血栓性静脉炎等表现。

（6）消瘦：表现为迅速而显著发展的体重减轻，晚期多呈恶病质状态。

（7）症状性糖尿病：50%的患者在诊断时伴有糖尿病，新发糖尿病常是本病的早期征象。

（8）其他症状：肿瘤对邻近器官的压迫，如导致胃排空障碍；病变侵犯胃、十二指肠壁，导致上消化道出血；持续或间歇低热；游走性血栓性静脉炎或动脉血栓形成。

2．实验室检查　血清胆红素增高，以结合胆红素为主；CA19-9常升高；并发胰腺炎时，血清淀粉酶、脂肪酶升高。

3．影像学检查

（1）CT与CTA：可显示超过2 cm的肿瘤，多呈低密度肿块。可见胰腺弥漫或局限性肿大、胰周脂肪消失、胰管扩张或狭窄、大血管受压，有淋巴结或肝转移等。CTA判断胰腺癌对血管侵犯准确性高。

（2）腹部超声：发现的胰腺癌多已为晚期。

（3）超声内镜（EUS）：是内镜装有微型超声探头的新技术，比体表超声更清晰，能探测到直径约5 mm的小肿瘤。结合细针穿刺可提高检出率。

（4）内镜逆行胰胆管造影（ERCP）：可直接观察十二指肠壁及壶腹有无癌肿浸润，诊断正确率可达90%以上，甚至可能发现直径<1 cm的微小病灶。也可做直接收集胰液行细胞学检查及壶腹部病理活检，以提高诊断率。必要时可同时放置胆道内支架引流减轻黄疸，为手术做准备。

（5）磁共振胰胆管造影（MRCP）：无创、无需造影剂，效果与ERCP基本相同，但不能进行相关微创检查与治疗。

（6）选择性动脉造影：经腹腔动脉做肠系膜上动脉、肝动脉、脾动脉选择性动脉造影，有助于判断病变范围和手术切除的可能性，更多运用于结合导管行动脉化疗。

4．组织病理学和细胞学检查　经超声内镜、腹部B超或CT定位与引导下，或在剖腹探查时，行细胞学或活体组织检查，确诊率高。

【鉴别诊断】

1．壶腹周围癌和胆总管癌　壶腹周围癌包括胆总管下端癌、壶腹癌、十二指肠癌和胰头癌。临床表现类似，影像学检查对诊断有帮助。三者解剖位置邻近，但壶腹周围癌与胆总管癌在外科手术疗效和预后方面均优于胰腺癌，因此其鉴别诊断十分必要。

2．慢性胰腺炎　主要表现为腹痛、消瘦、腹泻等，可演变为胰腺癌，CT、MRI、EUS等影像学检查及穿刺细胞学有助于鉴别。

【治疗】

对病灶较小的胰腺癌应争取手术切除，对失去手术机会者，需做姑息手术、化疗、放疗。

1. 外科治疗　手术切除至今仍是唯一能治愈胰腺癌的方法，应争取早期癌肿切除，常用根治手术方式为胰十二指肠切除术（Whipple 术）。

2. 内科治疗　晚期或手术前后患者可进行化疗、放疗和各种支持治疗。胰腺癌对化疗药物不敏感，全身治疗主要用于辅助治疗。联合化疗优于单药化疗，也可使用靶向药物治疗，单独使用或与化疗药物合并使用。对胰腺癌的顽固性腹痛可使用镇痛及麻醉药，必要时可采用 50% 乙醇或神经麻醉剂做腹腔神经丛注射或交感神经阻滞疗法、腹腔神经切除术等。此外，各种支持疗法对晚期患者及术后患者均十分必要，如改善消化、吸收功能，改善营养状况，治疗糖尿病或精神症状。

3. 介入治疗　随着内镜和微创外科的发展，介入治疗在胰腺癌，尤其是无法外科手术的晚期患者及其并发症的治疗中发挥着越来越大的作用。例如安置支架解除梗阻性黄疸、解除消化道梗阻，为晚期患者镇痛治疗，也可在 B 超、CT、EUS 引导下进行瘤内注射各种抗肿瘤药物。

（陈　果　邓明明）

第十六节　胆囊结石

胆囊结石（cholecystolithiasis）在我国城市和北方多见。女性多于男性。随年龄增长发病率升高，故多见于中老年人。

【病因】

我国的胆囊结石约 70% 是以胆固醇为主的胆固醇、胆红素混合结石，纯胆固醇结石较少。在初期，结石对胆囊的组织损害和功能影响均较轻，但随结石存在时间的延长逐渐加重，可形成慢性胆囊炎、胆囊萎缩、胆囊癌。若结石嵌顿在胆囊颈部或胆囊管则可有胆绞痛、急性胆囊炎或胆囊积水。结石进入胆总管则可引发胆管炎和（或）急性胰腺炎。一般大结石多伴有消化不良的症状或急性胆囊炎表现，而小结石则易有胆绞痛或胆管炎的症状。

部分胆囊结石可多年或终身无明显症状。大多数在不同时期出现程度不等的临床症状。若结石嵌顿在胆囊管或部分在胆囊管、部分在胆总管内，则可出现梗阻性黄疸、肝内胆管扩张和急性胆管炎（Mirizzi 综合征）。

还可发生胆囊十二指肠瘘、胆囊结肠瘘、胆囊胃瘘、胆囊胆管瘘，大结石进入肠内还可发生肠梗阻。

【诊断要点】

根据有无自觉症状分为无症状性胆囊结石和症状性胆囊结石。无症状性胆囊结石又称安静结石，多于健康体检或因其他疾病检查时发现，部分于尸检时发现。结石携带者从未出现过相应的临床症状。症状性结石则具有较多特点。

1．症状

（1）饭后上腹饱胀不适、隐痛等消化道症状，在进食油腻食物后更明显。

（2）发作性右上腹痛，常在饱餐或进食油腻食物后，因胆囊收缩而使胆石移位、嵌顿到胆囊壶腹部致使胆汁排出受阻，胆囊内压升高而强力收缩故继发绞痛。典型的胆囊绞痛位于右上腹胆囊点，常放射到右肩背部。

2．体征　有非特异性消化道症状的患者常无明显阳性体征。急性胆绞痛的患者可有右上腹明显压痛，合并急性胆囊炎时 Murphy 征阳性，胆囊周围炎在右上腹可触及包块。胆囊穿孔常有局限性腹膜炎，而少有弥漫性腹膜炎。

3．辅助检查

（1）胆囊结石的诊断主要靠腹部超声检查，准确率为98%，典型的结石声像是在胆囊内有强回声团，后伴声影，可以移动。依此可与肠内气体、胆囊肿瘤相区别。充满型胆囊结石无胆囊液性暗区。嵌顿性结石可仅显胆囊肿大而不见结石，缓解后可再现结石。胆囊管内结石易与胆总管内结石相混淆。腹部超声对胆囊结石的数目、大小测定常不准确。

（2）口服胆囊造影和静脉胆道造影对胆囊结石的诊断准确率仅为50%，阴性结果不能除外结石。口服胆囊造影有助于了解胆囊功能。直接胆道造影（PTC 或 ERCP）可用来确诊胆管内有无结石或胆管是否受累。

（3）CT 对胆囊结石的诊断效果不如腹部超声。但对胆囊内结石成分的判定比超声效果好。在结石中有高密度影显示结石内有胆红素钙成分，无高密度影则是结石以胆固醇为主的象征。

（4）X 线片能显示出阳性结石，但要加摄右侧卧位片与肾结石相鉴别，也能显示胆囊内或结石内的气体。

4．并发症　①胆囊炎：结石直接和慢性刺激黏膜造成炎症，一旦继发细菌感染可为急性炎症。②胆囊积水、积脓：见于结石阻塞胆囊管。③胆囊坏疽、穿孔、腹膜炎。④胆总管结石、急性胆源性胰腺炎。⑤ Mirizzi 综合征：胆囊颈部结石压迫胆总管或嵌顿于胆囊胆总管交界处，阻碍胆汁引流引起黄疸。⑥胆瘘：胆囊坏疽穿孔前已与周围组织如十二指肠、结肠等粘连，形成胆囊十二指肠瘘、胆囊结肠瘘。⑦胆石性肠梗阻：胆囊肠道瘘形成后，胆石可经瘘管排入肠道，也可引起肠梗阻。

【鉴别诊断】

1．胆囊结石常被误诊为胃病，应与胃炎和溃疡病相鉴别。二者的疼痛时间、部位以及与饮食的关系均各有特色。同时也要注意可能合并胃病，不要误把所有症状皆归咎于胆囊结石。必要时行上消化道造影或胃镜检查。

2．胆囊结石需与右肾结石、结肠肝曲肿瘤以及肝肿瘤鉴别。

【治疗】

1．无症状的胆囊结石　一般情况下可定期腹部超声随访，只有下列情况下才考虑手术：①结石体积较大，直径大于 3 cm。②胆囊壁钙化呈瓷瓶样胆囊，癌变率高达 50%。③合并糖尿病、年老体弱心肺功能障碍者，一旦继发胆囊炎、胆管炎不易控制，被迫急诊手术则手术风险明显高于一般患者。在糖尿病控制、心肺功能适当调整下的预防性手术较为安全。④其他腹部手术时，若术中能够很好显露胆囊，可考虑附带胆囊切除。⑤随访发现胆囊壁局限性增厚或息肉病变。

2．有症状的胆囊结石　治疗方法有两类：一类是清除结石而保留有功能的胆囊，此类治疗有合并症少及创伤小的优点，但结石复发率约为 5%，且逐年增多；另一类方法是切除胆囊。

（1）清除结石保留有功能的胆囊的方法

1）药物溶石：口服鹅去氧胆酸（CDCA），13 ～ 15 mg/（kg·d），分 3 次饭后口服，或熊去氧胆酸（UDCA）8 ～ 13 mg/（kg·d），分 3 次饭后口服，均连服 24 个月（一个疗程）。可试用于胆囊功能正常、肝功能良好、直径 < 1 cm 的单发胆固醇结石（阴性结石）。此疗法疗程长，药费贵，有不良反应，停药后结石复发率高；且我国的胆囊结石多为混合结石，故其疗效明显低于欧美国家。

2）体外冲击波碎石（ESWL）：碎石前后加药物溶石，用于胆囊功能收缩良好、结石直径小于 2 cm 的单发阴性结石。多发结石或混合结石的疗效不好。结石复发率以每年 10% 递增。

3）胆囊置管溶石：在超声引导下胆囊置管，用甲基叔丁醚（MTBE）溶石。可用于胆固醇为主的结石，但置管较难，药源亦缺乏。

4）经皮胆囊镜碎石取石：适用于胆囊功能正常、胆囊未缩小的胆囊结石患者。在与胆囊底部相应的表面皮肤做 3 cm 左右切口，胆囊底部亦有切口，在胆囊镜直视下碎石冲洗或用取石器械取石。此法不受结石性质、数量、大小的限制，在保留胆囊的治疗方法中，其效果最好。取净率大于 90%。

（2）手术切除胆囊和取石有两种方法，一种是开腹胆囊切除术，另一种是腹腔镜胆囊切除术。二者疗效相近，但后者具有切口小、痛苦轻、出血少、对脏器功能干扰轻、恢复快、住院时间短等优点，在国内已广泛推广。但如合并胆囊坏疽、穿孔、胆囊内瘘和胆囊癌的患者仍然应开腹行胆囊切除术。

（刘　翼　邓明明）

第十七节　肝外胆管结石

【病因】

肝外胆管结石主要是胆总管结石，可原发，也可继发于胆囊结石或肝内胆管结石。在西方国家，胆总管结石通常来源于胆囊的混合性或胆固醇结石；而在东方国家，以原发于胆管的棕褐色、柔软的色素性结石更加常见，其发生机制多与胆道感染及阻塞相关。

【诊断要点】

1．症状　肝外胆管结石在胆管内浮动多无症状，在胆管内嵌顿后可发生上腹部阵发性绞痛、恶心、呕吐，继发急性胆管炎时可表现为夏科（Charcot）三联征：腹痛、寒战高热和黄疸。

2．体征　发病时在右上腹、剑突下偏右压痛，有或无肌紧张，肝区可有叩击痛。若合并胆管穿孔有腹膜炎体征，可有程度不等的黄疸和血压降低、脉搏增快。

3．实验室检查　95% 以上的患者肝功能中谷氨酰转移酶（GGT）、ALT、AST、碱性磷酸酶、总胆红素值均升高，继发胆管炎时白细胞总数及中性粒细胞比例可升高。

4．影像学检查　腹部超声检查简易方便、费用较低，但因受十二指肠内气体的干扰，对肝外胆管结石的灵敏性＜50%；CT对胆总管下段结石的诊断效果较腹部超声检查为好，准确率可达80%；而目前肝外胆管结石的确诊主要根据磁共振胰胆管造影（MRCP）及内镜逆行胰胆管造影（ERCP），其诊断正确率可达95%。另外，由于肝外胆管与十二指肠邻近，超声内镜对胆管结石的诊断同样具有高度的灵敏性（93%）和特异性（95%）。

【治疗】

1．非手术治疗　可作为术前准备，其措施包括：①解痉、止痛。②利胆、排石。有研究发现其结石直径＜5 mm时，约1/3的患者6周内可自发排石到十二指肠，部分中药可松弛Oddi括约肌、促进十二指肠蠕动，具有排石作用。③并发感染时应用抗生素，可经验性选择胆汁浓度高、主要针对革兰氏阴性菌的抗生素，也可依据血培养或胆汁培养结果选择抗生素。④护肝，纠正水盐、电解质紊乱及凝血功能异常。

2．手术治疗　肝外胆管结石目前主要以微创手术治疗为主，主要原则为：尽量取尽结石、解除胆道梗阻、保持胆汁引流通畅。

（1）胆囊已摘除，结石仅存在于胆总管内，首选ERCP及相关经内镜微创手术取石，其具有高成功率（87%～100%）、低风险，并发症的发生率低（约5%）。ERCP明确结石大小、位置，后行经十二指肠镜胆道括约肌切开（EST），用金属网篮或球囊取出结石。若结石直径＞1.5 cm，取石困难时可机械碎石后取石，也可用子母镜，还可用激光或液电碎石器等方法碎石，然后取出。术后安置鼻胆引流管。

（2）肝外胆管结石与胆囊结石并存者有以下两种治疗方法：

1）ERCP及相关经内镜微创手术取石，后行腹腔镜胆囊切除。

2）开腹手术，切除胆囊，切开胆总管取石，T管引流，但术后恢复时间较长，近年来已不作为首选。

3．术后处理

（1）ERCP及相关经内镜微创取石术后3～5天常规做经鼻胆管胆管造影后拔管，若有残余结石可再次取石。

（2）外科术后常规做仰卧位、右侧卧位的T管造影。如无残余结石则在术后14天拔除T管，伤口自行愈合。若有残余结石，可保留T管至术后6周，用纤维胆道镜通过T管瘘管取石。

术后不做造影或造影后发现残余结石不做处理而拔管都是错误的。

（刘　翼　邓明明）

第十八节　肝内胆管结石

单纯肝内胆管结石较少见，多与肝外胆道结石并存。双侧肝胆管结石占50%，之后是单发于肝左外叶或右肝后叶胆管的结石。可散在分布于胆内Ⅰ、Ⅱ级胆管中，或弥漫存在于肝内各级胆管中。

【病因】

病因目前还不完全清楚，结石形成与细菌感染、胆道蛔虫病、胆道慢性炎症、胆汁淤滞、营养不良等因素有关。其中胆汁淤滞是结石形成的必要条件。

【诊断要点】

1. 症状　主要取决于结石阻塞胆管的部位和胆道感染的程度。若为肝外胆管梗阻或双侧肝胆管主干同时梗阻，表现为腹痛、寒战、高热、黄疸；若结石仅阻塞肝内胆管的一叶或一段，则无黄疸，疼痛也轻。肝可为一叶或多叶肿大，有压痛。

2. 实验室检查　肝功能检查中发现酶异常，并发胆管炎时可有白细胞总数及中性粒细胞比例升高。

3. 影像学检查

（1）腹部超声可显示结石部位，其近侧的胆管有相应扩张。

（2）经皮经肝胆道造影（PTC）、ERCP和MRCP：诊断准确率达80%～90%。ERCP在无结石梗阻肝外胆道时，其诊断效果与PTC相同；若有结石梗阻则仅能显示肝外胆道结石，二者的优点是在检查诊断明确后可同步做肝穿刺胆管引流、鼻胆管引流。MRCP的优势在于即使胆管完全梗阻，仍能显示胆管全貌，但它只能检查，不能同步进行治疗。

【治疗】

1. 肝内胆管结石的治疗比较复杂和困难。若无症状可不手术，定期观察、随访。症状反复发作者可选择手术治疗。手术方法包括：①胆管切开取石；②胆肠吻合术；③肝切除术，术中应用胆道造影、超声等影像学辅助及胆道镜取石可取得较满意的疗效。手术的具体方法则应根据结石在肝内分布的情况、肝损害的程度和胆管的病理改变来决定。

2．术后残留结石处理 肝内胆管结石术后的结石残留较常见，发生率为20%～40%，其治疗方式包括超声、激光、体外震波碎石及经引流窦道胆道镜取石等。

（刘 翼 邓明明）

第十九节 急性胆囊炎

急性胆囊炎（acute cholecystitis）是胆道疾病中最常见的急腹症，约95%以上由胆囊结石引起，称结石性胆囊炎；5%的患者胆囊无结石，称非结石性胆囊炎。前者常见于40～60岁人群，女性多于男性；后者男性多于女性。

【病因】

由结石、肿瘤、蛔虫、胆囊扭转和胆囊管狭窄引起的胆囊颈或胆囊管梗阻及细菌感染是急性胆囊炎的主要病因；高浓度的胆汁酸盐具有细胞毒性，也是致病因素。常见的致病菌有大肠杆菌和厌氧菌，其他有克雷伯菌、粪肠球菌和铜绿假单胞菌，并常合并厌氧菌感染。

【诊断要点】

1．症状

（1）胆结石引起的胆囊炎多有胆结石病史。

（2）右上腹或上腹部绞痛或胀痛，常放射至右肩、肩胛及背部。起病常在进食脂餐后，多伴有恶心、呕吐，可有轻至中度发热。如有寒战、高热，则多有胆囊坏疽、穿孔或积脓，或合并急性胆管炎。

2．体征 右上腹压痛、包块、局限性腹膜炎、Murphy征阳性等体征，10%～15%的患者有轻度黄疸。部分患者可触及肿大、有触痛的胆囊，如发生坏疽、穿孔则可出现弥漫性腹膜炎。老年患者的症状和体征常与病理改变不一致，较一般患者轻。

3．辅助检查

（1）白细胞计数增高，中性粒细胞增多，胆红素和转氨酶可升高，部分患者血清淀粉酶增高。

（2）B超：为首选检查方法，准确率达85%～95%。可显示胆囊肿大、胆囊内结石、囊壁增厚、"双边征"。结石为强回声，其后有声影，亦可显示胆囊壁穿孔和其周围积液。

（3）CT 与 MRI：能协助诊断，可表现为胆囊壁增厚等。

【鉴别诊断】

急性胆囊炎应与消化性溃疡穿孔、急性胰腺炎、急性梗阻性化脓性胆管炎、高位阑尾炎、右侧肺炎及膈胸膜炎、肝脓肿等疾病鉴别。

【治疗】

有非手术和手术两种治疗方法。急性结石性胆囊炎需要手术治疗的，原则上为择期手术。

1．非手术治疗　炎症较轻、症状体征不重或发病 3 天以上病情已趋好转者，均可用非手术疗法；非手术疗法也可作为术前准备。大多数患者可经此治疗后控制病情，日后行择期手术。

（1）禁食，静脉补液来营养支持及维持水电解质平衡。

（2）解痉（阿托品或 654-2）、哌替啶（杜冷丁）或针刺止痛。

（3）抗感染：针对革兰氏阴性杆菌及厌氧菌选用抗生素，如氨基糖苷类、头孢类、喹诺酮类及硝基咪唑类抗生素。

（4）对老年患者，应监测血糖、血压及重要脏器功能，积极治疗并存疾病。

2．手术治疗　急性期手术需安全、简单、有效；年老体弱、合并重要脏器疾病者，需慎重选择手术方式。

（1）急诊手术适应证：①发病在 48～72 小时内者；②经非手术治疗无效或病情恶化者；③并发胆囊穿孔、弥漫性腹膜炎、急性化脓性胆管炎、急性坏死性胰腺炎等的患者。

（2）手术方式：①胆囊切除术首选腹腔镜；②部分胆囊切除术适用于分离胆囊床困难或可能出血者；③胆囊造口术适用于高危患者或局部粘连较重者；④超声引导下经皮经肝胆囊穿刺引流术（PTGD），目的为减低胆囊内压，适用于病情危重且不宜手术的化脓性胆囊炎患者。

（陈　果　邓明明）

第二十节　胆道蛔虫病

胆道蛔虫病（biliary ascariasis）农村较多见。当胃肠功能紊乱、饥饿、发热、妊娠、驱虫不当等引起肠道内环境发生变化时，蛔虫可上行到十二指肠，经胆总管开口钻入胆道而引起症状。蛔虫通过括约肌时可引起阵发性剧烈绞痛，虫体进入胆管后症状缓解。蛔虫可引起急性化脓性胆管炎、胆道出血、肝脓肿、胆囊穿孔等严重并发症，长时间亦可并发胆结石。

【诊断】

1．自觉症状重而体征轻微是胆道蛔虫病的特点。常突然发病，右上腹或剑突下钻顶样剧烈绞痛，可向右肩背部放射，伴恶心、呕吐或呕吐蛔虫等症状，多无黄疸。症状可忽然停止，患者恢复为健康状态。

2．体征轻微，仅右上腹或剑突下深压痛，若有胆管炎或胰腺炎等合并症时有相应体征。

3．实验室检查　白细胞计数轻度升高，嗜酸性粒细胞增多。胃十二指肠液和粪便中可检出蛔虫卵。

4．影像检查　首选超声检查，可显示胆管内的虫体、蛔虫的活动以及蛔虫引起的肝胆病变。十二指肠镜检查可看到留在十二指肠内的虫体，并可钳夹取出。

【鉴别诊断】

典型病例诊断不难，不典型病例需与胃痉挛、胆石症、急性胰腺炎等鉴别。

【治疗】

以非手术疗法为主，仅在非手术疗法无效或有严重合并症时才考虑手术治疗。

1．非手术疗法

（1）解痉镇痛：口服33%硫酸镁、肌内注射阿托品或山莨菪碱（654-2）等，必要时可使用哌替啶。

（2）利胆驱虫：可服食醋、酸梅汤，或经胃管注入氧气。待症状缓解后，再服用驱虫药物，如驱虫净、阿苯达唑（肠虫清）、左旋咪唑。

（3）取虫术：紧急内镜检查可发现正在钻入十二指肠乳头口的蛔虫，经内镜活检孔伸出圈套器将其夹住并取出。若蛔虫已全部进入胆道，可行十二指肠乳头的内镜下括约肌切开术（EST），通过网篮从胆道捞出蛔虫。

（4）防止感染：选用对肠道细菌及厌氧菌敏感的抗生素。

2.手术疗法　非手术治疗不能缓解，或并发胆管结石、胆囊或胆管穿破、胆管出血者可考虑手术治疗，并在术后服药驱除肠道蛔虫。

（陈　果　邓明明）

第二十一节　结核性腹膜炎

结核性腹膜炎（tuberculous peritonitis）是由结核分枝杆菌引起的慢性、弥漫性腹膜感染。本病可见于任何年龄，但以青壮年最多见，女性多于男性。按病理特点可将其分为渗出、粘连、干酪3种类型。

【病因】

本病由结核分枝杆菌感染腹膜引起，主要继发于肺结核或体内其他部位的结核病，如肠系膜淋巴结结核、输卵管结核、肠结核等。

【诊断要点】

1.病史　结核性腹膜炎的临床表现多种多样，发病急缓不一，症状轻重不等。多数病程缓慢，症状较轻，少数急骤，其主要临床表现如下：

（1）全身症状：结核毒血症常见，主要为发热与盗汗，热型以低热和中等热最多见，呈弛张热或稽留热。后期有营养不良，表现为消瘦、水肿、苍白、舌炎和口角炎等。

（2）腹痛：是本病的常见症状之一，以持续性隐痛或钝痛为多，亦有阵发性疼痛加剧；疼痛多位于脐周、下腹或全腹部。

（3）腹泻：腹泻亦较常见，一般每日不超过3～4次，粪便为糊状；也可有腹泻与便秘交替出现。

（4）腹胀：患者常有腹胀感，可由结核分枝杆菌引起的毒血症或腹膜炎伴肠功能紊乱及腹水引起。

2.体征　腹部压痛及腹壁柔韧感，压痛多数轻微，当内脏结核干酪样坏死、溃破或肠结核急性穿孔时可引起急腹症的表现。腹壁柔韧感一般认为是粘连型结核性腹膜炎的表现。但在其他情况，如腹腔积血或癌肿播散至腹膜，使其遭受轻度刺激或有慢性炎症均有类似征象，决不可仅凭这点而误认为是结核性腹膜炎。腹部包块多见于粘连型结核性腹膜炎或干酪型结核性腹膜炎，常位于脐周，也可位于其他部位，肿块大小不等、边缘不整、表面不平，有时呈结节状，活动度小。对存在腹水的患者仔细检查可发现移动性浊音，腹水以少至中等量为多，量少时不易查出。

3．辅助检查

（1）血常规、红细胞沉降率、OT 试验及 γ- 干扰素释放试验检查：病程长而有活动性病变的患者有轻到中度贫血；白细胞计数多正常或偏高少数偏低；红细胞沉降率一般均增快，可作为病变活动的简易指标。OT 试验强阳性及 γ- 干扰素释放试验阳性对诊断有帮助。

（2）腹水检查：腹水多为草黄色渗出液，静置后自然凝固，少数可呈淡血性，偶呈乳糜样。腹水比重 > 1.018，蛋白质 > 30 g/L，白细胞计数 > 500 × 10⁶/L，以淋巴细胞或单核细胞为主，葡萄糖 < 3.4 mmol/L，pH < 7.35。腹水腺苷脱氢酶（ADA）活性增高时多提示结核性腹膜炎。一般细菌培养阴性，腹水浓缩寻找结核分枝杆菌阳性机会很少，结核分枝杆菌培养阳性率也低，但大量腹水浓缩后行结核分枝杆菌培养或动物接种可明显增高阳性率。

（3）腹部影像学检查：X 线钡剂造影可发现肠粘连、肠结核、腹水、肠瘘及肠腔外肿块等征象，对本病的诊断有辅助价值。腹部平片可见到钙化影，提示存在钙化的肠系膜淋巴结，对诊断有一定意义。

（4）腹部超声检查：少量腹水靠超声发现，另外对腹部肿块性质鉴别有一定帮助。

（5）腹腔镜检查：有腹膜广泛粘连者禁用，一般适用于有游离腹水的患者，腹腔镜下做活体组织检查有确诊价值。

【鉴别诊断】

本病临床表现不典型，易造成误诊，故必须认真进行鉴别。以发热为主要表现者，应与伤寒、败血症鉴别；以腹水为主要表现者，应与肝硬化腹水鉴别；有血性腹水的患者，应与腹膜癌肿鉴别；慢性腹痛者应与克罗恩病、消化性溃疡、慢性胆囊炎、胆结石、慢性阑尾炎、慢性盆腔炎等鉴别；以腹部肿块为主要表现者，应与腹腔内脏器的肿瘤病变相鉴别。

【治疗】

本病治疗关键在于早期、联合、适量、规则及全程抗结核药物治疗。

1．加强营养和注意休息。

2．抗结核化学药物治疗　该病的疗效较肠结核差，故应联合用药，适当延长疗程。具体用请参考肠结核部分。

3．如有大量腹水，可适当放腹水以减轻症状。

4．手术治疗 适应证：①并发完全性肠梗阻或不全性肠梗阻经内科治疗无好转者；②急性肠穿孔或腹腔脓肿经抗生素治疗未见好转者；③肠瘘经抗结核化学治疗及加强营养而未能闭合者；④本病诊断有困难，与腹腔内肿瘤或急腹症不能鉴别时，可考虑剖腹检查。

（钟晓琳 李昌平）

第五篇　泌尿系统

第十二章　泌尿系统症状学

第一节　蛋　白　尿

蛋白尿是肾疾病最常见的临床表现之一。正常人的尿中每日排出的蛋白质很少，当尿中蛋白质＞ 150 mg/24 h 时，则称为蛋白尿（proteinuria）。

【尿蛋白分类】

尿蛋白根据不同的划分依据，有多种分类：

1. 根据蛋白尿发生的机制，可分为肾小球性蛋白尿、肾小管性蛋白尿、溢出性蛋白尿、分泌性蛋白尿和组织性蛋白尿。

2. 根据蛋白尿的性质分为生理性蛋白尿和病理性蛋白尿。前者指在高热、剧烈运动、寒冷、交感神经兴奋、重症脊柱前凸、直立体位等情况下出现的蛋白尿，一般为一过性蛋白尿；后者指肾器质性病变造成的蛋白尿，多为持续性蛋白尿。

3. 根据尿蛋白中是否存在较大分子量的蛋白质（如免疫球蛋白）分为选择性蛋白尿和非选择性蛋白尿。尿中 IgG/ 转铁蛋白＜ 0.1 称为选择性蛋白尿，IgG/ 转铁蛋白＞ 0.2 称为非选择性蛋白尿。

【诊断要点】

1. **生理性蛋白尿**　尿中蛋白质一般少于 500 mg/d，去除原因后蛋白尿可自然消失。

2. **肾小球性蛋白尿**　尿中蛋白质常多于 2.0 g/d，超过 3.5 g/24 h 称为大量蛋白尿，几乎仅见于肾小球病变。蛋白尿以白蛋白为主，若滤过膜损伤较重，则球蛋白及其他大分子蛋白质漏出也增多。

3. **肾小管性蛋白尿**　尿中蛋白质一般小于 2.0 g/d，有时仅为数百毫克，而且为小分子蛋白质，包括 β_2- 微球蛋白、溶菌酶、核糖核酸酶等。

4. **其他**　一些特殊小分子蛋白尿，如本周蛋白，见于多发性骨髓瘤；血红蛋白尿，见于血管内溶血；肌红蛋白尿，见于横纹肌溶解等。

（吴蔚桦　朱婷婷　刘　建）

第二节　血　尿

血尿（hematuria）包括镜下血尿和肉眼血尿，前者指尿色正常，新鲜尿离心后尿沉渣镜检每高倍视野红细胞超过 3 个。后者指尿呈洗肉水色或血色，肉眼即可见血尿。

【病因】

血尿是泌尿系统疾病的常见症状之一。98% 由泌尿系统本身疾病所致，仅 2% 由全身或泌尿系统邻近器官病变所致。

1．泌尿系统疾病

（1）肾单位性血尿：见于各种原发和继发性肾小球疾病，如急、慢性肾小球肾炎，狼疮肾炎等。

（2）非肾单位性血尿：①感染性疾病，如膀胱炎、肾盂肾炎、肾结核等；②畸形，如多囊肾、肾囊性病和肾血管性疾病等；③缺血性疾病，如栓塞、肾皮质和肾乳头坏死、动脉和静脉血栓形成；④梗阻性疾病，如尿路结石、前列腺增生等；⑤肿瘤。

2．全身性疾病

（1）血液病：如血小板减少性紫癜、血友病、白血病、再生障碍性贫血等。

（2）免疫和自身免疫性疾病：如系统性红斑狼疮、结节性多动脉炎等。

（3）全身感染性疾病：如败血症、感染性心内膜炎、流行性出血热、钩端螺旋体病等。

（4）心血管疾病：如急进性高血压、慢性心力衰竭、亚急性细菌性心内膜炎等。

3．邻近器官疾病　如前列腺炎、急性阑尾炎、妇科疾病、直肠癌、结肠癌等。

4．化学物品或药品对尿路的损害　如环磷酰胺引起的出血性膀胱炎，磺胺类药物、吲哚美辛（消炎痛）、甘露醇等对肾小管的损害。

5．功能性血尿　见于健康人，如运动后血尿。

【诊断要点】

1．首先确定是否为真性血尿　确诊血尿，首先要排除假性血尿。

（1）某些食物、药物：如辣椒、甜菜、含人造色素的食品、利福平、苯妥英钠等药物可使尿色变红。

（2）血红蛋白、肌红蛋白等可使尿液呈红色。

（3）假性血尿：阴道或直肠出血污染尿液。

2．定位诊断

（1）肾小球性血尿：①尿色均匀无血凝块。②伴有明显蛋白尿镜下血尿的蛋白定量＞500 mg/d，肉眼血尿的蛋白定量＞1 g/d 提示肾小球性血尿。③一旦尿沉渣镜检发现红细胞管型则高度提示血尿为肾小球源性。④相差显微镜检查时，若发现红细胞为变形红细胞则为肾小球性血尿。⑤尿红细胞容量分布曲线中，肾小球性血尿呈非对称曲线，其峰值血细胞比容小于静脉红细胞容量分布曲线的红细胞容量峰值。

（2）非肾小球性血尿：①血尿中可混有血丝或血凝块；②仅有少量蛋白，尿蛋白定量＜500 mg/d；③相差显微镜检查，为均一形态正常红细胞尿；④尿红细胞容量分布曲线，血尿呈对称曲线，其峰值的红细胞容积大于静脉红细胞分布曲线的红细胞容积峰值。

3．常用的检查　①尿液检查：包括尿常规检查、尿三杯试验、尿红细胞形态及容量分布曲线、尿脱落细胞检查及细菌学检查等。②放射学检查：腹部平片、静脉肾盂造影（IVP）、DSA、CT 等。③B超检查。④膀胱镜检查。⑤肾活检：经上述检查仍不能明确血尿病因者应进行肾活检。

（吴蔚桦　朱婷婷　刘　建）

第三节　水　肿

水肿（edema）是指人体组织间隙有过多的液体积聚使组织肿胀。产生水肿的主要机制有钠和水的异常潴留、毛细血管滤过压升高、毛细血管通透性增高、血浆胶体渗透压降低、淋巴回流受阻等。临床将水肿分为全身性水肿和局部性水肿。

【病因】

1．全身性水肿

（1）心源性水肿：主要为右心衰竭的表现，见于慢性风湿性心脏病、肺源性心脏病等。

（2）肾源性水肿：见于各型肾炎、肾病综合征及肾功能不全。

（3）肝源性水肿：见于失代偿期肝硬化，如肝炎肝硬化、酒精性肝硬化等。

（4）营养不良性水肿：见于慢性消耗性疾病、长期营养缺乏、蛋白丢失性肠病、重度烧伤等所致低蛋白血症或维生素 B_1 缺乏。

（5）其他原因：如黏液性水肿、经前期综合征、药物性水肿、特发性水肿、妊娠中毒症等。

2．局部性水肿

（1）局部感染、炎症。

（2）静脉血栓形成和血栓性静脉炎、下肢静脉曲张。

（3）淋巴回流受阻：丝虫病、淋巴结切除后等。

（4）血管神经性水肿。

【诊断要点】

根据水肿出现的时间、部位、伴随症状，与药物、饮食、月经及妊娠的关系，以及有无心脏病、肾病、肝病、内分泌系统疾病及过敏性疾病等进行诊断和鉴别诊断。

1．心源性水肿　主要为右心衰竭的表现，伴有颈静脉怒张、肝大、心动过速、心脏增大或心脏杂音等。水肿首先于足部开始，在每日晚间明显，发展较慢，胫前水肿触之较坚实。

2．肾源性水肿

（1）肾病性水肿：伴有大量蛋白尿、低蛋白血症和高脂血症，水肿发展迅速，多从下肢部位开始，后发展至全身，水肿较软、呈凹陷性。

（2）肾炎性水肿：伴有蛋白尿、血尿、高血压等肾炎综合征表现，水肿多从眼睑、颜面开始。

3．肝源性水肿　伴有肝功能减退和门静脉高压症表现，特点为腹水明显，下肢水肿在后，水肿不波及头、面部及上肢。

4．营养不良性水肿　伴有低蛋白血症或维生素 B_1 缺乏，水肿发生前常有消瘦、体重减轻等，水肿常从足部开始逐渐蔓延全身。

5．其他　①黏液性水肿为非凹陷性水肿，伴怕冷、贫血等；②经前期综合征为月经前 7～14 天出现眼睑、踝部及手部轻度水肿，可伴乳房胀痛，月经后水肿逐渐消退；③特发性水肿多见于女性，主要表现在身体下垂部位，直立时多发；④药物性水肿可见于使用糖皮质激素、雄激素、雌激素、胰岛素、钙通道阻断药、甘草制剂等。

（吴蔚桦　朱婷婷）

第四节　白细胞尿

健康成人新鲜尿液离心后，其沉渣中每高倍视野白细胞≥5个，称为白细胞尿。

【病因】

白细胞尿大多由泌尿系统感染性疾病引起，部分由泌尿系统非感染性疾病和泌尿系统邻近组织感染性疾病所致。

1．泌尿生殖系疾病

（1）肾疾病：尿路感染、肾结核、肾结石并发感染、某些肾小球疾病、肾小管间质性疾病等。

（2）输尿管、膀胱、尿道疾病：输尿管、膀胱、尿道的炎症、结石、肿瘤、异物等。

（3）前列腺疾病：前列腺炎、脓肿、肿瘤等。

（4）精囊疾病：精囊炎症、脓肿等。

2．泌尿生殖系邻近组织和器官疾病　肾周炎症或脓肿、输尿管周围炎或脓肿、阑尾脓肿、输卵管或卵巢炎症、结肠或盆腔脓肿等。

【诊断要点】

1．需排除白带污染所致白细胞增多。若为白带污染除可见白细胞外，尚可见大量扁平上皮细胞。

2．白细胞尿伴尿频、尿急、尿痛，常提示泌尿系统感染。

3．根据尿白细胞分类

（1）中性多形核白细胞增多：常见于泌尿系统化脓性炎症。

（2）嗜酸性粒细胞增多：常见于过敏性间质性肾炎、尿路寄生虫感染。

（3）淋巴细胞增多：可见于肾移植排斥反应、狼疮肾炎活动期等。

（刘　进）

第五节　排尿异常

排尿异常包括尿频（每日排尿＞8次）、尿急（一旦有尿意需即刻排尿）、尿痛（排尿时耻骨上区、会阴部和尿道内有疼痛或灼热感）、排尿困难、尿潴留、尿失禁等，其中尿频、尿急、尿痛称为尿路刺激征。正常成人白天排尿4～6次，夜间0～2次。

【病因】

1．感染和非感染炎性刺激　①见于膀胱、尿道、前列腺和阴道感染性炎症；②非感染性阴道炎、慢性间质性膀胱炎；③理化因素、肿瘤和异物等。

2．膀胱容量减少　①膀胱被巨大肿瘤或结石占据；②膀胱附近肿物压迫致膀胱内有效容量减少；③膀胱挛缩、纤维化使膀胱容积减少。

3．膀胱神经调节功能失调。

【诊断要点】

诊断应结合病史、体格检查、实验室检查及特殊检查综合分析。

1．尿路刺激征伴脓尿、血尿、菌尿者见于泌尿系统感染，男性患者要注意有无前列腺炎。

2．伴血尿、尿中断及腰痛、膀胱区或阴部疼痛者，见于肾输尿管结石。

3．老年人伴血尿、尿潴留要注意膀胱肿瘤。

4．接受放射性治疗或使用环磷酰胺者要考虑放射性膀胱炎或化学性膀胱炎。

5．注意妊娠子宫压迫膀胱和盆腔器官疾病（炎症、脓肿、肿瘤）对膀胱和尿道的影响。

（刘　进）

第六节　腰　痛

肾实质无感觉神经分布，病损时无疼痛感。但肾包膜、肾盂、输尿管有来自胸10至腰1段的感觉神经分布，当肾盂、输尿管内张力增高或肾包膜受牵拉时可发生肾区疼痛，称为腰痛（lumbago）。临床将腰痛分为肾绞痛和普通腰痛。

【病因】

1．肾绞痛　肾绞痛常见于输尿管内结石、血块、坏死组织阻塞。疼痛为突发性、间歇性剧烈绞痛，可向下腹部、外阴、大腿内侧部位放射，疼痛发作时常伴恶心、呕吐、面色苍白、大汗淋漓、镜下血尿或肉眼血尿。

2．普通腰痛

（1）肾疾病所致疼痛：肾肿胀所致，见于急性肾炎、急性肾盂肾炎、肾静脉血栓形成、肾癌等。肾周炎症所致，见于肾梗死、感染、肾囊肿破裂等。

（2）肾外病变所致腰痛：皮肤带状疱疹，肌肉、腰椎病变，腹膜后肿瘤，胰腺病变，主动脉夹层，动脉瘤等。

【诊断要点】

1．在确定泌尿系统疾病引起的腰痛之前，应除外由脊柱或脊柱旁软组织疾病引起的腰痛和胰、胆、胃等疾病引起的放射性腰痛。

2．根据腰痛伴随症状，再结合尿常规、B超、X线检查、IVP、CT等检查确定病因。例如腰痛伴畏寒、发热、白细胞尿提示尿路感染，肾绞痛伴血尿常见于结石等。

（刘　进）

第十三章　泌尿系统临床常用诊疗技术

第一节　肾穿刺术

经皮肾穿刺活检术（简称肾活检）是获取肾疾病所需病理检查标本常用的一种有创性技术。对多种肾疾病，尤其是各种原发性和继发性肾疾病、间质性肾炎、急性肾损伤和肾移植后排斥反应等疾病的诊断、病情评估、预后判断和指导治疗等具有重要的意义；同时，也可对肾疾病的发病机制、发现新的肾疾病提供重要信息和诊断依据。

具体操作方法包括：B超引导下经皮肾穿刺活检、开放性肾活检，前者被目前国内外广泛采用。

【适应证】

凡有弥漫性肾实质损害，无肾活检禁忌证时，均为肾活检的适应证。

【禁忌证】

绝对禁忌证：临床上有明显出血性疾病，且无法纠正者。

相对禁忌证：①孤立肾、小肾或一侧肾功能完全丧失者；②精神异常或不能合作者；③活动性肾盂肾炎、肾结核、肾盂积水或积脓、肾脓肿或肾周围脓肿者；④肾动脉瘤或肾肿瘤者；⑤多囊肾或肾大囊肿者；⑥孕晚期、重度肥胖或严重水肿者；⑦尚未控制的心力衰竭、严重高血压、严重贫血、血容量不足、年迈者；⑧肾位置过高或游走肾患者。

【方法】

以超声引导下经皮肾穿刺活检术为例。

（一）肾活检前

术前准备与手术的成功率及合并症的发生率有密切关系。

1. 患者及家属方面的准备　向患者讲明穿刺的必要性及操作过程，消除患者及家属的疑虑和恐惧心理。教会患者肾穿刺时的体位，并教会其在此体位下憋气。一般憋气时间不需过长，20秒即可。教会患者在平卧状态下排大小便。

2. 医生方面的准备

（1）了解有无出血倾向，查血小板计数、凝血酶原时间、活化部分促凝血酶原激酶时间等。

（2）了解肾功能，查肌酐（SCr）、尿素氮（BUN）及肾小球滤过率（GFR）等。

（3）了解肾大小、位置及结构，行 B 超检查。

（4）查血型，备血。

（5）药物治疗：如患者精神紧张、焦虑等，可于术前、术后使用镇静和镇痛药物。

（6）其他特殊情况准备：①服用抗凝血药物、血小板抑制药物者，如阿司匹林、氯吡格雷、华法林、双嘧达莫等，肾活检前需停药 3 ～ 7 天。②严重贫血者给予输血，维持血红蛋白 ≥ 80 g/L。③血小板减少者，给予纠正，必要时可于术前 24 小时输血小板。④高毒素水平者，术前给予透析；已透析者，透析与活检术间隔时间需 ≥ 24 小时。

（二）肾活检中

（1）肾活检穿刺点定位：多选择右肾下极稍偏外侧，可最大限度避开肾门附近大血管以及肾盂肾盏，且右肾位置较低、易于穿刺。临床常用方法为 B 超定位。

（2）肾活检所需主要器械：①肾活检针，通常建议成人可使用 14 G、16 G 或 18 G 穿刺针，而小于 8 岁的儿童使用 16 G 或 18 G 穿刺针；②半自动肾活检枪；③B 超机及探头。

（三）肾穿刺后注意事项

随着肾穿刺技术改进，安全性较既往有显著提高，既往曾用的盐袋、沙袋压迫、腹带捆绑等手段已不一定常规使用。常规处理如下：①局部伤口按压 5 min；②术后患者绝对卧床至少 4 ～ 6 小时，一般不超过 24 小时；③监测血压、心率、尿液颜色及变化，观察血红蛋白变化；④在病情许可情况下，可鼓励患者多饮水，减少血块堵塞尿路的发生，预防感染及出血发生；⑤可根据病情，予以止血药或抗生素，预防出血及感染。

【肾活检标本处理】

1. 标本判定　可在手持式镜头或立体显微镜下进行初步观察，合格肾活检标本应该包含肾皮质和皮髓交界处的 2 ～ 3 条肾组织，长度为 1.0 ～ 1.5 cm。

2. 标本处理　肾病理组织常规检查包括 3 部分，分别为光镜、免疫荧光和电镜检查。需尽快（建议不超过 3 分钟内完成）分割后放入相应的固定液或保存液。

3．满足病理诊断的合格肾活检标本

（1）光镜检查的组织至少应包含 10 个肾小球，以局灶性病变为主的肾小球疾病（如局灶性节段性肾小球硬化症）建议应包含 25 个以上肾小球；若是移植肾活检，光镜检查的组织至少应有 2 条肾组织，含皮质及皮髓交界，包含至少 10 个肾小球，同时包含至少 2 条小动脉。

（2）免疫荧光检查的组织至少应有 4 个肾小球。

（3）电镜检查的组织至少应有 2 个肾小球。

【常见并发症的处理】

1．血尿　在肾活检后几乎所有患者都有镜下血尿，偶可有肉眼血尿，多为一过性的，不需特殊处理。个别病例血尿极严重血压下降者，应充分补血、补液，予以常规止血药（维生素 K_1、凝血酶等）；如常规止血疗效不佳，可考虑肾动脉造影行动脉栓塞治疗，甚至外科手术止血。

2．肾周血肿　肾穿刺者几乎均有肾周血肿，但大多数为小血肿，无临床症状，1～2 周内可自行吸收。如血肿较大，应限制患者活动；必要时输血，大部分病例经输血等保守治疗可逐渐吸收；如内科治疗效果不好应及时外科手术治疗。

3．感染　肾穿刺后感染发生率在 0.2% 以下，一旦发现感染，及时选用抗菌药物治疗。

4．动静脉内瘘　术后如存在持续性肉眼血尿、并发高血压、一侧肾功能下降或肾缩小，应考虑动静脉内瘘可能，可行肾动脉造影或彩色多普勒以确诊，95% 以上的患者可自愈。动静脉内瘘如导致持续肉眼血尿、顽固性高血压，可行选择性肾动脉栓塞治疗。

5．其他　包括局部感染、肾盏 - 腹腔瘘、血胸、结肠穿孔，误穿其他脏器等，如胰、脾、肝或小肠，甚至引起死亡（发生率为 0.1%）等并发症，随着穿刺技术的提高，目前罕见。

（侯　静）

第二节　腹膜透析

腹膜透析（peritoneal　dialysis，PD）是利用患者自身腹膜为半透膜的特性，通过向腹腔内灌入透析液，实现血液与透析液之间溶质交换以清除血液内的代谢产物、纠正电解质和酸碱失衡，同时清除体内过多液体的肾替代治疗方法。

【腹膜透析装置】

主要由腹膜透析管、连接系统、腹膜透析液组成。腹膜透析管是腹膜透析液出入腹腔的通道。腹膜透析管外段通过连接系统与腹膜透析液相连。腹膜透析液包含渗透剂、缓冲液、电解质3种成分，葡萄糖是目前最常用的渗透剂，浓度有1.5%、2.5%、4.25%3种。

【适应证和禁忌证】

1. 腹膜透析的适应证　适应于几乎所有急性肾衰竭、慢性肾衰竭，对于某些中毒性疾病、充血性心衰，若无血液透析条件，也可考虑行腹膜透析。婴幼儿、儿童，心血管状态不稳定，明显出血或出血倾向，血管条件不佳或反复动静脉造瘘失败，残余肾功能较好，血透就诊不便的慢性肾衰竭患者可优先选择腹膜透析。

2. 腹膜透析的禁忌证　存在腹膜广泛粘连、腹壁病变影响置管、严重腹膜缺损、精神或生理异常无法自行操作且缺乏合适的助手，为腹膜透析的绝对禁忌。

【治疗】

1. 腹膜透析方式　多采用持续不卧床腹膜透析（continuous ambulatory peritoneal dialysis，CAPD），每天剂量为6～10 L，日间交换3～4次，每次留腹4～6小时；夜间交换1次，留腹10～12小时。此外还有间歇性腹膜透析（IPD）、连续循环腹膜透析（CCPD）、潮式腹膜透析（TPD）等透析方式，另外还有自动化腹膜透析（APD）方式，透析方式的选择需个体化调整处方，以实现最佳的溶质清除和液体平衡。

2. 腹膜转运功能评估　采用腹膜平衡试验（PET）评估，将腹膜转运功能分为高转运、高平均转运、低平均转运、低转运4种类型。高转运者往往溶质清除较好，但超滤困难，可能出现容量负荷过重，可采用缩短留腹时间以保证超滤。低转运者往往水分清除较好，但溶质清除不佳，可适当增加透析剂量以增加溶质清除。

3. 透析充分性评估　CAPD每周尿素清除指数（Kt/V）≥ 1.7，每周肌酐清除率（Ccr）≥ 50 L/1.37 m^2，且患者无毒素蓄积或容量潴留症状，营养状况良好。

【注意事项】

1．应严格把握适应证和禁忌证，选择好腹膜透析时机，实施过早可能促进或导致肾功能的恶化；而实施过晚又会危及患者的生命，影响预后。

2．从生理学、细菌学、毒性学等方面合理选择透析液，并根据患者的具体病情适时、适量地调节透析液中的钾盐、葡萄糖、抗生素、肝素等的用量。

3．根据患者的病情，选择合适的腹膜透析管，按照外科手术的原则进行透析管的插植，透析管末端需置于腹腔最低位，即膀胱（子宫）直肠陷窝。

4．透析过程中应积极处理其并发症

（1）腹膜透析管功能不良：包括导管移位、堵塞等，可采用通便、增加运动、尿激酶封管等方法处理，若无效需手术复位或重新置管。

（2）感染：包括腹膜透析相关性腹膜炎、出口处感染、隧道感染。

腹膜透析相关性腹膜炎的诊断标准：①腹痛、腹透液浑浊，伴或不伴发热；②透出液中白细胞计数 > 100×10^6/L，中性粒细胞比例 > 50%；③透出液中培养有病原微生物生长（3 项中符合 2 项或以上）。确诊腹膜炎后需立即腹腔灌注抗生素，经验性选择覆盖 G^+ 和 G^- 菌的抗生素（如一代头孢或万古霉素联合三代头孢或氨基糖苷类），并根据药敏试验结果调整抗生素。抗生素疗程至少 2 周，若使用合适抗生素治疗 5 天无效，或存在真菌感染，需拔除腹膜透析管。

出口处感染和隧道感染统称为腹膜透析导管相关感染，金黄色葡萄球菌、铜绿假单胞菌是最常见且最严重的致病菌。根据药敏试验，抗生素使用疗程一般为 2 ～ 3 周。

（3）疝和腹透液渗漏：大量腹透液灌入腹腔可导致腹腔压力升高，诱发腹壁薄弱区形成疝。其中切口疝最常见，其次为腹股沟疝及脐疝等。一旦疝形成，应行手术修补、减少留腹的腹透液剂量，或改为夜间卧位透析。腹腔压力升高也可导致腹透液渗漏，引起生殖器水肿、胸腹瘘等，常需改为血液透析。

（甘林望　刘　建）

第三节　血液透析

血液透析（hemodialysis，HD）是根据 Gibbs-Donnan 原理（弥散、对流、超滤原理），利用透析器内半透膜将患者的血液与透析液隔开。半透膜两侧的液体，由于所含的溶质浓度差及不同的渗透浓度而呈反向流动，进行溶质与水分的交换，达到清除体内多余水分和毒素的目的。一套血液透析设备包括血液透析机、水处理系统、透析液和透析器 4 个部分。

【适应证与禁忌证】

1．血液透析适应证

（1）急性肾损伤（AKI）合并以下情况：①急性肺水肿。②高血钾 > 6.5 mmol/L。③严重尿毒症：BUN > 21.4 mmol/L，Scr > 442 μmol/L。④高分解代谢状态：BUN 每天升高 > 8.9 mmol/L 或 Scr 每天升高 > 176.8 μmol/L；⑤无高分解代谢状态，但无尿 2 天以上或少尿 4 天以上；⑥严重酸中毒 CO_2CP < 13.0 mmol/L；⑦少尿 2 天伴体液潴留，严重胃肠道症状。

（2）慢性肾功衰（CRF）：目前多主张当非糖尿病肾病者 GFR < 10 ml/（min.1.73m²），并有明显尿毒症症状和体征、糖尿病肾病者 GFR < 15 ml/（min.1.73m²）时即可开始维持性血液透析治疗。其他参考指标为：①血尿素氮 > 28.6 mmol/L；②血肌酐 > 707 μmol/L；③有高钾血症；④有严重的代谢性酸中毒；⑤有严重的尿毒症症状；⑥有明显的水钠潴留症状；⑦并发贫血（血细胞比容 < 15%）、心包炎、高血压、消化道出血、肾性骨病、肾性脑病等。

（3）急性药物或毒物中毒：相对分子量小、水溶性、蛋白质结合率低的药物和毒物可经血液透析清除，如部分安眠、镇静药物，消炎、镇痛药物，部分治疗心血管疾病的药物，部分抗癌药物，生物毒性物质，肾毒性和耳毒性的抗生素等。

（4）其他：肝性脑病，肝肾综合征，肝硬化顽固性腹水，高尿酸血症，高胆红素血症，难以纠正的水、电解质、酸碱平衡紊乱，牛皮癣，精神分裂症。

2．血液透析禁忌证　无绝对禁忌证，但下列情况应慎用：①颅内出血或颅内压增高；②药物难以纠正的严重休克；③严重心肌病变，并有难治性心力衰竭；④活动性出血；⑤精神障碍不能配合血液透析治疗。

【方法】

1．血管通路建立

（1）理想的血管通路要求条件：①血流量要达到 100 ～ 300 ml/min 以保证有效透析；②可反复使用，操作简单，对患者的日常生活影响小；③安全，不易发生感染、血栓、破裂、出血等，对患者的心脏影响小。

（2）常用的血管通路：①紧急透析的血管通路，包括中心静脉留置导管插管（股静脉、颈内静脉、锁骨下静脉），动脉、静脉直接穿刺（现很少应用）。②慢性（永久性）的血管通路：自体皮下动静脉内瘘、中心静脉长期导管、血管移植建立的动静脉内瘘。

2．血透中的抗凝治疗　为了防止血液透中凝血阻塞中空的纤维管道，影响透析的进行和降低透析治疗的效果，需行抗凝措施。常用方法为给予肝素。

（1）普通透析：首次肝素 0.3 ～ 0.5 mg/kg 于静脉穿刺时注入，推荐在治疗前 3 ～ 5 分钟静脉注射，使其保持在基础值的 1.5 ～ 2.5 倍合适。

（2）无肝素透析：透析过程中每 30 ～ 60 分钟给予 100 ～ 200 ml 生理盐水冲洗血路管和透析器 / 滤器，使用指征：①透析性心包炎（血性心包炎）。②内脏器官活检 72 小时内；大手术 7 天内，如心脏和血管手术、眼部手术及肾移植手术等；颅内手术 14 天内。③颅内出血、消化道出血及其他部位活动性出血。④凝血功能障碍。

（3）低分子肝素：目前临床上使用的有依诺肝素、达肝素钠、低分子肝素钙等，可替代肝素。一般按体重给予 60 ～ 80 U/kg，推荐在治疗前 20 ～ 30 分钟静脉注射，血液透析患者无需追加剂量。

（4）局部枸橼酸钠抗凝：枸橼酸浓度为 4% ～ 46.7%。以临床常用的一般给予 4% 枸橼酸钠为例，4% 枸橼酸钠 180 ml/h 滤器前持续注入，控制滤器后的游离钙离子浓度为 0.25 ～ 0.35 mmol/L；在静脉端给予 0.056 mmol/L 氯化钙生理盐水（10% 氯化钙 80 ml 加入到 1 000 ml 生理盐水中）40 ml/h，控制患者体内游离钙离子浓度 1.0 ～ 1.35 mmol/L，直至血液透析治疗结束。

（5）阿加曲班：一般首次剂量 250 μg/kg，追加剂量为 2 μg/(kg· min)，或 2 μg/ (kg · min) 持续滤器前给药。

3．血液透析的技术指标

（1）确立抗凝方案（见前）。

（2）超滤量：急性肾损伤以水潴留为主要表现时，超滤量依不同情况具体决定，一般初次超滤不要超过 3.0 L。慢性患者超滤量应根据透析设定的干体重指标进行调整。

（3）透析时间：依据透析治疗频率，设定透析治疗时间。建议每周 2 次透析者为每次 5.0 ～ 5.5 小时，每周 3 次者为每次 4.0 ～ 4.5 小时，每周透析时间至少 10 小时以上。

（4）透析频度：一般建议每周透析 3 次；对残肾功能较好 [尿素清除率＞ 2 ml/（min·1.73m^2）]、每天尿量 200 ml 以上且透析间期体重增长不超过 3% ～ 5%、心功能较好者，可予每周透析 2 次，但不作为常规透析方案。急性患者应根据患者原发病及每日治疗用药情况灵活掌握。

（5）血流量：一般为 200 ～ 300 ml/min，透析液流量为 500 ml/min；高通量透析液流量为 800 ml/min；

（6）透析器：选用生物相容性高的膜材料，如聚丙烯腈膜、聚砜膜及醋酸纤维膜等；尽量使用一次性透析器。

（7）透析液设定：每次透析时要对透析液流速、透析液溶质浓度及温度进行设定。透析液多为碳酸氢盐缓冲液，透析液流速一般设定为 500 ～ 800 ml/min。透析液溶质浓度（钠常为 135 ～ 140 mmol/L，钾为 2.0 mmol/L，钙为 1.25 ～ 1.75 mmol/L）。透析液温度为 35.5 ～ 37.5 ℃，常设定为 36.5℃。

4. 血液透析充分的评价　广义的透析充分性指患者通过透析治疗达到并维持较好的临床状态，包括血压和血容量、营养、心功能状态，是否有贫血、食欲、体力、电解质和酸碱平衡，生活质量等。狭义的透析充分性指标主要是指透析对小分子溶质的清除，常以尿素为代表，即尿素清除指数（spKt/V）和尿素下降率（URR）。

（1）spKt/V 测定

spKt/V ＝ -ln（R-0.008t）＋（4-3.5R）×（ΔBW/BW）R ＝透析后血尿素 / 透析前血尿素

时间单位为小时；ΔBW 为透析前后体重变化值，即超滤量，单位为 L；BW 为体重，单位为 kg。对于长期透析患者，要求 spKt/V 至少 1.2，目标值为 1.4。

（2）尿素下降率（URR）测定

尿素的清除率 ＝（透析前 BUN －透析后 BUN）/ 透析前 BUN × 100%。

URR 目标值为 70%，至少应为 65%。

【注意事项】

1. 应严格掌握适应证和禁忌证，选择好透析时机。实施过早可能导致肾功能恶化，而实施过晚又会危及患者的生命和影响预后。

2. 合理选择透析器 可根据患者所处的透析时期、年龄、身体状况、各项血液检查指标的结果、存在的合并症及透析器的膜面积、预充量、清除率、灭菌方法等进行选择。

3. 透析的血管通道、时间、透析中使用的抗凝剂、干体重的控制等应充分个体化。

4. 透析过程中应积极处理其并发症

(1) 低血压：①调整干体重；②降低负压以防继续超滤；③补充生理盐水、高渗葡萄糖溶液，无效时可给予白蛋白以及血浆或新鲜全血；④停用降压药，必要时加用升压药；⑤上述治疗无效，可停止透析治疗。⑥可适量提高透析液钠浓度 - 血液透析中禁食、改变透析方式，如可用可调钠透析、序贯透析、降低透析液浓度来预防。上述所有方案无效时可考虑转换为腹膜透析。

(2) 心力衰竭：① 在透析期间严格控制水分和钠盐的摄入，要求每日体重增加 < 1 kg；② 控制高血压，防止血压突然升降；③ 防治有关的感染；④ 纠正贫血；⑤ 治疗心脏疾病，必要时可用强心苷。

(3) 心律失常：①应根据不同的病因和心律失常类型分别处理；②对于透析中出现低钾血症，可在透析中予补充钾盐。

(4) 急性溶血：①重者终止透析，夹闭血路管，将透析器和管路中血液废弃；②有高钾血症或游离血红蛋白升高者，需了解透析的状况，在纠正发生溶血的原因后，可继续透析；③地塞米松 5 ~ 10 mg，静脉注射；④必要时输新鲜血或进行换血。

(5) 出血：透析中可能出现上消化道出血、心包腔出血、硬膜下出血、颅内出血。除治疗出血所致的并发症外，应视情况终止透析。

(6) 透析器反应：① A 型反应，主要发病机制为快速的变态反应，常于透析开始后 5 分钟内发生，少数迟至透析开始后 30 分钟。依据反应轻重可表现为皮肤瘙痒、荨麻疹、咳嗽、喷嚏、流清涕、腹痛、腹泻，甚至呼吸困难、休克、死亡等。需进行紧急处理：立即停止透析，丢弃管路和透析器中血液，予抗组胺药、激素或肾上腺素药物治疗，如出现呼吸循环障碍，立即予心脏呼吸支持治疗。②B型反应，常于透析开始后 20～60 分钟出现，其发作程度常较轻，多表现为胸痛和背痛，大多予鼻导管吸氧及对症处理即可。

（7）其他透析失衡综合征、空气栓塞，因认识的水平提高，此类并发症已少见。

　　　　　　　　　　　　　　　　　　　　　　　　　　（温向琼）

第四节　血液滤过

血液滤过（hemofiltration，HF）模仿正常人肾小球滤过和肾小管重吸收原理，以对流方式清除体内过多的水分和尿毒症毒素。与血液透析相比，血液滤过具有对血流动力学影响小、中分子物质清除率高等优点。

【适应证】

血液滤过适于急、慢性肾衰竭患者，特别是伴以下情况者：①常规透析易发生低血压；②顽固性高血压；③有常规透析不能控制的体液过多和心力衰竭；④严重继发性甲状旁腺功能亢进症；⑤尿毒症神经病变；⑥心血管功能不稳定、多脏器衰竭及病情危重。

【禁忌证】

血液滤过无绝对禁忌证，但出现如下情况时应慎用：①药物难以纠正的严重休克或低血压；②严重心肌病变导致的心力衰竭；③严重心律失常；④精神障碍不能配合血液净化治疗。

【方法】

1．血管通路　见血液透析部分的相关内容。

2．抗凝剂　见血液透析部分的内容。

3．血液滤过的技术指标

（1）治疗时间：通常每次血液滤过治疗时间为 4 小时。

（2）血液速度：建议血流量 > 250 ml/min。

（3）置换方式

1）前稀释置换法：优点是血流阻力小，滤过率稳定，残余血量少和不易形成滤过膜上的蛋白质覆盖层。缺点是清除率低，所需置换液量较大。建议此法置换量不低于 40～50 L。患者需做无肝素血液滤过时，建议选择本方式。

2）后稀释置换法：置换液用量较前稀释法少，清除效率较前稀释置换法高，但高凝状态的患者容易导致滤器凝血。后稀释法置换量为20～30 L。一般患者均可选择本置换法，但有高凝倾向的患者不宜选择本方式。

3）置换液的制备：①联机法（on-line）为目前主要方式；②商品化置换液，价格昂贵，常规血液滤过治疗基本不使用。

（4）血滤器选择：使用高通量透析器或滤器：①具有高水分通透性和高溶质滤过率，有足够的超滤系数 [通常超滤系数 ≥ 50 ml/(h·mmHg)]，以保证中小分子毒素被有效清除；②根据患者体表面积选择滤器的膜面积。

【注意事项】

血液滤过可能出现与血液透析相同的并发症，详见血液透析部分的内容，除此之外还可出现以下并发症：

1．致热原反应和败血症

（1）原因：血液滤过时需输入大量置换液，如置换液被污染可发生发热和败血症。

（2）防治措施：①定期检测反渗水、透析液及置换液的细菌和内毒素。②定期更换内毒素过滤器。③置换液配制过程无菌操作。④使用前必须严格检查置换液、血滤器及管道的包装与有效使用日期，检查置换液的颜色与透明度。⑤出现发热者，应同时做血液和置换液细菌培养及置换液内毒素检测。⑥抗生素治疗。

2．氨基酸与蛋白质丢失

（1）原因：随大量置换液滤出。

（2）治疗：建议增加饮食中的蛋白质摄入量。

（温向琼）

第五节　血液灌流

血液灌流技术是将患者血液从体内引到体外循环系统内，通过灌流器中吸附剂非特异性吸附毒物、药物、代谢产物，达到清除这些物质的一种血液净化治疗方法或手段。与其他血液净化方式结合可形成不同的杂合式血液净化疗法。

【适应证】

适应证包括：①急性药物或毒物中毒；②尿毒症，尤其伴顽固性瘙痒、难治性高血压；③重症肝炎，特别是暴发性肝衰竭导致的肝性脑病、高胆红素血症；④脓毒症或全身炎症反应综合征；⑤银屑病或其他自身免疫性疾病；⑥其他疾病，如精神分裂症、甲状腺危象、肿瘤化疗等。

【禁忌证】

对灌流器及相关材料过敏者禁用。

【方法】

1. 血管通路的建立　药物中毒等短时性血液灌流者以临时性血管通路为宜，长期维持性血液透析者宜采用永久性血通路。具体见"血液透析"相关内容。

2. 抗凝方案

（1）普通肝素：一般首剂量 0.5 ～ 1.0 mg/kg，追加剂量 10 ～ 20 mg/h，间歇性静脉注射或持续性静脉输注（常用）；预期结束前 30 分钟停止追加。实施前给予 40 mg/L 的肝素生理盐水预冲、保留灌注 20 分钟后，再给予生理盐水 500 ml 冲洗，有助于增强抗凝效果。肝素剂量应依据患者的凝血状态个体化调整。

（2）低分子量肝素：一般选择 60 ～ 80 U/kg，推荐在治疗前 20 ～ 30 分钟静脉注射，无需追加剂量。同样肝素生理盐水预冲有助于增强抗凝效果。

3. 血液灌流的技术指标

（1）血流量的调整：一般以 100 ～ 200 ml/min 为宜。

（2）透析液：单纯行血液灌流不需要透析液，与血液透析串联行组合治疗，透析液流量为 500 ml/min。

（3）抗凝剂使用：见血液透析部分。

（4）治疗时间与次数：灌流器中吸附剂对大多数溶质的吸附在 2 ～ 3 小时内达到饱和，常规每次治疗 2 ～ 3 小时；如需要可每间隔 2 小时更换一个灌流器，但一次灌流治疗的时间一般不超过 6 小时。

（5）血液灌流器：吸附剂有活性炭和树脂两大类，根据患者情况选择不同的灌流器。

【注意事项】

1．影响疗效的因素　①毒物毒性的强弱。②两种或两种以上毒物同时中毒。③治疗时机：灌流治疗过早则药物尚未形成血药浓度高峰，过晚则药物过多地与周围组织结合。

2．有下列情况者应尽早进行灌流治疗

（1）毒物中毒剂量过大或已知达致死剂量（浓度）者、经内科常规治疗病情仍恶化者。

（2）病情严重伴脑功能障碍或昏迷者，伴有肝、肾功能障碍者，年老或药物有延迟毒性者。

3．治疗时间　一次灌流治疗时间不宜超过3小时。

4．特异性解毒药物的使用　应与血液灌流同时使用，但要注意吸附剂对解毒药的吸附作用，必要时可相应加大剂量。

5．减少毒物吸收

（1）灌流结束回血时可应用空气回血法，因为生理盐水回血有可能增加毒物与吸附剂解离而再次进入血液的风险。

（2）最大限度地降低药物的后续吸收是十分重要的手段，如胃肠道中毒者应积极进行洗胃和（或）导泻，皮肤中毒者应积极清洗皮肤等。

【并发症及处理】

1．生物不相容　一般不需要中止灌流治疗，可适量行静脉推注地塞米松、吸氧等处理。如果经过上述处理症状不缓解并严重影响生命体征，且确定为生物不相容导致者应及时中止灌流治疗。

2．吸附颗粒栓塞　在进行灌流治疗过程中一旦出现吸附颗粒栓塞现象，必须停止治疗，给予吸氧或高压氧治疗，同时配合相应的对症处理。

3．凝血功能紊乱　治疗中应注意观察，并及时行止血治疗或补充凝血因子处理。

4．贫血　根据贫血程度和原因进行纠正贫血治疗。

5．体温下降　与灌流过程中体外循环没有加温设备、设备工作不正常或灌流过程中注入了过多的冷盐水有关，注意保保暖。

6．空气栓塞　主要源于灌流治疗前体外循环体系中气体未完全排除干净、治疗过程中血路连接处不牢固或出现破损而导致气体进入体内。一旦空气栓塞诊断成立，必须立即停止灌流治疗，采取头低左侧卧位吸入高浓度氧气；必要时可静脉应用地塞米松，严重者及时进行高压氧治疗。

（王玉洁　温向琼）

第六节　血浆置换

血浆置换（plasma exchange，PE）是一种用来清除血液中大分子物质的血液净化疗法。其基本过程是将患者血液经血泵引出，经过血浆分离器，分离血浆和细胞成分，去除致病血浆或选择性地去除血浆中的某些致病因子，然后将细胞成分、净化后血浆及所需补充的置换液输回体内。血浆置换包括单重血浆置换、双重过滤血浆置换（double filtration plasmapheresis，DFPP）。

【适应证】

1．风湿免疫性疾病　系统性红斑狼疮（尤其是狼疮性脑病）、难治性类风湿关节炎、系统性硬化病、抗磷脂抗体综合征等。

2．免疫性神经系统疾病　重症肌无力、急性炎症性脱髓鞘性多发性神经病（感染性多发性神经根炎，吉兰 - 巴需综合征（Guillain-Barrè syndrome）、兰伯特 - 伊顿（Lambert-Eaton）肌无力综合征、多发性硬化病、慢性炎症性脱髓鞘性多发性神经病等。

3．消化系统疾病　重症肝炎、严重肝衰竭、肝性脑病、胆汁淤积性肝病、高胆红素血症等。

4．血液系统疾病　多发性骨髓瘤、高 γ- 球蛋白血症、冷球蛋白血症、高黏滞综合征（巨球蛋白血症导致）、血栓性微血管病［血栓性血小板减少性紫癜 / 溶血性尿毒症综合征（TTP/HUS）］、新生儿溶血性疾病、白血病、淋巴瘤、重度血型不合的妊娠、自身免疫性血友病 A 等。

5．肾疾病　抗肾小球基底膜病、急进性肾小球肾炎、难治性局灶性节段性肾小球硬化症、系统性小血管炎、重症狼疮肾炎等。

6．器官移植　器官移植前去除抗体（ABO 血型不合的器官移植、免疫高致敏移植受者的术前预处理等）、器官移植后排斥反应。

7．自身免疫性皮肤疾病　大疱性皮肤病、天疱疮、类天疱疮、中毒性表皮坏死松解症、坏疽性脓皮病等。

8．代谢性疾病　纯合子或半纯合子型家族性高胆固醇血症等。

9．药物中毒　药物过量（如洋地黄中毒等）、与蛋白质结合率高的毒物中毒。

10．其他　浸润性突眼等自身免疫性甲状腺疾病、多脏器衰竭等。

【禁忌证】

无绝对禁忌证，相对禁忌证包括：

1．对血浆、人血白蛋白、肝素等有严重过敏史。

2．药物难以纠正的全身循环衰竭。

3．非稳定期的心肌梗死、脑梗死。

4．颅内出血或重度脑水肿伴有脑疝。

5．存在精神障碍而不能很好配合治疗者。

【方法】

1．建立血管通路　见血液透析部分内容，多为临时血管通路。

2．确定治疗处方

（1）血浆置换频率：取决于原发病、病情的严重程度、治疗效果及所清除致病因子的分子量和血浆中的浓度，应个体化制定治疗方案。一般血浆置换疗法的频度是间隔 1 ～ 2 天，一般 5 ～ 7 次为一个疗程。

（2）血浆置换剂量：单次置换剂量以患者血浆容量的 1 ～ 1.5 倍为宜，不建议超过 2 倍。患者的血浆容量可以按照下述公式 13-1 进行计算和估计：

1）根据患者的性别、血细胞比容和体重，血浆容量可用公式 13-1 计算

　　血浆容量 =（1- 血细胞比容）×［b +（c × 体重）］　　　　公式 13-1

其中，血浆容量的单位为 ml，体重的单位为 kg。b 值：男性为 1 530，女性为 864。c 值：男性为 41，女性为 47.2。

2）血浆容量的估计可根据公式 13-2 来计算

　　血浆容量 =0.065× 体重（kg）×（1 - 血细胞比容）　　　　公式 13-2

3．抗凝治疗

（1）普通肝素：一般首剂量为 0.5 ～ 1.0 mg/kg，追加剂量为 10 ～ 20 mg/h。使用间歇性静脉注射或持续性静脉输注（常用）。预期结束前 30 分钟停止追加。肝素剂量应依据患者的凝血状态个体化调整。

（2）低分子量肝素：一般选择 60 ～ 80 U/kg，推荐在治疗前 20 ～ 30 分钟静脉注射，无需追加剂量。

（3）出血风险高的患者，也可在监测 APTT 下，给予阿加曲班。

4．置换液的种类

（1）晶体液：生理盐水、葡萄糖氯化钠溶液、林格液，用于补充血浆中各种电解质的丢失。晶体液的补充一般为丢失血浆的1/3 ～ 1/2，为500 ～ 1 000 ml。

（2）血浆制品：新鲜血浆、新鲜冰冻血浆、纯化的血浆蛋白，这些血浆制品含有大部分的凝血因子、白蛋白和免疫球蛋白。存在有凝血因子缺乏或其他因子缺乏的患者，可考虑使用。新鲜冰冻血浆含枸橼酸盐，治疗过程中需补充钙剂。

（3）人白蛋白溶液：常用浓度为4% ～ 5%。白蛋白中钾、钙、镁浓度均较低，应注意调整，以免引起低钾和（或）低钙血症；尤其是应用枸橼酸钠抗凝者，更应注意避免低钙血症的发生。

（4）其他：右旋糖酐 –40、凝胶和羟乙基淀粉等合成的胶体替代物，可减少治疗的费用；但在体内的半衰期只有数小时，故总量不能超过总置换量的20%，并应在治疗起始阶段使用。它们适用于高黏滞血症。

【注意事项】

1．治疗准备

（1）常规检查血常规、出凝血指标、血清白蛋白、血清球蛋白、血电解质（钠、钾、氯、钙、磷）、肝功能、肾功能，以及与原发病相关的指标等。

（2）由有资质的肾专科医生负责综合评估患者适应证和禁忌证，确定是否应进行血浆置换及其治疗模式，制定血浆置换治疗方案。

（3）向家属及或患者交代病情，签署知情同意书。

（4）常规准备地塞米松、肾上腺素等急救药品和仪器。

2．并发症及处理

（1）过敏和变态反应：可在血浆输入前适量应用糖皮质激素预防。出现症状时减慢或停止血泵，停止输入可疑血浆或血浆成分，予以糖皮质激素、抗组胺类药物治疗，出现过敏性休克者按休克治疗方法处理。

（2）低血压：根据不同的原因进行相应处理，考虑置换液补充量不足者，应正确计算需要补充的血浆量。治疗开始时，减慢放血速度，阶梯式增加，逐渐至目标流量。对于治疗前已经有严重低蛋白血症的患者，根据患者情况可酌情使用血清白蛋白、血浆，以提高血浆胶体渗透压，增加有效血容量。管路要用生理盐水预充。考虑血管活性药物清除所致者，必要时适量使用血管活性药物；考虑过敏者按过敏处理。

（3）溶血：查明原因，予以纠正，特别注意所输注血浆的血型，停止输注可疑血浆；应严密监测血钾，避免发生高钾血症等。

（4）重症感染：在大量使用白蛋白置换液进行血浆置换时，导致体内免疫球蛋白和补体成分缺乏。高危患者可适量补充新鲜血浆或静脉注射大剂量免疫球蛋白。

（5）血行传播的病毒感染：主要与输入血浆有关，患者有感染肝炎病毒和人类免疫缺陷病毒（HIV）的潜在危险。

（6）出血倾向：血浆置换过程中血小板破坏、抗凝药物过量或大量使用、用白蛋白置换液置换血浆会导致凝血因子缺乏。对于高危患者及短期内多次、大量置换者，必须补充适量新鲜血浆。

（王玉洁　温向琼）

第七节　连续性血液净化

连续性血液净化（continuous blood purification，CBP）是指一切缓慢、持续清除水分和溶质的血液净化方式的总称，也有文献将其称为连续性肾替代治疗（continuous renal replacement therapy，CRRT）。它包含以连续性静脉-静脉血液滤过（CVVH）在内的多种治疗模式，根据1995年第一届CRRT国际会议命名原则，2018年由意大利维琴察圣波特洛医院肾脏科与国际肾脏病研究所 Claudio Ronco 教授牵头并与中国研究者合作，结合中国国情，对CBP涵盖的治疗方式的命名进行了标准化统一。

【适应证】

1. 肾疾病　①急性肾损伤：对于重症急性肾损伤合并以下情况可考虑行CBP，包括合并高钾血症、严重代谢性酸中毒、脑水肿、高分解代谢状态、ARDS、心梗脓毒血症及外科手术后血流动力学不稳定。②慢性肾衰竭合并少尿、血流动力学不稳定。③少尿：需要大量补液。④容量负荷过重，如肾病综合征合并严重水肿。

2. 非肾疾病　①全身炎症反应综合征；②多器官功能障碍综合征；③急性呼吸窘迫综合征；④横纹肌溶解综合征；⑤急性重症胰腺炎；⑥急性肿瘤溶解综合征；⑦器官移植围术期；⑧急性中毒；⑨严重烧伤合并脓毒血症；⑩严重电解质紊乱。

3．禁忌证　连续性血液净化没有明确禁忌证，合并严重出血性疾病、严重凝血功能障碍、低血容量性休克是连续性血液净化的相对禁忌证。

【方法】

1．血管通路建立　推荐采用中心静脉置管方式建立 CBP 所需血管通路。常用血管选择有股静脉、颈内静脉置管。

2．CBP 抗凝　CBP 抗凝处方应尽量选择最小剂量的抗凝剂，不影响膜的生物相容性，不影响 CBP 顺利进行，避免出血及相关抗凝并发症发生。目前肝素类药物、枸橼酸钠等均可应用于 CBP 抗凝措施。

（1）肝素类药物：主要机制与增强抗凝血酶Ⅲ活性有关。低分子肝素发生出血相关性并发症风险相对较低，但缺乏高效、特异的中和药物。普通肝素与之相反，可根据患者病情酌情选择。

（2）枸橼酸钠：主要用于某些具有高危出血风险或合并出血并发症的患者，枸橼酸钠抗凝机制是在体外螯合钙，阻断钙离子在启动凝血系统中的作用。

（3）新型抗凝剂：如萘莫司他、磺达肝癸钠等，可以依据患者病情进行选择。

3．CBP 的基本概念

（1）置换液：处方组成类似林格液，可自行配置或使用商品化置换液，以电解质成分为主，用于 CBP 进行时置换体内的水分和电解质。

（2）前稀释与后稀释：前稀释和后稀释是针对治疗时置换液的补充途径不同而分的。置换液若在滤器前输入称为前稀释，若在滤器后输入称为后稀释。

4．CBP 治疗监测（以 CVVH 治疗为例）

（1）基本生命体征及患者主观感受：部分患者在治疗期间可能出现血压波动、心律失常，治疗期间需要密切监测患者生命体征。部分患者可能在治疗过程中自觉寒冷，测体温尚正常，这可能与补入的置换液与患者自身体液体温存在差异有关。可适当调高治疗温度、加强患者保暖。

（2）血气及电解质：在治疗过程中需要常规监测。根据监测结果可针对性调整置换液中特定成分加入的剂量，以达到特定治疗目的。

（3）枸橼酸抗凝的特殊监测：如患者在进行枸橼酸抗凝的 CBP 治疗，需要密切监测患者游离钙情况。

【注意事项】

1．严格把握适应证和禁忌证，选择 CBP 合适的介入时机。

2．通过与二氧化碳体外清除设备、ECMO 设备的联合，CBP 有了更多的外衍和扩展。但临床实践需根据患者的病情，选择合适的治疗模式、抗凝方式及治疗时间。

3．长期进行 CBP 治疗的患者蛋白质丢失亦重于普通血透者。对于长期进行 CBP 治疗的患者，强有力的营养支持十分重要。

　　　　　　　　　　　　　　　　　　　　　　　（吴蔚桦）

第八节　无隧道和涤纶套的中心静脉置管术

中心静脉导管是各种血液净化疗法的血管通路之一。主要有单腔、双腔和三腔导管，目前双腔导管最常用。导管置入的部位有颈内静脉、股静脉和锁骨下静脉。

【适应证】

1．急性肾损伤　各种原因导致的急性肾损伤，预期透析 4 周以内者。

2．慢性肾疾病合并下列情况　①慢性肾疾病急诊透析：目前大多数患者无法提前建立动静脉内瘘，患者由于心力衰竭、肺水肿、严重电解质紊乱、尿毒症脑病或消化道出血等需要急诊透析。②维持性血液透析患者通路功能障碍：当维持性血液透析患者的自体动静脉内瘘、人工血管移植物或隧道式导管不能提供满足透析处方需求的血流量或因感染等原因无法继续使用时，需要建立临时血管通路。③腹膜透析临时转为血液透析：患者由于任何原因必须暂停腹膜透析、采用血液透析过渡时，可以留置无隧道和涤纶套的中心静脉置管（NCC）。

3．自身免疫性疾病的短期血液净化治疗　常见有血栓性微血管病、风湿性疾病、神经系统疾病进行血浆置换、免疫吸附治疗等。

4．中毒抢救等，需要血液透析和（或）血液灌流时，常留置 NCC。

5．其他　如顽固性心力衰竭需要单纯超滤、人工肝支持等。

【禁忌证】

无绝对禁忌证。相对禁忌证为：①广泛性腔静脉系统血栓形成；②穿刺局部有感染；③凝血功能障碍；④患者不合作。

【术前评估】

术前需评估：①患者能否配合；②是否有可以供置管用的中心静脉，包括颈内静脉、股静脉及锁骨下静脉；③根据条件选择患者的体位和穿刺部位；④必要时可采用超声定位或超声引导下穿刺；⑤操作可在手术室或治疗室内进行；⑥操作应由经过培训的专业医生完成。

【操作方法】

以常用的钢丝导引置入法（Seldinger 技术）为例：①根据穿刺部位采取不同体位，如颈内静脉采用头低脚高位（Trendelenburg 体位）。②穿刺部位皮肤消毒，铺无菌巾。③戴无菌手套。④ 0.5% ~ 1% 利多卡因局部浸润麻醉。⑤采用穿刺针或套管针静脉穿刺，穿入静脉后有静脉血液抽出。⑥固定穿刺针并插入导引钢丝，如用套管针者，先将套管针拔出，将套管留置在中心静脉内，沿套管插入导引钢丝，并拔出套管针。注意插入引导钢丝困难时，不可强行插入。⑦应用扩张器沿导引钢丝扩张组织，包括皮肤、皮下组织及中心静脉。⑧插入导管：取相应的导管，导管各腔内充满肝素生理盐水，沿导引钢丝插入中心静脉。⑨抽出导引钢丝。⑩分别检查导管各腔血流是否通畅。用 0.2 ~ 0.4 mg/ml 肝素生理盐水充满导管各腔，并盖好肝素帽。将导管缝合固定到皮肤上。局部行无菌包扎。

一、经皮颈内静脉置管术

【适用范围】

见中心静脉临时导管置管术。

【优缺点】

1. 优点　①颈部易于保护，不易感染，使用时间相对较长；②颈内静脉压力较低，容易压迫止血；③血栓形成和血管狭窄发生的机会少。

2. 缺点　①穿刺时对体位要求较高；②不够美观、影响头部活动。

【操作方法】

1. 器材准备　20 ~ 40 mg/dl 肝素生理盐水冲洗穿刺针、扩皮器及双腔管。

2. 体位　患者去枕平卧，头转向左侧，肩背部垫一薄枕，取头低位 10° ~ 15°。

3. 穿刺点选择　选择中路法进针部位。

4. 常规消毒，戴无菌手套，铺无菌洞巾，用 0.5% ~ 1% 利多卡因做局部麻醉。

5．用含一定量生理盐水注射器连接穿刺针，穿刺针与皮肤冠状面呈30°～45°，针尖指向同侧乳头，进针过程中边进边回抽。有突破感后如见暗红色回血，说明针尖已进入静脉内。

6．进针深度一般为 1.5～3 cm，肥胖者为 2～4 cm；置管长度为男性 13～15 cm，女性 12～14 cm，儿童 5～8 cm。

7．保持穿刺针固定，由导丝口送入导丝。

8．导丝进入 15～20 cm 后拔出穿刺针，将导丝留在血管内。

9．将扩皮器送入皮下扩皮，如皮肤或皮下组织较紧，可以小尖刀侧切小口。

10．拔出扩皮器，将已预冲肝素生理盐水的导管沿导丝插入颈内静脉，导管进入后即拔出导丝，关闭静脉夹。

11．回抽导管动静脉两端观察回血是否顺畅，再于两端分别注入肝素生理盐水 3～5 ml，用肝素帽封管。

12．用皮针与缝线将导管颈部的硅胶翼与皮肤缝合，固定导管，再以敷料覆盖包扎。

【注意事项】

1．术前应向患者及家属充分说明并签知情同意书。

2．如患者曾行同侧静脉插管，可能会存在颈内静脉狭窄或移位，可行血管超声定位。

3．正确的体位是穿刺成功的前提，心力衰竭较重难以平卧的患者建议做股静脉置管。

4．心力衰竭患者静脉压较高，而低氧血症患者动脉血颜色较暗，需要注意鉴别。

5．当需要穿刺左侧颈内静脉时，注意扩皮器进入不要太深，以免损伤血管。

6．避免同一部位反复穿刺。

7．如穿刺针误入动脉或难以确定是否为静脉，则应拔出穿刺针充分压迫 20 分钟左右，确认无出血后再继续穿刺，但建议改换其他部位。

【并发症及处理】

1．对于穿刺部位出血或血肿，局部压迫即可。

2．误穿动脉　常见于颈动脉及锁骨下动脉。处理措施为立即拔出穿刺针，指压 20 分钟，否则易发生血肿。

3．气胸及血气胸　预防及处理措施为防止穿刺点过低，避免扩皮器进入太深，发生后可按一般气胸处理。

4．空气栓塞少见，但可致命。处理：①左侧头低位；②经皮行右心房或右心室穿刺抽气；③呼吸循环支持，高浓度吸氧。

5．感染　确诊后即应拔除导管，并做细菌培养，应用抗生素治疗。

6．心律失常　对于有严重心脏疾病的患者，应避免颈内静脉或锁骨下静脉插管。操作可在心电监护下进行。

7．窒息　请血管介入科或血管外科协助解决。

二、经皮股静脉置管术

【适用范围】

1．操作较容易，所以适合新开展经皮中心静脉置管技术的单位或术者。

2．卧床及全身情况较差者。

3．锁骨下静脉、上腔静脉血栓形成或颈内静脉、锁骨下静脉插管有困难者。

4．无需长期留置导管或即插即用者。

5．插管后需紧急透析者。

【优缺点】

1．优点　①操作简单、安全；②适用于需紧急抢救，神志不清、不能主动配合及不能搬动的患者。

2．缺点　①邻近外阴、肛门，易污染，感染率较高，保留时间短；②易误穿入股动脉；③导管易折，且不易固定；④下肢活动相对受限。

【操作方法】

1．双腔管，导管长度为 19 ～ 20 cm。

2．腹股沟穿刺处常规备皮。

3．体位　患者仰卧位，屈膝、大腿外旋、外展 45°，特殊患者如心力衰竭者，不能平卧可采用半坐位。完全坐位或前倾位则不宜行股静脉置管。

4．穿刺点选择腹股沟韧带下 2 ～ 3 cm，股动脉内侧 0.5 ～ 1 cm 处。

5．其余操作步骤同颈内静脉穿刺操作方法。

【注意事项】

需要较长的导管，一般股静脉临时导管的长度至少应为 19 cm。由于股静脉影响患者活动，易感染，不宜长时间使用。

【并发症】

穿刺部位出血或血肿（包括腹膜后），局部血肿压迫处理即可，腹膜后大血肿需要外科处理。其余同颈内静脉置管术。

三、经皮锁骨下静脉置管术

由于该方法并发症严重，一般不推荐应用。

【优缺点】

1. 优点　① 不易感染，可保持较长时间；② 活动不受限，易于固定，不外露，患者耐受性好；③ 血流量较大。

2. 缺点　① 穿刺技术难度较高；② 并发症严重。

【操作方法】

（1）锁骨下径路：①体位为上肢垂于体侧并略外展，15° Trendelenburg 体位；肩后垫小枕（背曲），使锁肋间隙张开，头转向对侧。②穿刺点定位：锁骨中、外 1/3 交界处，锁骨下 1.0 cm。③皮肤消毒：按胸部手术要求消毒皮肤上至发际，下及全胸与上臂、铺手术洞巾。④穿刺：先用 0.5% ～ 1% 利多卡因行穿刺局局麻；右手持连接注射器之穿刺针，保持针尖向内偏向头端、直指锁骨胸骨端的后上缘进针；针干与皮肤表面成 25° ～ 30°，进针 3 ～ 5 cm。余步骤同前所述。

（2）锁骨上径路：①体位，肩部垫小枕，头转向对侧，暴露锁骨上窝；②穿刺点定位在胸锁乳头肌锁骨头外侧缘、锁骨上约 1.0 cm；③穿刺过程为针干与锁骨或矢状切面成 45°，在冠状面针干呈水平或略前偏 15°，朝向胸锁关节进针 1.5 ～ 2.0 cm。余步骤同前所述。

【注意事项】

如有条件，可用超声引导插管，以增加成功率、减少并发症。

【并发症及处理】

并发症较多，如血气胸、上腔静脉或右心房穿孔、纵隔出血、心脏压塞、心律失常、胸导管损伤、锁骨下静脉狭窄。

（刘　琦）

第九节　带隧道和涤纶套的中心静脉置管术

【适应证】

1．拟行 AVF/AVG 成形术或内瘘尚处于成熟期，但因病情需要应起始血液透析且无法等待 4 周以上者。

2．肾移植前过渡期。

3．部分预期生命有限的终末期肾病患者，尤其是晚期肿瘤合并终末期肾病者。

4．各种原因无法建立自体或人工血管移植物动静脉内瘘且无法或不接受腹膜透析或肾移植者。

5．患有严重的动脉血管病或低血压等致使内瘘血流量不能满足透析要求者。

6．患有严重心力衰竭，建立内瘘可能加重或诱发心力衰竭者。

【禁忌证】

无绝对禁忌证。有下述情况者禁用：

1．手术置管部位的皮肤或软组织存在破损、感染、血肿、肿瘤。

2．患者不能配合，不能平卧。

3．患者有严重出血倾向。

4．患者存在颈内静脉解剖学变异或严重狭窄甚至缺如。

5．预定插管的血管有血栓形成史、外伤史或血管外科手术史。

【置管部位】

选择置入带隧道涤纶套的中心静脉留置导管（TCC）中心静脉的顺序依次是：右颈内静脉、右颈外静脉、左颈内静脉、左颈外静脉、锁骨下静脉或股静脉。

【操作步骤】

1．操作一般在手术室进行，有条件时可在超声引导下穿刺；或在放射介入科进行，在 X 线下调整导管位置。

2．以右侧颈内静脉插管为例，操作前部分同颈内静脉临时导管置管。试穿成功后换穿刺针，进入静脉后，送入导丝，拔出穿刺针。

3．于体表标记好长期导管的出口位置，使导管的涤纶套在出口内 1 ~ 2 cm 处，并使导管尖端位于右侧胸骨旁的第 3、4 肋间。

4．局麻后，于做好标记的长期导管出口处切 2 cm 左右的小口，沿切口向上分离皮下组织，形成皮下隧道至导丝出口处，并于导丝出口处做一2 cm 切口。

5．用隧道针将长期导管的末端从皮肤出口处沿皮下隧道引出至导丝处，调整长期导管涤纶套的位置于离出口 1～2 cm 处的皮下。

6．扩皮后，沿导丝置入带芯的撕脱鞘。

7．拔出导丝及撕脱鞘芯，同时立即以指腹堵住撕脱鞘口，以避免血液流出或空气进入血管。

8．沿撕脱鞘腔置入长期导管，向两侧撕开撕脱鞘至长期导管全部进入，注意避免导管打结、扭转。

9．分别于留置导管的动静脉端反复抽吸、推注，确定血流通畅。

10．X 线下检查留置导管的末端位置，正常应位于上腔静脉接近右心房的开口处。

11．肝素水封管，拧上肝素帽。

12．缝合切口，固定留置导管，无菌敷料包扎。

【注意事项】

中心静脉长期置管基本注意事项与临时静脉置管相同，需要特殊注意的是：

1．如有条件应在超声引导下穿刺置管或在放射介入科进行操作。

2．选择左侧颈内静脉置管时应注意该侧头臂静脉角度大，撕脱鞘不要全部进入体内以免损伤静脉壁。

3．皮肤切口应足够大，包括皮肤全层和皮下组织，以减少鞘管针通过皮肤及皮下组织的阻力，避免鞘管针通过坚韧的皮肤时引起鞘管口开裂。

4．沿撕脱鞘放置导管时注意动作要快，以免空气进入血管内造成空气栓塞。

5．应注意避免导管在皮下打结、扭转，确保管腔通畅。

【并发症及处理】

见无隧道和涤纶套的中心静脉置管术。

（刘　琦）

第十节　自体动静脉内瘘

血管通路是终末期肾病（尿毒症）患者的生命线，自体动静脉内瘘（internal arteriovenous fistula）是最常用的维持性透析患者血管通路，是通过外科手术的方式吻合患者的外周动脉和浅表静脉，使得浅表静脉动脉化，动脉血液流至浅表静脉，达到血液透析所需的血流量要求、并便于血管穿刺，从而建立血液透析体外循环。

【适应证】

1．慢性肾衰竭需要长期透析的患者。

2．对于尚未开始进入维持性血液透析，但具备以下情况也推荐进行自体动静脉内瘘术，以避免患者未来透析临时导管的使用，包括肾小球滤过率＜25 ml/min 或血清肌酐＞352 μmol/L（4 mg/dl）的慢性肾衰竭患者。

【禁忌证】

1．四肢近端大静脉或中心静脉存在严重狭窄、明显血栓或因邻近病变影响静脉回流。

2．患者前臂 Allen 试验阳性，禁止行前臂动静脉内瘘端端吻合。

3．预期患者生存时间短于 3 个月。

4．心血管状态不稳定、心力衰竭、肺部感染未控制、严重高血压及低血压、严重贫血。

5．手术部位存在感染。

6．同侧锁骨下静脉安装心脏起搏器导管。

【方法】

1．术前准备

（1）充分评估患者心肺功能、血红蛋白浓度、凝血功能、血管条件。预期选择的静脉直径≥2.5 mm，且该侧肢体近心端深静脉和（或）中心静脉无明显狭窄、明显血栓或邻近组织病变；预期选择的动脉直径≥2.0 mm。

（2）术前评估前臂 Allen 试验：检查手部的血液供应、桡动脉与尺动脉之间的吻合情况。具体方法如下：①术者用双手同时按压桡动脉和尺动脉；②嘱患者反复用力握拳和张开手指 5～7 次至手掌变白；③松开对尺动脉的压迫，继续保持压迫桡动脉，观察手掌颜色变化。

若手掌颜色 15 s 之内迅速变红或恢复正常，即 Allen 试验阴性，表明尺动脉和桡动脉间存在良好的侧支循环。一般认为 Allen 试验阳性者，禁止行前臂动静脉内瘘吻合。

（3）术前根据患者凝血功能、出血倾向调整透析中的抗凝措施，必要时可使用无肝素抗凝。

2．手术方法

（1）手术原则：先上肢，后下肢；先非惯用侧，后惯用侧；先远心端，后近心端。

（2）血管选择：前臂腕部桡动脉－头静脉内瘘最常用；其次为腕部尺动脉－贵要静脉内瘘、前臂静脉转位内瘘（主要是贵要静脉－桡动脉）、肘部内瘘（头静脉、贵要静脉或肘正中静脉－肱动脉或桡动脉、尺动脉）、下肢内瘘（大隐静脉－足背动脉、大隐静脉－胫前动脉或胫后动脉）、鼻咽窝内瘘等。

（3）术后处理：①术后抗凝，如患者存在生成血栓的高危风险，手术局部无渗血，可考虑给予抗凝治疗。②术后渗血：轻微渗血可给予压迫处理，若严重持续渗血必须要打开手术切口，寻找出血点。③良好的内瘘在术后能触及震颤，听到血管杂音。术后早期应多次检查，以便早期发现血栓形成。④术后上肢适当握拳及腕关节运动，促进血液循环，避免血栓形成。⑤避免内瘘侧肢体受压。

【注意事项】

1．自体动静脉内瘘一般在成形后 8 ~ 12 周可开始穿刺。术后 8 周静脉还没有充分扩张，血流量 < 600 ml/min，透析血流量不足（除外穿刺技术因素），则为内瘘成熟不良或发育不全。术后 3 个月尚未成熟，则认为内瘘手术失败，需考虑制作新的内瘘。

2．并发症

（1）血栓：多发生在在血管狭窄处。高凝状态、低血压、压迫时间过长、低温等是常见诱因。

（2）感染：主要指造瘘附近皮肤的感染。处理上需要感染处制动，根据细菌学检测结果选择针对性抗感染治疗。

（3）心力衰竭：多与内瘘术后增加回心血量有关，处理上需积极治疗基础疾病，反复心衰者必须闭合内瘘或改变透析方式。

（4）肿胀手综合征：由于回流静脉被阻断或者动脉血流压力的影响，肢体远端静脉回流障碍所致。早期可以通过抬高术侧肢体、握拳增加回流来减轻水肿，较长时间或严重的肿胀必须结扎内瘘、更换部位重新制作内瘘。

（5）盗血综合征：当人体内某一动脉发生部分或全部闭塞后，它远端的压力明显下降，就会产生一种"虹吸"作用。通过动脉血管的侧支从附近血管"窃取"，从而使邻近血管的供血区出现供血不足的一系列症状。

3．造瘘侧肢体禁止负重，禁止测血压，手术后2周造瘘侧肢体禁止捆扎止血带。

（丁文飞　张　帆）

第十四章 泌尿系统疾病

第一节 肾小球疾病概述

肾小球疾病（glomerular disease）是指一组有相似临床表现，但病因、发病机制、病理改变、病程和预后不尽相同，病变主要累及双侧肾小球的疾病。可分为原发性、继发性和遗传性。其中原发性肾小球疾病占多数，是我国引起慢性肾衰竭的最主要原因。

【病因】

不同的肾小球疾病病因不同：原发性肾小球疾病是指病因不明者，继发性肾小球疾病是指系统性疾病所致的肾小球损害，遗传性肾小球疾病为遗传变异基因所致的肾小球病。

【诊断要点】

1. 临床表现

（1）蛋白尿：当尿中蛋白质超过 150 mg/d，尿蛋白可定性为阳性，称蛋白尿。若尿中蛋白质的量大于 3.5 g/d，称大量蛋白尿。

（2）血尿：新鲜尿液离心后尿沉渣镜检时，每高倍视野红细胞超过 3 个为显微镜下血尿，1 L 尿含 1 ml 血即呈现肉眼血尿。可用新鲜尿沉渣相差显微镜检查和尿红细胞容量分布曲线来区分血尿来源，肾小球源性血尿出现多数的变形红细胞或常呈非对称曲线。如血尿患者伴有大量尿蛋白和（或）管型尿（特别是红细胞管型），多提示肾小球源性血尿。

（3）水肿：①肾病性水肿，主要由于血浆蛋白过低，血浆胶体渗透压降低，液体从血管内渗入组织间液产生水肿；②肾炎性水肿，主要由于肾小球滤过率下降，而肾小管重吸收功能基本正常，造成管球失衡和肾小球滤过率下降，导致水、钠潴留。

（4）高血压：多数为容量依赖性，少数为肾素依赖性，但两型常合并存在，有时很难截然分开。

（5）肾功能损害：根据病因、病程的不同，可出现不同程度的肾功能损害。

2．原发性肾小球疾病的临床分型

（1）急性肾小球肾炎。

（2）急进性肾小球肾炎。

（3）慢性肾小球肾炎。

（4）无症状性血尿或（和）蛋白尿。

（5）肾病综合征。

3．原发性肾小球疾病的病理分型　世界卫生组织（WHO）1995 年制定的肾小球疾病病理学分类将肾小球疾病分为以下几类：

（1）轻微病变性肾小球肾炎。

（2）局灶性节段性肾小球肾炎。

（3）弥漫性肾小球肾炎：①膜性肾病。②增生性肾炎：a．系膜增生性肾小球肾炎；b．毛细血管内增生性肾小球肾炎；c．系膜毛细血管性肾小球肾炎；d．新月体性肾小球肾炎和坏死性肾小球肾炎。③硬化性肾小球肾炎。

（4）未分类的肾小球肾炎。

（欧三桃　李　莹）

第二节　急性肾小球肾炎

急性肾小球肾炎（acute glomerulonephritis）简称急性肾炎，是一种表现为急性肾炎综合征的常见肾疾病。其特点为急性起病，患者出现血尿、蛋白尿、水肿、高血压，并可伴有一过性肾功能不全。主要发生于儿童，也偶见于老年人，男性发病率高于女性。

【病因】

绝大多数为乙型溶血性链球菌（常为 A 组链球菌，β- 溶血型链球菌）感染所致，如扁桃体炎、猩红热和脓疱疮等，为感染诱发的免疫反应所致。

【诊断要点】

多见于儿童，男性多于女性。常于感染后 2 周起病，几乎所有患者都有血尿，起病初期补体 C3 下降，8 周内恢复正常。抗链球菌溶血素 O 效价升高，提示近期有链球菌感染。

1．轻型急性肾小球肾炎　为亚临床型，仅有尿常规及血清 C3 的异常。

2．典型急性肾小球肾炎　急性肾炎综合征表现，重症者可发生急性肾损伤。临床均有肾小球源性血尿，约 30% 为肉眼血尿，可伴有蛋白尿，少数可呈肾病综合征范围的蛋白尿。80% 的患者可有晨起眼睑及下肢水肿，可有一过性高血压。少数重症患者可发生充血性心力衰竭。

【鉴别诊断】

1．其他病原体感染后的急性肾炎　病毒感染后常不伴血清补体降低，少有水肿和高血压，肾功能一般正常，临床过程自限。

2．膜增生性肾小球肾炎　临床上常伴肾病综合征，50% ～ 70% 的患者有持续低补体血症，8 周内一般不恢复。

3．IgA 肾病　通常在感染后数小时至数日内出现肉眼血尿，部分患者血清 IgA 升高，补体 C3 一般正常，无自愈倾向。

【治疗】

支持及对症治疗为主。

1．休息　急性期卧床休息，静待肉眼血尿消退、水肿消退及血压恢复正常。

2．限盐、利尿消肿，降血压，积极防治心力衰竭、高血压脑病和急性肾损伤等严重并发症。有透析指征者应及时给予透析治疗。

3．急性肾炎发作时感染灶多数已经控制，如无现症感染证据，不需要使用抗生素。与慢性扁桃体炎反复发作有关的急性肾炎患者，可考虑病情稳定后行扁桃体切除术。

（李　莹　欧三桃）

第三节　急进性肾小球肾炎

急进性肾小球肾炎（rapidly progressive glomerulonephritis，RPGN），是在急性肾炎综合征基础上，肾功能急剧恶化，病理类型为新月体性肾小球肾炎的一组疾病。

【病因】

根据免疫病理可分为 3 型

1．Ⅰ型 RPGN　抗肾小球基底膜（GBM）型。

2．Ⅱ型 RPGN　免疫复合物型。

3．Ⅲ型 RPGN　少免疫复合物型，大多数为原发性小血管炎肾损害，血清 ANCA 常为阳性。

【诊断要点】

1．症状

（1）病程：多数患者起病急，病情可急骤进展。

（2）在急性肾炎综合征基础上，早期出现少尿或无尿，肾功能快速进展乃至尿毒症。

（3）可伴不同程度贫血，Ⅲ型 RPGN 常有发热、乏力、关节痛、体重下降等系统性血管炎的表现。

2．体征

（1）严重时全身水肿伴有体腔积液体征。

（2）高血压：多有程度不等的血压升高，严重时可达恶性高血压水平。

（3）贫血：面部、眼睑、口唇苍白。

3．辅助检查

（1）血常规：可见不同程度贫血，有时可见白细胞及血小板增高。

（2）尿常规：可见蛋白尿、血尿，Ⅱ型 RPGN 可伴大量蛋白尿。

（3）血生化检查：血尿素氮（BUN）及血肌酐（Scr）均进行性增高。

（4）免疫学检查：Ⅰ型 RPGN 患者血清抗 GBM 抗体阳性；Ⅱ型 RPGN 患者血循环免疫复合物及冷球蛋白可为阳性，可伴血清 C3 降低；Ⅲ型 RPGN 患者血清 ANCA 阳性。

（5）特殊检查：B 超等影像学检查常显示双肾体积增大。

【鉴别诊断】

1．引起急性肾损伤的非肾小球疾病

（1）急性肾小管坏死：常有明确的肾缺血（如休克、脱水）和中毒（如肾毒性抗生素）等诱因，实验室检查以肾小管损害为主（尿钠增加、低比重尿及低渗透压尿）。

（2）急性过敏性间质性肾炎：常有用药史，部分患者有药物过敏反应（低热、皮疹等，血和尿嗜酸性粒细胞增高），必要时行肾活检确诊。

（3）梗阻性肾病：常突发无尿，影像学检查可协助确诊。

2．引起急进性肾炎综合征的其他肾小球疾病

（1）继发性急进性肾炎：肺出血肾炎综合征、系统性红斑狼疮、过敏性紫癜性肾炎等。

（2）原发性肾小球疾病：重症急性肾小球肾炎或重度系膜增生性肾小球肾炎，肾活检可帮助鉴别。

【治疗】

本病进展迅速，一旦确诊应尽早给予积极治疗，制定合理的治疗方案。

1．血浆置换疗法　每日或隔日 1 次，每次置换血浆 2 ～ 4 L，直至血清抗体（如抗 GBM 抗体或 ANCA）转阴，病情好转，一般需治疗 7 次以上，适用于 I 型 RPGN 和Ⅲ型 RPGN。

2．甲泼尼龙冲击联合细胞毒药物　甲泼尼龙 0.5 ～ 1.0 g、静脉滴注、每日或隔日 1 次，3 次为一疗程，一般使用 1 ～ 3 个疗程。同时需配合口服泼尼松 1 mg/（kg·d）、6 ～ 8 周后渐减，以及细胞毒药物 [环磷酰胺口服、2 ～ 3 mg/（kg·d），或静脉滴注、每月 0.6 ～ 0.8 g，累计剂量一般不超过 8 g]。

3．大剂量免疫球蛋白冲击治疗　主要作用机制为封闭自身抗体。

4．透析治疗及肾移植　凡达透析指征者应及时透析。对强化治疗无效的晚期病例或肾功能已无法逆转者，则需长期维持透析治疗。肾移植需在病情静止半年，特别是血中抗 GBM 抗体转阴后半年进行。

5．积极防治感染、控制高血压及纠正水、电解质、酸碱平衡紊乱。

（欧三桃　李　莹）

第四节　慢性肾小球肾炎

慢性肾小球肾炎（chronic glomerulonephritis）即慢性肾炎，指以蛋白尿、血尿、高血压、水肿为基本临床表现，起病方式各有不同，病程迁延、缓慢进展，可有不同程度的肾功能减退，最终将发展为慢性肾衰竭的一组肾小球疾病。

【病因】

慢性肾炎的病因大多不明。仅有少数由急性肾炎发展所致，大部分起始因素多为免疫介导的炎症。导致病程慢性化的机制除免疫因素外，非免疫非炎症因素占有重要作用。

【诊断要点】

1．症状　临床表现多样，但多数患者起病缓慢、隐匿。

（1）水肿：可有可无，多为眼睑肿和（或）下肢凹陷性水肿，程度往往不重。

（2）少部分患者可出现肉眼血尿。

（3）可有头晕、头痛、耳鸣等高血压症状。

（4）肾功能逐渐恶化时可有乏力、头晕等贫血表现，恶心、食欲下降等胃肠道症状。

2．体征

（1）慢性肾病面容。

（2）颜面眼睑及双下肢凹陷性水肿。

（3）高血压：多有程度不等的血压升高，严重时可达恶性高血压水平。

（4）贫血：贫血程度与肾功能下降程度成正比，可出现面部、眼睑、口唇苍白。

3．辅助检查

（1）血常规：变化不明显，肾功能不全者可见贫血，往往呈正色素、正细胞性。白细胞计数多正常。

（2）尿常规：尿蛋白可轻至中度增高，尿沉渣可见红细胞增多和管型尿。

（3）肾功能：病变早期 BUN 和 SCr 可在正常范围，随着病情发展出现不同程度的增高。

（4）血清补体：C3 始终正常，或持续降低 8 周以上不能恢复。

（5）特殊检查：B 超在早期双肾往往正常，后期往往缩小，肾皮质变薄或肾内结构紊乱。

【鉴别诊断】

1．原发性高血压肾损害　先有较长期持续性高血压，然后出现肾损害，远曲小管功能损伤（尿浓缩功能减退、夜尿增多）较肾小球功能损害早，尿呈轻微改变（微量至轻度蛋白尿，可有轻度镜下血尿），常伴有高血压的其他靶器官（心、脑）并发症。

2．慢性肾盂肾炎和梗阻性肾病　多有反复发作的泌尿系统感染史，并有影像学及肾功能异常，尿沉渣常有白细胞，尿细菌学检查阳性。梗阻性肾病多有泌尿系统梗阻的病史，慢性者影像学有改变。

3．Alport 综合征　常起病于青少年，有家族遗传史（多为 X 连锁显性遗传），除肾损害（血尿，轻、中度蛋白尿及进行性肾功能损害）外，还有眼（球形晶状体等）、耳（神经性耳聋）等部位的异常。

　　4．继发性肾小球疾病　　与狼疮肾炎、过敏性紫癜肾炎、糖尿病肾病、多发性骨髓瘤、肾淀粉样变等疾病相鉴别。依据相应的系统表现及特异性实验室检查，一般不难鉴别。

　　5．其他原发性肾小球疾病　　①无症状性血尿和（或）蛋白尿：无水肿、高血压及肾功能减退。②感染后急性肾炎：潜伏期不同，血清 C3 动态变化及转归不同。

【治疗】

　　慢性肾炎的治疗是以防止或延缓肾功能进行性恶化，改善或缓解临床症状，防治心脑血管并发症为主要目的。具体措施如下述：

　　1．积极控制高血压和减少蛋白尿　　高血压和蛋白尿是加速肾小球硬化、促进肾功能恶化的重要因素，其他降压药如 ACEI、ARB 类药物，α 受体阻断剂、β 受体阻断剂及 CCB 等均可使用，如无禁忌，尽量首选具有肾保护作用的降压药 ACEI 和 ARB 类药物。肾功能损害患者应用 ACEI 或 ARB 要防止高血钾，血肌酐 > 264 μmol/L（3 mg/dl）时务必在严密观察下谨慎使用。常用的 ACEI 制剂有贝那普利 5 ~ 40 mg，每天 1 ~ 2 次。常用的 ARB 制剂如缬沙坦 80 ~ 160 mg、每天 1 次，厄贝沙坦 150 ~ 300 mg，每天 1 次。

　　2．限制食物中蛋白质及磷的入量　　肾功能不全根据肾功能的情况予以少量优质蛋白 [0.6 ~ 1 g/（kg·d）] 和足够热量的饮食，同时补充必需氨基酸或 α- 酮酸 0.1 ~ 0.2 g/（kg·d），限制磷的摄入。

　　3．糖皮质激素和细胞毒药物　　一般不主张积极应用，但是如果患者肾功能正常或轻度受损，病理类型有明显活动性病变，尿蛋白较多。无禁忌证者可试用，无效者应逐步撤去。

　　4．避免加重肾损害的因素　　避免感染、劳累、妊娠及肾毒性药物（如氨基糖苷类抗生素、含马兜铃酸的中药等）。

（李　莹　欧三桃）

第五节　肾病综合征

　　肾病综合征（nephrotic syndrome，NS）的诊断标准是大量蛋白尿（≥ 3.5 g/d）、低白蛋白血症（≤ 30 g/L）、水肿、高脂血症，其中前两项为诊断 NS 的必需条件。

【病因】

1．原发性肾病综合征　表现为不同类型的病理改变，常见的有微小病变性肾病、系膜增生性肾小球肾炎、局灶性节段性肾小球硬化、膜性肾病、系膜毛细血管性肾小球肾炎。

2．继发性肾病综合征

（1）儿童：过敏性紫癜肾炎、乙肝病毒相关性肾炎、狼疮肾炎等。

（2）青少年：狼疮肾炎、过敏性紫癜肾炎、乙肝病毒相关性肾炎等。

（3）中老年：糖尿病肾病、肾淀粉样变、骨髓瘤肾损害、淋巴瘤或肾肿瘤等。

【诊断要点】

（一）临床表现

临床表现包括：①尿蛋白 ≥ 3.5 g/d；②血浆白蛋白 ≤ 30g/L；③水肿；④高脂血症。

其中前两条为诊断所必需，但肾病综合征仅为临床综合征，不应被用作疾病的最后诊断。此外，要诊断原发性肾病综合征，应首先排除继发性或遗传性病因才能诊断。原发性肾病综合征有不同的病理类型，决定了其不同的治疗效果和预后，因此肾穿刺活检明确病理类型十分重要。

（二）并发症

并发症包括：①感染，常见感染部位为呼吸道、泌尿道及皮肤等；②血栓和栓塞，以肾静脉血栓最为常见；③急性肾损伤；④蛋白质及脂肪代谢紊乱。

【鉴别诊断】

1．乙肝病毒相关性肾炎　多见于儿童及青少年，患者有血清乙肝病毒抗原阳性，有肾小球肾炎临床表现，肾活检组织中往往可找到乙肝病毒抗原。

2．过敏性紫癜肾炎　好发于青少年，有典型的皮肤紫癜，可有关节痛、腹痛和黑便。多在皮疹出现后 1 ～ 4 周出现血尿和（或）蛋白尿，典型皮疹有助于鉴别诊断。

3．狼疮肾炎　育龄期女性多见，常有发热、皮疹、关节痛等多系统损害表现。活动期血清 C3 降低，免疫学检查可检出多种自身抗体。

4．糖尿病肾病　好发于中老年，常见于糖尿病病程 10 年以上的患者。早期可出现尿微量白蛋白，以后可逐渐发展成大量蛋白尿甚至肾病综合征。糖尿病病史及眼底特征性改变有助于鉴别。

5．骨髓瘤肾损害　好发于中老年，男性多见，常有骨痛，血清单株球蛋白水平增高，蛋白电泳出现 M 带及尿本周蛋白阳性。骨髓象显示浆细胞异常增生（占有核细胞的 15% 以上），并伴有细胞质的改变。上述骨髓瘤特征性改变有助于鉴别诊断。

6．肾淀粉样变　好发于中老年。主要累及心、肾、消化道（包括舌）、皮肤和神经。肾受累时体积增大，常呈肾病综合征表现。需肾活检确诊。

【治疗】

1．一般治疗

（1）休息：严重水肿、低蛋白血症者需卧床休息。水肿消失、一般情况好转后可起床活动。

（2）饮食：适量即 0.8 ~ 1.0 g/（kg·d）的优质蛋白质（富含必需氨基酸的动物蛋白）饮食。富含多聚不饱和脂肪酸（如植物油、鱼油）和可溶性纤维（如燕麦、米糠和豆类）的饮食。保证充足的热量摄入，按体重不少于 126 ~ 147 kJ/(kg·d)（即 30 ~ 35 kcal）。水肿时应低盐饮食（< 3 g/d）。

2．对症治疗

（1）利尿、消肿：对肾病综合征患者利尿治疗的原则是不宜过快过猛，以免造成血容量不足、加重血液高黏滞倾向，诱发血栓、栓塞等并发症。可视患者情况使用噻嗪类利尿剂、潴钾利尿剂、袢利尿剂及渗透性利尿剂等利尿消肿。低分子右旋糖酐在尿量 < 400 ml/d 时慎用，可导致肾小管上皮细胞变性、坏死，致急性肾损伤。对于低血容量或利尿剂抵抗、严重低蛋白血症患者，可适当予以血浆或白蛋白静脉注射提高胶体渗透压。

（2）减少尿蛋白：持续性大量蛋白尿是影响肾小球疾病预后的重要因素。减少尿蛋白可以有效延缓肾功能的恶化。ACEI 或 ARB 有不依赖降低全身血压的减少尿蛋白作用，但所用剂量一般比常规降压剂量大，才能获得良好疗效。

3．免疫抑制治疗

（1）糖皮质激素：①起始足量。常有泼尼松 1 mg/（kg·d），清晨顿服，口服 8 ~ 12 周。②缓慢减药。足量治疗后每 2 ~ 3 周减少原量的10%，减至 20 mg/d 时更加缓慢减量。③长期维持。以最小有效剂量 10 mg/d维持半年左右。

（2）细胞毒药物：这类药物可用于"激素依赖"或"激素抵抗"的患者，协同激素治疗。一般不作为首选或单独治疗用药。

1）环磷酰胺（CTX）：是国内外最常用的细胞毒药物。应用剂量为 2 mg/（kg·d）、分 1 ~ 2 次口服，或 200 mg 隔日静脉注射，累积量达 6 ~ 8 g 后停药。主要副作用为骨髓抑制及中毒性肝损害，并可出现性腺抑制、脱发、胃肠道反应等。

2）苯丁酸氮芥：2 mg，每日 3 次口服，共 3 个月。副作用大，疗效欠佳，目前已很少使用。

（3）钙调神经蛋白抑制剂

1）环孢素 A（CsA），常用剂量为 3 ~ 5 mg/（kg·d），分两次空腹口服，服药期间需监测并维持其血浓度谷值为 100 ~ 200 ng/ml。服药 2 ~ 3 个月后可缓慢减量，疗程至少 1 年。副作用有肝肾毒性、高血压、高尿酸血症、多毛及牙龈增生等。

2）他克莫司：肾毒性小于环孢素，成人起始治疗剂量为 0.05 mg/（kg·d），血药浓度保持在 5 ~ 8 mg/ml，疗程为 6 ~ 12 个月。

（4）吗替麦考酚酯（MMF）：常用量为 1.5 ~ 2 g/d，分两次口服，共用 3 ~ 6 个月，减量维持半年。副作用相对较小。

（5）生物制剂：主要是指针对 CD20 的单抗体（利妥昔单抗），通过诱导 B 细胞凋亡起到靶向抑制 B 细胞在肾病综合征发病机制中的作用，达到治疗目的，主要用于难治的微小病变型肾病、磷脂酶 A2 受体抗体相关的特发性膜性肾病。需要注意存在过敏、感染等的风险。

应用激素及细胞毒药物可有多种方案，原则上应以增强疗效的同时最大限度地减少副作用为宜。对于是否应用激素治疗、疗程长短以及是否使用细胞毒药物等应结合患者肾小球病理类型、年龄、肾功能和是否有相对禁忌证等情况不同而区别对待，制定个体化治疗方案。

4．并发症防治

（1）控制感染：一旦发生感染，应及时选用对致病菌敏感、强效且无肾毒性的抗生素积极治疗。

（2）处理血栓及栓塞：当血浆白蛋白低于 20 g/L 时，应开始预防性抗凝治疗。目前常用药物有：①肝素 1875 ~ 3750 U 皮下注射、每 6 h 一次，或选用低分子肝素 4000 ~ 5000 U 皮下注射、每日 1 ~ 2 次；②华法林 2.5 mg/d 口服，维持凝血酶原时间国际标准化比率（INR）为 1.5 ~ 2.5；

③双嘧达莫 300 ~ 400 mg/d，分 3 ~ 4 次口服；④小剂量阿司匹林 75 ~ 100 mg/d，口服。已发生血栓、栓塞者应尽早予以尿激酶或链激酶全身或局部溶栓。应避免药物过量导致出血。

（3）急性肾损伤：如处理不当可危及生命，若及时给予正确处理如血液透析、给予袢利尿剂、积极处理原发病等，大多数患者有望恢复。

（4）蛋白质及脂肪代谢紊乱：饮食调整，ACEI 及 ARB、中药黄芪、降脂药物。肾病综合征缓解后高脂血症可自然缓解，无需继续药物治疗。

（李　莹　欧三桃）

第六节　无症状性血尿或（和）蛋白尿

无症状性血尿和（或）蛋白尿既往国内称为隐匿性肾小球肾炎（latent glomerulonephritis），是指无水肿、高血压及肾功能损害，而仅表现为肾小球源性血尿和（或）蛋白尿的一组肾小球疾病。

【病因】

可由多种病理类型的原发性肾小球疾病所致，但病理改变多较轻。

【诊断要点】

1. 肾小球源性血尿和（或）蛋白尿（往往小于 1.0 g/d）。

2. 无水肿、高血压及肾功能减退。

3. 除外系统性疾病（狼疮肾炎、过敏性紫癜肾炎等），遗传性肾病（Alport 综合征早期、薄基底膜肾病）及进行性肾炎早期，非典型的急性肾炎恢复期等可以导致血尿、蛋白尿的肾小球疾病。

【治疗】

本病一般无需特殊治疗。单应采取以下措施：①对患者应定期（至少每 3 ~ 6 个月一次）检查，监测尿沉渣、尿蛋白、肾功能和血压的变化；随访中出现高血压或损害，按慢性肾炎治疗；②保护肾功能、避免肾损伤因素，如预防感冒，勿劳累，忌用肾毒性药物等；③对与反复发作的慢性扁桃体炎与血尿、蛋白尿发作密切相关者，可待急性期过后行扁桃体摘除术；④可用中医药辨证施治，但需避免肾毒性药。

（秦建华　张　帆）

第七节　IgA 肾病

IgA 肾病（IgA nephropathy，IgAN）是指肾小球系膜区以 IgA 或 IgA 沉积为主的肾小球疾病，是目前世界范围内最常见的原发性肾小球疾病，也是我国最常见的肾小球疾病。其临床表现和病理变化多种多样，是终末期肾病的重要病因之一。该病可发生于任何年龄，以青年男性多见。

【病因】

IgA 肾病的发病机制目前尚不完全清楚。由于 IgA 肾病免疫荧光检查以 IgA 和 C3 在系膜区的沉积为主，提示本病可能是由于循环中的免疫复合物在肾内沉积激活补体而致肾损害。目前研究认为，感染等二次"打击"刺激自身抗体的产生，免疫复合物形成并沉积于肾小球产生炎症反应，继而刺激系膜细胞增殖和系膜外基质集聚等，最终导致肾小球硬化和间质纤维化。

【临床表现】

IgA 肾病临床表现多种多样，可以有镜下血尿、血尿伴程度不等的蛋白尿、与感染同步的发作性肉眼血尿、急慢性肾炎综合征、肾病综合征、急性肾损伤等表现。

年轻患者出现镜下血尿和（或）蛋白尿，尤其是与上呼吸道感染有关的血尿，临床上应考虑 IgA 肾病的可能。本病的确诊有赖于肾活检病理检查。

【鉴别诊断】

1. 急性链球菌感染后肾小球肾炎　多在感染后 2 ~ 3 周出现急性肾炎综合征，血 C3 降低而 IgA 正常，有自愈倾向。鉴别有困难时可行肾病理活检。

2. 薄基底膜肾病　多为持续性镜下血尿，常有阳性血尿家族史，肾免疫病理显示 IgA 阴性，电镜下弥漫性基底膜变薄。一般不难鉴别。

3. 过敏性紫癜肾炎　肾病理改变与 IgA 肾病相似，但前者常有典型的肾外表现，如皮肤紫癜，关节肿痛、腹痛和黑便等，可鉴别。

【治疗】

本病的临床表现、病理改变和预后变异性很大，其治疗原则应根据不同的临床表现、病理类型和程度等综合给予合理治疗。

1．单纯性镜下血尿　此类患者一般预后较好，肾功能可较长期地维持在正常范围内，一般无特殊治疗，但需要定期监测尿蛋白和肾功能，避免劳累、预防感冒和避免使用肾毒性药物。

2．反复发作性肉眼血尿　对于感染后反复发作肉眼血尿或尿检异常加重的患者，应积极控制感染；慢性扁桃体炎反复发作的患者，建议行扁桃体切除。

3．伴蛋白尿　建议 ACEI 或 ARB 治疗并逐渐增加至可耐受的剂量，尽量将尿蛋白控制在 < 0.5 g/d，延缓肾功能恶化。经过 3 ~ 6 个月优化支持治疗，尿蛋白仍持续超过 1 g/d 且 GFR > 50 ml/（min·1.73 m^2）的患者，可使用糖皮质激素治疗，必要时加用其他免疫抑制剂。新型靶向释放的布地奈德、针对 B 细胞的生物制剂可能成为未来存在进展风险的 IgA 肾病的治疗新选择。传统观念认为糖皮质激素可能增加 IgA 肾病蛋白尿消减的概率，但是可能承担更多药物相关的副作用，比如感染等，需权衡利弊情况下决策。大量蛋白尿、严重高血压、初诊时即发现肾功不全是患者预后不良的危险因素。

4．肾病综合征　病理改变较轻者，如表现为微小病变型，可选用激素治疗，具体治疗参考肾病综合征及具体病理类型。

5．急性肾损伤　IgA 肾病表现为急性肾损伤，主要为新月体性肾小球肾炎或伴毛细血管袢坏死以及红细胞管型阻塞肾小管所致。如病理显示主要为细胞性新月体伴肾功能迅速恶化，应及时予以大剂量糖皮质激素及免疫抑制剂强化治疗；若患者已达到透析指征，应给予透析治疗。该类患者预后较差。

6．高血压　控制血压可保护肾功能，延缓肾疾病进展。研究表明，ACEI 或 ARB 可良好控制 IgA 肾病患者的血压，减少蛋白尿。

7．慢性肾衰竭　可参照慢性衰竭治疗原则，以延缓肾功能恶化为主要治疗目的。

（秦建华　张　帆）

第八节　间质性肾炎

急性间质性肾炎

急性间质性肾炎（acute interstitial nephritis，AIN），又称为急性肾小管间质性肾炎（acute tubulointerstitial nephritis，ATIN）。由多种病因引起，急骤起病，以肾间质水肿和炎症细胞浸润为主要病理表现，肾小球及肾血管多无受累或病变较轻，以肾小管功能障碍，伴或不伴肾小球滤过功能下降为主要临床特点的一组临床病理综合征。

【病因】

其中药物和感染是最常见原因。药物以抗生素（如青霉素及头孢菌素类）、非甾体抗炎药及解热镇痛药、治疗消化性溃疡的药物、利尿剂等最常见；感染可分为全身性感染（包括布鲁氏菌病、白喉、军团菌感染、链球菌感染等）、原发性肾感染（包括肾盂肾炎、肾结核等）。此外病因还有免疫性因素（继发性结缔组织病和移植肾急性排斥反应等）、特发性因素等。

【诊断要点】

1. 临床表现　轻重不一，无特异性。药物相关性 AIN 可在用药后 2～3 周发病，常有皮疹、发热、关节酸痛和腰背痛，但血压多正常、无水肿。20%～50% 的患者可出现少尿或无尿，伴程度不等的氮质血症，约 1/3 的患者出现严重尿毒症症状、发展为急性肾损伤，少尿型或非少尿型均可见。

2. 辅助检查

（1）药物相关者 80% 的患者有外周血嗜酸性粒细胞增高，但历时短。

（2）尿化验异常：95% 的患者有血尿，部分患者可有无菌性脓尿，少数患者可见嗜酸性粒细胞尿。蛋白尿多为轻至中等量，一般小于 2 g。少数 NSAIDs 或干扰素导致的 AIN，可伴大量蛋白尿，与肾小球的微小病变有关。

（3）肾小管功能损害突出，常见肾性糖尿、小分子蛋白尿，尿 β_2- 微球蛋白（MG）、N- 乙酰葡糖胺（NAG）等排出增多，尿比重及渗透压降低；可见 I 型肾小管酸中毒、偶见 Fanconi 综合征、电解质紊乱。

（4）影像学：双肾大小正常或轻度增大。

（5）系统性疾病导致以间质性肾炎为主要表现时，还可见相应的基础疾病的临床和实验证据（如 SLE 继发 AIN，伴随 ANA 及抗 dsDNA 拟阳性等）。

3．诊断标准　典型的病例根据用药史，感染史或全身疾病史，结合实验室检查结果诊断。确定诊断则依靠肾活检。

【鉴别诊断】

1．急性肾小管坏死　常有明确的肾缺血和中毒等诱因，实验室检查以肾小管损害为主，若与 AIN 鉴别有困难时应尽早行肾活检明确诊断。

2．急进性肾小球肾炎　多数患者起病急，常有肾功能快速进展，免疫学检查有阳性发现，必要时行肾活检明确诊断。

【治疗】

1．去除病因　停用可疑药物，合理应用抗生素以治疗感染性 AIN。

2．支持疗法　对症治疗。若为急性肾损伤，合并高钾血症、肺水肿等肾替代治疗指征时，应行血液净化治疗。

3．肾上腺皮质激素　对于非感染性 AIN，泼尼松 30～40 mg/d，肾功能多在用药后 1～2 周内改善，建议使用 4～6 周后再缓慢减量。用药 6 周无效，提示病变已慢性化，继续治疗无进一步收益，可停用类固醇激素。

（曹　灵　林佳如）

慢性间质性肾炎

慢性间质性肾炎（chronic interstitial nephritis，CIN），又称慢性肾小管 - 间质性肾炎，是一组以肾间质纤维化及肾小管萎缩为主要病理表现的慢性肾疾病。

【病因】

1．持续性或进行性急性间质性肾炎发展而成。

2．尿路梗阻包括梗阻性肾病和反流性肾病。

3．肾毒性物质

（1）药物：如 NSAIDs 及镇痛药、亚硝脲类烷化剂等。

（2）内源性代谢物质：高尿酸和尿酸盐水平、高钙血症、低钾血症、草酸盐等。

（3）重金属：如铂、铜、铅、锂和汞等。

（4）放射性肾炎。

（5）中药：含马兜铃酸的中药。

4．慢性肾盂肾炎、肾结核等。

5．自身免疫性疾病　如系统性红斑狼疮，干燥综合征和 IgG4 相关疾病等。

6．移植肾慢性排异。

7．合并肿瘤或副蛋白血症　如白血病、淋巴瘤、淀粉样变、冷球蛋白血症、多发性骨髓瘤等。

8．囊性肾病　如髓质囊肿病和多囊肾等。

9．特发性间质性肾炎。

【诊断要点】

1．临床表现

（1）本病多缓慢隐匿进展。

（2）肾小管功能障碍：近端肾小管重吸收功能障碍导致肾性糖尿，远端肾小管浓缩功能受损导致低比重尿、尿渗透压下降及夜尿增多突出。此后逐渐出现蛋白尿，为肾小管性蛋白尿，尿蛋白很少超过 2 g/d，常可见无菌性脓尿，合并肾小管酸中毒常见。

（3）肾小球功能损害：晚期出现进行性肾小球功能减退，最终出现尿毒症症状。

2．诊断要点

（1）滥用镇痛史或其他特殊药物、重金属等接触史或慢性肾盂肾炎史，或相应的免疫系统疾病基础。

（2）起病隐袭，多尿、夜尿突出，酸中毒及贫血程度与肾功能不平行。

（3）尿检提示低比重尿，尿比重多低于 1.15；尿蛋白定量 ≤ 1.5 g/24 h，为低分子量蛋白尿。

（4）尿溶菌酶及尿 β_2- 微球蛋白增多，但最终确诊主要依靠病理检查。

【鉴别诊断】

高血压及动脉粥样硬化所致的肾损害、不完全梗阻性肾病也以肾小管间质损害为主要特征，主要应从病史、服药史等进行鉴别。

【治疗】

1．对于 CIN 早期病例，应积极去除致病病因，以延缓肾功能损害进展。

2．对于肾小管性酸中毒、高血压及肾性贫血应予相应处理。病情进入尿毒症后应予透析或肾移植治疗。

（曹　灵　林佳如）

第九节　尿路感染

尿路感染（urinary tract infection，UTI）简称尿感，是指病原体在尿路中生长、繁殖而引起的感染性疾病。病原体可包括细菌、真菌、支原体、衣原体、病毒等。本章主要叙述的由细菌（不包括结核分枝杆菌）引起的尿路感染。尿路感染的分类：根据感染发生部位可分为上尿路感染和下尿路感染，前者主要为肾盂肾炎，后者主要为膀胱炎。根据患者的基础疾病，可分为复杂性和非复杂性（单纯性）尿路感染。根据发作频次，分为初发或孤立发作尿路感染和反复发作性尿路感染。

【病因】

1. 病原菌　革兰氏阴性杆菌为尿路感染最常见致病菌，其中以大肠埃希氏菌最为常见，占非复杂尿路感染的75%～90%，其次为克雷伯菌、变形杆菌等，5%～15%的尿路感染由革兰氏阳性菌引起，主要是肠球菌和凝固酶阴性的葡萄球菌。近年来由于抗生素和免疫抑制剂的广泛应用，革兰氏阳性菌和真菌导致的尿路感染增多，耐药甚至耐多药现象呈增加趋势。

2. 感染途径　致病菌可经以下途径进入尿路和肾引起炎症。

（1）上行感染：绝大多数尿路感染由此引起。病原菌的路径为尿道口→膀胱→输尿管→肾盂。

（2）血行感染：病原菌通过血运到达肾和尿路其他部位引起的感染，此种感染途径少见，不足2%，常见的有金黄色葡萄球菌、沙门菌属、假单胞菌属等。

（3）直接感染：泌尿系统周围器官、组织发生感染时，病原菌偶可直接侵入到泌尿系统导致感染。

（4）淋巴感染：下腹部和盆腔器官感染时，细菌可通过淋巴管感染泌尿系统，但罕见。

3. 易感因素

（1）尿路梗阻：是诱发尿路感染最重要的易感因素，见于结石、前列腺增生、狭窄、肿瘤等。

（2）膀胱输尿管反流：输尿管内壁及膀胱开口处的黏膜功能或结构异常时可发生感染。

（3）机体免疫力低下：如长期使用免疫抑制剂、长期卧床、有糖尿病或其他严重的慢性病等。

（4）神经源性膀胱：支配膀胱的神经功能障碍。

（5）妊娠：2%～8%妊娠妇女可发生尿路感染。

（6）性别和活动：女性尿道较短而宽，距肛门较近，开口于阴唇下方故较易感染；前列腺增生、包茎、包皮过长均为男性易发的因素。

（7）医源性因素：导尿或留置尿管、膀胱镜和输尿管镜等可致尿路黏膜损伤。

（8）泌尿系统结构异常：如肾发育不良、肾盂及输尿管畸形、移植肾、多囊肾等。

（9）遗传因素。

【诊断要点】

1．症状

（1）膀胱炎：分为急性单纯性膀胱炎和反复发作性膀胱炎。表现为尿路刺激征伴血尿、白细胞尿，一般无全身症状。

（2）急性肾盂肾炎：①全身症状，发热、寒战、头痛、全身酸痛、恶心、呕吐等；②泌尿系统症状，尿路刺激征、排尿困难等；③腰痛，体检时可发现肋脊角或输尿管点压痛和（或）肾区叩击痛。

（3）慢性肾盂肾炎：临床表现较为复杂，全身及泌尿系统局部表现可不典型，有时仅表现为无症状性菌尿。

（4）无症状性菌尿：指患者有真性菌尿，而无尿路感染的症状，可由症状性尿感演变而来或无急性尿感病史。

（5）复杂性尿路感染：在伴有泌尿系统结构/功能异常（包括异物），或免疫低下的患者发生的尿路感染。包括导管相关性尿路感染。患者临床表现多样，从轻度的泌尿系统症状，到膀胱炎、肾盂肾炎，严重者还可能存在菌血症、败血症。

2．辅助检查

（1）尿常规：白细胞/脓尿、血尿、蛋白尿。

（2）细菌学检查

1）涂片细菌检查：未离心新鲜中段尿沉渣涂片，若平均每个高倍视野下可见1个以上细菌，提示尿路感染。

2）细菌培养：凡是有真性细菌尿者都可诊断为尿路感染。真性细菌尿的定义为：①膀胱穿刺尿细菌定性培养有细菌生长；②清洁中段尿定量培养细菌菌落 ≥ 10^5/ml（球菌 ≥ 10^3/ml）；③如无症状，则二次清洁中段尿培养细菌菌落 ≥ 10^5/ml（球菌 ≥ 10^3/ml），且为同一菌种。

（3）其他：尿白细胞排泄率、硝酸盐还原试验、白细胞酯酶试验等。

（4）血常规（急性肾盂肾炎时白细胞计数常升高，中性粒细胞增多等）、肾功能（慢性肾盂肾炎导致肾功能受损时可出现肾小球滤过率下降、血肌酐升高）等。

（5）影像学检查：如 B 超、X 线片、CT、IVP、排尿期膀胱尿道造影、逆行肾盂造影等了解有无尿路结石、梗阻、反流、畸形等。尿路感染急性期不宜做静脉肾盂造影。慢性肾盂肾炎患者的肾外形凹凸不平，且双肾大小不等。静脉肾盂造影可见肾盂、肾盏变形，缩窄，并伴有持续性肾小管功能损害。

【鉴别诊断】

1. **肾结核**　①尿路刺激征突出；②一般抗菌治疗无效；③尿细菌培养阴性；④尿沉渣可找到抗酸杆菌；⑤尿培养结核分枝杆菌阳性；⑥静脉肾盂造影有结核影像学改变。

2. **尿道综合征**

（1）有尿路刺激征，但多次尿培养无真性细菌尿可鉴别。

（2）非感染性尿道综合征：多见于女性，无白细胞尿，病原体检查呈阴性，可能与精神因素有关。

3. **慢性肾小球肾炎**　慢性肾盂肾炎当出现肾功能减退、高血压时应与之鉴别。后者多为双侧肾受累，且肾小球功能受损较肾小管功能受损突出，并有较明确的蛋白尿、血尿、水肿病史。

【治疗】

治疗目的为消灭病原体、控制临床症状、去除诱发因素、防止复发。

1. **一般治疗**　多饮水、勤排尿、注意休息，反复发作者应积极寻找病因，去除诱因。

2. **抗感染治疗**

（1）膀胱炎：①对女性非复杂性膀胱炎，复方甲噁唑 - 甲氯苄啶（SMZ-TMP；800 mg/ 160 mg，每日 2 次，疗程 3 天），呋喃妥因（50 mg，每 8 小时 1 次，疗程 5 ~ 7 天），磷霉素（3 g，单剂）被推荐为一线药物；②其他药物，如阿莫西林、头孢菌素类、喹诺酮类也可选用，疗程一般为 3 ~ 7 天。

（2）急性肾盂肾炎：①原则上根据致病菌和药敏试验结果选用抗生素；

②由于大多数尿路感染为革兰氏阴性杆菌引起，无尿培养时首选对此类细菌敏感的抗生素；③最好选用杀菌剂，常用药物如喹诺酮类药物、半合成的广谱青霉素、头孢菌素类抗生素等。疗程为 10～14 天（病情较轻者可门诊口服治疗，严重感染、全身中毒症状明显者须住院静脉给药）。

（3）再发性尿路感染：再发性尿路感染是指尿路感染经治疗菌尿转为阴性，但停药以后再次发生真性菌尿。由原先的致病菌再次引起的尿路感染称复发，由另一种新的致病菌再次引起的尿路感染称"重新感染"。对于再发性尿路感染，可重新根据尿培养药敏试验选择抗生素治疗。对经常再发者用长疗程低剂量抑菌疗法治疗，即在每晚临睡前排尿后服用一次抗生素，如复方新诺明 2 片或氧氟沙星 0.2 g，连续半年或更长时间。

（4）无症状性菌尿：一般不予治疗，但对妊娠、学龄前儿童，出现有症状感染者、肾移植或尿路梗阻及其他尿路有复杂情况者，根据药敏试验结果选择有效抗生素，主张短疗程用药。

（5）复杂性尿路感染：个体化治疗，同时根据尿培养结果选择有效抗生素，同时治疗基础疾病。

（6）妊娠期尿路感染：宜选用毒性小的抗菌药物，如阿莫西林、呋喃妥因或头孢菌素类等。急性膀胱炎疗程一般为 3～7 天；急性肾盂肾炎应静脉滴注抗生素治疗，疗程为 2 周。

（曹 灵 林佳如）

第十节　急性肾损伤

急性肾损伤（acute kidney injury，AKI）是多种原因引起的肾功能快速下降而出现的临床综合征。可发生于既往无肾病者，也可发生在原有慢性肾病的基础上。

【病因】

AKI 的病因广泛，广义而言 AKI 包括肾前性 AKI、肾性 AKI、肾后性 AIK 三大类，狭义而言主要指急性肾小管坏死（acute tubular necrosis，ATN）。

1. 肾前性 AKI　由于有效循环血量减少，导致肾灌注量减少，肾小球滤过率下降。病因包括：①严重外伤出血；②烧伤；③挤压综合征；④外科手术；⑤脱水，呕吐，腹泻及大量利尿剂的应用；⑥心脏疾病，如心源性休克、心肌梗死、严重心律失常、心力衰竭等。以上因素若持续 2 小时以上，则可累及肾实质损害。

2．肾性 AKI　①肾小管坏死、肾中毒、异型输血后的色素性肾病等引起肾小管损伤，肾缺血；②急性或急进性肾小球肾炎；③急性间质性肾炎；④急性肾小血管炎及大血管疾病。慢性肾疾病在某些诱因作用下，肾功能能急骤减退也可导致急性肾衰竭。

3．肾后性 AKI　下列因素所致的梗阻：①结石；②肿瘤；③前列腺肥大；④血块。

【诊断要点】

1．临床表现　AKI 因病因和所处的临床分期不同，临床表现差异较大，以下以 ATN 为例，介绍肾性 AKI 的临床病程。典型 ATN 临床上分起始期、进展期、持续期和恢复期 4 个阶段。

（1）起始期（持续数小时到数周）：起始期由于肾血流量不足引起 GFR 下降，病变主要在近端肾小管和髓袢。如病因祛除、肾损伤轻，可不发展为急性肾损伤；但随着肾小管上皮细胞发生明显损伤、GFR 下降，则进入进展期。

（2）进展期（持续数天至数周）：肾内微血管充血明显，伴持续组织缺氧和炎症反应，GFR 进行性下降。

（3）持续期（通常持续 1～2 周）：又称为少尿/无尿期。①尿量减少：少尿（≤ 400 ml/d）、无尿（≤ 50 ml/d）。短至数天，长至 4～6 周，一般持续 1～2 周。② BUN 及 Scr 升高：由于少尿或无尿，致使排出氮质和其他代谢废物减少所致。③水、电解质和酸碱失衡：a．可全身水肿，严重时出现肺水肿、脑水肿及心力衰竭而危及生命；b．高钾血症，血钾可超过 6.5 mmol/L，为维持期首位死亡原因；c．低钙（少尿 2 天后即可有低钙血症）及高磷血症；d．低钠（主要为稀释性低钠）及低氯血症；e．代谢性酸中毒，甚至昏迷死亡。④ AKI 的全身症状：a．消化系统症状，包括厌食、恶心、腹胀及消化道出血；b．呼吸系统，感染、急性肺水肿等，表现为呼吸困难、咳嗽、憋气等。c．循环系统症状，包括高血压、心力衰竭、心律失常、心肌病变、心包炎等；d．神经系统症状，意识障碍、躁动、瞻望、抽搐、嗜睡、昏迷及癫痫发作等尿毒症脑病症状；e．血液系统症状，包括轻度贫血、出血倾向。

（4）恢复期（持续数天至数个月）：肾小管上皮细胞再生、修复至肾小管完全修复称为恢复期。此期，少尿型患者开始出现尿量增加，可有多尿表现，即在不用利尿剂的情况下，每日尿量可达到 3000 ~ 5000 ml 甚至更多。此期肾功能逐渐恢复，肾小管上皮细胞功能常需数个月才能恢复，部分患者最终遗留不同程度的肾结构和功能损伤。

2．辅助检查

（1）血液化验：①血 BUN、血 Scr 呈进行性升高；②少尿、无尿患者可出现高钾血症，多尿患者可出现低钾血症；③血钠降低，但亦可正常；④血钙降低，血磷升高。

（2）尿液化验：①尿量少于 400 ml/d，乃至少尿、无尿；②可有少量蛋白尿，多为 + ~ ++，以小分子蛋白为主；③因肾小管重吸收功能减退，尿比重多在 1.015 以下；④尿渗透浓度低于 350 mmol/L；⑤尿钠排泄增多，尿钠 > 40 ~ 60 mmol/L；⑥尿钠排泄分数 > 1。

（3）特殊检查：B 超及肾 - 输尿管 - 膀胱（KUB）平片示双肾轮廓增大。

3．诊断标准

按照最新国际 AKI 临床实践指南，符合以下情况之一者即可临床诊断 AKI：① 48 小时内血 Scr 升高 ≥ 0.3 mg/dl（26.5 μmol/L）；②确认或推测 7 天内 Scr 较基础值升高 ≥ 50%；③尿量 < 0.5 ml/（kg·h），持续时间 > 6 小时。但是需注意单独用尿量作为诊断标准和分期标准时，必须考虑其他影响尿量的因素。急性肾损伤按照血清肌酐上升程度及尿量情况分为 3 期，具体分期标准参见第九版《内科学》。

【鉴别诊断】

1．慢性肾功能不全　可据病史、症状及 B 超检查进行鉴别，但要注意在原有慢性肾功能不全基础上的急性肾损伤（即 AKI 在 CRF 基础上）。

2．肾前性氮质血症　根据尿沉渣管型、尿比重、尿渗透压、尿钠排泄量、钠排泄分数、肾衰指数等可进行鉴别（详见第九版《内科学》）。

3．急进性肾炎　①起病急，病情重，可出现明显的蛋白尿、血尿、高血压、水肿等；②短期内发展至尿毒症；③肾活检有大量新月体形成；④预后较差。

4．急性间质性肾炎　①药物或食物过敏史及表现如皮疹、发热、关节疼痛等；②尿中嗜酸性细胞增多；③肾活检发现间质病变较重；④预后尚可。

5．肾后性 AKI　既往有泌尿系统结石、盆腔脏器肿瘤或手术史的患者，突然完全性无尿、间歇性无尿或伴肾绞痛，应警惕肾后性 AKI。超声显像等影像学检查可资鉴别。

【治疗】

1．在起始期，首先纠正可逆病因　对各种严重外伤、心力衰竭、急性失血等都应进行相关治疗，给予扩容、维持血流动力学稳定、改善低蛋白血症、降低后负荷以改善心输出量、停用各种影响肾灌注的药物和肾毒性药物等。

2．维持体液平衡　每日补液量应为显性失水量加上非显性失水量减去内生水量［补液量≤前1日尿量＋大便＋呕吐和（或）＋引流创口渗液+500 ml，每日大致进液量可按前一日尿量加 500 ml 计算］。肾替代治疗时液体量可适当放宽。

3．饮食和营养　补充能量 20～30 kcal/（kg·d），主要由碳水化合物和脂肪供应；限制蛋白质摄入量 [0.8 g/（kg·d）]，有高分解代谢和接受透析治疗患者蛋白质摄入量可放宽。少尿、无尿患者尽量减少钠、钾、氯的摄入量。

4．高钾血症的治疗

（1）药物治疗：①钙剂，10% 葡萄糖酸钙 10～20 ml 稀释后缓慢静脉注射（5分钟以上）；②纠酸药物，5% 碳酸氢钠 125～250 ml 静脉滴注；③ 50% 葡萄糖 50～100 ml+ 胰岛素 6～12U 静脉滴注；④口服离子交换树脂通过肠道清除血钾。

（2）血液透析：如上述措施无效，或为高分解代谢型 ATN 的高钾血症患者，紧急血液透析是最有效的方法。

5．代谢性酸中毒的治疗　5% 碳酸氢钠 125～250 ml 静脉滴注。药物治疗无效，或严重酸中毒患者则进行紧急透析治疗。

6．控制感染　根据细菌培养和药敏试验尽量选择无肾毒性的抗生素治疗，按 GFR 调整抗生素剂量。

7．肾替代治疗（renal replacement therapy，RRT）　可选用腹透、间歇性血液透析（IHD）、连续性肾替代治疗（CRRT）。腹膜透析适用于血流动力学不稳的患者，但透析效率低，易发生腹膜炎，AKI 患者少有采用。血液透析是抢救 AKI 的常用有效方法，普通 AKI 患者可用间歇性血液透析，对于多器官衰竭重症 AKI 患者可选用连续性肾替代治疗。透析指征：①急性肺水肿。②高血钾＞ 6.5 mmol/L。③严重尿毒症：BUN＞ 21.4 mmol/L，Scr

> 442 μmol/L。④高分解代谢状态：BUN > 8.9 mmol/L/d，Scr > 176.8 μmol/L/d。⑤无高分解代谢状态，但无尿 2 天以上或少尿 4 天以上。⑥严重酸中毒：CO_2CP < 13.0 mmol/L，或 pH < 7.15。⑦少尿 2 天伴体液潴留，严重胃肠道症状。重症 AKI 患者倾向于早期开始血液透析治疗，此外应根据治疗目标确定 RRT 时机、剂量及模式。

8. **恢复期的治疗**　AKI 恢复期早期，威胁生命的并发症依然存在，应继续维持水、电解质、酸碱平衡，控制氮质血症，治疗原发病及防治各种并发症。部分 ATN 患者多尿期持续时间较长，补液量应逐渐减少，以缩短多尿期。AKI 生存患者需按照 CKD 诊治相关要求长期随访治疗。

【预后】

AKI 预后与病因、并发症严重程度以及是否早期诊断、治疗有关。肾前性和肾后性因素所致 AKI，如能及时去除病因，肾功能多能恢复良好；肾性 AKI 预后差异较大，合并多脏器衰竭时，死亡率达 30% ~ 80%。部分患者可转化为慢性肾衰竭，需终身透析治疗。

（欧三桃）

第十一节　慢性肾衰竭

慢性肾衰竭（chronic renal failure，CRF）是各种慢性肾病（chronic kidney diseases，CKD）持续进展的共同结局。它是以代谢产物潴留，水、电解质及酸碱代谢失衡和全身各系统症状为表现的一种临床综合征。

CKD 是指各种原因引起的慢性肾结构和功能障碍（肾损伤病史 > 3 个月），包括 GFR 正常和不正常的病理损伤、血液或尿液成分异常，以及影像学检查异常，或不明原因的 GFR 下降（GFR < 60 ml/min）超过 3 个月者。美国肾脏病基金会 K/DOQI 专家组建议将 CKD 分为 5 期。慢性肾衰竭指慢性肾病中 GFR 下降至失代偿期、肾衰竭期及尿毒症期，主要为 CKD 4 ~ 5 期。

【病因】

1. 原发性肾小球肾炎。
2. 糖尿病肾病。
3. 高血压肾小动脉硬化。
4. 肾小管间质病变，如梗阻性肾病、慢性肾盂肾炎、高尿酸血症肾病、慢性间质性肾炎等。

5. 遗传性肾病，如多囊肾病、遗传性肾炎等。

6. 其他　继发性肾小球肾炎、肾血管疾病等。

【诊断要点】

慢性肾衰竭诊断主要依据病史、肾功能检查、相关临床表现及肾超声检查。对既往病史不明，或存在近期急性加重诱因的患者，需与急性肾损伤鉴别，若存在贫血、低钙血症、高磷血症、血 PTH 升高、肾缩小等，多考虑慢性肾衰竭。如有条件，可行肾活检明确导致慢性肾衰竭的基础肾病。

1. 临床表现

(1) 胃肠道表现：食欲下降、恶心、呕吐、口中有尿味、胃黏膜糜烂或消化性溃疡，严重时可有消化道出血。

(2) 神经肌肉系统症状：疲乏、失眠、注意力不集中，重者可出现性格改变、抑郁、记忆力减退、判断力下降，晚期可有尿毒症脑病，表现为反应淡漠、谵妄、惊厥、幻觉、昏迷、精神异常等。周围神经病变也常见，以感觉障碍为主，最常见为肢端袜套样分布的感觉异常，也可有神经肌肉兴奋性增加，如不宁腿综合征。

(3) 心血管系统表现：高血压及左心室肥厚扩张、心力衰竭、尿毒症性心肌病、心包病变、血管钙化和动脉粥样硬化。

(4) 血液系统表现：主要表现为肾性贫血、出血倾向和血栓形成倾向。贫血为肾组织分泌促红细胞生成素（EPO）减少、缺铁、营养不良、红细胞寿命缩短、胃肠道慢性失血、炎症等因素引起，出血表现与血小板功能降低及凝血因子活性降低有关。血栓形成倾向指血透患者动静脉内瘘容易阻塞，考虑与抗凝血酶Ⅲ活性下降、纤维溶解不足有关。

(5) 呼吸系统表现：体液过多或酸中毒可出现气短、气促，严重者可出现 Kussmaul 呼吸。体液过多和心功能不全可致肺水肿或胸腔积液，严重者可出现尿毒症性肺水肿，表现为肺泡毛细血管渗透性增加、肺充血、肺部 X 线检查出现"蝴蝶翼"征。

(6) 内分泌功能紊乱：主要表现有以下几点。①肾本身内分泌功能紊乱，如 1,25-$(OH)_2D_3$ 不足、EPO 缺乏、肾素 - 血管紧张素Ⅱ过多。②糖耐量减低和胰岛素抵抗。③下丘脑、垂体内分泌功能紊乱。④外周的内分泌腺功能紊乱：大多数患者均有继发性甲状腺旁腺功能亢进（血 PTH 升高），性腺功能减退也较常见，甲状腺素水平也可出现降低。

（7）骨骼病变：主要表现为慢性肾疾病 - 矿物质和骨代谢异常（CKD-mineral and disorder，CKD-MBD），是 CKD 患者存在钙、磷等矿物质代谢及内分泌功能紊乱 [如甲状旁腺素（PTH）升高、1,25-$(OH)_2D_3$ 不足等] 导致矿物质异常、骨病、血管钙化等的临床综合征。CRF 患者出现骨矿化和代谢异常称为肾性骨营养不良，部分患者行 X 线检查可发现异常，但早期诊断需要行骨活检，其主要包括高转运性骨病、低转运性骨病、混合型骨病、透析相关性淀粉样变（DRA）。

（8）酸碱平衡失调：代谢性酸中毒，当血 HCO_3^- < 15 mmol/L 时，可出现较明显的临床症状，如食欲缺乏、呕吐、虚弱无力、呼吸深长等。

（9）水、电解质代谢紊乱：常见水肿、浆膜腔积液、低钠血症、高钾血症、低钙血症、高磷血症、高镁血症等。

（10）蛋白质、糖类、脂类和维生素代谢紊乱：主要表现为蛋白质代谢产物蓄积（氮质血症）、糖耐量减低和低血糖、高脂血症、维生素 A 增高、维生素 B_6 和叶酸缺乏等。

2．实验室检查　①血常规检查，中至重度贫血，白细胞正常，血小板正常或偏低，但功能下降。②尿常规检查，尿量正常或减少；尿渗透压减低，比重低（1.010 ～ 1.012）；尿蛋白多在 + ～ +++；尿沉渣检查可见红细胞、白细胞、上皮细胞及颗粒管型，也可有蜡样管型。③血液检查：BUN 及 Scr 升高，血钙降低、血磷升高。

3．特殊检查　①彩超检查：双肾缩小，皮质变薄，肾内结构紊乱；② SPECT：双肾滤过功能下降。

4．诊断标准　①有慢性肾小球肾炎等病史；②有肾功能不全临床症状；③ Scr 及 BUN 升高、HCO_3^- 降低、Hb 降低、低钙血症、高磷血症、PTH 水平高等；④ B 超示双肾缩小，肾皮质变薄。

慢性肾衰竭的完整诊断包括 3 个方面：①慢性肾衰竭的原发疾病。②肾衰竭的程度。③引起本次急性发病的诱因：a．累及肾的疾病，如肾小球肾炎、糖尿病、高血压等；b．有效血容量不足；c．肾局部血供急剧减少；d．严重高血压未能控制；e．肾毒性药物；f．尿路梗阻；g．其他，如严重感染、心力衰竭等。

【鉴别诊断】

慢性肾衰竭的鉴别主要包括两个方面：

1．与急性肾损伤相鉴别（参见急性肾损伤）　慢性肾衰竭有时可发生急性加重或伴发急性肾损伤。如慢性肾衰竭本身已相对较重，或其病程加重过程未能反映急性肾损伤演变特点，则称之为慢性肾衰竭急性加重。如果慢性肾衰竭较轻，而急性损伤相对突出，且其病程发展符合急性肾损伤演变过程，则可称为"慢性肾衰竭基础上的急性肾损伤"，其处理原则基本上与急性肾损伤相同。

2．慢性肾衰竭的病因鉴别　参见相关疾病的鉴别诊断。

【慢性肾衰竭及其并发症的药物治疗】

1．纠正酸中毒和水、电解质紊乱。

2．高血压的治疗　各种类型降压药均可考虑使用，ACEI、ARB、CCB 应用广泛。透析前患者血压控制在 130/80 mmHg 以下，维持性透析患者血压不超过 140/90 mmHg。

3．贫血的治疗　Hb < 100 g/L 时，可用重组人红细胞生成素（rhEPO）治疗，开始用量为每周 80 ~ 120 U/kg，分 2 ~ 3 次皮下或静脉注射，并根据 Hb 水平及升高速度等调整用量，Hb 上升至 110 ~ 120 g/L 即达标，然后每月调整用量 1 次，适当减少 EPO 的用量。造血原料（叶酸、维生素 B_{12}、铁）缺乏时，应及时补充。

4．低钙血症、高磷血症、肾性骨营养不良的治疗　① GFR < 30 ml/min 时，除限制磷的摄入外，可口服磷结合剂，如碳酸钙、醋酸钙、司维拉姆、碳酸镧等；②严重低钙血症患者，可口服骨化三醇，但需检测血钙、磷、PTH 浓度，使维持性透析患者血免疫反应性 PTH（iPTH）保持在 150 ~ 300 pg/ml；③ iPTH 明显升高（> 500 pg/ml），可根据病情使用骨化三醇冲击治疗、新型拟钙剂西那卡塞治疗，iPTH 极度升高（> 1 000 pg/ml），需警惕甲状旁腺腺瘤，必要时需外科手术切除。

5．防治感染　选择抗生素时需根据 GFR 水平调整剂量，并选择肾毒性最小的药物。

6．口服吸附疗法和导泻疗法　口服包醛氧淀粉胶囊、药用炭片等，可通过胃肠道途径增加毒素排出。

7．其他　①高脂血症的治疗；②糖尿病肾衰竭患者随 GFR 下降，胰岛素灭活减少，常需逐渐减少胰岛素剂量；③注意高尿酸血症的治疗；④皮肤瘙痒，可口服抗组胺药，控制高磷血症及强化透析。

【肾替代治疗】

非糖尿病肾病 GFR < 10 ml/min 并有明显尿毒症症状和体征，则应进

行肾替代治疗，糖尿病肾病者可适当提前至 GFR ＜ 15 ml/min 时安排肾替代治疗。肾替代治疗包括血液透析、腹膜透析和肾移植。①透析疗法：包括腹膜透析和血液透析，仅可部分替代肾的排泄功能，不能代替其内分泌和代谢功能。②肾移植：是目前最佳的肾替代疗法，成功的肾移植可恢复正常的肾功能（包括内分泌和代谢功能）。

（甘林望）

第六篇　血液系统

第十五章　血液系统症状学

第一节　贫　血

贫血指外周血红细胞容量减少，低于正常下限，不能运输足够的氧至组织而产生的综合征。临床以血红蛋白浓度测定代替红细胞容量测定。依据我国的情况，在海平面地区，成年男性血红蛋白测定值 < 120 g/L、成年女性 < 110 g/L、孕妇 < 100 g/L，可诊断为贫血。

【分类】

1．贫血进展速度　分为急性、慢性贫血。

2．血红蛋白浓度：①轻度贫血：Hb > 90 g/L。②中度贫血：Hb 60 ~ 90 g/L。③重度贫血：Hb 30 ~ 59 g/L。④极重度贫血：Hb < 30 g/L。

3．红细胞形态分类

（1）大细胞性贫血：平均红细胞体积（MCV）> 100 fl，平均红细胞血红蛋白含量（MCH）> 34 pg，平均红细胞血红蛋白浓度（MCHC）为 32% ~ 35%。常见于巨幼细胞贫血，伴网织红细胞大量增生的溶血性贫血、骨髓增生异常综合征、肝病。

（2）正常细胞性贫血：MCV 为 80 ~ 100 fl，MCH 为 27 ~ 34 pg，MCHC 为 32% ~ 35%。常见于再生障碍性贫血、单纯性红细胞再生障碍性贫血、溶血性贫血、急性失血性贫血、骨髓病性贫血。

（3）小细胞低色素性贫血：MCV < 80 fl，MCH < 27 pg，MCHC < 32%。常见于缺铁性贫血、铁粒幼细胞贫血、珠蛋白生成障碍性贫血、慢性贫血。

4．骨髓红系增生程度　分为增生不良性贫血（如再生障碍性贫血）及增生性贫血。

【发病机制及病因】

1．红细胞生成减少

（1）造血干 / 祖细胞异常：①造血干细胞：再生障碍性贫血、Fanconi 贫血、造血系统恶性克隆性疾病等。②红系祖细胞：单纯性红细胞再生障碍性贫血。

（2）造血调节异常：骨髓坏死、骨髓纤维化、大理石状骨病、肾功能衰竭引起的贫血、内分泌病引起的贫血等。

（3）造血原料不足或利用障碍：①维生素 B_{12} 缺乏、叶酸缺乏，导致细胞 DNA 合成障碍（巨幼细胞贫血）。②缺铁及铁利用障碍，导致血红蛋白（Hb）合成障碍（缺铁性贫血）、慢性贫血等。

2．红细胞破坏增多（溶血性贫血）

（1）内源性：①红细胞膜异常：遗传性球形红细胞增多症、遗传性椭圆形红细胞增多症等。②红细胞酶异常：葡萄糖 -6- 磷酸脱氢酶缺乏症、丙酮酸激酶缺乏症等。③珠蛋白合成异常：镰状细胞性贫血、其他血红蛋白病。

（2）外源性：①机械性：行军性血红蛋白尿、人造心脏瓣膜导致的溶血性贫血、微血管病性溶血性贫血。②化学、物理或微生物因素：中毒性溶血（化学毒物）、药物性溶血、大面积烧伤、感染性溶血。③免疫性：自身免疫性溶血性贫血、新生儿同种免疫性溶血病、药物免疫性溶血。④单核 - 巨噬细胞系统破坏增多：脾功能亢进。

3．失血性贫血　急性及慢性失血。

【临床表现】

1．最常见的全身症状为身软乏力。

2．最常见的体征为皮肤、黏膜苍白。

3．神经系统症状为头晕、头痛。

4．呼吸系统症状为呼吸加快、心慌气促。

5．循环系统症状为心率增快、脉压增加。

6．消化系统症状为恶心呕吐、食欲减退。

7．泌尿系统症状为轻度蛋白尿。

【诊断要点】

1．病史

（1）首先询问贫血的原因或诱因，如营养史（有无偏食）、对食物的嗜好，职业、周围环境有无污染，患者的慢性病史、月经史、婚育、生育史等。

（2）其次是贫血的发展过程、严重程度及并发症。

（3）最后是诊治经过、重要检查结果及疗效。

2．体格检查

（1）注意皮肤、黏膜苍白、黄疸，皮疹分布，毛发、指甲改变。

（2）淋巴结、肝、脾大。

（3）脊髓后索和侧索变性体征：如腱反射亢进、共济失调和感觉障碍。

3．实验室检查

（1）血常规检查：可确定贫血的严重程度和受累细胞系统。

（2）骨髓检查：包括骨髓涂片检查（主要是细胞形态学检查）和骨髓活检（组织学检查）。

（3）其他检查：溶血检查，血清叶酸水平、维生素 B_{12} 水平、铁蛋白水平测定，未饱和铁结合力的检查等。

【治疗】

1．对症治疗　输注红细胞等。

2．缺铁性贫血　补充铁剂。

3．巨幼细胞贫血　补充叶酸和维生素 B_{12}。

4．溶血性贫血　给予糖皮质激素，脾切除。

5．遗传性球形红细胞增多症　脾切除。

6．造血干细胞异常导致的贫血　骨髓移植。

（胡　敏　黄纯兰　邢宏运）

第二节　出血性疾病概述

人体血管受到损伤时，血液可自血管外流或渗出。此时，机体将通过一系列生理性反应使出血停止，即止血。止血过程有多种因素参与，并包含一系列复杂的生理、生化反应。因先天性或遗传性及获得性因素导致血管、血小板、凝血、抗凝及纤维蛋白溶解等止血机制的缺陷或异常而引起的以自发性或轻度损伤后过度出血为特征的疾病，称为出血性疾病。其中止血因素包括血管因素、血小板因素、凝血因素。

【血管因素】

1．止血机制　血管收缩是人体对出血最早的生理性反应。当血管受损时，局部血管发生收缩，导致管腔变窄、破损伤口缩小或闭合。血管收缩通过神经反射及多种介质调控完成。

血管内皮细胞受损后在止血过程中有下列作用：①表达并释放血管性血友病因子（vWF），导致血小板在损伤部位黏附和聚集；②表达并释放组织因子（TF），启动外源性凝血途径；③暴露胶原，激活因子Ⅻ（FⅫ），启动内源性凝血途径；④表达并释放血栓调节蛋白（TM），调节抗凝系统。

2．血管壁异常疾病分类

（1）先天性或遗传性：遗传性出血性毛细血管扩张症、遗传性单纯性紫癜、先天性结缔组织病（血管及其支持组织异常）。

（2）获得性：①感染，如败血症；②过敏，如过敏性紫癜；③使用化学物质及药物，如药物性紫癜；④营养不良，如维生素C及维生素PP缺乏症；⑤代谢及内分泌障碍，如糖尿病、库欣病；⑥其他，如结缔组织病、动脉硬化、机械性紫癜、体位性紫癜等。

【血小板因素】

1．止血机制　血管受损时，血小板通过黏附、聚集及释放反应参与止血过程（图15-1，图15-2）：①血小板膜糖蛋白Ⅰb（GPⅠb）作为受体，通过vWF的桥梁作用，使血小板黏附于受损内皮下的胶原纤维，形成血小板血栓，机械性修复受损血管；②血小板膜糖蛋白Ⅱb/Ⅲa复合物（GPⅡb/Ⅲa），通过纤维蛋白原互相连接而致血小板聚集；③聚集后的

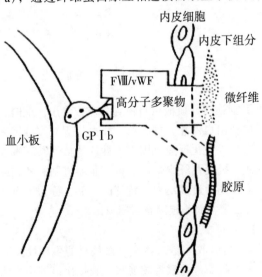

图 15-1　血小板黏附功能示意图

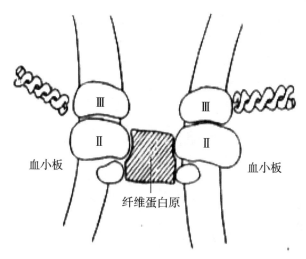

图15-2　血小板聚集功能示意图

血小板活化，分泌或释放一系列活性物质，如血栓烷A2（TXA2）、5-羟色胺（5-HT）等。

2．血小板异常疾病分类

（1）血小板数量异常

1）血小板减少：①血小板生成减少：如再生障碍性贫血、白血病、放疗及化疗后的骨髓抑制。②血小板破坏过多：发病多与免疫反应等有关，如免疫性血小板减少症（ITP）。③血小板消耗过度：如弥散性血管内凝血（DIC）。④血小板分布异常：如脾功能亢进等。

2）血小板增多（伴血小板功能异常）：原发性血小板增多症。

（2）血小板质量异常

1）先天性或遗传性：血小板无力症、巨大血小板综合征、血小板颗粒性疾病。

2）获得性：由抗血小板药物、感染、尿毒症、异常球蛋白血症等引起。获得性血小板质量异常较多见，但未引起临床上重视。

【凝血因素】

（一）凝血机制

血液凝固是无活性的凝血因子（酶原）被有序地、逐级放大地激活，转变为有蛋白降解活性的凝血因子的过程，即所谓的"瀑布学说"的一系列酶促反应。凝血过程的最终产物是纤维蛋白。

1. 凝血过程　经典凝血学说认为，凝血过程依其启动环节不同分为外源性（以血液与 TF 接触为起点，也称 TF 途径）和内源性（以 F ⅩⅡ 激活为起点）两种途径，在活化的凝血因子 Ⅹ（F Ⅹ a）之后直至纤维蛋白形成是共同通路。

现代凝血学说认为，凝血过程分为两个阶段，首先是启动阶段，这是通过外源性凝血途径（TF 途径）实现的，由此生成少量凝血酶。然后是放大阶段，即少量凝血酶发挥正反馈，激活血小板，磷脂酰丝氨酸由膜内移向膜外发挥磷脂作用，激活 F Ⅴ 和 F Ⅷ；在磷脂与凝血酶原存在条件下激活 F Ⅺ（F Ⅺ 作为外源性途径与内源性途径的连接点）。从而生成足量凝血酶，以完成正常的凝血过程（图 15-3）。

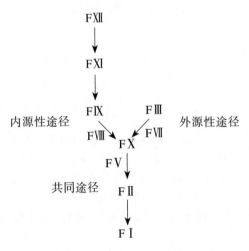

图 15-3　凝血过程示意图

（1）凝血活酶生成

1）外源性凝血途径：血管损伤时，内皮细胞表达 TF 并释入血流。TF 与 F Ⅶ 或活化的 F Ⅶ a 在 Ca^{2+} 存在的条件下，形成 TF/F Ⅶ 或 TF/F Ⅶ a 复合物，这两种复合物均可激活因子 Ⅹ（F Ⅹ a），后者的激活作用远远大于前者，并还有激活 F Ⅸ 的作用。

2）内源性凝血途径：血管损伤时，内皮完整性破坏，内皮下胶原暴露，F XⅡ与带负电荷的胶原接近而激活，转变为活化的因子Ⅻ（F XⅡ a）。F XⅡ a激活F XⅠ。在 Ca^{2+} 存在的条件下，F XⅠ a激活F IX。F IX a、因子Ⅷ:C（F Ⅷ :C）及磷脂在 Ca^{2+} 的参与下形成复合物，激活 F X。

上述两种途径激活 F X 后，凝血过程即进入共同途径。在 Ca^{2+} 存在的条件下，F X a、F V 与磷脂形成复合物，此即凝血活酶。

（2）凝血酶生成：血浆中无活性的凝血酶原在凝血活酶的作用下，转变为蛋白质分解活性极强的凝血酶。凝血酶形成是凝血连锁反应中的关键，它除了参与凝血反应外，还有如下多种作用：①反馈性加速凝血酶原向凝血酶的转变，此种作用远远强于凝血活酶；②诱导血小板的不可逆性聚集，加速其活化及释放反应；③激活 F XⅡ；④激活 F XⅢ（F XⅢ a），加速稳定性纤维蛋白形成；⑤激活纤溶酶原，增强纤维蛋白溶解（简称纤溶）活性。

（3）纤维蛋白生成 在凝血酶作用下，纤维蛋白原依次裂解，释出纤维蛋白肽 A、纤维蛋白肽 B，形成纤维蛋白单体，单体自动聚合，形成不稳定性纤维蛋白，再经 F XⅢ a 的作用，形成稳定性交联纤维蛋白。

2. 凝血异常疾病分类

（1）先天性或遗传性

1）血友病 A、血友病 B 及遗传性凝血因子XI缺乏症。

2）遗传性凝血酶原缺陷症：遗传性凝血因子 V 缺陷症、遗传性凝血因子Ⅶ缺陷症、遗传性凝血因子 X 缺陷症、遗传性凝血酶原Ⅱ缺陷症、遗传性纤维蛋白原缺陷症。

（2）获得性：肝病导致的凝血功能障碍，维生素 K 缺乏症，抗凝血因子Ⅷ、IX抗体形成，尿毒症导致的凝血功能异常等。

（二）抗凝与纤维蛋白溶解

除凝血系统外，人体还存在完善的抗凝及纤溶系统。体内凝血与抗凝、纤维蛋白形成与纤溶维持着动态平衡，以保持血流的通畅。

1. 抗凝系统

（1）抗凝血酶（AT）：AT 是人体内最重要的抗凝物质，约占血浆生理性抗凝活性的 75%。AT 生成于肝及血管内皮细胞，主要功能是灭活 F X a 及凝血酶，对其他丝氨酸蛋白酶如 F IX a、F XⅠ a、F X a 等亦有一定灭活作用，其抗凝活性与肝素密切相关。

（2）蛋白 C 系统：蛋白 C 系统由蛋白 C（PC）、蛋白 S（PS）、血栓调节蛋白（TM）等组成。PC、PS 为维生素 K 依赖性因子，在肝内合成。TM 则主要存在于血管内皮细胞表面，是内皮细胞表面的凝血酶受体。凝血酶与 TM 以 1：1 形成复合物，裂解 PC，形成活化的 PC（APC），APC 以 PS 为辅助因子，通过灭活 F V 及 F Ⅷ而发挥抗凝作用。

（3）组织因子途径抑制物（TFPI）：内皮细胞可能是其主要生成部位。TFPI 的抗凝机制为：①直接对抗 F Xa；②在 Ca^{2+} 存在的条件下，有抗 TF/F Ⅶa 复合物的作用。

（4）肝素：主要由肺或肠黏膜肥大细胞合成，抗凝作用主要表现为抗 F Xa 及凝血酶。其作用与 AT 密切相关：肝素与 AT 结合，致 AT 构型变化，活性中心暴露，变构的 AT 与因子 Xa 或凝血酶以 1：1 结合成复合物，致上述两种丝氨酸蛋白酶灭活。近年研究发现，低分子肝素的抗 F Xa 作用明显强于肝素钠。此外，肝素还有促进内皮细胞释放组织型纤溶酶原激活剂、增强纤溶活性等作用。

2．纤维蛋白溶解系统

（1）组成：纤溶系统主要由纤溶酶原及其激活剂、纤溶酶激活剂抑制物等组成。

1）纤溶酶原（PLG）：一种单链糖蛋白，主要在脾、嗜酸性粒细胞及肾等部位生成，血管内皮细胞也有纤溶酶原表达。

2）组织型纤溶酶原激活剂（t-PA）：人体内主要的纤溶酶原激活剂，主要在内皮细胞合成。

3）尿激酶型纤溶酶原激活剂（u-PA）：最先由尿中分离而得名，亦称尿激酶（UK）。主要存在形式为前尿激酶（pro-UK）和双链尿激酶型纤溶酶原激活剂。

4）纤溶酶相关抑制物：主要包括 α2- 纤溶酶抑制剂（α2-PI）、α1- 抗胰蛋白酶（α1-AP）及 α2- 抗纤溶酶（α2-AP）等数种。有抑制 t-PA、纤溶酶等作用。

（2）纤溶系统激活

1）内源性途径：这一激活途径与内源性凝血过程密切相关。当 F Ⅻ被激活时，前激肽释放酶经 F Ⅻa 作用转化为激肽释放酶，后者使纤溶酶原转变为纤溶酶，致纤溶过程启动。

2）外源性途径：血管内皮及组织受损伤时，t-PA 或 u-PA 释入血中，裂解纤溶酶原，使之转变为纤溶酶，导致纤溶系统激活。

作为一种丝氨酸蛋白酶，纤溶酶作用于纤维蛋白原，使之降解为小分子纤维蛋白肽 A、纤维蛋白肽 B、纤维蛋白肽 C 及一系列碎片，称之为纤维蛋白降解产物（FDP）。

3．抗凝及纤维蛋白溶解异常疾病分类　　主要为获得性疾病：①肝素使用过量；②香豆素类药物使用过量及敌鼠钠中毒；③免疫相关性抗凝物增多；④蛇咬伤、水蛭咬伤；⑤溶栓药物过量。

存在血管因素、血小板因素或者凝血因素两个以上异常时为复合因素导致的：①先天性或遗传性：血管性血友病（vWD）。②获得性：弥散性血管内凝血（DIC）。

【临床表现】

1．病史特征

（1）年龄：①自幼出血常见于各种凝血因子缺乏的遗传性疾病，如血友病 A、血友病 B；②年轻或成年后出血多为获得性，如原发免疫性血小板减少症（primary immune thrombocytopenia）、凝血因子抑制物产生等；③中、老年出现的出血常与血管病变有关，如血管炎性紫癜。

（2）性别：某些出血性疾病有明显的性别倾向。①血友病 A 在男性中占绝大多数，女性甚为罕见；②育龄期妇女免疫性血小板减少症发病率高于男性；③血管性血友病属于常染色体遗传，男女均可患病。

（3）药物：与药物相关的出血性疾病包括：①药物过敏性紫癜；②药物介导的免疫性血小板减少性紫癜；③药物导致的血小板生成减少；④广谱抗生素导致肠道菌群失调，引起维生素 K 合成减少，致维生素 K 依赖的凝血因子减少；⑤药物影响血小板功能，如阿司匹林、双嘧达莫、肝素等；⑥某些药物可诱导凝血因子抗体形成，如磺胺、异烟肼、青霉素等；⑦医源性抗凝、溶栓药物应用过量。

（4）手术和创伤：①轻度外伤或小手术后渗血不止是遗传性疾病的重要特征，主要见于凝血机制障碍，而不常见于血管或血小板因素相关的出血；②无诱因的出血或临床上原发病不能解释的出血，常提示患者有严重的出血性疾病，如重型血友病或 DIC；③大型手术、联合器官移植、严重创伤后的出血，如果排除了大血管损伤表明可能伴发 DIC；④甲状腺、胰腺、子宫、卵巢、前列腺是 t-PA 含量最多的部位，这些部位手术后的出血应首先考虑原发性纤溶亢进；⑤小伤口或注射部位血流不止常提示血小板减少症、严重凝血机制缺陷或复合性止凝血机制紊乱（如 DIC）。

（5）妊娠、分娩：妊娠期血小板减少，分娩后可缓解；易并发凝血因子Ⅷ抑制物产生，还易并发血栓性微血管病，如血栓性血小板减少性紫癜（TTP）、溶血性尿毒症综合征（HUS）、溶血肝功能异常血小板减少（HELLP）综合征。产科意外可导致 DIC。

（6）家族史：对遗传性出血性疾病，大部分有明显的家族史。目前明确的遗传方式包括以下几类：①常染色体显性遗传：遗传性出血性毛细血管扩张症（hereditary hemorrhagic telangiectasis，HHT），血管性血友病（von Willebrand Disease，vWD）1 型、2a 型、2b 型、血小板型。②常染色体不完全显性遗传：常染色体不完全显性遗传性凝血因子ⅩⅠ缺陷症。③常染色体隐性遗传：血管性血友病 3 型、血小板无力症、遗传性凝血因子Ⅴ缺陷症、遗传性凝血因子Ⅹ缺陷症等。④X 连锁隐性遗传：威斯科特 - 奥尔德里奇综合征、血友病 A、血友病 B、巨大血小板综合征。

2. 出血特征

（1）皮肤黏膜出血：各种出血性疾病尤其是血管 / 血小板异常，常见皮肤、黏膜出血。可表现为：①瘀点、紫癜、瘀斑：单发瘀斑，一般提示为血管疾病，如单纯性紫癜；对称出现在四肢或负重部位的瘀点、紫癜常见于血小板减少症；大片瘀斑主要见于 DIC 及严重血小板减少。②口腔血疱：为严重血小板减少的表现。③鼻出血：若为固定部位的出血常提示遗传性毛细血管扩张症，也见于血小板减少症。④齿龈出血：局部炎症、血小板减少及凝血功能障碍均可引起。

（2）深部组织出血：深部组织出血主要指皮下组织、肌肉、关节腔及浆膜腔等部位的出血。多见于凝血机制障碍，如血友病。可表现为血肿、关节腔出血、浆膜腔出血（如胸腔、腹腔、心包等），反复关节出血可致功能障碍。眼底出血见于严重血小板减少及严重血管病变，其他出血性疾病较少见。

（3）内脏出血：各系统、器官可发生内脏出血，常见呼吸、消化、泌尿、生殖系统及神经系统出血，主要表现为咯血、呕血、黑便或便血、血尿、月经量增多、产后出血、颅内出血等。内脏出血是严重的出血表现，主要见于重症血小板减少症及凝血因子缺陷症。

【实验室和辅助检查】

出血性疾病的临床特点仅有相对的意义，大多数出血性疾病都需要经过实验室检查才能确定诊断。实验室检查应根据筛选、确诊及特殊试验的顺序进行。

1．过筛试验 出血性疾病的过筛试验简单易行，可大体估计凝血障碍的部位和机制。

（1）血管或血小板异常：出血时间（BT）、血小板计数等。

（2）凝血异常：活化部分促凝血酶原激酶时间（APTT）、凝血酶原时间（PT）、凝血酶时间（TT）等。

APTT 反映内源性凝血过程，因在检测过程中加入白陶土、脑磷脂、Ca^{2+}，模拟内源性凝血启动过程，当 F V、F Ⅷ、F Ⅸ、F X、F Ⅺ 活性降低或缺乏时，APTT 延长；PT 反映外源性凝血过程，因在检测过程中加入组织因子和 Ca^{2+}，模拟外源性凝血启动过程，当 F V、F Ⅶ、F X 活性降低或缺乏时，PT 延长；TT 延长提示纤维蛋白原减少或血浆存在抗凝物质，因在检测过程中直接加入 F Ⅱ a 和 Ca^{2+}，模拟纤维蛋白原转化为纤维蛋白过程。

1）APTT 和 PT 均正常：见于正常人或凝血因子 Ⅷ 缺陷症。

2）APTT 延长，PT、TT 正常：多数是内源性凝血途径缺陷导致的。若临床上无出血倾向，则为 F Ⅻ、激肽释放酶原、高分子量激肽原缺乏；若临床上有出血表现，则为血友病，遗传性凝血因子 X 缺陷症，循环中出现抗 F Ⅷ、F Ⅸ 或 F Ⅺ 抗体产生，血管性血友病等。

3）PT 延长，APTT、TT 正常：多数是外源性凝血途径缺陷导致的。见于遗传性或获得性凝血因子 Ⅶ 缺陷症，其中获得性者常见于肝病、维生素 K 缺乏、循环中 F Ⅶ 抗体出现和口服抗凝剂等。

4）APTT、PT 延长，TT 延长或正常：表明共同途径中的单个凝血因子（如 F X、F V）异常和凝血酶原、纤维蛋白原异常以及一些多种凝血因子的缺陷症。但这种凝血因子异常的遗传性疾病很少见，更多见的是获得性疾病，如肝病、DIC、维生素 K 缺乏症、使用肝素、口服抗凝剂、循环中有抗凝血因子（抗 F X、F V 抗体和凝血酶原）抗体等。

（3）其他纤维蛋白降解产物（FDP）与 D- 二聚体含量增高反映纤溶系统的激活，提示纤溶亢进；D- 二聚体是交联纤维蛋白的降解产物，表明纤维蛋白的形成及溶解的发生，代表继发性纤溶亢进；FDP 含量增高而 D- 二聚体正常提示原发纤溶亢进；二者均增高见于 DIC 和溶栓治疗等。

注意在肝病、术后大出血、剧烈运动后、类风湿因子阳性等情况下，

FDP 可呈假阳性。某些 DIC、动静脉血栓形成和溶栓治疗后，FDP 也可呈假阴性。

2．确诊试验　出血性疾病的过筛试验的灵敏性与特异性较差，此外，某些出血性疾病的过筛试验结果正常，如 F XⅢ 缺乏、纤溶抑制物缺乏和某些血管相关的出血性疾病等。过筛试验异常还可能由于基础疾病或其他情况所致，在严重的肝功能损伤、尿毒症、口服抗凝药时，也可发生血管、血小板及凝血功能异常。在过筛试验异常且临床上怀疑有出血性疾病时，应进一步选择特殊的或更精确的实验室检查以确定诊断。

（1）血管异常：血 vWF、内皮素 -1（ET-1）及血栓调节蛋白（TM）水平测定等。

（2）血小板异常：血小板数量、形态检测，血小板黏附、聚集功能检查，血小板表面 P- 选择素（CD62）、直接血小板抗原（GP Ⅱ b/ Ⅲ a 和 GP Ⅰ b/ Ⅸ）单克隆抗体固相检测等。

（3）凝血异常

1）凝血第一阶段：测定 F XⅡ、F XⅠ、F X、F Ⅸ、F Ⅷ、F Ⅶ、F Ⅴ 及 TF 等的抗原测定及其活性。

2）凝血第二阶段：凝血酶原抗原及其活性等。

3）凝血第三阶段：纤维蛋白原、异常纤维蛋白原、纤维蛋白单体测定，F XⅢ 抗原及活性测定等。

4）抗凝异常：①抗凝血酶（AT）抗原及活性或凝血酶 - 抗凝血酶复合物（TATC）测定；②血浆蛋白 C（PC）、血浆蛋白 S（PS）及 TM 测定；③F Ⅷ：C 抗体测定；④狼疮抗凝物或心磷脂类抗体测定。

5）纤溶异常：①鱼精蛋白副凝试验（3P 试验），FDP、D- 二聚体水平测定；②纤溶酶原水平测定；③t-PA、纤溶酶原激活物抑制物（PAI）及纤溶酶 - 抗纤溶酶复合物水平测定等。

【诊断步骤】

按照先常见病、后少见病及罕见病、先易后难、先普通后特殊的原则，逐层深入进行程序性诊断。①确定是否属于出血性疾病范畴。②大致区分是血管、血小板异常，还是凝血功能障碍或其他疾病；然后判断是数量异常还是质量缺陷；通过病史、家系调查及某些特殊检查，初步确定疾病为先天性、遗传性或获得性；如为先天或遗传性疾病，应进行基因及其他分子生物学检测，以确定其病因的准确性质及发病机制。

【治疗】

关键是预防和去除病因，对症治疗也重要。

（一）病因治疗

遗传性出血性疾病目前尚无根治办法，有效措施在于预防，对遗传性疾病家庭进行宣传教育、婚前咨询、产前筛查，尽量避免遗传性疾病的发生。对于获得性出血性疾病，关键方法是去除病因。

1. 治疗基础疾病　如合并有感染、肝病、肾病、白血病或其他恶性肿瘤、自身免疫病等，应相应给予治疗。

2. 对有出血倾向者应尽量避免使用肝素、华法林等抗凝剂，尽量避免抑制血小板功能的药物，如阿司匹林、双嘧达莫、保泰松、吲哚美辛等。

3. 避免剧烈运动和外伤，对凝血因子缺乏者避免肌内注射。

4. 若需进行手术者必须补充所缺乏的凝血因子或血小板，使止血功能达到足以耐受手术的范围，同时还需注意维持围术期凝血因子或血小板水平，直至伤口愈合。

（二）止血治疗

1. 局部治疗　包括压迫冷敷，局部加压包扎、固定、手术结扎局部血管、局部使用凝血酶及吸收性明胶海绵等。

2. 补充血小板和（或）凝血因子

（1）输注血小板：适用于严重血小板减少症（plt ≤ 20×10^9/L）及血小板功能缺陷者。

（2）凝血因子替代治疗：凝血因子Ⅷ浓缩物、重组人凝血因子Ⅷ（rFⅧ）用于血友病 A 的治疗；凝血因子Ⅸ浓缩物、重组人凝血因子Ⅸ（rFⅨ）或凝血酶原复合物浓缩物（PCC）用于血友病 B 的治疗；重组人活化的凝血因子Ⅶa（rFⅦa）能与组织因子组成复合物或者直接促使 FⅩ 的活化与促进凝血酶形成，适用于存在 FⅧ 或 FⅨ 抑制物的血友病 A（或）血友病 B、获得性血友病、遗传性凝血Ⅶ缺陷症、具有 GPⅡb-Ⅲa 和（或）人类白细胞抗原（HLA）抗体和对血小板输注无效的血小板无力症。

合并多种凝血因子缺乏，如严重肝病、维生素 K 缺乏、DIC 等，可选择如下血液制品：新鲜冰冻血浆（富含凝血因子Ⅱ、Ⅴ、Ⅶ、Ⅸ、Ⅹ、Ⅺ、Ⅶ）、冷沉淀物（富含凝血因子Ⅰ、Ⅷ、Ⅻ、vWF）、PCC（富含凝血因子Ⅱ、Ⅶ、Ⅸ、Ⅹ）。

输注凝血因子尤其是血浆制品，需警惕相关的并发症，如过敏反应、溶血性贫血、血栓形成、凝血因子抗体形成、病毒性肝炎、AIDS 等。

3．止血药物　目前广泛应用于临床的止血药物有以下几类：

（1）收缩血管、增加毛细血管密度、改善其通透性的药物：如曲克芦丁、酚磺乙胺、垂体后叶激素、维生素 C 及糖皮质激素等。

（2）促进血小板生成的药物：调节各阶段巨核细胞的增殖、分化和血小板的生成。目前已用于临床的此类药物包括重组人促血小板生成素（TPO）、重组人白介素 -11（IL-11）、海曲泊帕、艾曲泊帕等。酚磺乙胺也有促进血小板释放的作用，也可以用于某些血小板减少症的辅助治疗。

（3）合成凝血因子所需的药物：如维生素 K 等。

（4）促进止血因子释放的药物：如去氨加压素，促进血管内皮细胞释放 vWF，从而改善血小板黏附、聚集功能，并有稳定血浆 F Ⅷ：C 和提高 F Ⅷ：C 水平的作用。

（5）抗纤溶药物：如氨基己酸、氨甲苯酸等，能竞争性抑制纤溶酶原与纤维蛋白结合，使纤溶酶原不被活化，可用于纤溶亢进的治疗。

4．其他治疗

（1）免疫治疗：对某些免疫因素相关的出血性疾病，如原发免疫性血小板减少症（ITP）、伴有抗体形成的重型血友病 A 或血友病 B 等，可选择抗 CD20 单克隆抗体等免疫治疗。

（2）血浆置换：通过血浆置换可以清除体内异常的抗体，还可以补充凝血因子，可用于免疫相关的出血性疾病的治疗，如 ITP、血栓性血小板减少性紫癜、获得性血友病等。

（3）手术治疗：包括脾切除、血肿清除、关节成形及置换等。

（4）基因治疗：基因治疗有望为遗传性出血性疾病患者带来新的希望。

（袁凯锋　邢宏运）

第十六章 血液系统临床常用诊疗技术

第一节 骨髓穿刺术

【骨髓穿刺术的适应证】

1. 患者多次检查外周血血常规异常 有原因不明的肝脾大、淋巴结肿大。

2. 诊断造血系统疾病 检查骨髓象对各种类型白血病、再生障碍性贫血、巨幼细胞贫血、恶性组织细胞病、戈谢病、尼曼 - 皮克病、朗格汉斯组织细胞增生症、多发性骨髓瘤等有诊断意义，也常通过复查骨髓象来评价疗效和判断预后。

3. 协助诊断某些疾病 如各种恶性肿瘤的骨髓转移、淋巴瘤的骨髓浸润、骨髓增生异常综合征、骨髓增殖性肿瘤、缺铁性贫血、溶血性贫血、脾功能亢进和原发性免疫性血小板减少性紫癜。

4. 提高某些疾病的诊断率 利用骨髓液检验疟原虫、杜氏利什曼原虫、红斑狼疮细胞，以及细菌培养、染色体培养、干细胞培养等，皆可提高阳性率。

【骨髓穿刺术的禁忌证】

1. 血友病为绝对禁忌。

2. 孕晚期的孕妇为相对禁忌。

3. 局部皮肤有弥散性化脓性病变或局部骨髓炎。

【方法】

1. 穿刺部位选择

（1）髂后上棘：在骶椎两侧，臀部上方突出的部位。此处骨皮质薄，骨髓腔大，容易刺入。穿刺在身后，患者看不见而不易害怕，故列为首选。

（2）髂前上棘：位于髂前上棘后 1 ~ 2 cm，此处骨面相对较平，易于固定，便于穿刺，危险较小。

（3）胸骨：选取胸骨正中线上距胸骨柄 1.5 ~ 2 cm 处为穿刺点。因胸骨较薄（约 1.0 cm），其后为心房和大血管，故应防止穿通胸骨发生意外。但由于胸骨内骨髓含量丰富，当其他部位穿刺失败时，仍需行胸骨穿刺。

（4）腰椎棘突：位于腰椎棘突处，一般取第3、4腰椎棘突为穿刺点。不同的穿刺点应选择不同的体位。髂前上棘和胸骨穿刺应采用仰卧位，髂后上棘应采用俯卧位或侧卧位，腰椎棘突穿刺时患者可取坐位（面向椅背，双臂伏于椅背上）或侧卧位。

2．髂后上棘穿刺技术

（1）患者多采取俯卧位（腹下可放一枕头）或侧卧位，侧卧时上面的腿向胸部弯曲，下面的腿伸直，使腰骶部向后突出。髂后上棘一般明显突出臀部之上，可用手指在骶椎两侧探知，此处骨髓腔大，骨皮质薄，容易刺入，多被选用。

（2）局部用碘伏消毒3次，盖上已消毒的湿巾。

（3）注射2%利多卡因麻醉局部皮肤、皮下组织及骨膜，按摩注射处至药液扩散为止。

（4）左手固定局部皮肤，右手持穿刺针与骨面垂直旋转刺入，进入骨髓腔时有阻力消失感，深度约为针尖达骨膜后再刺入1 cm左右。

（5）取出针芯，接5 ml干燥注射器，稍用力抽取，待骨髓液标本出现于针管底部即止（抽取骨髓量一般以0.1～0.2 ml为宜，过多则容易混有外周血稀释）。

（6）拔下注射器，将骨髓液推于玻片上，由助手迅速制作涂片5～6张送检。涂片完成后可继续用注射器抽取骨髓液送检流式细胞学、细胞遗传学、分子生物学等检查。

（7）放回针芯后轻微转动拔出穿刺针，敷以消毒纱布，压迫约5～10 min使其止血，然后以胶布加压固定。

这种方法的优点是该部位骨质较薄，刺针容易，骨髓液丰富；很少被血液所稀释，抽出量较多。

【注意事项】

1．术前向患者说明穿刺的必要性与安全性，解除患者的顾虑。

2．穿刺前检查注射器是否漏气和干燥，注射器与穿刺针的衔接是否良好等。

3．注意皮肤消毒和无菌操作，严防骨髓感染。

4．部位选择：髂后上棘由于骨皮质薄，骨髓腔大，骨髓最多而容易穿刺取出，且又在身后，患者不易产生恐惧心理，故列为首选。

5．穿刺时部位要固定，勿随意移动，抽不出时可采取以下措施：

（1）把穿刺针稍稍拔出或深入或变动方向再抽吸。

（2）若无法抽出时也可将注射器连同穿刺针向玻片上推射几次，常可获取微量骨髓液。

6．对于有出血倾向的患者，穿刺后应压迫穿刺点稍久，以免术后出血不止。

7．穿刺成功的标志　①抽吸时患者有短暂的痛感；②骨髓液中可见到淡黄色骨髓小粒或油珠；③涂片检查时有骨髓特有细胞；④分类时，骨髓片的杆状核／分叶核大于血片中的杆状核／分叶核。

8．骨髓抽出量不可过多，一般 0.2 ml 即可。

9．骨髓穿刺结果，一次获得并不能代表全骨髓状态，只能代表此部位该次骨髓检查结果，必要时需多部位穿刺。

10．骨髓细胞在机体死亡后相继发生自溶，尤以红细胞、粒细胞、巨核细胞、淋巴细胞较明显，一般超过 2～3 小时无诊断价值。

11．易穿刺原因　多见于骨髓疏松、骨髓坏死、软骨症、肿瘤或恶性贫血。

【制片】

1．方法　用推片蘸取骨髓液少许，置于载玻片右端 1/3 处，放直径 1～2 mm 大小的骨髓液 1 滴，使推片和骨髓液接触。当血液或骨髓液扩散成一均匀的粗线时，使推片与载玻片成 30°～45°（骨髓液较浓时，角度要小，推速要慢；骨髓液较稀时，角度要大，推速要快），自右向左，用力均匀地向前推。尾部应结束在载玻片的左侧 1/6 处。

2．注意事项

（1）玻片要洁净，无油。

（2）骨髓液抽取后应立即推片 5 张以上。一张好的涂片应该厚薄均匀，分头、体、尾三部分，尾部呈弧形，上下两边整齐（最好留出 1～2 mm 的空隙）。显微镜下观察时，各类有核细胞分布均匀，红细胞互不重叠，而又不太分散者为佳。

（3）涂片染色时，先染色两张。方法基本与血片相同，但染色液应稍淡，染色时间应稍长些。其余的涂片留作细胞化学染色用。

（唐　柳）

第二节　腰椎穿刺及鞘内给药

【适应证】

腰椎穿刺抽取脑脊液明确是否存在白血病、淋巴瘤等肿瘤性疾病中枢浸润，同时鞘内注射化疗药物达到预防和治疗的目的。

【禁忌证】

1．血友病等凝血功能障碍者。

2．血小板重度减少的患者。

3．怀疑有颅内压增高并有脑疝形成征兆的患者。

【技术要点】

1．患者侧卧于硬板床上，背部与床板垂直，头向前胸部屈曲，两手抱膝使其紧贴腹部，或由助手在医生对面用一手挽住患者头部，另一手挽住两下肢腘窝处并用力抱紧，使脊柱尽量后突以增宽脊椎间隙，便于进针。

2．若需短期内多次注射，建议从下一间隙逐渐向上进行（一般不超过第 2 ~ 3 腰椎棘突间隙）。

3．常规消毒皮肤后戴手套与盖洞巾，用 1% ~ 2% 普鲁卡因自皮下到棘间韧带做局部麻醉。

4．医生用左手固定穿刺点皮肤，右手持穿刺针以垂直脊柱的方向缓慢刺入，成人进针深度为 4 ~ 6 cm，儿童则为 2 ~ 4 cm。当针头穿过韧带与硬脑膜时，可感到阻力突然消失。此时可将针芯慢慢抽出，即可见脑脊液流出（正常脑脊液压力为 80 ~ 180 mmH$_2$O）。

5．收集脑脊液 2 ~ 5 ml 送检。如需做培养时，应用无菌操作法留标本。

6．将配制好的等量的化疗药物缓慢注入鞘内。

7．术毕，将针芯插入，再一并拔出穿刺针，覆盖消毒纱布，用胶布固定。

8．术后患者去枕平卧 4 ~ 6 小时，以免引起术后头痛。

【注意事项】

1．严格掌握禁忌证，凡疑有颅内压升高者必须做眼底检查，如有明显视盘水肿或有脑疝先兆者，禁忌穿刺。凡患者处于休克、衰竭或濒危状态以及局部皮肤有炎症、颅后窝有占位性病变，或伴有脑干症状者均禁忌穿刺。

2．穿刺过程动作轻柔，进针缓慢，以免刺伤马尾神经或血管。

3．穿刺过程中如患者出现呼吸、脉搏、面色异常等症状时，应立即停止操作，并做相应处理。

4．鞘内给药时，药物注射应缓慢，以免引起患者胀痛等不适。

（林凡莉　黄纯兰）

第三节　白血病流式细胞术免疫分型

【概述】

白血病流式细胞术免疫分型是利用荧光素标记的单克隆抗体（McAb）做分子探针，多参数分析白血病患者血细胞的细胞膜和细胞液或细胞核的免疫表型，由此了解被测白血病患者血细胞所属细胞系列及其分化程度。

【用途】

1．流式细胞术诊断白血病的依据　正常血细胞从多能干细胞分化、发育、成熟为功能细胞的过程中，细胞膜、细胞液或细胞核抗原的出现，表达量增多、减少，甚至消失与血细胞的分化发育阶段密切相关，而且表现出与细胞系列及其分化程度相关的特异性。因此，这些抗原的表达与否可作为鉴别和分类血细胞的基础。白血病是造血系统的恶性肿瘤，血细胞在形态上变化虽相当大，但仍能表达正常血细胞所具有的抗原，因此仍可依据其抗原的表达谱对白血病进行免疫分型。

流式细胞术在单细胞水平上能快速、多参数、客观、定性且定量地测定细胞膜、细胞液、细胞核的抗原表达。

2．流式细胞术诊断白血病的意义

（1）骨髓血细胞是形态学分型的基础，白血病流式细胞术免疫分型是对形态学分型的重要印证和进一步深化，国际白血病 MIC 分型协作组认为免疫分型对急性白血病是必不可少的，尤其对下列情况意义更大：①用形态学、细胞化学染色不能肯定细胞来源的白血病；②形态学为急性淋巴细胞白血病（ALL）或急性未分化细胞白血病（AUL），但缺乏特异性淋巴细胞系列抗原标志物；③混合性白血病；④急性髓系白血病；⑤慢性淋巴细胞白血病；⑥微小残留白血病。

（2）临床预测：可根据抗原的表达情况预测病情的预后，若急性髓系白血病患者伴有 CD7⁺ 表达，提示预后不好。

（3）疾病监测：可监测病程的发展、疗效，可进行微小残留白血病的检测。

附录 16-1 白血病及淋巴瘤免疫分型

（一）白血病免疫分型常用的免疫标志及其意义

1. 白血病不同细胞系列分化抗原 T 淋巴细胞白血病为 CD3、CD5、CD7。B 淋巴细胞白血病：CD10、CD19、CD22。自然杀伤淋巴细胞白血病为 CD16、CD56、CD57。髓细胞性白血病为 CD13、CD14、CD33、MPO（髓过氧化物酶），红白血病为 GlyA（血型糖蛋白 A），巨核细胞白血病为 CD41、CD42、CD61。

2. 白血病不同细胞系列非特异性抗原 CD34、HLA-DR 为早期细胞抗原，无系列特异性，可与 CD38 联合用于免疫分型。一般而言，干细胞 / 祖细胞 CD34⁺、HLA-DR⁺、CD38⁻，原始细胞 CD34⁺、HLA-DR⁺、CD38⁺，而幼稚细胞（如早幼粒细胞）CD34⁻、HLA-DR⁻、CD38⁺。

3. 白血病分化阶段抗原 T 细胞抗原，包括 CD4、CD8；B 细胞抗原，包括 CD10、Cyμ（细胞质 μ 链）、SmIg（表面膜免疫球蛋白）、CD38 和 CyIg（细胞质免疫球蛋白）、CD11c。

4. 白细胞共同抗原 CD45 为白细胞共同抗原，其表达量在淋巴细胞中最高，在单核细胞、成熟粒细胞、早期造血细胞中依次减弱。红细胞（中幼红细胞、晚幼红细胞，成熟红细胞）不表达 CD45。用 SSC PerP 和 CD 45 PerP 双参数分析可十分容易鉴别骨髓和血液中的原始或成熟细胞（图 16-1）。

5. 细胞固有参数：①前向角散射光（FSC），反应细胞的大小，细胞越大，FSC 越大；②侧向角散射光（SSC），反应细胞内部复杂程度，细胞内颗粒越多，SSC 越大。

采用 FSC/SSC 分析能鉴别骨髓和血液中粒细胞，单核细胞及淋巴细胞（图 16-2）。

（二）白血病及淋巴瘤免疫分型

1. 急性髓系白血病（acute myeloblastic leukemia，AML） 根据 2017 版 WHO 分型，急性髓系白血病分为 AML 伴重现性遗传学异常；AML 伴骨髓增生异常综合征（MDS）相关改变；治疗相关的髓系肿瘤；AML，非

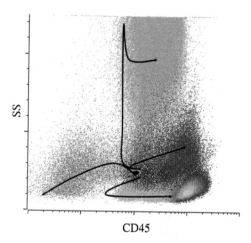

图 16-1　骨髓血细胞 SSC/CD45 发育模式图

CD45：淋巴细胞＞单核细胞＞原幼细胞＞成熟粒细胞＞红细胞不表达。

SSC：成熟粒细胞＞单核细胞＞原幼细胞＞淋巴细胞＞红细胞。

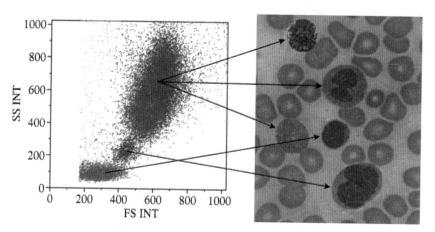

图 16-2　FSC、SSC 与镜下细胞对照图

特指型（NOS）；髓细胞肉瘤；唐氏综合征相关髓系增殖；原始浆细胞样的树突细胞肿瘤（BPDCN）。

根据 2017 版 WHO 分型，AML 伴重现性遗传学异常分为 11 个亚类：

- AML 伴 t(8;21)(q22;q22) 或 *RUNX1-RUNX1T1* 融合基因阳性
- AML 伴 Inv(16)(p13;q22) 或 t(16;16)(p13;q11)，*CBFβ-MYH11* 融合基因阳性
- AML 伴 t(15;17)(q22;q12) 或 *PML-RARA* 融合基因阳性
- AML 伴 t(9;11)(P22;q23) 或 *MLLT3-KMT2A* 融合基因阳性
- AML 伴 t(6;9)(p23;q34) 或 *DEK-NUP214* 融合基因阳性
- AML 伴 Inv(3)(q11q26.2) 或 t(3;3)(q21;q26.2)，*GATA2-MECOM* 融合基因阳性
- AML（巨核细胞）伴 t(1;22)(p13;q13)，*RBM15-MKL1* 融合基因阳性
- AML 伴 *BCR-ABL1* 融合
- AML 伴基因突变，AML 伴 *NPM1* 突变
- AML 伴基因突变，AML 伴 *CEBPA* 双等位基因突变
- AML 伴基因突变，AML 伴 *RUNX1* 突变

（1）AML 伴 t(8;21) 或 *RUNX1-RUNX1T1* 融合基因阳性：此类 AML 经常伴有粒系成熟，原始细胞强表达 CD34、人白细胞 DR 抗原（HLA-DR）、骨髓过氧化物酶（MPO）、CD13，异质性表达 CD33，经常表达淋系标记 CD19 和 cCD79a，表达 CD56 与预后不良相关（图 16-3）；

（2）AML 伴 t(16;16)/Inv(16) 或 *CBFβ-MYH11* 融合基因阳性：此类 AML 常伴有粒细胞和单核细胞分化，以骨髓中存在异常嗜酸性粒细胞为特征；不成熟的原始细胞群一般 CD34 和 CD117 高表达，同时表达 CD13、CD33、CD15、CD65、MPO；单核细胞群表达 CD14、CD4、CD11b、CD11c、CD36、CD64；经常观察到 CD2 表达（图 16-4）。

（3）AML 伴 t(15;17) 或 *PML-RARA* 融合基因阳性：此类 AML 以早幼粒细胞增多为特征，CD34 和 HLA-DR、CD15、CD11b 为阴性或低表达，CD117 通常阳性，表达 CD123 和 CD9；强表达 CD33，异质表达 CD13，常常表达 CD64，SSC 高，CD56 存在于大约 10% 的患者中，与预后不良相关（图 16-5）。

（4）AML 伴 t(V;11q23) 或 *KMT2A* 基因重排阳性：此类 AML 以伴单核细胞分化特点，原始细胞强表达 CD33，同时表达 CD14、CD4、CD11b、CD11c、CD64、CD36 等单核细胞标志物，部分患者原始细胞表达 CD56，而 CD34、CD117 表达多变（图 16-6）。

（5）AML 伴 *NPM1* 突变：此类 AML 原始细胞不表达 CD34，强表达

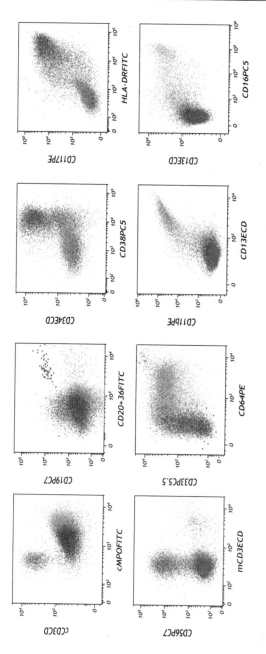

图 16-3　AML 伴 *RUNX1-RUNX1T1* 融合基因骨髓细胞免疫分型结果

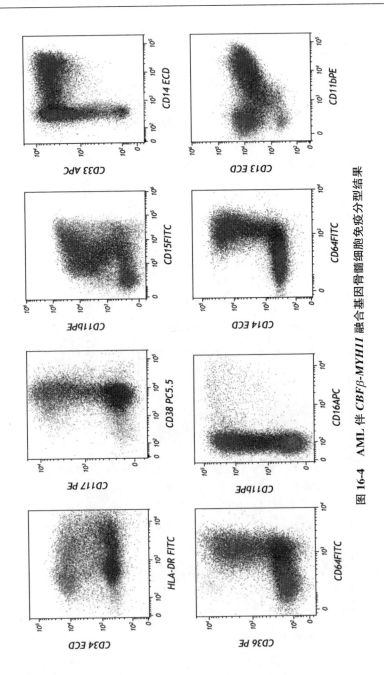

图 16-4　AML 伴 *CBFβ-MYH11* 融合基因骨髓细胞免疫分型结果

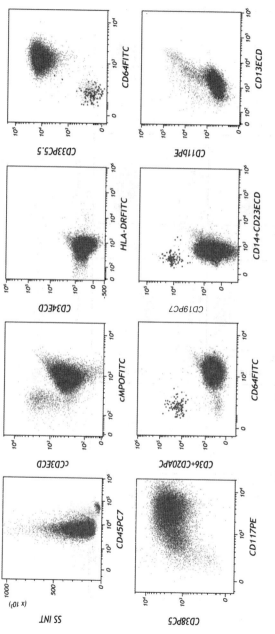

图 16-5　AML 伴 *PML-RARA* 融合基因骨髓细胞免疫分型结果

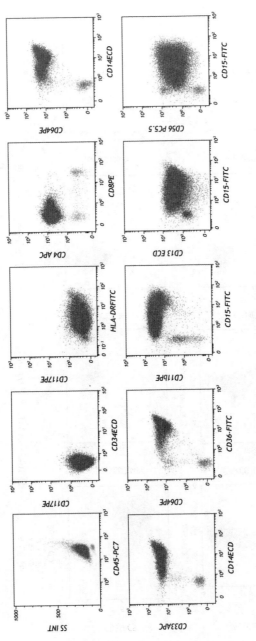

图 16-6　AML 伴 *KMT2A* 基因重排阳性骨髓细胞免疫分型结果

CD33，异质性或弱表达 CD13，同时表达 CD117、CD123 等髓系标志物，约半数患者 HLA-DR 阴性，SSC 低（图 16-7）。

（6）AML 伴 *CEBPA* 突变：此类 AML 原始细胞表达 CD34、CD13、CD33、CD15、HLA-DR，常常跨系表达 CD7（图 16-8）。

根据 FAB 协作组分型，AML 可分为 8 个类型，即 M0-M7。

（1）M0：多数病例原始细胞表达早期标记如 HLA-DR、CD34、CD38，经常表达 CD13、CD117、CD33，缺乏粒单核细胞成熟相关的标志物，如 CD15、CD11b、CD14，不表达淋系特异性标志物 cCD3、cCD79a、cCD22，组化染色细胞质髓过氧化物酶（cMPO）为阴性。

（2）M1：流式上 M1 与 M0 相似不易区分，M1 一般 CD13$^+$、CD33$^+$、HLA-DR$^-$，但 CD34 表达弱于 M0，可能部分表达 CD15。

（3）M2：M2 与 M1 的主要区别是成熟度增加，幼稚细胞减少，CD15 较 M1 显著，CD34 弱于 M1，CD13 有时表达强于 CD33，多数病例 HLA-DR 阴性。

（4）M3：高颗粒性，具较高的 SSC，但 CD45 较成熟细胞弱，多数情况 HLA-DR、CD34 阴性，CD11b 阴性，可有 CD2、CD56 表达。

（5）M4 与 M5：两型表型相似，但 M4 较 M5 表达更多的 CD34$^+$，较之 M0、M1，M4 与 M5 有更大的 FSS 和 SSC。CD45-SSC 图上，成熟细胞出现在单核区，重要的表型为 CD13、CD33、HLA-DR、CD14 和 CD15，CD33 表达可强于 CD13，CD33$^+$、CD13$^-$、CD34$^-$ 很可能为 M5，但只出现在少数患者中，部分 M5 可见 CD56$^+$。

（6）M6：M6 较少见且特征不明显，一般 CD117、CD71、CD36、CD235a 阳性，CD45-SSC 图显示的主要为红系成分。

（7）M7：巨核细胞白血病，在 AML 中少于 1%。一般 CD61（GpⅢa）和（或）CD41（GpⅡb-Ⅲa）阳性，而注意由于血小板黏附在早期造血细胞上造成的假阳性，可以用流式双色分析在乙二胺四乙酸（EDTA）存在下，测 GpⅡb/Ⅲa 与 CD34 以减少激活血小板的黏附。

2. 急性淋巴细胞白血病（ALL）　ALL 是儿童最常见的恶性肿瘤，约占全部肿瘤的 25%；成人 ALL 约占急性白血病的 25%，根据 2017 年 WHO 分型，急性淋巴细胞白血病可分为：

• B 淋巴母细胞白血病 / 淋巴瘤，NOS

• B 淋巴母细胞白血病 / 淋巴瘤伴重现性遗传学异常

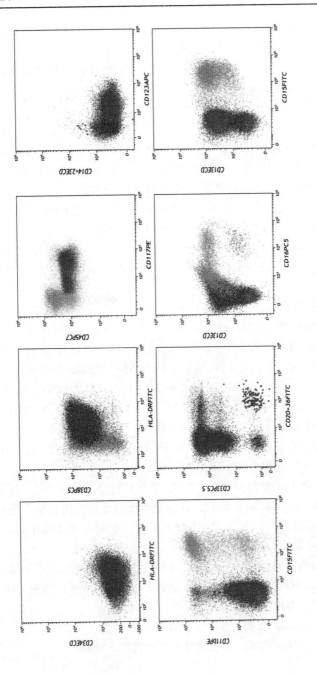

图 16-7　AML 伴 *NPM1* 突变骨髓细胞免疫分型结果

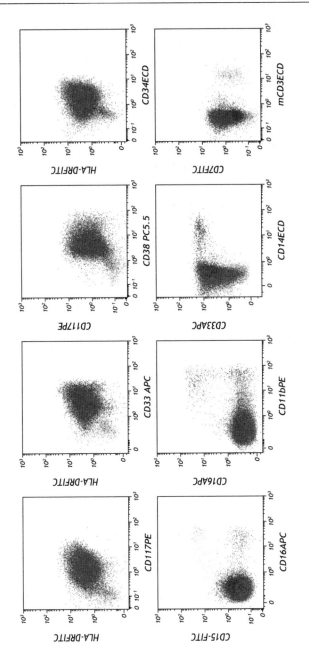

图 16-8 AML 伴 *NPM1* 突变骨髓细胞免疫分型结果

- T 淋巴母细胞白血病 / 淋巴瘤——早前体原始 T 淋巴细胞白血病
- NK 淋巴母细胞白血病 / 淋巴瘤
- 淋巴母细胞白血病 / 淋巴瘤伴重现性遗传学异常

（1）B 淋巴母细胞白血病 / 淋巴瘤，NOS：B-ALL 的确定标准是 4 个 B 系抗原（cCD79a、CD10、CD19、CD22）中至少有两个抗原强表达，根据 CD10、表面免疫球蛋白 / 胞内免疫球蛋白（sIg/cIg）的表达情况，将 B-ALL 分为 3 个分化阶段不同的亚类：早 B 前体 -ALL（pro-B-ALL）、普通 B-ALL（common B-ALL）、前体 B-ALL（pre-B-ALL），如表 16-1。

表16-1　B-ALL亚型分型

亚型	cCD79a	CD22	CD19	CD34	nTDT	CD10	cμ	sIg
早 B 前体 -ALL	+	+	+	+/–	+	–	–	–
普通 B-ALL	+	+	+	+	+	+	–	–
前体 B-ALL	+	+	+	–/+	+	+	+	+/–

（2）B 淋巴母细胞白血病 / 淋巴瘤（B-ALL）伴重现性遗传学异常：根据 2017 版 WHO 分型，B-ALL 伴重现性遗传学异常分为 9 个亚类：
- B-ALL 伴 t(9;22)(q34;q11.2)，*BCR-ABL1*
- B-ALL 伴 t(v;11q23)，MLL 重排
- B-ALL 伴超二倍体
- B-ALL 伴 t(12;21)(p13;q22)，*TEL-AML1*（*ETV6-RUNX1*）融合基因阳性
- B-ALL 伴亚二倍体
- B-ALL 伴 t(1;19)(q23;p13.3)，*E2A-PBX1*（*TCF3-PBX1*）融合基因阳性
- B-ALL 伴 t(5;14)(q31;q32)，*IL3-IGH* 融合基因阳性
- B-ALL，BCR-ABL1 样
- B-ALL 伴 *iAMP21*

B-ALL 伴 t(9;22)(q34;q11.2)，*BCR-ABL1*：此类 BALL 常见于普通 B-ALL，表达 CD10、CD19、CD79a，常有髓系表达 CD13、CD33、CD25、CD38 减弱或阴性（图 16-9）。

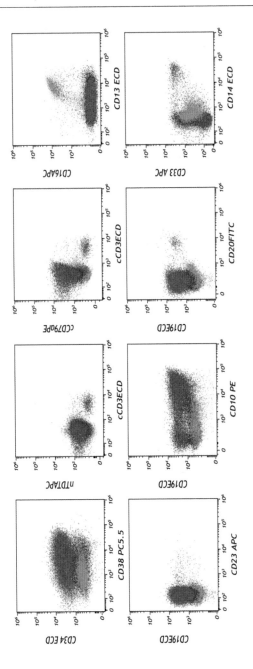

图 16-9　B-ALL 伴 *BCR-ABL1* 融合基因阳性骨髓细胞免疫分型结果

（3）T 淋巴母细胞白血病 / 淋巴瘤，T 淋巴母细胞白血病 / 淋巴瘤
（T-ALL/LBL）是 T 系定向前体细胞肿瘤，原始细胞常表达 TDT，而
CD1a、CD2、CD3、CD5、CD7、CD4、CD8 等 T 细胞相关抗原表达多变，
根据原始 T 淋巴细胞在胸腺内的分化程度可将 T-ALL 分为 4 个亚型：早 T
前期 -ALL、前体 T-ALL、皮质 T-ALL（cortical-T-ALL）和髓质 T-ALL
（medullary-T-ALL），见表 16-2。早 T 前体 ALL：此类白血病作为 T-ALL
的一种特殊类型，具有独特的免疫表型特征，表达早期 T 淋巴细胞相关标
记如 cCD3、CD7，同时表达髓系 / 干细胞标志物 CD34、CD117、CD13、
CD33、CD11b，CD2 和（或）CD4 可以阳性，不表达 CD1a、CD8，CD5
为阴性或弱阳性。

表16-2　T-ALL亚型分型

亚型	cCD3	CD7	mCD3	CD34	nTDT	CD1a	CD2	CD4/CD8
早 T 前体 ALL	+	+	−	+/−	+	−	−	−/−
前体 T-ALL	+	+	−	+/−	+	−	+	−/−
皮质 T-ALL	+	+	−	−	+	+	+	+/+
髓质 T-ALL	+	+	+	−	+/−		+	+/−，−/+

3．混合表型白血病　随着流式技术的广泛应用，我们发现许多
病例并不能严格划分为淋系或髓系，真正的双表型患者多为 t(9;22) 或
（11q23），现在混合表型的误诊率很高。最常导致误诊的原因是在分析中
未能排除非白细胞，过度强调弱的非特异性结合，忽略了某些抗体缺乏
系特异性，最重要的系特异性抗原在 B 淋巴系、T 淋巴系、髓系分别为
CD22、CD3 和 MPO。

4．慢性髓系白血病（chronic myeloid leukemia，CML）　由于慢性期
显著的细胞分化，在 CD45-SSC 图上除了髓系细胞占主导外，只显示一个
正常骨髓象，CML 起病与发展相对缓慢，慢性期持续 1 年左右最终发展为
加速期和急变期。流式细胞技术对急变期亚型的诊断具有极高价值，直接
影响到治疗效果。

急变期 CML 主要表现为髓系白血病，偶为淋系白血病，髓性急变可
表现出多种形态包括未分化细胞。淋性急变具典型形态特征，为 CD10 + B

祖细胞 ALL 极少有 T-ALL。

　　5. 慢性淋巴细胞白血病 / 小 B 淋巴细胞淋巴瘤（chronic lymphocytic leukemia，CLL/SLL）　CLL/SLL 细胞主要为较正常淋巴细胞稍大的小淋巴细胞，免疫表型成熟。免疫表型主要为：表面免疫球蛋白 sIgM、sIgD 及 CD22、CD79b 弱表达，B 系抗原 CD19、CD20、CD79a 与 CD5 共表达，CD200、CD23 表达及 FMC7 不表达有助于与套细胞淋巴瘤相鉴别，如图 16-10。

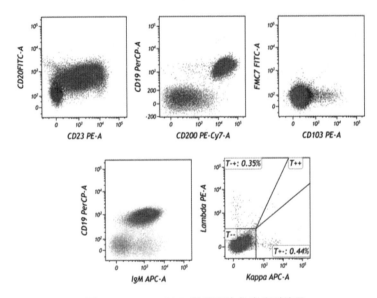

图 16-10　CLL/SLL 骨髓细胞免疫分型结果

（陈　燕）

第十七章　血液系统疾病

第一节　缺铁性贫血

铁缺乏包括贮存铁耗尽，红细胞内铁缺乏和缺铁性贫血。缺铁性贫血（iron deficiency anemia，IDA）是铁缺乏症的最终阶段，表现为缺铁引起的小细胞低色素性贫血及其他异常。

【病因】

1．需铁量增加而铁摄入不足　多见于婴幼儿、青少年、妊娠和哺乳期妇女。

2．铁吸收障碍　胃及十二指肠大部切除术后，长期腹泻、慢性肠炎、克罗恩病、萎缩性胃炎。

3．铁丢失过多　月经量增多、慢性胃肠道失血（痔疮、溃疡、息肉、寄生虫感染、肿瘤、食管 - 胃底静脉曲张破裂等）。

【诊断要点】

1．症状

（1）贫血表现：组织、器官缺氧，如头晕、乏力、心悸、耳鸣。

（2）组织缺铁表现：异食癖、精神症状、缺血性吞咽困难综合征（Plummer-Vinson 综合征）。

2．体征

（1）皮肤、黏膜等外胚层组织营养障碍：皮肤苍白、毛发枯黄脱落、反甲、舌炎、舌乳头萎缩等。

（2）心脏代偿体征：心率加快，心尖区可闻及收缩期杂音，贫血性心脏病时心脏增大。

3．实验室检查

（1）血常规：呈小细胞低色素性贫血，平均红细胞体积（MCV）< 80 fl，平均红细胞血红蛋白量（MCH）< 27 pg，白细胞和血小板计数正常或减低，也有少部分患者血小板升高。

（2）骨髓检查：红系增生，以中幼红细胞、晚幼红细胞为主，成熟红细胞大小不等、中心浅染区扩大；粒系细胞及巨核细胞大致正常。骨髓涂片铁染色检查，细胞外铁减少或消失，铁粒幼细胞少于15%。

（3）铁代谢检查：血清铁＜8.95 μmol/L，总铁结合力＞64.44 μmol/L，转铁蛋白饱和度＜15%，血清铁蛋白＜12 μg/L。骨髓涂片用亚铁氰化钾染色为诊断金标准。

【鉴别诊断】

1．铁粒幼细胞性贫血　遗传或不明原因导致的红细胞铁利用障碍性贫血。表现为小细胞性贫血，血清铁蛋白浓度增高，骨髓小粒含铁血黄素颗粒增多，铁粒幼细胞增多，并出现环形铁粒幼细胞。

2．海洋性贫血　有家族史，有溶血表现。血片中可见大量靶形红细胞，血清铁蛋白、转铁蛋白饱和度、骨髓铁染色不降低且常增高。血红蛋白电泳及基因检测可确诊。

3．慢性病性贫血　慢性炎症、感染或肿瘤等引起的铁代谢异常性贫血。贫血为小细胞性。贮存铁（血清铁蛋白和骨髓小粒含铁血黄素颗粒）增多。

4．转铁蛋白缺乏症　为常染色体隐性遗传病或继发于严重肝病、肿瘤。表现为小细胞低色素性贫血。血清铁、总铁结合力、血清铁蛋白及骨髓含铁血黄素均明显降低。

【治疗】

治疗 IDA 的原则为根除病因，补足贮存铁。

1．原发病治疗　去除病因是缺铁性贫血治疗的关键（缺铁性贫血的常见病因包括消化性溃疡、肝硬化失代偿期、钩虫感染、子宫肌瘤、功能失调性子宫出血等）。

2．对症治疗　重度和极重度贫血患者可输红细胞治疗。

3．铁剂治疗

（1）口服铁剂，如右旋糖酐铁25～50 mg、每日3次，硫酸亚铁0.3 g、每日3次。服用5～10天后网织红细胞上升，14天后血红蛋白浓度开始上升。血红蛋白浓度正常后再服用3～6个月以补充贮存铁。

（2）胃肠外补铁：肌内注射或静脉注射。指征为口服铁不能耐受；有影响铁吸收因素，如胃大部切除术；短期内需纠正贫血，如孕晚期。

注射用铁的总需要量＝（需达到的血红蛋白浓度－患者的血红蛋白浓

度）×体重（kg）×0.33。

（张　健　黄纯兰）

第二节　再生障碍性贫血

【概述】

再生障碍性贫血（aplastic anemia，AA）简称再障。是由多种病因和复杂的发病机制引起的骨髓造血衰竭（BMF）综合征。主要表现为骨髓有核细胞增生低下、全血细胞减少以及由其导致的贫血、出血、感染。根据患者的病情、血象、骨髓及预后，分为重型 AA（severe AA，SAA）和非重型 AA（non SAA，NSAA）。其年发病率在我国为 0.74/10 万，可发生于各年龄组，男、女发病率无明显差异。AA 分为先天性及获得性。先天性 AA 较为罕见，主要为范科尼贫血（FA）、先天性角化不良（DKC）、先天性纯红细胞再生障碍性贫血（DBA）、Shwachmann-Diamond 综合征（SDS）等。绝大多数 AA 属于获得性，病因明确（如病毒感染、使用药物、放射损伤等）所致获得性 AA 称为继发性获得性再生障碍性贫血；无明确病因的获得性 AA 称为原发性获得性再生障碍性贫血，本章主要讨论原发性获得性再生障碍性贫血。

【病因和发病机制】

1. 病因　约 50%~70% 的 AA 患者病因不明，继发性获得性 AA 主要与以下因素相关。

（1）病毒感染：某些病毒感染可以导致 AA，如肝炎病毒、微小病毒 B19 等。

（2）化学因素：药物如氯霉素、磺胺类药物、细胞毒抗肿瘤药、杀虫剂、苯及其衍生物等。抗肿瘤药物对骨髓的抑制与接触剂量相关，氯霉素、磺胺类药物、杀虫剂等引起 AA 的可能与个人敏感相关。

（3）物理因素：长期接触 X 射线、镭及放射性核素可诱发骨髓衰竭，具有剂量依赖性。

2. 发病机制　再障的发病机制是多方面因素作用的结果，目前公认的发病机制包括造血干细胞异常（"种子学说"）、骨髓造血微环境缺陷（"土壤学说"）、免疫机制异常（"虫子学说"）。目前认为"虫子学说"即

T淋巴细胞异常活化、功能亢进造成骨髓损伤在原发性获得性AA发病机制中占主要地位。

【诊断】

（一）临床表现

1．症状

（1）贫血：特点为进行性，与出血不成比例，一般抗贫血治疗无效。

（2）出血：自发性，可发生在皮肤、黏膜和内脏。

（3）感染：全身或局部，致病菌可为细菌、病毒或真菌。

2．体征

（1）贫血：面色苍白、心率加快等。

（2）出血：皮肤紫癜、瘀斑。

（3）感染：发热。

（4）一般无肝、脾大。

（二）诊断标准

（1）血常规检查：全血细胞（包括网织红细胞）减少，淋巴细胞比例增高。至少符合以下3项中两项：Hb < 100 g/L，plt < 50×10^9/L，中性粒细胞绝对值（ANC）< 1.5×10^9/L。

（2）骨髓穿刺：多部位（不同平面）骨髓增生减低或重度减低；骨髓小粒空虚，非造血细胞（淋巴细胞、网状细胞、浆细胞、肥大细胞等）比例增高；巨核细胞明显减少或缺如；红系、粒系细胞均明显减少。

（3）骨髓活检（髂骨）：全切片增生减低，造血组织减少，非造血细胞增多，网硬蛋白不增加，无异常细胞。

（4）排除性检查：必须除外先天性和其他获得性、继发性BMF。

（三）AA分型

1．重型AA（SAA）诊断标准　①骨髓细胞增生程度＜正常的25%；正常的25% ≤骨髓细胞增生程度＜50%，则残存的造血细胞应＜30%。②血常规需具备下列3项中的两项：ANC < 0.5×10^9/L，网织红细胞绝对值 < 20×10^9/L，plt < 20×10^9/L。若ANC < 0.2×10^9/L，则诊断为极重型AA（VSAA）。

2．非重型AA（NSAA）诊断标准　未达到SAA。根据是否依赖血液制品输注，将NSAA分为输血依赖型（TD-NSAA）和非输血依赖型（NTD-NSAA），TD-NSAA有向SAA转化风险。平均每8周至少1次成分输血，且输血依赖持续时间 ≥ 4 个月者称为 TD-NSAA。

【鉴别诊断】

AA 应与其他引起全血细胞减少的疾病相鉴别。AA 属于 BMF。BMF 可以分为先天性和获得性两种，而获得性 BMF 又分为原发性和继发性。

1. 先天性 BMF　先天性骨髓衰竭性疾病是一类遗传性疾病，其中以范科尼贫血最常见。这类患者除了有全血细胞减少的表现外，还伴有多发性先天性畸形。确诊主要依赖于淋巴细胞染色体断裂试验阳性。先天性 BMF 多于儿童期发病，极少数患者可成年期发病而无畸形或发育不全。对于 40 岁以下成年 AA，有条件者应常规做染色体脆性试验。

2. 获得性 BMF

(1) 阵发性睡眠性血红蛋白尿症（PNH）：PNH 患者可反复发作血红蛋白尿及黄疸、脾大。不典型患者全血细胞减少，骨髓增生低下，无血红蛋白尿发生，易误诊为 AA。检测外周血红细胞和白细胞表面葡萄糖磷酸异构酶（GPI）锚链蛋白可以鉴别。

(2) 低增生性 MDS/AML：低增生性 MDS 具备如下特点，增生减低，一系或多系病态造血；外周血可见幼稚细胞；骨髓活检可见网状纤维、CD34+ 细胞增加以及幼稚前体细胞异常定位（ALIP）。低增生性 AML 可表现为全血细胞减少，鉴别点在于骨髓原始细胞比例在 20% 以上，可同时伴有某些细胞遗传学或分子生物学异常。

(3) 自身抗体介导的全血细胞减少：包括伊文思综合征和免疫性全血细胞减少等。可检测到外周成熟血细胞的自身抗体或骨髓未成熟血细胞的自身抗体，患者可有全血细胞减少并骨髓增生减低，但外周血网织红细胞或中性粒细胞比例往往不低甚或偏高，骨髓红系细胞比例不低且易见"红系造血岛"，Th1/Th2 降低（Th2 细胞比例增高）、CD5+ B 细胞比例增高，血清 IL-4 和 IL-10 水平增高，对糖皮质激素和（或）大剂量静脉滴注丙种球蛋白、CD20 单抗、环磷酰胺（CTX）等治疗反应较好。

(4) 大颗粒淋巴细胞（LGL）白血病：可表现为全血细胞减少，和（或）脾大症状等。流式细胞术检测外周血持续性 LGL 数量增多，TCR 基因重排等检测证实 LGL 为克隆性增殖。

(5) 急性造血停滞：本病常由病毒或某些细菌感染引起，表现为全血细胞短期内显著减少，病程常常呈自限性，经充足支持治疗后预后较好。

(6) 霍奇金淋巴瘤或非霍奇金淋巴瘤：可表现为全血细胞减少、骨髓增生减低、骨髓涂片可见局部淋巴瘤细胞浸润。AA 患者淋巴细胞显著增高，但是为正常淋巴细胞，可通过免疫分型和基因重排检测与淋巴瘤细胞进行区分。其他如脾大等特征也可作为鉴别 AA 与淋巴瘤的依据。

（7）原发性骨髓纤维化：可表现为全血细胞减少，外周血可检测到泪滴样异常红细胞、幼粒细胞 / 幼红细胞，脾大。骨髓易干抽，骨髓活检可见巨核细胞增生和异型巨核细胞，网状纤维和（或）胶原纤维。

【治疗】

1. 支持治疗　支持治疗是 AA 患者的基础治疗。

（1）成分血输注：输注红细胞及血小板以维持患者适宜的血细胞计数水平有助于改善患者贫血、出血等临床症状。国内推荐红细胞输注指征为 Hb < 60 g/L。老年（≥ 60 岁）、代偿反应能力低（如伴有心、肺疾病）、需氧量增加（如感染、发热、疼痛等）、氧气供应缺乏加重（如失血、肺炎等）时红细胞输注指征可放宽为 Hb ≤ 80 g/L。存在血小板消耗危险因素〔感染、出血、使用抗生素或抗胸腺细胞球蛋白（ATG）/ 抗淋巴细胞球蛋白（ALG）等〕者或 SAA 预防性血小板输注指征为 plt < 20×10⁹/L，病情稳定者为 plt < 10×10⁹/L。

（2）感染的预防及治疗：NSAA 患者外周血中性粒细胞减少较轻，发生感染的机会较少。SAA 患者由于持续的中粒细胞缺乏和单核细胞减少，发生感染的风险极高，应予保护性隔离，有条件者应入住层流病房。AA 患者发热同样遵循"中性粒细胞减少伴发热"的治疗原则处理。

（3）祛铁治疗：AA 患者药物治疗起效相对较慢，药物起效前或治疗无效的患者需依赖输血治疗，长期反复输血会导致患者发生铁过载。过量的铁沉积于肝、心脏等重要器官可引发严重后果，增加患者死亡风险。输红细胞悬液超过 20 U 和（或）血清铁蛋白水平高于 1 000 μg/L 的患者应酌情进行祛铁治疗。治疗药物以铁螯合剂为主，推荐应用去铁胺、地拉罗司。

（4）疫苗的预防和接种：一些研究报道显示接种疫苗可诱发 BMF 或 AA 复发，除非绝对必要否则不主张接种疫苗（包括流感疫苗）。

2. AA 的治疗　SAA 一经确诊应尽早启动治疗，研究显示 SAA 诊断 30 天内启动治疗疗效明显优于 30 天后启动治疗组。确诊为 SAA 患者及 TD-NSAA 的标准疗法：对年龄 ≤ 40 岁且有 HLA 相合同胞供者的 SAA 患者，如无活动性感染和出血，首选 HLA 相合同胞供者造血干细胞移植（MSD-HSCT）。对无 HLA 相合同胞供者和年龄 > 40 岁的患者首选免疫抑制治疗（IST）［ATG/ALG + 环孢素 A（CsA）］联合促血小板生成素受体激动剂（TPO-RA）和（或）其他促造血的治疗方案，HLA 相合非亲缘造血干细胞移植（MUD-HSCT）或单倍体造血干细胞移植（Haplo-HSCT）目前提倡用于 IST 无效的年轻 SAA 患者。对 NTD-NSAA 可采用 CsA 联合 TPO-RA 和（或）其他促造血治疗。

（1）免疫抑制治疗（IST）：T 淋巴细胞功能亢进是 AA 的主要发病机制，针对性地抑制 T 淋巴细胞功能可以使 AA 患者恢复造血。IST 联合 TPO-RA 方案确立为不适合移植 SAA 患者的一线治疗方案。

1）ATG/ALG：ATG 和 ALG 是 SAA 的标准首选药物治疗。兔源 ATG（法国）剂量为 2.5 ~ 3.5 mg/（kg·d），猪源 ALG（中国）剂量为 20 ~ 30 mg/（kg·d），连续使用 5 日。输注之前均应按照相应药品制剂说明进行皮试和（或）静脉试验，试验阴性方可接受 ATG/ALG 治疗。每日用 ATG/ALG 时同步应用肾上腺糖皮质激素防止过敏反应。急性期不良反应包括：超敏反应、发热、僵直、皮疹、高血压或低血压及液体潴留。血清病反应（关节痛、肌痛、皮疹、轻度蛋白尿和血小板减少）一般出现在 ATG/ALG 治疗后 1 周左右，因此糖皮质激素应足量用至 15 日，随后减量，一般 2 周后减完（总疗程 4 周），出现血清病反应者则静脉应用肾上腺糖皮质激素冲击治疗。

第 1 次 ATG/ALG 治疗无效或复发患者可选择 HSCT 或第 2 次 ATG/ALG 治疗。选择第 2 次 ATG/ALG 治疗，应与前次治疗间隔 3 ~ 6 个月，第 2 个疗程的 ATG/ALG，宜尽可能采用动物种属来源与前次不同的 ATG/ALG 剂型，以减少过敏反应和严重血清病发生的风险。

2）CsA：CsA 联合 ATG/ALG 用于 SAA 时，CsA 口服剂量为 3 ~ 5 mg/（kg·d），建议与 ATG/ALG 同时应用。CsA 治疗 AA 的确切有效血药浓度并不明确，有效血药浓度窗较大，一般目标血药浓度（C0 谷浓度）为成人 150 ~ 250 μg/L。临床可根据血药浓度及疗效调整 CsA 的应用剂量。CsA 主要的不良反应为消化道反应、齿龈增生、色素沉着、肌肉震颤、肝肾功能损害，少数出现头痛和血压变化；因此，服用 CsA 期间应定期检测血压、肝肾功能，出现上述不良反应可通过 CsA 减量或停药予以纠正。

3）TPO-RA：TPO-RA 包括海曲泊帕、艾曲泊帕、阿伐曲泊帕、罗米司亭等，其中海曲泊帕在我国获批用于难治成人 SAA，艾曲泊帕在美国获批治疗初诊及难治 SAA，其他 TPO-RA 的临床研究均正在进行，目前多为探索性治疗。

（2）造血干细胞移植：MSD-HSCT 目前仍被认为是 SAA 与 TD-NSAA 适合移植患者的首选治疗方案。对 IST 无效、适合移植但无 HLA 相合同胞供者的 SAA 与 TD-NSAA 患者，也可采用替代供者移植，包括 MUD-HSCT、Haplo-HSCT 和脐带血移植（CB-HSCT）。

（3）其他方案

1）其他免疫抑制剂：也有研究显示抗 CD52 单抗、他克莫司、西罗莫司、环磷酰胺（Cy）等对于难治、复发 SAA 有效。

2）其他促造血治疗：雄激素可以刺激骨髓红系造血，减轻女性 AA 患者月经期出血过多，且具有端粒调节作用，常用的雄激素包括司坦唑醇、十一酸睾酮、达那唑等。国内研究显示重组人血小板生成素（TPO）及 IL-11 联合 IST 也可治疗 SAA。粒细胞集落刺激因子（G-CSF）在 IST 治疗时代具有加速中性粒细胞恢复、协助控制感染等作用，到目前为止无证据表明 G-CSF 可增加克隆演变的风险。也有研究显示加用促红细胞生成素（EPO）可加速造血恢复。

3. AA 的疗效标准　我国再生障碍性贫血疗效标准如下：

（1）基本治愈：贫血和出血症状消失，Hb 男性达 120 g/L、女性达 110 g/L，WBC $> 4 \times 10^9$/L，plt $> 100 \times 10^9$/L，随访 1 年以上未复发。

（2）缓解：贫血和出血症状消失，Hb 男性达 120 g/L、女性达 100 g/L，WBC 达 3.5×10^9/L 左右，plt 也有一定程度增加，随访 3 个月病情稳定或继续进步。

（3）明显进步：贫血和出血症状明显好转，不输血，Hb 较治疗前 1 个月内常见值增长 30 g/L 以上，并能维持 3 个月（判定以上 3 项疗效标准者，均应 3 个月内不输血）。

（4）无效：经充分治疗后，症状、血常规未达明显进步。

【预后】

AA 预后与分型和治疗方法密切相关。SAA 起病急，病情重，死亡率高，虽随着治疗方法的改进，预后明显改善，但仍有 1/3 患者死于出血和感染。NSAA 患者经合理治疗多数可缓解甚至治愈，仅少数进展为 SAA。

（胡　敏　黄纯兰）

第三节　温抗体型自身免疫性溶血性贫血

温抗体型自身免疫性溶血性贫血（warm antibody autoimmune hemolytic anemia，温抗体型 AIHA）为免疫调节功能紊乱，产生抗自身红细胞抗体，吸附于红细胞表面而引起的一种溶血性贫血。抗人球蛋白试验大多阳性。

【病因】

本病原发性占 45%，其余病例继发于下列相关疾病：

1．感染性疾病，特别是病毒感染。

2．自身免疫性疾病，如系统性红斑狼疮、类风湿关节炎、低丙种球蛋白血症及获得性免疫缺陷综合征。

3．淋巴细胞增殖性疾病，如淋巴瘤等。

4．使用药物，如青霉素、头孢菌素等。

【诊断要点】

1．症状　原发性温抗体型自身免疫性溶血性贫血患者多为女性，年龄不限。且需注意近 4 个月内患者有无输血或特殊药物服用史。临床表现除溶血和贫血外，无特殊症状。继发性自身免疫性溶血性贫血常伴有原发疾病的临床表现。

2．体征　半数有轻中度脾大，1/3 者有黄疸及肝大。

3．实验室检查

（1）贫血程度不一，有时很严重，可暴发急性溶血现象。外周血涂片可见数量不等的球形细胞及幼红细胞。偶见红细胞被吞噬现象。网织红细胞增多。

（2）骨髓涂片呈幼红细胞增生象，偶见红细胞系统轻度巨幼样变。

（3）再生障碍危象时网织红细胞极度减少，骨髓象呈再生障碍，血常规呈全血细胞减少。

（4）抗人球蛋白试验：直接试验阳性最具诊断意义，主要为抗 IgG 和抗 C3 型，偶有抗 IgA 型。间接试验可为阳性或阴性。

【鉴别诊断】

遗传性球形细胞增多症：本患者外周血的球形红细胞占比＞ 10%；红细胞渗透脆性增高，高于对照者 0.08% 以上；有阳性家族史，无论有无症状，诊断可基本成立。若有阳性家族史，但外周血球形细胞未达到诊断标准（5% 左右），需做温育后的红细胞渗透脆性试验、自溶试验、酸化甘油溶血试验等加以证实。

【治疗】

1. 病因治疗 积极寻找病因，治疗原发病最为重要。

2. 糖皮质激素 为治疗温抗体型 AIHA 的首选药物。开始剂量要充足，泼尼松 1 ~ 1.5 mg/（kg·d）、分次口服。约 1 周后红细胞快速上升。如治疗 3 周无效，更换其他疗法。红细胞数恢复正常后维持治疗剂量 1 个月。每周减少口服量 10 ~ 15 mg；待剂量达 30 mg/d，每周或每 2 周再减少日服量 5 mg；至剂量仅 15 mg/d 后，每 2 周减少日服量 2.5 mg。小剂量泼尼松（5 ~ 10 mg）持续至少 3 ~ 6 个月。足量糖皮质激素治疗 3 周无反应则视为激素治疗无效。

3. 脾切除 二线治疗，有效率约 60%。指征为：①糖皮质激素无效；②泼尼松维持量大于 10 mg/d；③有激素应用禁忌证或不能耐受。术后复发病例再用糖皮质激素治疗，仍可有效。

4. 利妥昔单抗 剂量为 375 ng/（m^2·d），在第 1、8、15、22 天使用，共用 4 次。

5. 免疫抑制剂 指征为：①使用糖皮质激素和脾切除都不缓解者；②脾切除有禁忌；③泼尼松维持量需 10 mg/d 以上。

常用的免疫抑制剂有硫唑嘌呤、环磷酰胺、甲氨蝶呤及丙卡巴肼（甲基苄肼）等。硫唑嘌呤剂量为 1.5 ~ 2 mg/（kg·d）。免疫抑制剂可与糖皮质激素同用，待血常规缓解后，可先将糖皮质激素减量停用。免疫抑制剂如硫唑嘌呤可用 25 mg、隔日一次或每周 2 次维持。总疗程约需半年左右。利妥昔单抗用法为 375 mg/（m^2·w），连续 4 周，有效率为 40% ~ 100%。

6. 其他疗法 大剂量丙种球蛋白静脉注射、血浆置换术都可取得一定疗效，但作用不持久。

7. 输血 贫血较重者输洗涤红细胞，且速度应缓慢，必要时启动紧急输血。

（张 健 黄纯兰）

第四节　β-珠蛋白生成障碍性贫血

β-珠蛋白生成障碍性贫血（β-地中海贫血）是由于β-珠蛋白基因缺陷导致珠蛋白链合成减少或缺乏引起的遗传性溶血性贫血。

【病因】

β-珠蛋白生成障碍性贫血是常染色体显性遗传病。

【诊断要点】

1. 重型

（1）症状：贫血，患儿发育不良、智力迟钝，家系调查可证明患者的父母均为轻型β-珠蛋白生成障碍性贫血。

（2）体征：黄疸、肝大、脾大；儿童有骨骼改变，如颧骨隆起、眼距增宽、鼻梁低平。

（3）实验室检查：Hb < 60 g/L，呈小细胞低血色素性贫血，红细胞形态不一、大小不均，有靶形红细胞（10% 以上），网织红细胞增多。骨髓中红系细胞极度增生。血红蛋白电泳发现血红蛋白 F（HbF）> 30%。儿童患者 X 线摄片可见骨外板骨小梁条纹清晰，呈直立的毛发样等（凡符合上述临床表现、有重度溶血性贫血、HbF > 30%，并能除外 HbF 增加的其他珠蛋白生成障碍性贫血者，可诊断重型β-珠蛋白生成障碍性贫血。为进一步确定诊断可做 α-珠蛋白链和 β-珠蛋白链的合成比例测定和基因分析）。

2. 轻型

（1）症状：无症状或有轻度贫血症状。儿童患者父亲或母亲为β-珠蛋白生成障碍性贫血杂合子，患者为杂合子（β⁺）。

（2）体征：肝、脾未变大。

（3）实验室检查：血红蛋白稍降低或正常，末梢血中可有少量靶形红细胞，红细胞轻度大小不均。$HbA_2 > 3.5\%$，HbF 正常或轻度增加（不超过 5%）。诊断需除外其他珠蛋白生成障碍性贫血和缺铁性贫血。

3. 中间型

（1）症状和体征介于重型和轻型β-珠蛋白生成障碍性贫血之间。

（2）实验室检查同重型β-珠蛋白生成障碍性贫血，HbF 可达 10%。

（3）遗传学：父亲或母亲均为β-珠蛋白生成障碍性贫血杂合子，但其中一方持续存在 HbF；或父母中一方为β-珠蛋白生成障碍性贫血杂合子，而另一方为 α- 珠蛋白生成障碍性贫血。

（4）凡符合上述条件者可诊断本病。多种不同基因的异常引起的中间型 β- 珠蛋白生成障碍性贫血需依据基因分析和 Hb 结构分析结果做出区分。

【治疗】

1. 无贫血或仅有轻度贫血的轻型 β- 珠蛋白生成障碍性贫血一般不需治疗。

2. 本病尚无根治方法。对诱发溶血的因素如感染等应积极防治。

3. 近年主张高输血疗法，经常保持血红蛋白在 100 g/L。

4. 为了减少白细胞或血小板组织配型不合而引起的输血反应，可使用洗涤后的浓集红细胞或冰冻保存的红细胞。

5. 脾切除适用于重型 β- 珠蛋白生成障碍性贫血伴脾功能亢进及明显压迫症状者。

6. 反复输血、铁负荷过重的患者可能死于心肌含铁血黄素沉着症。近年推荐铁螯合剂治疗，来促进铁的排泄。例如去铁胺（deferoxamine）12 ~ 13 mg/（kg·d）、肌内注射，每月 4 ~ 6 次。因不良反应少，可长期应用。

7. 异基因造血干细胞移植，这是目前唯一根治重型 β- 海洋性贫血的治疗措施。

（张　健　黄纯兰）

第五节　急性白血病

急性白血病（acute leukemia，AL）为血液系统最常见的恶性疾病，分为急性髓细胞性白血病（AML）和急性淋巴细胞白血病（ALL）两大类，临床表现以进行性贫血、广泛的出血倾向、感染全身中毒症状及浸润症状为主，骨髓检查在临床上有确诊意义。

【病因】

绝大多数无病因学依据，部分患者统计学上与病毒、化学毒物及放射线损害有关。

【诊断要点】

1. 症状　起病急，以进行性贫血、多部位出血、严重感染中毒症状及全身浸润症状为主。部分患者可以单纯贫血为主要表现，如 M_2 型；部分患者可以上呼吸道感染及口腔炎症为主要表现，如 M_5 型等。其临床表现具有相对多样性。

2．体征　肝、脾大，以及淋巴结肿大及皮肤、黏膜出血征，贫血为主要体征。ALL 患者肝、脾大，以及淋巴结肿大较明显，可出现巨脾及纵隔肿块；AML 患者常不明显。胸骨压痛常为急性白血病的典型浸润体征，有时具有诊断意义，急性白血病的体征还包括其他相关的体征，如感染、中枢神经系统被浸润及 DIC 的体征等。

3．实验室检查

（1）血常规：大多数白细胞数明显增加且有形态学改变，即有白血病细胞，极少数无上述变化者称为白细胞不增多性白血病，红细胞及血小板多数受抑制减少。血涂片分类可见数量不等的原始细胞和幼稚细胞。

（2）骨髓涂片及骨髓组化染色：骨髓涂片中发现，原始细胞≥骨髓有核细胞的 20%，红系、巨核系受抑制，组织化学染色可帮助鉴别急性淋巴细胞白血病、急性粒细胞白血病及急性单核细胞白血病。研究者提出原始细胞 < 20% 但伴有 t（15；17）/*PML-RARA*、t（8；21）/*RUNX1-RUNX1T1*，inv（16）或 t（16；16）/*CBFB-MYH11* 者亦可诊断为 AML。

（3）免疫学检查：通过各种白血病细胞上的免疫标志物不同，可更准确地分辨急性白血病的各亚型，即免疫分型。

（4）细胞遗传学检查：伴有特异的细胞遗传学和分子生物学改变，某些特殊核型对白血病有诊断意义。如 Ph 染色体常为慢性粒细胞白血病的特征，t（15；17）（q22；q12）常为急性早幼粒细胞白血病（M_3 型）的特征。

（5）血液生化学检查：在白血病中可发现和浸润有关的相应的生化指标，如肝、肾功能异常等。亦能发现和高白血病细胞有关的生化学异常，如血尿酸增高等。

【鉴别诊断】

1．骨髓增生异常综合征（MDS）　以应鉴别克隆性病态造血为主要特征的 MDS-IB1 与 MDS-IB2 型。除病态造血外，外周血中可有原始细胞和幼稚细胞增多，但骨髓中原始细胞 < 20%，故行骨髓穿刺可鉴别。

2．感染引起白细胞异常　如传染性单核细胞增多症、传染性淋巴细胞增多症等，多属良性疾病，可治愈。

3．再生障碍性贫血　易与低增生性白血病混淆，骨髓穿刺可将两类疾病鉴别。

【治疗】

1．支持、对症治疗　包括抗感染、止血、纠正贫血、防治高尿酸血症等。

（1）紧急处理高白细胞血症：血中白细胞＞100×10^9/L，应紧急使用血细胞分离机，单采清除过高的白细胞，同时给予水化和化疗。

（2）抗生素运用：宜选用高效、广谱抗生素控制感染，在化疗期间虽无明显感染灶，亦有预防性使用抗生素的指征，但抗菌谱应相应调整。

（3）止血：皮肤、黏膜出血首选激素口服，出血倾向明显且有脏器出血时输注血小板，合并弥散性血管内凝血（DIC）时则按 DIC 处理。一般的止血药物如酚磺乙胺（止血敏）等常被选用，临床无确切疗效；局部止血（如口腔、消化道止血等），可选用凝血酶。中药止血剂（如云南白药）有一定的疗效，常可运用。

（4）纠正贫血：输注红细胞悬液。

（5）防止高尿酸血症：多饮水及口服别嘌呤醇 0.1 g，每日 3 次。

2．抗白血病治疗

（1）联合化疗的步骤　分诱导缓解和缓解后治疗。缓解后治疗包括强化治疗 / 巩固治疗，并防治髓外白血病（CNS-L 和睾丸白血病），继之以维持治疗，维持治疗常需坚持 3 年以上。

（2）常用诱导缓解标准方案

1）ALL：L-DVP 方案，D（柔红霉素）：40 ～ 60 mg/m²，静脉滴注，第 1、8、15、22 日。V（长春新碱）：2 mg，静脉推注，第 1、8、15、22 日。P（强的松）：40 ～ 60 mg，一日一次，共 28 日。在上述 3 种药物联合的基础上加左旋门冬胺酶（L-ASP）则为 L-DVP 方案，用法为 10 000 U，静脉滴注，一日一次，7 ～ 10 日。L-DVP 方案疗效佳，应选用。

2）AML［非急性早幼粒细胞白血病（APL）］：DA/HA 方案。

DA 方案：D（柔红霉素）60 ～ 90 mg/（m²·d）。静脉滴注，一日一次，3 日。A（阿糖胞苷）100 ～ 200 mg/d，静脉滴注，7 日。

HA 方案：H（高三尖杉酯碱）4 ～ 6 mg 静脉滴注，5 ～ 7 日。DA 方案疗效明显优于 HA 方案。近年用去甲氧柔红霉素取代柔红霉素疗效更佳，其用法为去甲氧柔红霉 10 ～ 15 mg，静脉滴注，一天一次，3 日。

3）APL：常用全反式维甲酸（ATRA）及亚砷酸（ATO）双诱导治疗，但需警惕白细胞升高所导致的分化综合征（differential syndrome）。它主要是由于细胞因子大量释放及黏附分子表达增加，出现发热、肌肉疼痛、呼吸窘迫、肺间质浸润、胸腔积液、心包积液、体重增加、低血压、急性肾衰竭等症状，甚至死亡。一旦出现，可予以糖皮质激素治疗，暂停 ATRA。

（3）常用的缓解后巩固强化方案：预后良好组选择大剂量阿糖胞苷为主的化疗方案进行巩固，预后不良组首选同种异基因造血干细胞移植（allo-HSCT）。

1）AML：中、大剂量阿糖胞苷方案（HD-Ara-c），常为 4～6 疗程。

2）ALL：中剂量甲氨喋呤方案，疗程亦为 4～6 疗程。

（4）髓外白血病防治方案

1）中枢神经系统白血病（CNS-C）：基础疾病完全缓解（CR）以后行甲氧氯普胺（MTX）鞘内注射，每周一次，疗程为 4～6 次，如已发生 CNS-L，则每周两次至症状缓解。

2）睾丸白血病：X 线放射治疗。

（5）诱导缓解的目的及要求：诱导缓解的目的为使患者获得 CR，且要求力争两疗程内达到 CR。

3．联合化疗副作用处理

（1）消化道副作用：选用抗组胺药物及镇静剂，如胃复安 10 mg 加异丙嗪 25 mg，化疗前肌注，亦可选择恩丹西酮、格拉司琼等高选择性组胺及 5-HT 受体拮抗剂，对抗消化道反应，疗效更佳。

（2）骨髓抑制的处理：骨髓抑制常为患者病情加重的原因，应及时刺激红系、粒系及巨核系增生及恢复，临床上常选用粒细胞集落刺激因子（G-CSF）及粒细胞-巨噬细胞集落刺激因子（GM-CSF），疗效肯定。成分血输注，如红细胞悬液、血小板等。

（3）其他副作用处理：如神经毒性、肾毒性、心脏毒性等副作用的处理可依据具体情况而定。

4．免疫及靶向治疗

（1）急性早幼粒细胞白血病（APL）：全反式维甲酸及亚砷酸。

（2）嗜碱性粒细胞白血病（PH）+ALL：酪氨酸激酶抑制剂（TKI），如甲磺酸伊马替尼、达沙替尼、泊纳替尼等。

（3）急性髓细胞性白血病：米哚妥林（FMS 样的酪氨酸激酶 3 抑制

剂，FLT3 抑制剂）、恩西地平［异柠檬酸脱氢酶 2（IDH2）抑制剂］、艾伏尼布（IDH1 抑制剂）。

（4）抗体偶联药物：CD33 单克隆抗体、CD3/CD19 双抗、CD22 抗体偶联药物等。

（5）细胞免疫治疗：嵌合抗原受体 T 细胞（CAR-T）免疫疗法。

5．干细胞移植　同种异基因 HSCT 为彻底治愈白血病的手段，部分中危及所有高危患者在 CR1 阶段尽可能早期完成。

6．老年及不适合大剂量化疗急性髓细胞性白血病患者的治疗　阿扎胞苷联合维奈托克（BCL-2 抑制剂）。

7．复发难治性急性白血病的治疗　换用既往未使用的药物组合，如 FLAG（氟达拉滨、阿糖胞苷等方案），CLAG（克拉屈滨＋阿糖胞苷＋粒细胞集落刺激因子）等，达到完全缓解后尽早行同种异基因 HSCT。

（吴鹏强　黄纯兰）

第六节　慢性髓细胞性白血病

慢性髓细胞性白血病（chronic myelogenous leukemia，CML），是一种发生在多能造血干细胞的恶性骨髓增生性肿瘤，主要涉及髓系。其临床特点为粒细胞明显增多、巨脾，患者有特征性 Ph 染色体和（或）*BCR-ABL* 融合基因。此病自然病程 3～5 年；按照自然病程分为慢性期（CP）、加速期（AP）和急变期（BP/BC），急性变是主要的死亡原因。

【病因】

未能发现确切病因，和化学毒物、射线损伤及遗传有关。

【诊断要点】

1．症状

（1）巨脾常为首要表现。

（2）胃肠道受压迫的症状，如左上腹坠胀感、纳差等。

（3）代谢亢进的表现，如低热、乏力、盗汗、消瘦等。

（4）慢性期一般无贫血、出血表现。

（5）部分患者有高黏滞综合征表现（头晕、头痛及小栓塞等）。

2．体征　常能发现巨脾，加速期或急变期可见急性白血病的各种体征。

3. 实验室检查

(1) 血常规：白细胞明显增多，常超过 100×10^9/L，以晚幼粒细胞以下细胞为主，原始粒细胞不超过 10%。大多数患者血小板在慢性期增多，血红蛋白在慢性期正常。

(2) 骨髓象：骨髓增生明显活跃至极度活跃，以粒细胞为主，分类中各期细胞均增加，但以中幼粒以下细胞为主。慢性期原始细胞 < 5%，加速期原始细胞为 10% ~ 20%，急变期则原始细胞 ≥ 20%。中性粒细胞碱性磷酸酶明显降低。

(3) Ph 染色体：t（q；22）（q34；q11）为特征性染色体，9 号染色体上臂上的 ABC 原癌基因异位到 22 号染色体长臂上的 *BCR* 基因上，形成了一个新的 *BCR-ABC* 融合基因。

(4) 血生化：血尿酸明显增高，血清乳酸脱氢酶增高。

【鉴别诊断】

CML 应注意与能引起脾大的其他疾病鉴别，如肝硬化、血吸虫病、黑热病等。部分患者还应与类白血病反应、骨髓纤维化鉴别。

【治疗】

1. 一般治疗　多饮水，降低血尿酸，应用活血化瘀药或行治疗性白细胞单采降低高黏滞状态。

2. 分子靶向治疗　酪氨酸激酶抑制剂（TKI），竞争性阻断 ABL 蛋白酪氨酸激酶与 ATP 的结合，阻止其激活下游信号。常用一代 TKI 甲磺酸伊马替尼 400 mg/d；中高危患者可使用二代 TKI，如尼洛替尼、达沙替尼、氟马替尼等；针对 ABL 激酶区发生 *T315I* 突变的患者，可选择普纳替尼或奥雷巴替尼等三代 TKI。

3. 降白细胞细胞治疗　羟基脲为首选，治疗剂量为 4 ~ 6 g/d，白细胞降低约 7 ~ 10 天起，白细胞降低后应据病情调整剂量。白细胞恢复到 10×10^9/L 时用维持剂量维持。羟基脲维持剂量约为 1 g/d。

4. 干扰素 -α　干扰素 -α 为治疗 CML 的药物，它可使部分 Ph 染色体减少或阴转，改变 CML 的病程，即有延缓急变的作用。常用量为 300 万 ~ 500 万 U/（m²· d）、皮下或肌内注射，每周 3 ~ 7 次。

5. 异基因造血干细胞移植　近年由于 TKIs 的广泛应用，同种异基因 HSCT 已较少应用于慢性期的患者，仅针对加速或急变期患者或对 TKIs 广泛耐药的患者。

（吴鹏强　黄纯兰）

第七节 淋巴瘤

淋巴瘤（lymphoma）为起源于淋巴结和淋巴组织，其发生大多与免疫应答过程中淋巴细胞增殖分化产生的某种免疫细胞恶变有关，是免疫系统的恶性肿瘤。淋巴细胞由 B 淋巴细胞、T 淋巴细胞、天然杀伤（NK）细胞、树突（DC）细胞等组成，每种细胞有多个发育阶段，淋巴瘤可发生于每种细胞的任何发育阶段。而且淋巴细胞分布于全身淋巴结和器官组织，因此淋巴瘤可发生在全身各个部位。

我国发病率低于欧美国家和日本，欧美非霍奇金淋巴瘤（non-Hodgkin's lymphoma，NHL）发病率 19/10 万，每年增长 3%～4%，我国城市发病率高于农村。男性发病率 1.39/10 万，女性 0.84/10 万。NHL 好发于成年，平均年龄 40～55 岁，以 B 细胞淋巴瘤为主，儿童以 T 细胞淋巴瘤居多。死亡率 1.5/10 万，居肿瘤死亡的第 11～13 位。

临床上以无痛性进行性淋巴结肿大为特征，常伴有发热、盗汗、消瘦、肝大，晚期有贫血、恶病质等表现，分为霍奇金淋巴瘤（Hodgkin's lymphoma，HL）和 NHL 两大类，我国主要以非霍奇金淋巴瘤常见。NHL 发病最多的类型为弥漫大 B 细胞淋巴瘤（DLBCL），HL 发病最多的类型为混合细胞型。各型 NHL 构成比见图 17-1。

【淋巴细胞生长发育及其表面标志物】

T 细胞和 B 细胞均来源于骨髓的多能干细胞，多能干细胞经淋巴干细胞分化为前 T 细胞和前 B 细胞。前 T 细胞在胸腺内分化为成熟 T 细胞，成熟 T 细胞经血流分布至外周免疫器官的胸腺依赖区定居，在受相应的抗原刺激后，即发生活化、增殖并分化为效应 T 细胞和记忆 T 细胞，发挥免疫调节和细胞免疫功能。前 B 细胞在骨髓中分化成熟，成熟 B 细胞主要发挥体液免疫功能。淋巴瘤的病理分型与正常淋巴细胞分化阶段相对应，因此要理解淋巴瘤的病理分型必须熟悉正常淋巴细胞的分化发育过程。

1. T 淋巴细胞的发育及其表面标志物 T 祖细胞（pro-T）受胸腺上皮分泌的趋化因子吸引自骨髓进入胸腺，在进入胸腺被膜下未达胸腺皮质前称为前胸腺淋巴细胞（前 T 细胞，pre-T），进入胸腺皮质后称为胸腺细胞，胸腺细胞历经双阴性细胞（DN，$CD4^-CD8^-$）、双阳性细胞（DP，$CD4^+CD8^+$）阶段，最后进入胸腺髓质以及释放到外周血，称为成熟 T 细

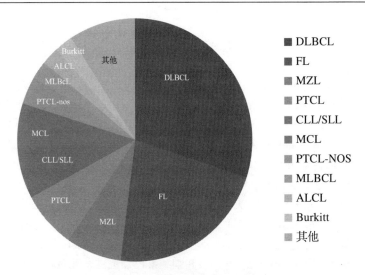

图 17-1　各型 NHC 构成比例

DLBCL，弥漫大 B 细胞性淋巴瘤；FL，滤泡淋巴瘤；MZL，边缘区淋巴瘤；PTCL，外周 T 细胞淋巴瘤；CLL/SLL，慢性淋巴细胞白血病 / 小细胞淋巴瘤；MCL，套细胞淋巴瘤；PTCL-NOS，外周 T 细胞淋巴瘤，非特指型；MLBCL，纵隔大 B 细胞淋巴瘤；ALCL，间变性大细胞淋巴瘤；Burkitt，伯基特淋巴瘤。

胞即外周 T 细胞。T 细胞在胸腺发育的不同阶段，可表达不同的细胞表面分子（表 17-1），这些分化抗原不仅是 T 细胞不同发育阶段的表面标志，同时一定程度上影响着 T 细胞在胸腺中的发育。依据构成 T 细胞受体亚单

表17-1　T 淋巴细胞成熟过程中抗原的表达

发育阶段	表面标志物
T 组细胞	CD34、TdT、CD7、CD2、HLA-DR
前 T 细胞	TdT、CD7、CD2、CD5、$CD45^{dim}$、cCD3
皮质 T/ 胸腺细胞	TdT、$CD7^{dim}$、CD2、CD5、CD45、cCD3、CD1、CD4、CD8、TCR
髓质 / 成熟 T 细胞	CD7、CD2、CD5、$CD45^{high}$、CD3、CD4、CD8、TCR

注："dim" 标记的抗原为在相应阶段较其他阶段表达低，"high" 标记的抗原为在相应阶段的表达量是在发育过程中最高的。

位不同将 T 细胞分为两类, aβT 细胞和 γδT 细胞。γδT 细胞占 T 细胞的 5%,分布在脾红髓、小肠上皮等部位。aβT 细胞进一步分为 CD4⁺ 或 CD8⁺ 细胞, 前者是辅助细胞, 后者是抑制 / 杀伤 T 细胞。NK 细胞起源于骨髓, 其发育不依赖胸腺, 免疫表型为 CD3⁻CD16⁺CD56⁺。与 B 细胞不同, T 细胞淋巴瘤尚无特异的免疫表型谱借以分类, WHO 有关分类更多参照了起源部位、形态、免疫表型、细胞遗传学等多项参数。

2. B 淋巴细胞发育分为两个阶段　第一阶段为非抗原依赖性, 经历 B 祖细胞 (pro-B)、前 - 前 B 细胞 (pre-pre-B)、前 B 细胞 (pre-B)、未成熟 B 细胞 (immature-B)、成熟 B 细胞 / 原态 B 细胞 (mature-B/B1); 第二阶段 B 淋巴细胞离开造血组织后, 进入外周淋巴组织, 并在抗原刺激下活化、增殖、分化为浆细胞, 产生特异性抗体。B 淋巴细胞在不同发育阶段表达相应的分化抗原 (表 17-2)。

表17-2　B淋巴细胞成熟过程中抗原的表达

发育阶段	表面标志
B 组细胞	CD34、TdT、eCD79a、CD22、HLA-DR
前 - 前 B 细胞	CD34、TdT、cCD79a、CD22、HLA-DR、CDI9、CD10^{high}、CD45^{dim}、CD38
前 B 细胞	cCD79a、CD22、HLA-DR、CD19、CD10、CD45、CD38、CD20、clgμ
未成熟 B 细胞	cCD79a、CD22、HLA-DR、CD19、CD10^{dim}、CD45^{high}、CD38、CD20、cIgμ、mIgM
成熟B细胞 / 原态B细胞	sCD79a、CD22、HLA-DR、CD19、CD45^{high}、CD38、CD20、mIgM、CD5、κ/λ
生发中心	sCD79a、CD22、HLA-DR、CD19、CD10、CD45^{high}、CD38、CD20、Bel-6、κ/λ
边缘带细胞	sCD79a、CD22、HLA-DR、CD19、CD45^{high}、CD38、CD20、mIgM、κ/λ
记忆细胞	sCD79a、CD22、HLA-DR、CD19、CD45^{high}、CD38、CD20、mIgM、κ/λ
浆细胞	HLA-DR、CD19、CD38^{high}、CD138、cIg

注:"dim" 标记的抗原为在相应阶段较其他阶段表达低,"high" 标记的抗原为在相应阶段的表达量是在发育过程中最高的。

　　图 17-2 示意 B 细胞的发育过程。B 细胞起源于骨髓前体 B 淋巴细胞（即 B 原始淋巴细胞），此期细胞表达 CD19、CD10、TdT cμ，而 CD20 一般呈阴性。与本期相对应的是前体 B 淋巴母细胞淋巴瘤，生物学上等同于急性 B 淋巴细胞白血病。前 B 细胞经过基因重排，表达 IgM、IgD，并释放入血，成为最初的成熟 B 细胞。该细胞未经抗原刺激，即原态 B 细胞（naive B Cell），其免疫表型典型特征是 $CD19^+CD20^+CD5^+CD23^+IgM^+IgD^+$。与此期相关的淋巴瘤有两种：慢性 B 淋巴细胞白血病（chronic lymphocytic leukemia，CLL）和套细胞淋巴瘤（mantle cell lymphoma，MCL）。它们共同的特点都表达 CD5，但前者 $CD23^+$，后者 $CD23^-$，有鉴别意义。

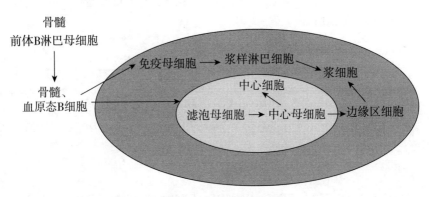

图 17-2　B 细胞的发育过程

　　原态 B 细胞遇抗原刺激可向免疫母细胞转化，分化为记忆细胞，表达 $CD19^+CD20^+clgM^+$。记忆细胞最终可分化为浆细胞，CD20 消失，表达 CD138，并分泌 IgG 或 IgA。与此分化途径对应的淋巴瘤包括淋巴浆细胞性淋巴瘤（lymphoplasmacyticlymphoma，LPL）和浆细胞骨髓瘤。

　　余下的原态 B 细胞分布至淋巴结套区成为套细胞。套细胞继续表达 CD5，但 CD23 阴性。此期发生的淋巴瘤为套细胞淋巴瘤。套细胞进入淋巴结生发中心（germinal center）经中心细胞形成中心母组胞，除泛 B 细胞标志外，表达 CD10 和 Bcl-6 是其特征。此阶段发生淋巴瘤主要有滤泡淋巴瘤（follicular lymphoma，FL）、DLBCL、伯基特淋巴瘤、霍奇金淋巴瘤及其他部分 B 细胞淋巴瘤。经体细胞突变，中心细胞分化为记忆细胞，具有产生特异抗体能力（IgG），分布于边缘区，可发生边缘区淋巴瘤（marginal zone B-cell lymphoma，MZL）。

图 17-3 显示了 B 细胞发育过程中细胞免疫表型的变化。淋巴细胞在生长发育过程中受到各种有害因素刺激，导致异常激活或异常分化，免疫细胞恶变，淋巴瘤的发生。

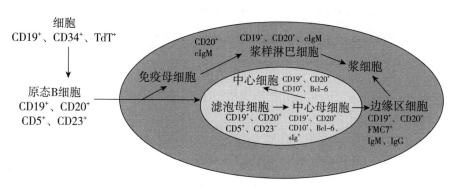

图 17-3 B 细胞发育过程中免疫表型的变化

【病因】

引起淋巴瘤的病因至今尚不清楚，可能与以下因素有关系。

（1）感染因素：病毒感染如 EBV、人类 T 细胞白血病病毒Ⅰ/Ⅱ（HTLV-Ⅰ/Ⅱ）、丙型肝炎病毒（HCV）、人类疱疹病毒 6 型、8 型（HHV6、HHV8），流行于非洲地区的伯基特淋巴瘤，与 EB 病毒相关；在日本 HTLV 与该地区淋巴瘤有关；乙肝、丙肝、HHV 也可能与淋巴瘤相关。细菌感染如胃 MALT 淋巴瘤的发生与幽门螺旋杆菌感染有关。感染导致淋巴瘤至少有两种机制：一是病毒直接导致淋巴细胞转化，如嗜淋巴细胞病毒 EB 病毒、HTLV-1、HHV8；二是感染病原体刺激淋巴细胞增生并依赖病原体或抗原的持续存在，如 Hp 诱发胃黏膜相关组织淋巴瘤属于这类机制。前者抗感染无效，后者抗感染有效。

（2）环境因素：放射线以及化学物质的污染，电离辐射可能增加淋巴瘤的发病率，如日本广岛、长崎原子弹爆炸地区淋巴瘤的发病率高；有研究显示，长期接触杀虫剂、农药的从业人员发病率增加。饮食因素可能有关，奶类、肉类、黄油，甚至咖啡、可乐似乎增加发病风险，而蔬菜水果则降低发病风险。

（3）宿主因素：淋巴瘤为免疫系统恶性肿瘤，宿主免疫功能异常是淋巴瘤发病的重要原因。有研究显示：有免疫缺陷的患者淋巴瘤发病率明显增高。免疫缺陷尤其是 T 细胞调节功能缺失，细胞因子降低，致使 B 细胞过度增殖是这类患者发病的重要机制。自身免疫病也是淋巴瘤的好发因素，5% 的原发性干燥综合征、1%～2% 的自身免疫性甲状腺炎患者最终发生淋巴瘤，类风湿关节炎患者患淋巴瘤风险也增加 40 倍。器官移植患者免疫抑制剂的使用也增加了淋巴瘤发病率。

通过染色体检查、荧光原位杂交（FISH）技术、分子遗传学技术，发现约 80%～90% 的淋巴瘤患者有细胞遗传学改变。淋巴瘤的发病机制，涉及基因突变、基因扩增、染色体异位、染色体缺失导致致癌基因激活和（或）抑癌基因失活形成肿瘤。淋巴瘤具有高度异质性，可通过染色体、FISH、分子遗传学技术检查淋巴瘤的遗传学改变。

【临床表现】

1. 症状

（1）共同临床表现：是无痛性进行性的淋巴结肿大或局部包块（结外）。霍奇金淋巴瘤（HL）青年多见，首发症状为颈部或锁骨上淋巴结肿大多见，其次为腋下，饮酒后淋巴结疼痛是其特特征。霍奇金淋巴瘤转移从原发部位向邻近淋巴结依次转移，跳跃性播散少见。非霍奇金淋巴瘤（NHL）随年龄增长发病率增加，是一组具有不同组织学特点和起病部位的淋巴瘤，具有明显的异质性，分类复杂多变。易侵犯深部，更易发生结外受累，如肠道、呼吸道等，常以高热或各系统症状发病，临床表现与侵犯部位有关，以无痛性颈部或锁骨上淋巴结肿大首发者少见，晚期可伴消瘦、发热，病情进展迅速。往往跳跃性播散，易发生早期远处播散。

（2）发热，HL 可出现特殊性的周期性发热，NHL 则以不规则发热常见。

（3）细胞免疫力降低：HL 可反复的带状疱疹为常见表现。

（4）顽固性的皮肤瘙痒：以 HL 常见。

（5）受累器官及毗邻器官受压的表现：如霍纳综合征，纵隔受压等。

（6）非特异的全身症状：包括发热、盗汗、消瘦等（表 17-3）。

表17-3　HL和NHL的不同特征

	HL	NHL
年龄	多见于青、壮年	年龄偏大
首发表现	颈部或锁骨上淋巴结肿大	高热或各系统症状发病
发热	周期性	不规则发热
皮肤	顽固性皮肤瘙痒反复带状疱疹	皮肤浸润
饮酒后淋巴结疼痛	特有	无
病变范围	多局限、相邻位置	很少局限、多弥散
结外器官浸润	少见	多见

2．体征　各浅表淋巴结增大，以颈部包块为主，其包块性质有典型的"橡皮样"感，肝脾大，余体征因器官受压或受累不同而不同。

【实验室检查】

1．血常规　多数淋巴瘤患者早期血象无特殊，多正常，可伴有淋巴细胞增多。晚期可有血细胞减少。如果淋巴瘤合并嗜血细胞综合征，血细胞早期严重减少。

2．骨髓象　多数淋巴瘤患者早期骨髓象正常，HL 累及骨髓较少，少许病例在骨髓中找到 Reed-Sternberg 细胞（R-S 细胞）是 HL 浸润骨髓依据。NHL 中惰性淋巴瘤早期即有骨髓侵犯，或者以白血病起病，如 CLL/SLL、大颗粒 T 淋巴细胞白血病等。多数淋巴瘤患者晚期出现骨髓侵犯。终末期淋巴瘤患者在骨髓中可表现大量的淋巴瘤细胞，称为淋巴瘤白血病。无论外周血或骨髓发现瘤细胞，均需进一步做流式细胞术。

3．流式细胞学检查　标本可以是血液、骨髓、脑脊液、体腔积液；可快速诊断，用于鉴别淋巴瘤细胞的免疫表型，如 B 或 T/NK 细胞、肿瘤细胞的分化及成熟程度等。通过组合相关的 IHC 标志物，进行不同病理亚型的鉴别诊断。检测细胞数量大，可检测残留病灶。不同类型 NHL 免疫表型可有交叉重叠，部分类型缺乏特异的免疫标志，都需要结合形态及细胞遗传学检测才能做出正确的判断。流式可通过抗原异常表达发现肿瘤细胞，B 细胞淋巴瘤中常见小 B 细胞 NHL 免疫表型特征见表 17-4，与 B 细胞不同，T 细胞缺乏明显的抗原分化谱，因此 T 细胞淋巴瘤分类依赖临床、形态学、免疫表型及细胞遗传学信息综合判断，主要 T 细胞淋巴瘤的免疫表型见表 17-5。

表17-4 常见小B细胞NHL免疫表型特征

疾病	smIg	CD5	CD10	CD11c	CD19	CD20	CD22	CD23	CD25	CD43	CD79b	CD103	FMC7
CLL	Dim	++	−	−/+	++	Dim	−/+	++	+/−	+	−	−	−/+
SMZL	+++	−/+	−/+	−/+	++	+++	++	++	−/+	+	++	−	+
MZL	++	−	−	+/−	++	++	+/−	+/−	−	−/+	++	−	+
MCL	++	++	−/+	−	++	++	++	−	−	+	++	−	++
FL	++	−/+	++	−	++	++	++	−/+	−	−	++	−	++
LPL	++	−	−	−/+	++	++	+	−	−/+	+/−	+	−	+

−：不表达；−/+：通常不表达；+/−：通常表达；Dim：弱表达；+～+++：不同表达强度；smIg：膜免疫球蛋白；CLL：慢性淋巴细胞白血病；SMZL：脾边缘区淋巴瘤；MZL：边缘区淋巴瘤；MCL：套细胞淋巴瘤；FL：滤泡淋巴瘤；LPL：淋巴浆细胞淋巴瘤。

表17-5　主要T细胞淋巴瘤的免疫表型

分类	CD3	cCD3	CD4	CD8	CD5	CD7	CD10	DR	CD25	CD56	CD57	CD16
T-PLL	+/-	+	+/-	-	+	+	+	-	-	-	+	-
ATLL	+	+	+	-	+	-/d	-	+	+	-	-	-
SS	+/d	+	+	-	-	+	-	+	-	+/-	-	+
AILT	+/-	+	+	-	+/d	+/d	+	+/-	-	-	-	-
ALC	+/-	+/-	+/-	-	+/-	-	-	-	+/-	-	+	+
PTCL	+/-	-	+/-	+/-	-/+	+/-	-	+/-	-	+	-	+
ANKL	-	-	-/+	-/+	-	-	-	+/-	+/-	+	-/-	+

++

－：不表达；-/+ 通常不表达；+/-：通常表达；-：不表达；+/d：弱表达。T-PLL：T细胞幼淋巴细胞白血病，ATLL：成人T细胞白血病，SS：Sezary综合征，AILT：血管免疫母细胞性T细胞淋巴瘤，ALC：间变细胞淋巴瘤，ANKL：侵袭性NK细胞白血病，PTCL：外周T细胞淋巴瘤。

4．病理活检　病理学检查是淋巴瘤诊断的主要手段，病变部位活组织检查是确诊恶性淋巴瘤的金标准。对于淋巴结病灶，应尽可能切除完整淋巴结。如果淋巴结病灶位于浅表，应尽量选择颈部、锁骨上和腋窝淋巴结。粗针穿刺仅用于无法有效、安全地获得切除或切取病变组织的患者。初次诊断时，应首选切除或切取病变组织；对于复发患者，如果确实无法获得切除或切取的病变组织标本，可通过粗针穿刺获取的病变组织进行诊断。针吸标本一般不作为初始诊断，但乳腺、头颅特殊部位，为提高生活质量、减少损伤，CT 或 B 超引导下定位穿刺活检结合流式细胞术、FISH 明确诊断；无浅表淋巴结或病灶可供活检，影像学发现腹腔淋巴结肿大，临床高度怀疑淋巴瘤的可进行开腹活检。近年免疫组化学检测瘤细胞表面特殊标志物越来越受重视，在病理分型有困难的淋巴瘤中有重要的诊断意义。

5．影像学检查　按照受累的淋巴结及器官不同进行选择，如胸部 X 线片、B 超、CT、MRI、PET-CT 等。MRI 对于中枢神经系统病变应首选；对于肝、脾、肾、子宫等实质器官病变可以选择或者首选 MRI 检查，尤其对于不宜行增强 CT 扫描者，或者作为 CT 发现可疑病变后的进一步检查。PET-CT 可以判断病变累及范围、判断病变部位代谢值、判断残留活性，评价更精准，是大多数淋巴瘤分期与再分期、疗效评价和预后预测的最佳检查方法。注意部分患者肿瘤不能用 PET-CT 显示，基线呈阳性，使用 PET-CT 观察才有必要。

6．细胞遗传学与分子生物学检查　染色体易位检查有助于 NHL 分型，有几种淋巴瘤有特异的标志物，如滤泡性淋巴瘤常见 t（14；18），伯基特淋巴瘤常见 t（8；14）等。确诊淋巴瘤有疑难者，可应用 PCR 技术检测 T 细胞受体（TCR）的基因重排和 B 细胞 H 链的基因重排，还可以应用 PCR 技术检测 *bcl-2* 基因等为分型提供帮助。

7．生化检查　红细胞沉降率加快，往往提示疾病处于活动期，血乳酸脱氢酶（LDH）、β_2- 微球蛋白增加，提示肿瘤负荷高；血清碱性磷酸酶升高，血钙升高，提示骨骼受累可能。B 细胞 NHL 还可能出现溶血性贫血。

淋巴瘤的病理诊断需综合应用形态学、免疫组织化学（immunohistochemistry，IHC）、流式细胞术及遗传学和分子生物学技术等。同时临床特征也非常重要。

【诊断及分期分组】

淋巴瘤诊断的重点应包括病理分型、临床分期、临床分组及预后评分危险分层。

　　1．诊断与病理分型　多数患者因浅表淋巴结肿大就诊。如果患者出现任何不明原因的无痛性进行性淋巴结增大均应考虑病理活检。发现深部的淋巴结肿大、部分患者因各种原因（如压迫症状）借助超声纤维支气管镜、超声胃镜、胸腹腔镜取材活检，若不能明确诊断，经权衡利教，可行探查手术，相当多的患者因脏器病变进行腔镜检查或手术后病理确诊为淋巴瘤。不明原因的肝脾增大可经皮穿刺活检，但脾穿刺出血风险大。不明原因发热应注意深部淋巴结和骨髓检查。病理分型见表17-6。

表17-6　2016年WHO淋巴瘤分类

前体 B 细胞和 T 细胞肿瘤	原发性渗出性淋巴瘤
B 淋巴母细胞白血病 / 淋巴瘤，非特指	伯基特淋巴瘤
B 淋巴母细胞白血病 / 淋巴瘤，伴遗传学异常	高级别 B 细胞淋巴瘤，非特指
T 淋巴母细胞白血病 / 淋巴瘤	B 细胞淋巴瘤，不能分类，介于大 B 细胞淋巴瘤（LBCL）与经典型霍奇金淋巴瘤之间
成熟 B 细胞肿瘤	
慢性淋巴细胞性白血病 / 小淋巴细胞性淋巴瘤	**成熟 T 细胞和 NK 细胞肿瘤**
B 细胞幼淋巴细胞白血病	T 细胞幼淋巴细胞白血病
脾边缘区淋巴瘤	T 细胞大颗粒淋巴细胞白血病
毛细胞白血病	慢性 NK 细胞淋巴增殖性疾病
脾 B 细胞白血病 / 淋巴瘤，不能分类	侵袭性 NK 细胞白血病
脾红髓弥漫性小 B 细胞淋巴瘤	儿童 EBV 阳性 T 淋巴细胞增殖性疾病
毛细胞白血病 - 变异型	儿童系统性 EBV 阳性 T 细胞淋巴瘤
淋巴浆细胞性淋巴瘤	种痘水疱病样淋巴瘤
重链病	成人 T 细胞白血病 / 淋巴瘤
浆细胞肿瘤	结外 NK/T 细胞淋巴瘤，鼻型
意义未定的单克隆丙种球蛋白病（MGUS）	肠道 T 细胞淋巴瘤（伴两种亚型）
浆细胞骨髓瘤	肝脾 T 细胞淋巴瘤
骨孤立性浆细胞瘤	皮下脂膜炎样 T 细胞淋巴瘤
髓外浆细胞瘤	蕈样霉菌病
单克隆性免疫球蛋白沉积病	塞扎里综合征
黏膜相关淋巴组织结外边缘区淋巴瘤（MALT 结外边缘区淋巴瘤）	原发性皮肤 CD30+ T 淋巴细胞增殖性疾病
	原发性皮肤 T 细胞淋巴瘤，罕见型

结内边缘区淋巴瘤	皮肤 γδT 细胞淋巴瘤
滤泡性淋巴瘤	皮肤原发性 $CD8^+$ 侵袭性嗜表皮性细胞
原发性皮肤滤泡中心淋巴瘤	毒性 T 细胞淋巴瘤
套细胞淋巴瘤	皮肤原发性 $CD4^+$ 中 / 小细胞性 T 淋巴
弥漫性大 B 细胞淋巴瘤，非特指	细胞增殖性疾病
富于 T 细胞或组织细胞的大 B 细胞淋巴瘤	外周 T 细胞淋巴瘤，非特指
原发中枢神经系统的弥漫性大 B 细胞淋	血管免疫母细胞性 T 细胞淋巴瘤
巴瘤	ALK 阳性间变性大细胞淋巴瘤
原发皮肤的弥漫性大 B 细胞淋巴瘤，腿型	ALK 阴性间变性大细胞淋巴瘤
EBV 阳性弥漫性大 B 细胞淋巴瘤，非特指	**霍奇金淋巴瘤**
慢性炎症相关的弥漫性大 B 细胞淋巴瘤	结节性淋巴细胞为主型霍奇金淋巴瘤
淋巴瘤样肉芽肿	经典型霍奇金淋巴瘤
原发性纵隔（胸腺）大 B 细胞淋巴瘤	结节硬化型经典型霍奇金淋巴瘤
血管内大 B 细胞淋巴瘤	混合细胞型经典型霍奇金淋巴瘤
ALK 阳性大 B 细胞淋巴瘤	富于淋巴细胞型经典型霍奇金淋巴瘤
浆母细胞性淋巴瘤	淋巴细胞减少型经典型霍奇金淋巴瘤
HHV8 相关的多中心巨淋巴结增生症	

2．临床分期分组　淋巴瘤的治疗通常因其疾病的发展程度（分期）不同，需要给予不同的治疗方案，以达到最佳的治疗效果和最低的毒性。因此，仅仅确诊淋巴瘤类型是不全面的，还必须确定病变累及的部位及范围，以便制定合理的治疗方案。目前淋巴瘤分期广泛沿用 1971 年淋巴瘤国际会议上专家制定的 Ann Arbor（安阿伯）分期，作为目前恶性淋巴瘤临床分期的标准（表 17-7）。该分期系统将淋巴瘤分为 4 期，并根据有无全身症状将进一步分为 A 和 B 两组。全身症状包括无明显原因的发热 > 38℃，连续 3 天以上；6 个月内无原因的体重下降 > 10%；盗汗。

表17-7　Ann Arbor分期

分期	标准
Ⅰ期	单个淋巴结（Ⅰ），或者单一结外器官或者部位的局限受侵且无任何淋巴结受侵（ⅠE）

续表

分期	标准
Ⅱ期	横膈同侧的两个或多个淋巴结受侵（Ⅱ）；横膈同侧的单一结外器官或部位的局限受侵伴有区域淋巴结受侵，可伴有或者不伴有其他淋巴结受侵（ⅡE）
Ⅲ期	横膈两侧的淋巴结受侵（Ⅲ），可伴有受侵淋巴结邻近的结外侵犯（ⅢE），或者伴有脾受侵（ⅢS），或者两者均受侵（ⅢE，S）
Ⅳ期	弥漫或播散性的一个或多个结外器官受侵，可伴有或者不伴有相关淋巴结受侵；孤立的结外器官受侵而无邻近区域淋巴结受侵，但是伴有远处部位的侵犯；肝或骨髓的任何部位受侵，或肺的结节样受侵

3．预后分层 淋巴结诊断明确后需要进行预后分层，对于 HL、滤泡细胞淋巴瘤、套细胞淋巴瘤等有其专门的预后评分分层指数。这里介绍弥漫性大 B 细胞淋巴瘤评分系统国际预后指数（International Prognostic Index，IPI）评分。危险因素包括：年龄大于 60 岁、LDH ＞正常、ECOG评分为 2～4 分、疾病分期Ⅲ—Ⅳ期、结外累及部位＞1，以上几个因素分别积 1 分。分为低危组、低中危组、高中危组、高危组，可以判断患者的 5 年的无病生存率及总生存率（表 17-8）。

表17-8　IPI评分危险度分层

风险分组	风险数	5 年无疾病生存（DFS）率	5 年总生存（OS）率
低危	0～1	70%	73%
低至中危	2	50%	51%
高至中危	3	39%	43%
高危	4～5	22%	26%

【鉴别诊断】

淋巴瘤临床表现多种多样。淋巴结肿大者需注意与其他淋巴结肿大疾病鉴别，包括病毒感染、细菌感染、结核病、自身免疫性疾病、恶性肿瘤转移等导致，其确诊手段为淋巴结活检。以脏器淋巴组织起病者，需要与相应器官的疾病尤其是恶性肿瘤相鉴别。以发热起病的，需要与恶性肿瘤、感染等原因鉴别。

【治疗】

由于淋巴瘤的高度异质性，治疗方法须根据不同类型和患者具体情况制定。淋巴瘤的主要治疗方法有手术治疗、化学治疗、放射治疗、免疫调节、造血干细胞移植等。

1. **手术治疗**　淋巴瘤是一种全身性疾病，是累及淋巴造血系统的肿瘤，单一的肿瘤切除并不能解决根本问题，可能也只是降低了肿瘤负荷，一般也必须给予放化疗巩固以清除全身其他部位的肿瘤细胞。

2. **放射治疗**　侵袭性淋巴瘤不论分期均应以化疗为主，化疗残留肿块、局部巨大肿块或中枢神经系统累及者，可行局部放疗扩大照射作为化疗补充。

3. **联合化疗**　化学治疗是基本的治疗。HL 是第一种用化疗治愈的肿瘤，首选 ABVD 方案，Ⅰ、Ⅱ期预后良好 2～4 疗程、预后差 4～6 疗程，Ⅲ、Ⅳ期 6～8 疗程。具体方案如下：A（阿霉素）25 mg/m^2、B（博来霉素）10 mg/m^2、V（长春花碱）6 mg/m^2、D（达卡巴嗪）375 mg/m^2，4 种药均在第 1 及第 15 天静脉注射 1 次，疗程间休息 2 周。NHL 由于异质性比较强，治疗更趋于个体化。高度侵袭性淋巴瘤可以选择 Hyper-CVAD（CVAD 为环磷酰胺长春新碱、阿霉素和地塞米松）方案，中度倾袭性淋巴瘤，可以选择 CHOP 方案，惰性淋巴瘤选择以核苷类药物（如氟达拉滨）为基础的方案治疗。CHOP 为 C（环磷酰胺）750 mg/m^2 静脉注射第 1 天，H（阿霉素）50 mg/m^2 静脉注射第 1 天，O（长春新碱）2 mg/d 静脉注射第 1 天，P（强的松）60～100 mg/d 口服、5～7 天。

4. **淋巴瘤的免疫调节治疗**　凡 CD20 阳性的 B 细胞淋巴瘤，均可用 CD20 单抗（利妥昔单抗）治疗。与 CHOP 联合形成 R-CHOP 方案。胃 MALT 淋巴瘤可以抗幽门螺杆菌治疗。部分淋巴瘤可以选择联合组蛋白去乙酰化酶（HDAC）抑制剂西达苯胺，免疫调节剂来那度胺，Bruton 酪氨酸激酶抑制剂伊布替尼、泽布替尼、奥布替尼等药物治疗。

5. **造血干细胞移植**　自体造血干细胞移植（auto-HSCT）已成为淋巴瘤获得长期生存的有效方法。低危淋巴瘤一般不首选造血干细胞移植，但 HSCT 治疗复发的低危淋巴瘤总体生存率达 65%～85%。由于自体 HSCT 自身方法的不断改进，移植相关死亡已降至 3.5%，一些学者开始尝试将自体造血干细胞移植用于一线治疗。中高危 NHL 是 HSCT 研究的热点。同种异基因 HSCT 治疗淋巴瘤的价值还在继续探索。自体 HSCT 后复发率低于自体 HSCT，但移植相关死亡率增加使总体生存率无明显优势。55 岁以下、重要脏器功能正常、缓解期短、难治易复发的侵袭性淋巴瘤可进行自体造血干细胞移植。对于年轻、难治、复发的中高危淋巴瘤，特别是自体 HSCT 后仍复发者，可考虑同种异基因 HSCT。非霍奇金淋巴瘤的常用联合化疗方案见表 17-9。

表17-9　NHL的常用联合化疗方案

方案及药物		剂量与用法
CHOP	环磷酰胺	750 mg/m^2，静脉滴注，第 1 天
2～3 周一疗程	多柔比星	50 mg/m^2，静脉滴注，第 1 天
	长春新碱	1.4 mg/m^2，静脉注射，第 1 天（最大剂量每次 2 mg）
	泼尼松	100 mg/d，口服，第 1～5 天
R-CHOP	利妥昔单抗	375 mg/m^2，静脉滴注，第 1 天
2 周或 3 周	环磷酰胺	750 mg/m^2，静脉滴注，第 2 天
一疗程	多柔比星	50 mg/m^2，静脉滴注，第 2 天
	长春新碱	1.4 mg/m^2，静脉注射，第 2 天（最大剂量每次 2 mg）
	泼尼松	100 mg/d，口服，第 2～6 天
EPOCH	依托泊苷	50 mg/(m^2·d)，持续静脉滴注，第 1～4 天
2-3 周一疗程	多柔比星	10 mg(m^2·d)，持续静脉滴注，第 1～4 天
	长春新碱	0.4 mg(m^2·d)，持续静脉滴注，第 1～4 天
	泼尼松	60 mg/m^2，一次二次，口服，第 1～5 天
	环磷酰胺	750 mg(m^2·d)，静脉滴注，第 5 天
ESHAP	依托泊苷	40 mg/(m^2·d)，静脉滴注 2 小时，第 1～4 天
3 周一疗程	甲泼尼龙	500 mg/(m^2·d)，静脉滴注，第 1～4 天
用于复发淋巴瘤	顺铂	25 mg/(m^2·d) 静脉滴注，第 1～4 天
	阿糖胞苷	2 g/m^2，静脉滴注 3 小时，第 5 天

注：药物剂量仅供参考，需按具体情况酌情增减。

（郭　静　黄纯兰）

第八节　多发性骨髓瘤

多发性骨髓瘤（multiple myeloma，MM）为浆细胞恶性增殖性疾病，异常克隆浆细胞的生长可引起破坏性骨病变、急性肾损伤、贫血和高钙血症。MM好发于老年人，发病的中位年龄为69岁，约63%的MM患者年龄大于65岁，全球每年约有10万人死于MM。

【病因和发病机制】

1．MM的病因迄今尚未完全阐明。MM的风险因素包括肥胖、慢性炎症、农药暴露、有机溶剂和辐射，此外，遗传基因变异也会导致MM的发生。

2．尽管发病机制尚不清楚，但对MM分子机制的研究显示MM是一种由复杂的基因组改变和表观遗传学异常所驱动的恶性肿瘤。

【临床表现】

MM常见的症状包括骨髓瘤相关器官功能损伤的表现。

1．CRAB症状

（1）血钙增高（calcium elevation）：高钙血症主要由广泛的溶骨性改变和肾功能不全所致。表现为食欲减退、呕吐、乏力、意识模糊、多尿或便秘等。

（2）肾功能损害（renal insufficiency）：肾功能损害可因脱水、感染、蛋白管型阻塞肾小管、高血钙引起肾小管和集合管损害、尿酸性肾病、肾淀粉样变、高黏滞综合征和骨髓瘤细胞浸润等所致。表现为蛋白尿、血尿、管型尿和急慢性肾衰竭。

（3）贫血（anemia）：贫血的发生主要为红细胞生成减少所致，与骨髓瘤细胞浸润抑制造血、肾功能不全等有关。表现为面色苍白、身软乏力、活动后心累气促等。

（4）骨病（bone disease）：MM骨病的发生主要是由于破骨细胞和成骨细胞活性失衡所致。表现为骨痛、病理性骨折等。

2．继发淀粉样变性相关表现　肾及心脏是最常见的受累器官，其他受累器官包括肝、自主或周围神经、消化道、皮肤和软组织等。表现为肾功能损害，心肌肥厚、心脏扩大，肝功能损害，周围神经病变，腹泻或便秘，皮肤苔藓样变，舌体、腮腺肿大等。

3．高黏滞综合征　血清中 M 蛋白增多，可使血液黏滞性过高，引起血流缓慢、组织淤血和缺氧。表现为头晕、眼花、耳鸣、手指麻木、视物障碍、充血性心力衰竭、意识障碍。

4．其他　感染、出血、髓外浸润压迫等症状。

【实验室检查】

1．血液检查　血常规（不同程度贫血、红细胞呈缗钱状排列）、肝肾功能（可出现球蛋白增高、白蛋白减少、乳酸脱氢酶增高、尿酸高、肌酐增高）、电解质（因骨质破坏出现高钙，晚期可合并高血磷）、凝血功能（M 蛋白影响纤维蛋白多聚化，还可直接影响凝血因子活性导致凝血功能障碍）、血清蛋白电泳（发现单克隆 M 蛋白峰，为本病突出特点）、免疫固定电泳（对 M 蛋白进行分型检测，确定亚型）、β_2- 微球蛋白（常高于正常，与全身 MM 细胞总数有显著相关性）、C 反应蛋白（可反映疾病的严重程度）、外周血涂片（计数浆细胞百分数，≥ 20% 诊断浆细胞白血病）、血清免疫球蛋白定量及血轻链测量（单克隆 M 蛋白定量检测）。

2．尿液检查　尿常规、尿蛋白电泳、尿免疫固定电泳、24 小时尿轻链、24 小时尿蛋白。可出现蛋白尿、血尿和管型尿，约半数患者尿中出现本周蛋白（即从患者的肾排出的轻链）。

3．骨髓检查　骨髓细胞学涂片分类及骨髓活检 + 免疫组化（浆细胞比例 > 10%）、免疫分型 -MM（肿瘤性浆细胞的 CD138 和 CD38 阳性，CD19 和 CD20 一般阴性，限制性表达胞浆内 κ 或 λ 轻链）、荧光原位杂交及染色体（90% 以上的 MM 患者存在异常核型，与预后相关）。

4．影像学检查　全身 X 线平片、局部或全身低剂量 CT、全身或局部MRI、PET-CT、心电图、超声心动图等。骨病变典型为圆形、边缘清楚如凿孔样的多个大小不等的溶骨性损害，常见于颅骨盆骨、脊柱、股骨、肋骨等处。亦可表现为病理性骨折、骨质疏松及髓外软组织肿块影。怀疑心功能不全及怀疑合并心脏淀粉样变者，需行超声心动图检查，有条件可行心脏磁共振检查。

【诊断标准】

1．骨髓单克隆浆细胞比例 > 10% 和（或）组织活检证明为浆细胞瘤判断浆细胞比例应采用骨髓细胞涂片和活检方法而非流式细胞术计数。由于骨髓瘤浆细胞具有灶性分布的特点，若骨髓涂片的浆细胞比例 < 10%，需要多部位穿刺。

2．有 SLiM CRAB 特征之一　　SLiM：骨髓单克隆浆细胞比例 ≥ 60%（S），受累 / 非受累血清游离轻链比 ≥ 100（受累轻链数值至少 ≥ 100 mg/L）（Li），MRI 检测有超过 1 处 5 mm 以上局灶性骨质破坏（M）。CRAB：校正血清钙 > 2.75 mmol/L（C）；肾功能损害（肌酐清除率 < 40 ml/min 或血清肌酐 > 177 μmmol/L）（R）；贫血（血红蛋白低于正常下限 20 g/L 或 < 100 g/L）；溶骨性破坏，通过影像学检查显示 1 处或多处溶骨性病变。

【诊断分型、分期、分组】

1．分型　　根据异常增殖的免疫球蛋白类型分为 IgG、IgA、IgD、IgM、IgE 型、轻链型、双克隆型及不分泌型。每一种又根据轻链类型分为 κ 型和 λ 型。

2．分期、分组

（1）Durie-Salmon（DS）分期体系见表 17-10。

表17-10　Durie-Salmon分期体系

分期	分期标准
Ⅰ期	满足以下所有条件：
	1．血红蛋白 > 100 g/L
	2．血清钙 ≤ 2.65 mmol/L（11.5 mg/dl）
	3．骨骼 X 线片：骨骼结构正常或孤立性骨浆细胞瘤
	4．血清或尿骨髓瘤蛋白产生率低：① IgG < 50 g/L；② IgA < 30 g/L；③本周蛋白 < 4 g/24 h
Ⅱ期	不符合 Ⅰ 和 Ⅲ 期的所有患者
Ⅲ期	满足以下 1 个或多个条件：
	1．血红蛋白 < 85 g/L
	2．血清钙 > 2.65 mmol/L（11.5 mg/dl）
	3．骨骼检查中溶骨病变大于 3 处
	4．血清或尿骨髓瘤蛋白产生率高：① IgG > 70 g/L；② IgA > 50 g/L；③本周蛋白 > 12 g/24 h

续表

分期	分期标准
亚型	
A 亚型	肾功能正常 [肌酐清除率 > 40 m/min 或血清肌酐水平 < 177 μmolL (2.0 mg/dl)]
B 亚型	肾功能不全 [肌酐清除率 ≤ 40 m/min 或血清肌酐水平 > 177 μmol/L (2.0 mg/dl)]

（2）国际分期体系（ISS）及修订的国际分期体系（R-ISS）见表 17-11。

表17-11　ISS和R-ISS

分期	ISS 的标准	R-ISS 的标准
Ⅰ 期	β_2-MG < 3.5 mg/L 和白蛋白 ≥ 35 g/L	ISS Ⅰ 期和非细胞遗传学高危患者同时 LDH 为正常水平
Ⅱ 期	不符合 Ⅰ 和Ⅲ期的所有患者	不符合 R-ISS Ⅰ 和Ⅲ期的所有患者
Ⅲ 期	β_2-MG ≥ 5.5 mg/L	ISS Ⅲ 期同时细胞遗传学高危患者 [a] 或者 LDH 高于正常水平

注：β_2-MG 为 β- 微球蛋白；[a] 细胞遗传学高危指间期荧光原位杂交检出 del(7p),t(4:14),(14:16)。

（3）Mayo 骨髓瘤危险度分层系统见表 17-12。

表17-12　Mayo骨髓瘤危险度分层系统

高危	标危
存在下列高危细胞遗传学异常	所有其他类型，包括：三倍体 [a]
t(4;14)	t(11;14) [d]
t(14;16)	t(6;14)
t(14;20)	
del(17p)	
p53 突变	

续表

高危	标危
1q 扩增 [b]	
R-ISS 分期为 Ⅲ 期	
S 期（增殖期）浆细胞高比例 [c]	
GEP：基因表达谱，高危标志	

注：[a] 三倍体可能提示预后良好，[b] 应用 FISH 或者其他等效检验手段检出，[c] 界值根据各中心定义，[d] t(11;14) 可能与浆细胞白血病有关。

【鉴别诊断】

1. 意义未明的单克隆丙种球蛋白质（MGUS）　血清 M 蛋白 < 30 g/L 或 24 小时尿轻链 < 0.5 g 或骨髓单克隆浆细胞比例 < 10%；且无 SLiM[1]、CRAB[2]。

2. 冒烟型骨髓瘤（SMM）　血清 M 蛋白 ≥ 30 g/L 或 24 小时尿轻链 ≥ 0.5 g 或骨髓单克隆浆细胞比例 ≥ 10% 和（或）组织活检证明为浆细胞瘤，且无 SLiM、CRAB。

3. 本病还应注意和反应性浆细胞增多，骨转移癌及其他浆细胞或 B 细胞疾病鉴别，如巨球蛋白血症、轻链病及重链病等。

【治疗】

治疗原则：应采用系统治疗，包括诱导、巩固（含自体/异体造血干细胞移植）、维持治疗。

1. 诱导治疗　如年龄 ≤ 70 岁，体能状况好，或虽超过 70 岁，但经全身体能状态评分良好的患者，经有效的诱导治疗后应将自体造血干细胞移植（autologous hematopoietic stem cell transplantation，ASCT）作为首选。拟行 ASCT 的患者，在选择诱导治疗方案时需避免选择对造血干细胞有毒性的药物，含来那度胺的疗程数应 ≤ 4 个疗程，尽可能避免使用烷化剂，以免随后的干细胞动员采集失败和（或）造血重建延迟。目前诱导多以蛋白酶体抑制剂联合免疫调节剂及地塞米松的三药联合方案为主，三药联合优于二药联合方案。

---

[1] SLiM 症状为贫血、骨痛、肾功能损害。

[2] CRAB 症状为高钙血症（C）、肾功能损伤（R）、贫血（A）、骨骼改变（B）。

适于移植患者的诱导治疗可选下述方案：

- 硼替佐米 / 地塞米松（Vd）
- 来那度胺 / 地塞米松（Rd）
- 来那度胺 / 硼替佐米 / 地塞米松（RVd）
- 硼替佐米 / 阿霉素 / 地塞米松（VAd）
- 硼替佐米 / 环磷酰胺 / 地塞米松（VCd）
- 硼替佐米 / 沙利度胺 / 地塞米松（VTd）
- 沙利度胺 / 阿霉素 / 地塞米松（TAd）
- 沙利度胺 / 环磷酰胺 / 地塞米松（TCd）
- 来那度胺 / 环磷酰胺 / 地塞米松（RCd）

不适合移植患者的初始诱导方案，还可选择：

○ 马法兰 / 醋酸泼尼松 / 硼替佐米（VMP）
○ 马法兰 / 醋酸泼尼松 / 沙利度胺（MPT）
○ 达雷妥尤单抗 / 马法兰 / 醋酸泼尼松 / 硼替佐米（Dara-VMP）
○ 达雷妥尤单抗 / 来那度胺 / 地塞米松（DRd）

2. 巩固治疗

（1）诱导后主张早期序贯 ASCT，对中高危的患者早期序贯 ASCT 意义更为重要。移植后对高危患者使用有效的诱导方案 2～4 个疗程巩固治疗，随后进入维持治疗。对于年轻的具有高危预后因素且有合适供者的患者，可考虑同种异基因造血 HSCT。

（2）不适合接受 ASCT 的患者如诱导方案有效，建议继续使用有效方案至最大疗效，随后进入维持阶段治疗。

3. 维持治疗　可选择来那度胺、硼替佐米、伊沙佐米、沙利度胺等，对于有高危因素的患者，主张用联合蛋白酶体抑制剂的方案进行维持治疗 2 年或以上。高危患者不可单独使用沙利度胺。来那度胺的维持治疗对细胞遗传学标危及中危患者获益更多。

4. 支持治疗　口服或静脉使用双膦酸盐修复骨质，纠正高钙血症，成分血输注，积极抗感染，止血 / 抗血栓，血浆置换改善高黏滞血症，维护重要脏器功能等治疗。

5. 新药及靶向治疗　新一代蛋白酶体抑制剂、新一代免疫调节剂、CD38 单抗、XPO-1 抑制剂、嵌合抗原受体 T（CAR-T）细胞治疗、双特异性抗体，抗体药物偶联物和免疫检查点抑制剂等。

【预后】

多发性骨髓瘤为不可根治性疾病，MM 生存期差别较大，中位生存期 3～4 年，有些患者可存活 10 年以上。随着治疗手段及检测手段的不断发展进步，MM 患者会获得更深度的缓解和更长的生存时间。通过加强分子生物学研究、新靶点开发、新技术的探索、新药物的开发及使用，为 MM 患者提供个体化治疗，MM 的治愈有希望早日实现。

（景　莉　黄纯兰）

第九节　过敏性紫癜

过敏性紫癜（allergic purpura），是一种最常见的血管变态反应性血管炎之一。因机体对某些致敏物质发生变态反应，导致毛细血管、微动脉和微静脉脆性及通透性增加，红细胞外渗以致间质水肿，甚至引起血管壁纤维素样坏死、微血管血栓形成。病变可累及皮肤、黏膜、肾、关节等多器官、多部位。

【病因】

尚不完全清楚。主要是速发型变态反应和抗原抗体复合物反应。多为外源性抗原诱发，也可由内源性抗原引起。以下几点为可能的致敏因素，但大多数病例查不到接触的抗原。

1. 感染　细菌、病毒、寄生虫等。

2. 食物　鱼、虾、蛋、鸡、牛奶等异体蛋白过敏。

3. 药物　抗生素、磺胺类、解热镇痛药等。

4. 其他　花粉、尘埃、菌苗、虫咬、受凉及寒冷刺激等。

【诊断要点】

1. 症状　发病急骤。病前 1～3 周有上呼吸道感染史。常以皮肤紫癜为首发症状。也可表现为发热、食欲减退、咽痛、头痛、腹痛、关节痛等非特异性表现，紫癜较轻微或缺如，此时往往早期诊断困难。病程中可有出血性肠炎或关节痛，少数患者腹痛或关节肿痛可在紫癜出现前 2 周发生，常有过敏性紫癜肾炎。

（1）皮肤症状：皮疹是本病的主要表现。负重部位如下肢远端、踝关节周围以及臀部分批出现对称分布、大小不等的斑丘疹样紫癜伴瘙痒为主，可伴荨麻疹或水肿、多形性红斑。皮损部位甚至可形成出血性水泡、坏死、溃疡。一般 1～2 周内消退，也可迁延数周或数月。发病早期有时可出现头皮、前额、眼周、手臂、会阴、足背血管神经性水肿。

（2）消化道症状：约 2/3 患者有现消化道症状，一般出现在皮疹发生 1 周内。主要表现为腹痛、呕吐。半数患者大便潜血阳性，部分甚至出现便血、呕血。腹痛多为脐周绞痛，也可波及全腹。少数并发肠套叠、梗阻、穿孔的患者需外科手术治疗。

（3）肾表现：约 1/3 患者出现肾损害，一般于紫癜后 2～4 周出现，也可在皮疹消退后或疾病静止期发生。可表现为镜下或肉眼血尿、蛋白尿、管型尿。半数以上患者可自愈，少数可持续很久，重症可出现高血压甚至肾功能衰竭。

（4）关节症状：大多数患者仅有少数关节疼痛或关节炎。最常累及膝关节、踝关节。表现为关节及周围肿胀、疼痛以及活动受限。多为一过性，数日内消失。

（5）其他症状：少见。如反复鼻衄、腮腺炎、心肌炎、睾丸炎，肌肉内、结膜下、肺及蛛网膜下腔出血，昏迷、视神经炎及吉兰 - 巴雷综合征。

2．体征 以下肢大关节附近及臀部分批出现对称分布、大小不等的斑丘疹样紫癜伴瘙痒为主，可伴荨麻疹或水肿、多形性红斑。伴消化道损害者可有腹部压痛，但无反跳痛及肌紧张。关节损害者可有关节触痛。

3．实验室检查

（1）化验检查：无特异性。血小板计数正常、血小板功能正常及凝血时间正常。伴感染者可有红细胞沉降率增快、白细胞增多、核左移，C 反应蛋白及抗链球菌溶血素可呈阳性。消化道出血患者可伴有大便隐血阳性，为正色素性贫血。肾受累可出现镜下血尿、肉眼血尿、蛋白尿。

（2）组织学检查：弥漫性小血管周围炎，中性粒细胞在血管周围堆积。肾组织活检可确定肾炎病变性质，对治疗和预后的判断有指导意义。

【鉴别诊断】

1．血小板减少性紫癜 其出血点一般较小，不隆起，不伴瘙痒，融合趋势较小，而且实验室检查存在血小板计数减少、骨髓巨核细胞成熟障碍的特点。

2．感染性紫癜 患者有严重感染性疾病的临床表现。

3．药物性紫癜 患者患病前有服药史。

4．关节型过敏性紫癜与风湿性关节炎的鉴别　前者以关节肿痛为主，多见于膝、踝等大关节，呈游走性，可伴活动障碍，但不遗留关节畸形。易误诊为风湿性关节炎。

5．肾型过敏性紫癜与肾小球肾炎的鉴别　12%～40%的肾型过敏性紫癜患者有一过性血尿，不同程度蛋白尿及管型尿，偶见水肿、高血压及肾衰竭；少数发展为慢性肾炎或肾病综合征。易误诊为肾小球肾炎。

6．腹型过敏性紫癜与外科急腹症鉴别　前者有脐周或下腹部痛，可伴恶心、呕吐、腹泻、血便。查体可有压痛但无肌紧张。易误诊为外科急腹症。由于本病的特殊临床表现及绝大多数实验室检查正常，鉴别一般不会特别困难。

【治疗】

1．消除致病因素　防治感染，清除局部病灶（如扁桃体炎等），驱除肠道寄生虫，避免一切可能致敏的食物及药物等。

2．一般治疗

（1）抗组胺药：异丙嗪、氯苯那敏（扑尔敏）、阿司咪唑、去氯羟嗪（克敏嗪）及静脉注射钙剂等。

（2）改善血管通透性药物：维生素 C、曲克芦丁等。维生素 C 以大剂量（5～10 g/d）静脉注射疗效较好，持续用药 5～7 天。

（3）对症治疗：腹痛较重者可予阿托品或山莨菪碱口服或皮下注射，关节痛可酌情使用止痛药，呕吐严重者可用止吐药，伴发呕血、血便者可用抑制胃酸分泌药等治疗。

3．糖皮质激素　糖皮质激素有抑制抗原 - 抗体反应、减轻炎性渗出、改善血管通透性等作用。一般用泼尼松 30 mg/d，顿服或分次口服。重症者可用氢化可的松 100～200 mg/d，或地塞米松 5～15 mg/d，静脉滴注。症状减轻后改口服。糖皮质激素疗程一般不超过 30 天，肾型紫癜者可酌情延长。

4．其他　上述治疗效果不佳或近期内反复发作者可酌情使用。

（1）免疫抑制剂：如硫唑嘌呤、环孢素、环磷酰胺等，适用于肾型紫癜患者。

（2）雷公藤：对肾型紫癜者疗效佳。

（3）抗血小板凝集：如阿司匹林、双嘧达莫。

（4）抗凝疗法：适用于肾型紫癜患者，初以标准肝素钠 100～200 U/（kg·d），静脉滴注，4 周后改用华法林 4～15 mg/d，2 周后改用维持量

2 ～ 5 mg/d，维持 2 ～ 3 个月。

（5）大剂量丙种球蛋白冲击，血浆置换。

（6）中医，以凉血解毒、活血化瘀为主，适用于慢性反复发作或肾型紫癜患者。

（丁　莉　黄纯兰）

第十节　特发性血小板减少性紫癜

特发性血小板减少性紫癜（immune thrombocytopenic purpura，ITP）也可称为原发免疫性血小板减少症，是一种复杂的多种机制共同参与的获得性自身免疫性疾病。该病的发生是由于患者对自身血小板抗原的免疫失耐受，产生体液免疫和细胞免疫介导的血小板过度破坏和血小板生成受抑，出现血小板减少，伴或不伴皮肤、黏膜出血的临床表现。

【病因】

病因不明。

【诊断要点】

1．症状

（1）全身皮肤瘀点、紫癜、瘀斑，可有血疱及血肿形成。脏器出血，尤其是颅内出血是致死的主要原因，但较少见。部分患者通过偶然的血常规检查发现血小板减少，无出血症状，可有乏力症状。

（2）乏力。

（3）血栓形成倾向。

（4）其他：长期月经过多可出现失血性贫血。

2．体征　可见皮肤瘀点、瘀斑，甚至多个瘀斑融合成皮下血肿。口腔黏膜及舌边缘可有血疱，严重者可有胃肠道及泌尿道出血。一般无肝脾大、淋巴结肿大。

3．实验室检查

（1）血小板：①血小板计数减少；②血小板平均体积偏大；③出血时间延长，血小板功能正常。

（2）骨髓象：①骨髓巨核细胞数增加或正常。②巨核细胞发育成熟障碍；不成熟巨核细胞增多，产板型巨核细胞显著减少（＜ 30%）。③急性者巨核细胞数量增多，以幼稚型为主；慢性者巨核细胞数量增多或正常，以颗粒型为主，血小板生成减少。

（3）可有程度不等的正色素性贫血或小细胞低色素性贫血，少数可发现溶血证据（伊文思综合征）。

4. 疫病分期

（1）初诊 ITP：疫病诊断 3 个月内。

（2）持续性 ITP：病程 3 ~ 12 个月，包括没有获得自发性缓解的患者。

（3）慢性 ITP：病程 > 12 个月。

（4）重症 ITP：血小板 $< 10 \times 10^9$/L，就诊时有明显出血或常规治疗中出现严重的出血症状，需要立即治疗。

（5）难治性 ITP：脾切除后无效或术后复发；除了其他引起血小板减少的原因，确诊为 ITP。

【鉴别诊断】

本病确诊需排除继发性血小板减少症。

1. 血小板生成减少　急性白血病、骨髓增生异常综合征、再生障碍性贫血。

2. 破坏过多　风湿免疫相关性（如系统性红斑狼疮）、药物性免疫性血小板减少。

3. 消耗过度　血栓性血小板减少性紫癜、DIC。

4. 分布异常　脾功能亢进。

【治疗】

1. 治疗原则　血小板 $\geqslant 30 \times 10^9$/L，无出血表现，可不予治疗；有增加出血风险危险因素者，可酌情予以治疗；有出血症状，无论血小板减少程度如何，都应积极治疗。

2. 一般治疗　出血严重者应注意休息。血小板低于 20×10^9/L 者，应严格卧床，避免外伤。终止可疑病因，纠正贫血。可用一般止血药，如酚磺乙胺（止血敏）、肾上腺色腙（安络血）、维生素 C 等。

3. 糖皮质激素　一般情况下为首选治疗。口服大剂量地塞米松 40 mg/d ×4 天，无效患者可在半个月后重复 1 个疗程。泼尼松：起始剂量 1.0 mg/（kg·d），病情稳定后快速减至最小维持剂量（< 15 mg/d）。病情严重者用等效量地塞米松或甲泼尼龙静脉滴注，好转后改为口服。

4．二线治疗

（1）促血小板生成药物：包括重组人血小板生成素（rhTPO）、艾曲泊帕和罗米司亭等。

（2）抗 CD20 单克隆抗体：利妥昔单抗。

（3）脾切除术：激素疗效差或有禁忌者，可选用，有效率为 70% ～90%。无效者对糖皮质激素的需要量亦可减少。

（4）其他二线药物治疗：硫唑嘌呤 、环孢素 A、达那唑、环磷酰胺，及长春碱类药物需个体化选择。

5．急症处理

（1）适用于：①血小板低于 20×10^9/L 者；②出血严重、广泛者；③疑有或已发生颅内出血者；④近期将实施手术或分娩者。

（2）处理方法：①血小板输注，根据病情可重复使用。②丙种球蛋白，0.4 g/kg，静脉滴入，4 ～ 5 日为一疗程，1 个月后重复。作用机制与Fc 受体封闭，中和抗体介导的自身抗体反应等免疫调节有关。慎用于 IgA缺乏患者、糖尿病和肾功能不全者。③血浆置换，3 ～ 5 日内，连续 3 次以上，每次置换 3000 ml 血浆，可有效清除患者血浆中的血小板相关免疫球蛋白（PAIg）。④大剂量甲基泼尼龙，1.0 g/d，静脉滴注，3 ～ 5 日一疗程，可通过抑制单核 - 吞噬细胞系统对血小板的破坏而发挥治疗作用

（丁　莉　黄纯兰）

第十一节　血　友　病

血友病（hemophilia）是一组因遗传性凝血酶生成障碍引起的出血性疾病，包括血友病 A、血友病 B，其中以血友病 A 最为常见，约占先天性出血性疾病的 85%。它以阳性家族史、幼年发病、自发或轻度外伤后出血不止、血肿形成及关节出血为特征。

【病因】

1．血友病 A　为典型的 X 连锁隐性遗传性疾病。绝大多数为男性患者，女性为携带者；女性纯合子血友病可发病，但极少见。现已证实凝血因子Ⅷ（FⅧ）合成的基因位于 X 染色体。X 染色体的凝血Ⅷ因子基因发生基因突变、基因缺乏、基因插入等，都可导致凝血因子Ⅷ分子结构异

常，或者凝血因子Ⅷ含量下降或缺乏，导致患者凝血活性降低，发生出血倾向。

2．血友病 B　为 X 连锁隐性遗传性疾病。绝大多数为男性患者，女性为携带者。本病患者的凝血因子Ⅸ（FⅨ）基因同样可以发生点突变、缺失和插入等异常。导致凝血因子Ⅸ的有效止血浓度降低或缺乏，而出现出血症状。

【诊断要点】

1．症状　自幼有出血倾向，多为自发性出血或轻微损伤后出血不止，常表现为软组织或深部肌肉内血肿，负重关节（如膝、踝关节等）反复出血。重型患者可发生呕血、咯血，甚至颅内出血。皮肤紫癜极罕见。

2．体征　以出血部位血肿及关节畸形为主要体征，血肿压迫周围神经可致局部疼痛、麻木及肌肉萎缩，压迫血管可致相应供血部位缺血性坏死或淤血、水肿。

3．实验室检查

（1）凝血时间、血小板计数正常，重型患者凝血时间可延长。

（2）APTT 延长，促凝血酶原激酶生成不良。

（3）APTT 纠正试验、促凝血酶原激酶生成试验及纠正试验，可鉴别两型血友病。

（4）基因诊断试验：主要用于携带者的检测和产前诊断，孕 10 周进行绒毛膜活检，或孕 16 周行羊膜腔穿刺术。

【鉴别诊断】

主要应与血管性血友病鉴别。鉴别的重点应为相关的实验室检查、家族史及性别限制。

【治疗】

1．一般治疗　制动，外科手术，防止外伤。

2．补充凝血因子替代治疗

（1）主要制剂有新鲜血浆或新鲜冰冻血浆、冷沉淀物、凝血酶原复合物、FⅧ浓缩剂，基因重组的纯化 FⅧ等。

（2）1 μ FⅧ及 FⅨ的活性相当于 1 ml 正常人新鲜血浆中 FⅧ及 FⅨ的活性。当患者按每千克体重输入 1 μ/kg 所含的浓度，每千克体重输入 1 μ 的血浆因子，患者凝血因子浓度可提高 2%。

（3）常用血浆因子剂量及用法：重型患者应提高凝血因子浓度至

20% ~ 40%，故常用 10 ~ 20 IU/kg；轻、中型患者应提高凝血因子浓度至 15% ~ 20%，故常用 7.5 ~ 10 IU/kg；血友病患者大手术时，常需要提高因子浓度至 50% 以上，故常用 30 ~ 60 IU/kg。

（4）注意要点：FⅧ半衰期较短，为 8 ~ 12 小时，FⅨ半衰期为 18 ~ 30 小时。故血友病 A 患者补充凝血因子时应按上述剂量，每 12 小时补充一次，血友病 B 患者则只需每天补充一次。

3. 药物治疗

（1）脱氨基精氨酸升压素（DDAVP）：是一种半合成的抗利尿激素，本药具有促内皮细胞等释放 FⅧ：C 的作用；或因促进 von Willebrand 因子（vWF）释放而增加 FⅧ：C 稳定性，致其活性升高。常用剂量为按体重 0.3 μg/kg，置于 30 ml 生理盐水内快速滴入，每 12 小时一次。

（2）糖皮质激素：通过改善血管通透性及减少抗 FⅧ：C 抗体产生而发挥作用。

（3）抗纤溶药物：通过保护已形成的纤维蛋白凝块不被溶解而发挥止血作用。

（李书坛　黄纯兰）

第七篇　内分泌系统

第十八章 内分泌系统症状学

第一节 甲状腺肿大

甲状腺是人体最大的内分泌腺体，正常成人甲状腺的平均重量为 15～25 g，当甲状腺重量超过 25～35 g 时，触诊即能发现肿大的甲状腺，视为甲状腺肿。甲状腺肿是甲状腺疾病的主要表现之一，病因复杂，甲状腺肿的鉴别诊断对于治疗甲状腺肿十分重要。

【病因】

甲状腺肿可由激素性或免疫性刺激甲状腺生长，或因炎症、增生、浸润及代谢异常所致，其原因有以下几点：

1. 甲状腺功能亢进症（甲亢）　包括毒性弥漫性甲状腺肿（自体免疫所致）、毒性结节性甲状腺肿、甲状腺自主功能性腺瘤等。

2. 单纯性甲状腺肿　分为地方性甲状腺肿与散发性甲状腺肿。

3. 非毒性多结节性甲状腺肿，甲状腺结节性肿大，不伴甲状腺功能异常。

4. 甲状腺炎　由细菌、病毒、自体免疫所致，包括有急性化脓性甲状腺炎、亚急性甲状腺炎、慢性淋巴细胞性甲状腺炎（桥本甲状腺炎）。

5. 甲状腺功能减退（甲减）　根据病变发生的部位分类，分为原发性甲减、中枢性甲减、甲状腺激素抵抗综合征。

6. 良性或恶性肿瘤（甲状腺腺瘤、甲状腺癌）。

7. 甲状腺囊肿　分为单纯性囊肿与混合性囊肿。

8. 其他　发育异常如甲状舌管囊肿，而畸胎瘤、结核病导致的很少见。

【诊断要点】

1. 甲亢　甲亢（hyperthyroidism）是甲状腺腺体本身产生甲状腺激素过多而引起的甲状腺毒症。病因多种，但临床上以毒性弥漫性甲状腺肿（Graves disease，GD）最常见，约占所有甲亢患者的 85% 以上。典型甲亢的表现有：①临床高代谢的症状和体征；②程度不等的甲状腺肿大（可伴有血管杂音）；③突眼。甲状腺激素测定提示血游离三碘甲状腺原氨酸

（FT_3）、游离四碘甲状腺原氨酸（FT_4）水平升高，TSH 降低。

2．单纯性甲状腺肿　单纯性甲状腺肿诊断要点：①地方性甲状腺肿患者有来自流行区历史；②早期甲状腺弥漫性肿大，后期呈结节性肿大，亦可有压迫症状，无甲亢症状；③实验室检查示甲状腺功能一般正常、T_4 正常或偏低、T_3 正常或偏高、TSH 正常或偏高、血清甲状腺球蛋白（Tg）增高。^{131}I 摄取率大多增高，但高峰不提前。检测尿碘可了解碘营养水平。

3．甲状腺功能减退诊断　①甲减的症状和体征；②实验室检查血清 TSH 增高，FT_4 下降，原发性甲减诊断即可以成立；③实验室检查血清 TSH 减低或者正常，TT_4、FT_4 下降，考虑中枢性甲减。

4．甲状腺囊肿　绝大多数的甲状腺囊肿是从结节性甲状腺肿的结节或腺瘤退变而来，女性多见。多属于单结节，多发性结节少见。结节一般为 2～4 cm，表面光滑、活动，一般无痛、无明显症状。甲状腺功能正常，甲状腺扫描为冷结节，超声发现液平段，做诊断穿刺可抽出液体。

5．甲状腺腺瘤　肿瘤为单个或多个，呈圆形或椭圆形，边界清楚、质地较软、无压痛，直径在 3 cm 以内，生长缓慢。本病患者常常无症状，一般甲状腺功能正常。甲状腺细针穿刺细胞学（FNAC）检查有助于诊断。

6．甲状腺癌　可有甲状腺癌家族史或有头部放射治疗史。甲状腺有进行性长大的结节，特别是单个的实性冷结节，活动差、质地硬，晚期兼有声嘶、呼吸困难及咽下困难，常有淋巴结肿大。甲状腺功能正常，甲状腺区超声在结节部位可能有细点状钙化。超声引导下 FNAC 有腺癌细胞可确诊。

7．亚急性甲状腺炎　与病毒感染有关。诊断要点：①多见于 40～50 岁女性；②多继发于上呼吸道感染；③甲状腺肿大，可为单侧或双侧，质硬，疼痛可放射至颈根部、下颌及颈后，结节压痛明显；④早期可有轻度甲亢表现，但甲状腺 ^{131}I 摄取率明显降低，T_3、T_4 正常或增高，呈分离现象；⑤病程为自限性，一般为 2～4 个月，部分患者可反复发作。

8．慢性淋巴细胞性甲状腺炎（桥本甲状腺炎）　本病为自身免疫性疾病。诊断要点：①多见于 20～60 岁女性；②甲状腺肿大一般为中度，可为不对称性肿大、硬度坚韧、不固定、无疼痛及压痛；③一般无全身症状及甲亢的临床表现；④甲状腺过氧化物酶抗体（TPOAb）、抗甲状腺球蛋白抗体（TgAb）明显增高；⑤后期病例在临床上可出现甲状腺功能减退

（甲减）症状和周围器官受压症状；⑥甲状腺穿刺可有淋巴细胞、浆细胞或嗜酸性细胞浸润。

（杨　军　万　沁）

第二节　肥　胖

肥胖（obesity）是体内脂肪积聚过多而呈现的一种状态，是多种疾病伴发的症状。目前多数采用体重指数（BMI）判断个体肥胖与否，且比较准确。体重指数是体重（kg）除以身高的平方（m²）。按世界卫生组织标准，BMI 18.5 ~ 24.9kg/m 为正常，BMI 25 ~ 29 kg/m² 为超重，BMI ≥ 30 kg/m² 为肥胖；按我国标准 BMI 18.5 ~ 23.9 kg/m² 为正常，BMI 24 ~ 27.9 kg/m² 为超重，BMI 28 kg/m² 为肥胖。世界卫生组织根据 BMI 将肥胖分为 3 级，BMI 30 ~ 34.9 kg/m² 为 1 级，BMI 35 ~ 39.9 kg/m² 为 2 级，BMI ≥ 40 kg/m² 为 3 级。

【病因】

单纯性肥胖的病因和发病机制未明，其主要原因是摄入的能量大于消耗的能量，与遗传生活方式等因素有关；继发性肥胖与多种内分泌代谢性疾病有关，对肥胖有影响的内分泌激素有肾上腺糖皮质激素、甲状腺素、性激素、胰岛素等。

1．神经系统病变引起肥胖　多因肿瘤、感染和外伤损伤皮质下中枢，引起饮食和运动习惯的改变而出现不同程度的肥胖。

2．内分泌系统病变引起肥胖　由于肾上腺皮质增生、腺瘤所致的肾上腺皮质功能亢进，皮质醇分泌过多而出现的一系列症状。甲状腺、性腺和胰腺功能异常也可以引起肥胖。

3．药物性肥胖　多为医源性肥胖。长期使用氯丙嗪、胰岛素、糖皮质激素及其他促进蛋白质合成的药物会引起肥胖。

4．脂肪细胞因子　脂肪细胞内分泌功能的发现是近年来内分泌学领域的重大进展之一，研究较多的脂肪细胞因子有脂联素、抵抗素、瘦素及肿瘤坏死因子 -α 等，它们均参与了胰岛素抵抗、脂代谢紊乱、糖代谢异常的发生机制，同样也参与了肥胖的发病机制。

【临床表现与伴随症状】

1．单纯性肥胖　单纯性肥胖是临床上最为常见的一种肥胖，占门诊就医患者的大多数；患者多为均匀性肥胖，腹部脂肪堆积明显，需除外内分泌或其他内科疾病，常有家族史或营养过度史。

2．下丘脑性肥胖　下丘脑、垂体或其邻近部位由于感染、肿瘤或外伤等损害而致食欲、脂肪代谢及性腺功能异常，以肥胖及生殖器发育不全为主要表现，患者在伴有下丘脑功能障碍的同时出现均匀性进行性中度肥胖，可伴有饮水、进食、体温、睡眠及智力精神异常。

3．间脑病变导致的肥胖　间脑损害引起自主神经 - 内分泌功能障碍，出现食欲波动、睡眠节律反常、血压波动、性功能减退、尿崩症等，表现为间脑综合征，呈现均匀性肥胖。

4．垂体性肥胖　垂体病变导致皮质醇分泌增多而引起肥胖，多为向心性肥胖；垂体瘤所致溢乳 - 闭经综合征亦可出现肥胖，但以泌乳、闭经、不孕为主要表现；嗜酸性细胞瘤所致的肢端肥大症可因肌肉、骨骼和内脏增生而导致体重增加。

5．库欣综合征　肾上腺皮质功能亢进，分泌皮质醇过多，产生向心性肥胖，且伴有满月脸、多血质外貌、皮肤紫纹、痤疮、糖耐量减低、少数有糖尿病、高血压和骨质疏松；女性闭经或月经紊乱，男性阳萎或女性男性化、骨质疏松，甚至引起骨折。

6．甲状腺功能减退　甲状腺功能减退症患者实际上并不完全由体脂过多引起肥胖，而常因皮下蛋白质和水的潴留而产生黏液性水肿和体重增加，如有肥胖，脂肪沉积以颈部明显，面容呈满月形，皮肤黄白粗厚，出现非凹陷性水肿，常伴有表情呆滞、动作缓慢、畏寒少汗、便秘等表现。

7．多囊卵巢综合征　除肥胖外，还有长期渐进性月经稀少、闭经、长期无排卵、多年不育、双侧卵巢对称性增大。

8．胰岛素瘤　多食肥胖，低血糖症反复发作，常有精神神经症状，空腹胰岛素水平升高。胰腺 CT、MRI 检查有助于诊断。

9．弗勒赫利希综合征　亦称肥胖型生殖无能症，它是视丘下部 - 垂体邻近组织损害而导致食欲、脂肪代谢及性功能异常为主要表现的疾病。此病发生于少年阶段，脂肪多积聚于躯干，常有肘外翻及膝内翻畸形，生殖器官不发育。

10．劳 - 穆 - 比综合征　亦称性幼稚 - 多指（趾）畸形综合征，主要表现为肥胖、多指（趾）、色素性视网膜退行性变三联征，此外可伴有智力障碍，生殖器发育不良、卷发、长眉毛和侏儒症等。

11．**性腺损伤导致的肥胖**　多在切除性腺或放射线照射损毁性腺以后出现肥胖、脂肪分布主要在腰部以下、臀部及大腿等处。

12．**痛性肥胖病**　亦称 Dercum 综合征，在肥胖的基础上形成多个疼痛性皮下结节，患者常有停经过早或性功能减退等表现。

13．**额骨内板增生症**　亦称 Morgagni-Stewart-Morel 综合征，患者几乎全部为女性，发生于绝经后，表现为肥胖、头痛、额骨板增生，常伴有精神症状，肥胖以躯干及四肢近端明显，呈向心性肥胖

14．**皮克威克综合征**　亦称肥胖 - 通气不良综合征，表现为肥胖、矮小、通气功能减低、嗜睡、发绀、杵状指。

【伴随症状】

1．伴有家族史或营养过度常为单纯性肥胖。

2．伴有饮水、进食、睡眠及智力精神异常，可见于丘脑性肥胖。

3．伴有食欲波动、血压易变、性功能减退及尿崩症，可见于间脑病变导致的肥胖。

4．伴有溢乳、闭经，可见于垂体性肥胖。

5．伴有满月脸、多血质外貌的向心性肥胖，可见于库欣综合征。

6．伴有颜面、下肢黏液性水肿，可见于甲状腺功能减退症。

7．伴有性功能丧失、闭经不育，可见于肥胖型生殖无能症、双侧多囊卵巢综合征。

（黄　炜　万　沁）

第三节　消　瘦

消瘦（emaciation）是指由于各种原因造成体重低于正常低限的一种状态。通常认为，体重低于标准体重的 10%，就可诊断为消瘦。目前国内外多采用体重指数（BMI）< 18.5 为消瘦的标准。

【病因】

1．**营养物质摄入不足**　吞咽困难、进食减少等。

2．**营养物质消化、吸收障碍**　消化系统疾病引起的消化、吸收功能

障碍。

3. 营养物质利用障碍　如糖尿病患者，糖被机体吸收后，因胰岛素缺乏，不能被身体利用，糖从尿中排出而引起消瘦。

4. 营养物质消耗增加　内分泌疾病（甲亢、糖尿病等）引起分解代谢增加，慢性传染病、感染、恶性肿瘤、大面积烧伤、发热、血液病以及创伤等引起消耗增加。

5. 药物因素　如甲状腺素制剂和苯丙胺等可促进机体代谢明显增加，长期服用泻药影响肠道吸收功能，口服氨茶碱、氯化铵、对氨基水杨酸和雌激素等药物可引起食欲减退和上腹部不适等，导致饮食和吸收障碍，造成消瘦。

6. 精神紧张、焦虑和抑郁可引起食欲减退。

7. 减肥　主动限制饮食，加大运动量，服用减肥药物抑制食欲、减少吸收、促进排泄，使体重减轻而消瘦。

8. 体质原因导致的消瘦　有一些个体生来即消瘦，无任何疾病征象，可有家族史。

【临床表现与伴随症状】

1. 营养不良　机体摄入及利用的能量不足所致。这类疾病主要有：

（1）咽部疾病　包括口腔溃疡、舌炎、牙槽脓肿、牙疼、下颌骨骨髓炎、咽喉和食管肿瘤。

（2）胃肠疾病及其他疾病引起的严重呕吐腹泻，影响摄入或使食物不能充分消化吸收。

2. 慢性消耗性疾病　慢性肝炎、结核、肿瘤等。

3. 内分泌疾病

（1）甲状腺功能亢进症：可伴有怕热、多汗、性情暴躁、震颤、多动、心悸、多食易饥、突眼。

（2）艾迪生病：可伴有皮肤黏膜色素沉着、乏力、食欲缺乏、低血压、低血糖。

（3）希恩综合征：可伴有性腺功能低下、闭经、无乳、皮肤苍白、毛发脱离、低血压、低血糖。

（4）糖尿病：可有多尿、多饮、多食和消瘦。

4. 精神疾病　抑郁症可因厌食或拒食而导致重度消瘦。神经性厌食多见于年轻女性，对进食行为有偏见；消瘦明显，但无器质性精神病；常有闭经，但体重恢复到一定水平，月经可恢复。

5．神经系统疾病　包括延髓性麻痹、重症肌无力等，表现为厌食、吞咽困难、恶心、呕吐等症状。

【伴随症状】

1．伴有吞咽困难见于口、咽及食管疾病。

2．伴有上腹部不适、疼痛见于慢性胃炎、溃疡病、胃癌及胆囊、胰腺等疾病。

3．伴有下腹部不适、疼痛见于慢性肠炎、慢性痢疾、肠结核及肿瘤等。

4．伴有上腹痛、呕血见于溃疡病、胃癌等。

5．伴有黄疸见于肝、胆、胰等疾病。

6．伴有腹泻见于慢性肠炎、慢性痢疾、肠结核、短肠综合征、倾倒综合征及乳糖酶缺乏等。

7．伴有便血见于炎性肠病、肝硬化、胃癌等。

8．伴有咯血见于肺结核、肺癌等。

9．伴有发热见于慢性感染、肺结核及肿瘤等。

10．伴有多尿、多饮、多食见于糖尿病。

11．伴有畏热多汗、心悸、震颤多动见于甲状腺功能亢进。

12．伴有皮肤黏膜色素沉着、低血压见于肾上腺皮质功能减退。

13．伴有情绪低落、自卑、食欲缺乏见于抑郁症。

（杨　军　万　沁）

第十九章　内分泌系统临床常用诊疗技术

第一节　口服葡萄糖耐量试验

【原理】

口服葡萄糖耐量试验（oral glucose tolerance test，OGTT）是检测机体对葡萄糖负荷能力的经典试验，是目前评价糖代谢的金标准。在一定剂量葡萄糖负荷的情况下，如果胰岛 B 细胞功能存在不足，不能释放出足够的胰岛素即可导致血糖升高，而这些患者在非糖负荷时血糖可能在正常范围。

正常人服葡萄糖后血糖迅速上升，刺激胰岛素分泌，肝糖原合成增加、分解受抑制，体内组织对葡萄糖的利用增加。因此，正常人血糖水平相对恒定，即使进食大量葡萄糖后，血清葡萄糖仍能在一定范围内保持稳定，仅在小范围内波动。对于血糖高于正常范围而又未达到糖尿病诊断标准，或临床可疑糖尿病，或糖尿病高危人群需进行 OGTT。

【方法】

1. 早晨空腹进行，一般于 7 至 9 时开始。受试者空腹 8 小时以上，但不超过 16 小时，口服溶于 300 ml 温开水内的无水葡萄糖粉 75 g，如用 1 分子水，则葡萄糖为 82.5 g。儿童、青少年（3 ~ 12 岁）则予 1.75 g/kg，总量不超过 75 g。葡萄糖水在 5 分钟内服完（嘱患者缓慢喝下，如喝得过快，可能会出现恶心等不适。在试验过程中，患者若有恶心、呕吐、面色苍白、晕厥等不适，应终止试验）。

2. 从服糖第一口开始计时，于服用前和服用后 60、120 分钟分别在前臂采血测血糖。有特殊需要时可增加采血时间点（如 30、90 分钟等），也可视具体情况延长试验时间。

3. 试验过程中，受试者不喝茶及咖啡，不吸烟，避免剧烈运动，保持坐位，但也无需绝对卧床。

4. 血标本应尽早送检。

5. 试验前 3 日内，每日糖类摄入量不少于 150 g。

6．试验前停用可能影响 OGTT 的药物如避孕药、利尿剂或苯妥英钠等 3 ～ 7 日。

【结果的影响因素】

1．饮食　OGTT 试验前，过分限制糖类摄入可使胰岛 B 细胞分泌胰岛素过少，出现 OGTT 结果降低而呈假阳性，因此，应在试验前 3 日摄入足够的糖类，一般应 250 g/d，至少 ≥ 150 g/d。对严重营养不良的患者，应延长糖类的准备时间，为 1 ～ 2 周。实验前禁食，可以饮水。

2．体力活动　长期卧床不活动患者可使糖耐量减低。而试验前剧烈活动虽可加速葡萄糖的利用，但由于交感神经兴奋，也可使血糖明显升高，故试验前患者应静坐或静卧至少半小时。

3．精神因素　情绪激动可使血糖升高，故在试验期间应避免精神刺激。

4．应激　各种应激，如心脑血管意外、创伤、发热、感染、手术等可使血糖暂时升高，糖耐量减低，称应激性高血糖。故需等患者恢复正常时再行此试验。

5．疾病　肝、肾、胰腺疾病以及内分泌疾病（如库欣综合征、肾上腺皮质功能减退、原发性醛固酮增多症、甲状腺功能亢进症、甲状腺功能减退症、嗜铬细胞瘤等）等均会导致血糖的变化。

【临床意义】

1．糖耐量正常　静脉空腹血糖 < 6.1 mmol/L，且 OGTT 2 小时血糖 < 7.8 mmol/L，说明人体对进食葡萄糖后的血糖调节能力正常，称为糖耐量正常。

2．空腹血糖受损（impaired fasting glucose，IFG）　6.1 mmol/L ≤ 静脉空腹血糖 < 7.0 mmol/L，且 OGTT 2 小时血糖 < 7.8 mmol/L，说明人体对进食葡萄糖后的血糖调节能力尚好，但对空腹血糖调节能力减退，可以诊断空腹血糖受损。

3．糖耐量减低（impaired glucose tolerance，IGT）　静脉空腹血糖 < 7.0 mmol/L，并且 OGTT 2 小时血糖 7.8 ～ 11.1 mmol/L，说明人体对葡萄糖的调节能力轻度下降，可以诊断糖耐量减低。

4．糖调节受损（impaired glucose regulation，IGR）　同时存在空腹血糖受损和糖耐量减低时，称作糖调节受损。

5．糖尿病　静脉空腹血糖 ≥ 7.0 mmol/L 或 OGTT 2 小时血糖 ≥

11.1 mmol/L，说明人体处理进食后葡萄糖的能力明显降低，可以确诊糖尿病。

（白　雪）

第二节　胰岛素及 C 肽释放试验

【简介原理】

血胰岛素和 C 肽水平测定是评价胰岛 B 细胞胰岛素分泌功能的重要方法。胰岛素、C 肽释放试验是利用口服葡萄糖或进食 100g 馒头使血糖升高，进而刺激胰岛 B 细胞分泌胰岛素，从而可反映胰岛 B 细胞的储备功能，有助于糖尿病的早期诊断、分型和指导治疗。

【方法】

1. 该试验常与 OGTT 同时进行，应禁食一夜后于次日清晨空腹和口服葡萄糖（口服 75 g 葡萄糖粉或 100 g 标准面粉制作的馒头）后 30、60、120 分钟静脉采血，也可视情况适当延长采血间隔时间。

2. 影响口服 OGTT 的因素同样也可能影响胰岛素和 C 肽释放试验。

3. 正常人餐后血清胰岛素值为空腹时的 5 ~ 10 倍，餐后血清 C 肽水平为空腹时的 1.5 ~ 3.0 倍。峰值一般出现 30 ~ 60 分钟（与进食种类有关，饮用葡萄糖峰值出现早，食用馒头则峰值出现晚），3 ~ 4 小时后接近空腹数值。

【临床表现及意义】

正常人空腹胰岛素约为 35 ~ 145 pmol/L（5 ~ 20 mIU/L），空腹 C 肽水平为 1.1 ~ 4.4 μg/L，峰值出现在餐后 30 ~ 60 分钟，胰岛素值为空腹时的 5 ~ 10 倍，C 肽水平为空腹时的 1.5 ~ 3 倍。3 ~ 4 小时后逐渐降至正常。

1. 糖尿病患者的胰岛素及 C 肽释放试验曲线可分 3 种类型。

（1）胰岛素分泌不足型：常呈无高峰的低平曲线，有些患者甚至不能测得。试验曲线呈低水平状态，空腹血浆胰岛素及 C 肽水平明显低于正常，其基值一般在 5 mIU/L 以下，服糖刺激后其胰岛素释放也不能随血糖升高而上升。提示胰岛功能衰竭或遭到严重破坏、胰岛素分泌绝对不足。1 型糖尿病属于此种类型。

（2）胰岛素分泌增多型 患者空腹胰岛素水平正常或高于正常，刺激后曲线上升迟缓，呈分泌延迟、高峰后移。高峰出现于餐后 2 小时或 3 小时，多数为餐后 2 小时，其峰值明显高于正常值，提示胰岛素分泌相对不足，多见于肥胖 2 型糖尿病患者。

（3）胰岛素释放障碍型 空腹胰岛素水平略低于正常，刺激后曲线上升迟缓，峰值低于正常。多见于成年起病、体型消瘦的糖尿病患者。

2．C 肽释放试验的临床意义

（1）对于接受胰岛素治疗的糖尿病患者，一般只测 C 肽水平，以判断患者胰岛 B 细胞功能。因为其可反映内源性胰岛素水平，测定不受胰岛素抗体干扰。

（2）C 肽释放试验还可用于鉴别低血糖的原因。若 C 肽水平超过正常，可认为是内源性胰岛素分泌过多所致；如 C 肽水平低于正常，则为其他原因所致。

（3）C 肽水平测定有助于胰岛细胞瘤的诊断及手术效果评价。胰岛素瘤患者血中 C 肽水平偏高，若手术后血中 C 肽水平仍处于高水平，说明有残留的瘤组织，若随访中 C 肽 水平进行性升高，提示肿瘤有复发或转移的可能。

（白 雪）

第三节 禁水－升压素试验

正常人禁水后，血渗透压上升，刺激升压素的分泌。本试验根据禁水后尿量和尿渗透压上升的程度评估肾对精氨酸升压素（AVP）的反应性。

【方法】

①禁水前测体重、血压、脉率、尿比重、尿渗透压和血渗透压；②试验开始后，每 1 ～ 2 小时重测上述指标（血渗透压除外），持续 8 ～ 12 小时；③严密监测病情变化，血压下降时终止试验；④当连续两次尿渗透压差别＜ 30 mmol/L 或尿比重连续 3 次不再上升或体重减轻 3% ～ 5% 或血压下降＞ 20 mmHg，皮下注射水剂加压素 5 U，1 小时后测血、尿渗透压和尿量、尿比重。

【结果】

1．正常人　①禁水后尿量减少；②尿比重增加；③尿渗透压升高；④体重、血压、脉率及血渗透压变化不大。

2．精神性多饮　①长期多饮、多尿者禁水后尿渗透压不能升至正常；②需结合临床做出判断；③必要时，患者适量限水 2 ～ 4 周后重复试验。

3．尿崩症　①禁水后尿量无明显减少；②尿比重和尿渗透压不升高；③体重下降 > 3%；④严重者血压下降，脉率加快伴烦躁不安；⑤补充加压素后尿量减少，尿比重和尿渗透压增加。

4．部分性尿崩症　①至少 2 次禁水后的尿比重达 1.012 ～ 1.016，达到尿比重峰值时的尿渗透压 / 血渗透压为 1.0 ～ 1.5，血渗透压最高值 < 300 mOsm/L；②注射升压素后尿渗透压可继续上升。

5．完全性尿崩症　①血渗透压 > 300 mOsm/L，尿渗透压 < 血渗透压；②注射升压素后尿渗透压明显上升。

6．肾性尿崩症　①禁水后尿液不能浓缩；②注射升压素后也无反应。

【注意事项】

①禁水后中枢性尿崩症者血 AVP 不升高（正常为 1.0 ～ 5.0 mU/L）；②升压素可升高血压，诱发心绞痛、腹痛或子宫收缩；③以血渗透压和尿渗透压为主要评价指标。

（白　雪）

第四节　地塞米松抑制试验

经典小剂量地塞米松抑制试验

小剂量地塞米松抑制试验用于鉴别单纯性肥胖和库欣综合征。

【方法】

在服药前留 24 小时尿查尿游离皮质醇，同时查清晨 8:00 血清皮质醇作为基线对照，之后服地塞米松 2 mg（每 6 小时 0.5 mg），连服 2 日。在第 2 日服药的同时留 24 小时尿游离皮质醇，服药两天后次晨 8:00 再测血清皮质醇。

【结果】

Cushing 综合征患者尿游离皮质醇未能下降到正常值下限，或服用地塞米松 2 天后晨 8:00 皮质醇 ≥ 1.8 μg/dl。

午夜小剂量地塞米松抑制试验

午夜小剂量地塞米松抑制试验用于鉴别单纯性肥胖和库欣综合征（初筛）。

【方法】

测第 1 日晨 8:00 血浆皮质醇作为对照，当天午夜口服地塞米松 1 mg，次日清晨 8:00 再测定上述指标。

【结果】

库欣综合征患者次日血浆皮质醇 ≥ 1.8 μg/dl。

大剂量地塞米松抑制试验

【简介】

主要用于鉴别库欣病和异位 ACTH 综合征。大多数库欣病对大剂量糖皮质激素的负反馈抑制作用有一定反应，而异源性促肾上腺皮质激素瘤无反应。

【方法】

在服药前留 24 小时尿查尿游离皮质醇，查清晨 8:00 血清皮质醇作为对照，之后每日服地塞米松 8 mg（每 6 小时 2 mg），连服 2 日。在第 2 日服药的同时留 24 小时尿游离皮质醇，服药两天后次晨 8:00 再测血清皮质醇。

【结果】

若 24 小时尿游离皮质醇或者血清皮质醇被抑制超过基线对照值的 50% 则提示为库欣病可能性大，反之提示为异位 ACTH 综合征可能性大。

（李　佳）

第五节　动态血糖检测系统

【简介】

动态血糖检测系统能持续、动态地检测血糖变化。该系统在日常生活状态下检查记录血糖数据，每 3 分钟自动记录血糖数据一次，一般检测 72 小时内的动态血糖变化，绘制出精确的每日血糖变化曲线，在曲线上标有饮食、运动等事件。通过这张全面、详细、完整的血糖图谱为临床的及时诊断和合理治疗提供重要线索。

【工作原理】

通过血糖探头连续自动监测皮下组织间液的葡萄糖浓度，组织间液的葡萄糖水平与血液中葡萄糖水平呈明显正相关性。葡萄糖越高，电信号越强；相反，葡萄糖越低，电信号越弱。

【系统组成】

血糖探头、血糖记录仪、注针器、信息提取器。

【应用】

1．用于建立各类糖尿病及不同年龄段人群血糖图谱数据库。

2．为糖尿病筛查提供更方便可靠的方法。

3．为糖尿病疗效和血糖控制水平提供方便可靠的评估手段。

（李　佳）

第六节　胰岛素泵

【简介】

胰岛素泵治疗是采用人工智能控制的胰岛素输入装置，通过持续皮下胰岛素输注的方式，模拟胰岛素的生理性分泌模式来控制高血糖的一种胰岛素治疗方法。

【工作原理】

生理状态下胰岛素分泌按与进餐的关系可大致分为两部分：一是不依赖于进餐的持续微量分泌，即基础胰岛素分泌，此时胰岛素以间隔 8 ～ 13 分钟脉冲形式分泌；二是由进餐后高血糖刺激引起的大量胰岛素分泌。胰岛素泵通过人工智能控制，以可调节的脉冲式皮下输注方式，模拟体内基础胰岛素分泌；同时在进餐时，根据食物种类和量设定餐前胰岛素负荷量和输注模式控制餐后血糖。

【系统组成】

胰岛素泵由 4 个部分构成：含有微电子芯片的人工智能控制系统、电池驱动的泵机械系统、储药器和与之相连的输液管和皮下输注装置。输液管前端可埋入患者的皮下。在工作状态下，泵机械系统接收控制系统的指令驱动储药器内的活塞将胰岛素通过输液管输入皮下。

【胰岛素泵治疗的特点】

1．更有利于血糖控制

（1）平稳控制血糖，减少血糖波动：胰岛素泵可根据患者的血糖情况灵活地调整餐前量及基础输注量，有效地控制餐后高血糖和黎明现象，降低糖化血红蛋白水平。

（2）更少的体重增加：胰岛素泵可以减少胰岛素用量，避免过大剂量胰岛素导致体重增加。

（3）明显减少低血糖发生的风险：胰岛素泵模拟生理胰岛素分泌，夜间输注小量基础胰岛素，避免了夜间低血糖的发生。同时餐前胰岛素用量有所减少，避免了多次注射治疗方式胰岛素在体内的重叠作用，减少了低血糖的发生。

（4）减少胰岛素吸收的变异：多次皮下注射胰岛素治疗需采用中长效胰岛素制剂，而该类制剂在同一个体上吸收率差异很大，可导致血糖急剧波动。而胰岛素泵使用短效或速效胰岛素制剂，吸收较中长效胰岛素稳定；多次皮下注射胰岛素强化治疗，注射部位易产生硬结，局部脂肪萎缩，从而影响胰岛素的吸收。而胰岛素泵使用者，输注胰岛素部位基本固定，避免了胰岛素在不同部位吸收的差异，胰岛素泵注射胰岛素量较多次皮下注射胰岛素量明显减低，便于胰岛素的吸收。

（5）加强糖尿病围术期的血糖控制：由于胰岛素泵治疗患者的血糖控制时间短，从而缩短了糖尿病患者的围术期时间，手术后禁食期间只给基础量，既有利于控制高血糖，又减少了低血糖发生的风险，促进了手术后机体的恢复。

2．提高患者生活质量　胰岛素的使用可提高患者对治疗的依从性，减少多次皮下注射胰岛素给糖尿病患者带来的痛苦；增加生活自由度，如糖尿病患者进食、运动的自由；提高患者自我血糖管理能力，如患者主动参与自我血糖的管理；减轻糖尿病患者心理负担。

【胰岛素泵治疗的适应证】

1．短期胰岛素泵治疗的适应证　胰岛素泵原则上适用于所有需要胰岛素治疗的糖尿病患者。这些情况，即使是短期使用胰岛素泵治疗，也可以有更多获益：1 型糖尿病患者和需要长期强化胰岛素治疗的 2 型糖尿病患者在住院期间可以通过胰岛素泵治疗稳定血糖控制、缩短住院天数和为优化多次胰岛素注射的方案提供参考数据，2 型糖尿病患者需要短期胰岛素治疗控制高血糖，糖尿病患者的围术期血糖控制，应激性高血糖患者的血糖控制，妊娠糖尿病或糖尿病合并妊娠，不宜短期应用胰岛素泵治疗，酮症酸中毒或高渗性非酮症性昏迷或伴有严重循环障碍的高血糖者不推荐胰岛素泵治疗。

2. 长期胰岛素泵治疗的适应证　需要长期胰岛素治疗者均可采取胰岛素泵治疗，研究显示，1 型糖尿病患者和需要长期胰岛素强化治疗的 2 型糖尿病患者使用胰岛素泵获益更多，特别是：血糖波动大，虽采用胰岛素多次皮下注射方案，血糖仍无法得到平稳控制的糖尿病患者；无感知低血糖者；频发低血糖者；黎明现象严重导致血糖总体控制不佳者；作息时间不规律，不能按时就餐者；要求提高生活质量者；胃轻瘫或进食时间长的患者；不宜长期应用胰岛素泵治疗者；不需要长期胰岛素治疗者；对皮下输液管过敏者；不愿长期皮下埋置输液管或不愿长期佩戴泵者；患者及其家属缺乏胰岛素泵使用相关知识，接受培训后仍无法正确掌握如何使用胰岛素泵者；有严重的心理障碍或精神异常者；无监护人的年幼或年长患者；生活无法自理者。

（李　佳）

第二十章　内分泌系统与代谢性疾病

第一节　腺垂体功能减退症

腺垂体功能减退症（hypopituitarism）是由于各种原因造成一种或多种腺垂体（垂体前叶）激素分泌不足所致的临床综合征。腺垂体功能减退症可原发于垂体病变，也可继发于下丘脑病变。大多表现为多种周围内分泌靶腺激素缺乏所致复合症群，也可呈单激素缺乏的表现。

【病因】

病因常见于垂体瘤及下丘脑病变（肿瘤、炎症、浸润性病变），腺垂体缺血坏死（常见于产后大出血，称为希恩综合征），蝶鞍区手术、创伤、放射损伤、颅内感染及炎症，其他如空泡蝶鞍等均可引起垂体前叶激素分泌不足。

【诊断要点】

1．症状

（1）促性腺激素和催乳素分泌不足症候群：女性产后无乳，性欲缺乏，闭经，阴毛、腋毛脱落，眉毛稀少，乳腺及外生殖器萎缩；男性阳痿，胡须生长慢或阴毛、腋毛脱落，生殖器萎缩。

（2）促甲状腺素不足症候群：怕冷、少汗、皮肤干燥、面色苍白、四肢非凹陷性水肿、食欲缺乏、便秘、精神淡漠、反应迟钝、时有精神失常。

（3）促肾上腺皮质激素不足症候群：全身乏力、抵抗力降低、食欲缺乏、体重下降、皮肤色素减退。严重者可出现恶心、呕吐、高热等。

（4）垂体内或其附近肿瘤压迫症候群：头痛、呕吐等颅内压增高症候群，视交叉受压引起偏盲、失明。

（5）生长激素缺乏：儿童期表现为生长停滞；成人期表现为体力差、肌力下降、注意力和记忆力减退、血脂异常、动脉硬化和骨质疏松，甚至低血糖等。

（6）垂体危象：常因感染，各种应激，停用替代治疗激素，使用过量麻醉剂、镇静剂、降血糖药物诱发。其临床类型有多种：高热型、低温型、低血糖型、低血压型、循环衰竭型、水中毒型、混合型。严重共同特点为意识障碍，昏迷或抽搐。

2. 体征

（1）性腺功能低下的体征：眉毛、阴毛、腋毛稀少或消失，外生殖器及女性乳房萎缩。

（2）甲状腺功能低下的体征：颜面水肿、苍白，皮肤干燥，腱反射迟钝、心率慢。

（3）肾上腺皮质功能低下的体征：皮肤色素浅淡、脉搏细弱、低血压。

（4）由垂体或其附近肿瘤压迫浸润引起者可有视野缺损、视神经萎缩或眼球活动障碍。

3. 辅助检查

（1）垂体前叶激素水平降低：促黄体生成素（LH）、促卵泡激素（FSH）、促甲状腺激素（TSH）、ACTH、催乳素（PRL）、生长激素（GH）水平降低，但因代偿残余的垂体组织恢复了部分功能，故多数 TSH 可正常。

（2）靶腺激素水平降低：性激素［雄激素、雌二醇（E_2）］、甲状腺激素［T_3、四碘甲状腺原氨酸（T_4）、反式三碘甲状腺原氨酸（rT_3）］、血浆皮质醇、尿游离皮质醇、17-羟类固醇水平均降低。

（3）下丘脑释放激素兴奋试验：可鉴别引起腺垂体功能减退的病变在下丘脑还是垂体。静脉注射促甲状腺激素释放激素（TRH）、促黄体激素释放激素（LHRH）或促肾上腺皮质激素释放激素（CRH）后，测定相应靶激素水平（TSH、LH 及 ACTH），呈延迟反应者，提示下丘脑病变；无反应者，为垂体病变。

（4）GH 测定：胰岛素低血糖试验（ITT）是严重 GH 缺乏生化诊断的"金标准"，此外，还有精氨酸兴奋 GH 试验、溴吡斯的明兴奋 GH 试验等。一般诊断 GH 缺乏需两个以上试验结果均为阴性方可。

（5）一般检查：血糖、血钠水平常降低，心电图呈低电压、T 波低平，蝶鞍 X 线片、蝶鞍及其周围组织 CT 或 MRI 检查有助于了解下丘脑及垂体的病变。

【鉴别诊断】

1. 多发性内分泌腺功能减退症（如施密特综合征，又称自身免疫性多内分泌腺病综合征Ⅱ型）　可有原发性甲状腺减退症和肾上腺皮质功能减退症的表现，皮肤色素加深、黏液性水肿多见。腺垂体功能减退症者皮肤色素浅淡，很少出现黏液性水肿。测定垂体前叶激素可明确诊断。

2．神经性厌食　多为青年女性，常有自行减肥史，可因长期饥饿而继发极度营养不良，表现为明显消瘦、闭经、血压低、恶病质等。血中 T_3、T_4 水平可降低，但 TSH 多在正常范围或偏低，TRH 兴奋试验可呈延迟反应；LH、FSH、T_3、T_4、E_2 水平可降低，LHRH 兴奋试验呈延迟反应；血浆皮质醇水平多升高，ACTH 可正常或降低，CRF 兴奋试验呈延迟反应。腺垂体功能减退症在病程较早时即有腋毛、阴毛稀疏或完全脱落，乳房萎缩、性功能低下、甲状腺功能低下、肾上腺皮质功能低下较神经性厌食症更为明显。

【治疗】

1．内分泌激素替代治疗

（1）补充肾上腺皮质激素：先于甲状腺激素和性激素的替代治疗。首选氢化可的松，分次给药。每天口服氢化可的松（15 ~ 25 mg）或醋酸可的松（20 ~ 35 mg），分 2 次或 3 次，最高剂量在早晨醒来时给予，第 2 次在午餐后 2 小时或午餐和下午分 3 次给予。依从性较差的患者可以每日口服 1 次或 2 次泼尼松龙（3 ~ 5 mg/d），作为氢化可的松的替代治疗。如有高热、感染、手术、创伤等并发症或应激时，剂量应为以上剂量的 2 ~ 3 倍，必要时可每日静脉滴注氢化可的松 100 ~ 300 mg。在并发症过后，在数日内递减至原来维持量。

（2）补充甲状腺激素：在应用肾上腺皮质激素之后使用，无心脏疾病的年轻患者起始剂量为左甲状腺素（L-T_4）50 ~ 100 μg/d，年龄较大，或有冠心病、心肌缺血的患者则从小剂量开始，25 ~ 50 μg/d。在替代过程中剂量增加时应更缓慢，并注意心率，监测间隔以 1 ~ 1.5 个月为宜，TSH 不作为监测指标。

（3）补充性激素：育龄妇女为改善第二性征及性功能，宜行人工月经周期，服炔雌醇 5 ~ 20 μg/d、己烯雌酚 0.5 ~ 1.0 mg/d 或结合雌激素 0.625 ~ 1.25 mg/d（月经周期第 1 ~ 25 天），最后 5 天再肌内注射黄体酮 10 mg/d 或口服甲羟孕酮（安宫黄体酮）4 ~ 8 mg/d，停药 5 天。现有日历式包装药如克龄蒙，每日一片，无间断服用 21 天：11 片白片（含戊酸雌二醇 2 mg）和 10 片浅橙红色片（含戊酸雌二醇 2 mg 及醋酸环丙孕酮 1 mg），停药 7 天，停药后月经来潮。男性患者可用庚酸睾酮，每 4 周肌内注射 200 mg，以改善性功能，增强体力。也可试用十一酸睾酮，起始

120 ~ 160 mg/d，分 2 ~ 4 次与食物同服，以后 40 ~ 120 mg/d 维持。

（4）补充生长激素：仅限于生长激素缺乏的儿童、明显乏力和生活质量差等临床表现严重的生长激素缺乏患者，或明显骨质疏松患者。

2．病因治疗　颅内肿瘤可行手术切除或放射治疗，由感染引起者，可予有效的抗感染治疗，其他视病因而定。

3．垂体危象的治疗

（1）纠正低血糖：先静脉注射 50% 葡萄糖溶液 40 ~ 60 ml，继以 5% 葡萄糖氯化钠注射液静脉滴注。

（2）迅速补充氢化可的松：100 mg 氢化可的松加入 500 ml 葡萄糖糖液内静滴，第一个 24 小时补充 200 ~ 300 mg/d，有严重感染者，必要时还可增加。

（3）有失钠病史及血容量不足表现者，应静脉滴注 5% 葡萄糖生理盐水。

（4）有发热并感染者，积极采用有效抗菌素治疗。感染性休克者还需升压药物。

（5）禁用麻醉剂、镇静药或降糖药等。

（白　雪）

第二节　尿　崩　症

尿崩症（diabetes insipidus）是由于抗利尿激素（ADH）或称精氨酸加压素（AVP）严重缺乏或部分缺乏（中枢性尿崩症），或肾对 ADH 不敏感（肾性尿崩症），致肾小管重吸收水的功能障碍，从而引起以多尿（每日尿量 > 30 ml/kg 或 > 3 L）、烦渴、多饮与低比重尿（尿渗透压 < 300 mol/L，尿比重 < 1.010）和低渗尿为主要表现的一组临床综合征。ADH 完全缺乏或严重不足者为完全性尿崩症，ADH 轻度缺乏者为部分性尿崩。本病可发生于任何年龄，但以青少年多见。

【病因】

抗利尿激素由下丘脑的视上核及室旁核分泌。患者沿垂体束运送至垂体后叶贮存，当机体需要时释放入血。凡病变累及上述部位，抗利尿激素分泌减少，即可引起本病。根据病因可分为特发性尿崩症、继发性尿崩症和遗传性尿崩症。特发性尿崩症原因不明，可能为视上核、室旁核神经细胞退行性变所致；继发性是由于下丘脑或垂体部位的肿瘤、炎症、脑外伤、手术、血管病变等破坏下丘脑－神经垂体引起；遗传性尿崩症少见，为常染色体显性遗传。

【诊断要点】

1．症状

（1）烦渴、多饮、多尿：完全性尿崩症尿量可多达 5 ~ 20 L/24 h。患者极度烦渴思饮，且不能忍受限制饮水；即使限制饮水，尿量仍多，饮水量与每日尿量基本相等。若病变累及口渴中枢时，则口渴消失，可致严重脱水。当合并腺垂体功能不全时，尿崩症症状反而减轻，糖皮质激素替代治疗后症状再现或加重。

（2）失水征：乏力、头晕、记忆力减退、肌肉酸痛、食欲缺乏、便秘等，严重失水患者可出现神志模糊、谵妄、昏迷。

（3）其他症状：继发性尿崩症患者除上述表现外，尚有原发病的症状和体征。如结核病引起者，可有结核中毒症状；颅内肿瘤引起者，可有偏盲、视野改变及神经定位症状。

2．体征　水分大量丢失而又不能得到及时补充时，可引起慢性失水征，表现为皮肤、唇、舌干燥，体重减轻，汗液、唾液分泌减少等。

3．辅助检查

（1）化验检查：①尿量超过 2 500 ml/d 称为多尿，尿崩症患者 24 小时尿量在 20 000 ml 以上，比重低于 1.005；部分性尿崩症患者为 2500 ~ 5000 ml，限制饮水后尿比重可达 1.010。一般尿常规正常，尿糖阴性。②血糖正常，肾功能检查正常。③电解质检查一般正常，严重失水时可有血钠升高。④血浆渗透压正常（290 ~ 310 mOsm/L）或稍高，而尿渗透压 < 300 mOs/L（正常值为 600 ~ 800 mOsm/L），严重者降至 50 ~ 70 mOsm/L。

（2）特殊检查

1）禁水－加压素试验：比较禁水后与使用血管加压素后的尿渗透压的变化，是确定尿崩症及尿崩症鉴别诊断的简单可行的办法。

原理为正常人禁水后循环血量减少，下丘脑 AVP 释放增加，使尿量明显减少，尿渗透压增高，尿比重升高，而血浆渗透压无改变。禁饮实验的要求根据病情决定，一般先禁饮 5 小时；如患者耐受良好，则可行较长时间（12 ~ 16 小时）的禁饮实验。方法：禁饮前测量体重、血压、尿比重、血和尿的渗透压。试验期间：禁止饮水，每 1 ~ 2 小时测以上指标。

当连续两次尿渗透压差别 < 30 mmol/L 或体重减轻 3% ~ 5% 或血压下降 > 20 mmHg，皮下注射水剂加压素 5U，1 小时后测血，尿渗透压和尿量、尿比重。

2）临床意义：正常人：禁水后尿量减少，尿渗透压逐渐增高（> 800 mmol/L），血渗透压不变，可耐受 18 小时，注射加压素后尿渗透压不变（升高 < 5%）。长期精神性烦渴患者可呈现不正常反应。完全性中枢性尿崩症：血渗透压 > 300 mmol/L，尿渗透压 < 血渗透压，禁水后尿渗透压升高，但 < 300 mmol/L。注射加压素后尿渗透压升高，超过基线 50%，> 800 mmol/L。部分性中枢性尿崩症：血渗透压 < 300 mmol/L，尿渗透压 / 血渗透压比值为 1.0 ~ 1.5，禁水后尿渗透压升高，在 300 ~ 800 mmol/L，注射加压素后尿渗透压较基线升高 9% ~ 50%，渗透压 < 800 mmol/L。肾性尿崩症：禁水后尿液不能浓缩，注射加压素后尿渗透压升高 < 9%，尿渗透压 < 300 mmol/L。

3）其他：应进行蝶鞍摄片、视野及眼底检查、CT 或 MRI 等检查排除垂体及附近肿瘤，以尽可能明确病因。

【鉴别诊断】

1．精神性多饮　主要表现为多饮、烦渴、多尿、低比重尿，与尿崩症相似，但症状随情绪而波动，并常伴有其他神经官能症的表现。患者禁饮后尿量即减少，尿渗透压增高，可与尿崩症鉴别。

2．肾性尿崩症　临床表现与尿崩症相似，往往出生后即出现症状。注射升压素后，尿量不减少、尿比重不增加、血浆 ADH 正常或增高，易与中枢性尿崩症鉴别。

3．糖尿病　可有烦渴、多饮、多尿症状，但尿比重正常或高，血糖增高、尿糖阳性，可与尿崩症鉴别。

4．高尿钙症　见于甲状旁腺功能亢进症、多发性骨髓瘤、肿瘤骨转移等，有原发病症状以资鉴别。

5．低钾血症　见于原发性醛固酮增多症、肾小管性酸中毒、低钾血症肾病、Fanconi 综合征等。

【治疗】

1．激素替代疗法　是中枢性尿崩症的主要治疗方法。

（1）去氨加压素（1- 脱氨 -8- 右旋精氨酸升压素，DDAVP）：为人工合成的升压素类似药，抗利尿作用强，而无升压作用，不良反应减少，为目前治疗尿崩症的首选药物。用法：①口服醋酸去氨加压素片剂，商品名为弥凝，每次 0.1 ~ 0.4 mg，每日 2 ~ 3 次，部分患者可睡前服用一次。②鼻腔喷雾吸入，每次 10 ~ 20 μg，每日 2 次。另有肌内注射剂型。妊娠期间的尿崩症患者仅使用 DDAVP。

（2）鞣酸升压素注射液：开始时每次 0.1 ml，肌内注射，1 周 1 ~ 2 次，作用可持续 36 ~ 72 小时。以后根据尿量调整剂量，必要时可加至每次 0.2 ~ 0.5 ml。长期应用产生抗体而疗效降低，慎防用量过大引起水中毒。

（3）垂体后叶素：为血管升压素水剂，每次 5 ~ 10 U，皮下注射，3 ~ 6 小时注射 1 次。其作用时间短，适用于临时治疗。

（4）赖氨酸加压素粉剂（尿崩灵）：为人工合成粉剂，由鼻黏膜吸入，疗效持续 3 ~ 5 小时，每天 2 ~ 3 次。

2．其他抗利尿药物

（1）氢氯噻嗪：25 ~ 50 mg，每 6 小时 1 次；服药 3 ~ 5 日后，作用明显。作用机制可能是引起尿钠排出增多，体内钠缺乏，肾近曲小管重吸收作用增强，尿量减少。亦可试用阿米洛利或吲达帕胺。

（2）卡马西平：每次 0.2 g，每日 2 ~ 3 次。能刺激 ADH 分泌，使尿量减少，不建议长期使用。

（3）氯磺丙脲：刺激 ADH 从垂体后叶释放，可加强 ADH 对肾小管的作用，服药后可使尿量减少，尿渗透压增高。对部分性尿崩症最为有效，一般 125 ~ 250 mg 可满意控制多尿症状。应注意本药可引起严重低血糖，也可引起水中毒。

3．病因治疗　继发性尿崩症应尽量治疗其原发病。

4．肾性尿崩症治疗　家族性患者很难得到满意的疗效，最基本的治疗原则是保证足够的饮水，限制钠盐摄入，联合应用吲哚美辛（消炎痛）和双氢克尿噻或阿米洛利等利尿剂，可以使患者尿量减少 30% ~ 80%。大剂量去氨加压素可能对部分性肾性尿崩症患者有效。

（白　雪）

第三节　甲状腺功能亢进症

甲状腺功能亢进症（hyperthyroidism），简称甲亢，是由甲状腺腺体本身产生甲状腺激素过多引起的甲状腺毒症,临床上以甲状腺毒症、甲状腺肿大等为特征。

【病因】

甲状腺功能亢进型包括弥漫性毒性甲状腺肿(Graves 病,GD)、结节性甲状腺肿和甲状腺自主功能性腺瘤等。Graves 病妊娠最常见,占甲亢的 80% 以上,它是以遗传易感为背景,在感染、甲摄入量高、应激精神创伤、妊娠等因素作用下,诱发免疫功能紊乱,导致甲状腺激素分泌过多的一种器官特异性的自身免疫性疾病。

【诊断要点】

1. 症状

(1)高代谢症候群:怕热多汗、消瘦乏力、皮肤湿润,可有糖耐量减低。

(2)神经精神系统:急躁易怒、多言好动、紧张焦虑、失眠不安、手足颤抖。少数患者,尤其是老年人可表现为表情淡漠、反应迟钝,称为淡漠型甲状腺功能亢进症(淡漠型甲亢)。

(3)心血管系统:心率加快、心悸、气促。

(4)消化系统:食欲亢进、多食易饥、大便次数增多或腹泻,淡漠型甲亢可厌食、呕吐。

(5)肌肉骨骼系统:常有近端肌肉进行性乏力及肌萎缩,称为甲亢性肌病,可致骨质疏松、重症肌无力、周期性瘫痪(亚洲、青壮年男性多见)。

(6)内分泌系统:女性月经紊乱、稀少,男性阳痿等。

(7)眼部表现:单纯性突眼、浸润性突眼。

(8)特殊临床表现

1)甲状腺危象(thyroid crisis):也称甲亢危象,为甲状腺毒症急性加重的综合征。常见诱因有感染、手术、创伤、精神刺激等。临床表现有高热、大汗、心动过速(140 次 / 分以上)、烦躁、焦虑不安、谵妄、恶心、呕吐、腹泻,严重患者可有心力衰竭、休克及昏迷等。

2)甲状腺毒心脏病(thyrotoxic heart disease):表现为心律失常、房颤和心力衰竭;心律失常多是室上性的,房颤发生在 2% ~ 20% 甲亢患者中,影响心脏功能。甲状腺毒症纠正后,房颤可以消失。心力衰竭分为两种类型:高排血量型主要发生在年轻甲亢患者,甲亢控制住后,心功能恢复;心脏泵衰竭型常见于老年患者,已有缺血性心脏病,使其诱发或加重。

3)妊娠短暂性甲状腺毒症:妊娠期高浓度人绒毛膜促性腺激素(HCG)

刺激 TSH 受体所致，可伴妊娠剧吐，妊娠 7～11 周发病，14～18 周缓解，病程自限。

4）胫前黏液性水肿：见于少数 GD 患者，白种人多见，多发生在胫骨前下 1/3 部位，也见于足背、肩部、手背处，偶见面部，皮损大多为对称性。

5）淡漠型甲亢：多见于老年人。主要表现为明显消瘦、心悸、乏力、头晕、晕厥、神经质或神志淡漠、腹泻、厌食。

2．体征

（1）兴奋、急躁：动作频速，面部潮红，汗多，皮肤湿润。手指有细微震颤，四肢与肩胛部肌肉萎缩，腱反射亢进。少数患者胫前有黏液性水肿。淡漠型甲亢患者则表情淡漠，少言懒动。

（2）突眼

1）单纯性突眼：多无症状，眼突出一般不超过 18 mm。可有以下眼征：①眼睑裂增宽、瞬目减少（施特尔瓦格征）；②双眼聚合力差（默比乌斯征）；③眼球向下看时，上眼睑不能相应下垂（冯·格霍费征）；④上视时无额纹出现（若弗鲁瓦征）。⑤上眼睑水肿（Basedow 征）。⑥闭眼时上眼睑呈细微震颤（Rosenbach）征。

2）浸润性突眼：又称 Graves 眼病（GO）。除眼征外，有眼球自觉症状（如畏光、流泪、异物感、复视、斜视、视力下降），眼球明显突出，眼突出超过参考值上限 3 mm。中国人群女性大于 16 mm，男性大于 18 mm。眼睑肿胀、结膜充血、水肿、眼球活动受限；严重时有眼肌麻痹、眼睑闭合不全、角膜外露形成溃疡穿孔、全眼炎、前房积脓，甚至失明。临床上根据 GO 临床活动状态评估（CAS）将 GO 分为轻中重度，≥3 分即判断 GO 活动。

（3）甲状腺肿：一般呈弥漫性对称性肿大，质中（病程久者可坚韧）、光滑、无压痛，随吞咽上下移动，若伴有震颤或血管杂音，其诊断有重要意义。结节性甲状腺肿伴甲亢和甲状腺自主高功能腺瘤可扪及甲状腺结节，少数病例甲状腺不肿大。

（4）心血管系统症状：心率增快，常在 90～140 次/分之间（休息和熟睡时仍快），心尖区第一心音亢进，可闻及收缩期杂音，可有心律失常、心脏扩大、心力衰竭。心律失常以室上性心律失常、心房颤动多见。收缩压增高，舒张压降低，脉压增大。

3．实验室检查

（1）促甲状腺激素（TSH）测定：是反映甲状腺功能最敏感的指标，目前已有高敏 TSH（sTSH）测定。sTSH 是筛查甲亢的第一线指标，甲亢时常小于 0.1 mU/L。sTSH 可用于诊断亚临床甲亢（T_3、T_4 正常，TSH 减低）。

（2）血清 FT_3、FT_4 测定：游离甲状腺素是具有生物活性的甲状腺激素，是诊断临床甲亢的主要指标，增高即为甲亢。FT_3 较 FT_4 更敏感，测定的稳定性不如 TT_4、TT_3。

（3）血清 TT_3、TT_4 测定：甲亢时增高，但血液中的甲状腺激素大部分与血清蛋白结合，结果随血浆蛋白的影响（如妊娠期）而波动。

（4）甲状腺 ^{131}I 摄取率测定：诊断甲亢的传统方法，价值有限，已经被 sTSH 测定代替。甲亢时升高，高峰前移，但受含碘食物、药物影响。现在主要用于甲状腺毒症病因的鉴别：甲状腺功能亢进类型 ^{131}I 摄取率增高，非甲状腺功能亢进类型 ^{131}I 摄取率减低。

（5）TSH 受体抗体（TRAb）：是鉴别甲亢病因、诊断 GD 指标之一。新诊断的 GD 患者其阳性率达到 98%。TRAb 包括 TSH 受体刺激性抗体（TSAb）和 TSH 受体抑制性抗体（TSBAb）。

（6）TSH 受体刺激性抗体：诊断 GD 的重要指标之一，反映抗体对甲状腺细胞的刺激功能。新诊断的 GD 患者中有 85% ~ 100% 的患者 TSAb 阳性，TSAb 活性平均在 200% ~ 300%。

（7）甲状腺放射性核素扫描：对于诊断甲状腺自主功能性腺瘤有意义，主要用于甲亢的鉴别诊断。

4．诊断

（1）甲亢的诊断：①高代谢症状和体征；②甲状腺肿大；③血清甲状腺激素水平增高、TSH 减低。具备以上 3 项诊断即可成立。

（2）GD 的诊断：①甲亢诊断确立；②甲状腺弥漫性肿大，少数病例可不肿大；③眼球突出和其他浸润性眼征；④胫前黏液性水肿；⑤ TRAb、TSAb、TPOAb、TgAb 阳性。①②项为诊断必备条件，③④⑤为辅助条件。

【鉴别诊断】

1．亚急性甲状腺炎 多有上呼吸道感染病史，甲状腺肿大伴有疼痛且压痛明显，早期可有轻度甲亢表现，甲状腺 ^{131}I 摄取率明显降低，T_3、T_4 正常或增高，呈分离现象。

2．甲亢病因鉴别 GD 与多结节性毒性甲状腺肿、甲状腺自主功能性腺瘤的鉴别依赖于甲状腺放射性核素扫描和甲状腺 B 超。

3. 甲状腺毒症病因鉴别 甲亢型甲状腺毒症与破坏性甲状腺毒症的鉴别、病史、甲状腺体征、彩色多普勒超声和 ^{131}I 摄取率是主要的鉴别手段。

【治疗】

目前无 GD 的病因治疗。针对甲亢有 3 种治疗方法，即抗甲状腺药物、放射性 ^{131}I 治疗和手术治疗。

1. 一般治疗 禁碘饮食，精神紧张失眠者可用地西泮等镇静。给予高蛋白、高碳水化合物饮食和 B 族维生素。有交感神经兴奋、心动过速者可采用普萘洛尔等 β- 受体阻滞剂。

2. 抗甲状腺药物（ATD）治疗

（1）适应证：①病情轻、中度患者；②甲状腺轻、中度肿大者；③孕妇、高龄或合并其他严重疾病而不宜手术者；④手术前和 ^{131}I 治疗前的准备；⑤术后复发又不适于放射性 ^{131}I 治疗者；⑥中至重度活动的 GO 患者。

（2）剂量与疗程：治疗分 3 个阶段进行。①治疗期：丙硫氧嘧啶（PTU）每次 50 ~ 150 mg 口服，2 ~ 3 次 / 日或甲巯咪唑（MMI）10 ~ 30 mg/d；病情严重者可以加大剂量。②减量阶段：当甲状腺激素达到正常，开始减量，每 2 ~ 4 周减 PTU 50 mg（或 MMI 5 mg），逐渐达到维持量。③维持量阶段：维持量 PTU 为 50 ~ 100 mg/d，每日 2 ~ 3 次（或 MMI 每日 5 ~ 10 mg，每日 1 次），维持时间 12 ~ 18 个月。停药 1 年，血 TSH 和甲状腺激素正常表明甲亢缓解。

（3）注意事项：①定期监测白细胞，粒细胞少于 1.5×10^9/L 则停药，如有咽痛、发热等应迅速到医院检查。②禁用含碘的食物和药物。③坚持足疗程服药。

（4）不良反应：①皮疹，最常见，约 5%。②白细胞减少：严重可致粒细胞缺乏，为最严重不良反应，粒细胞少于 1.5×10^9/L 应停药。③中毒性肝病：丙硫氧嘧啶（PTU）和甲巯咪唑（MMI）发生药物性肝炎的概率分别为 2.7% 和 0.4%，发生肝衰竭的概率分别为 0.048% 和 0.026。④其他：血管炎、胎儿皮肤发育不良等。

3. 放射性 ^{131}I 治疗 为无创、简便治疗方法，治愈率高。6 个月后仍未缓解可进行第 2 次治疗。

（1）适应证：①甲状腺肿大 Ⅱ 度以上；②对 ATD 过敏；③ ATD 治疗或手术治疗后复发；④甲亢合并心脏病；⑤甲亢伴白细胞和（或）血小板

减少或全血细胞减少；⑥甲亢合并肝、肾等脏器功能损害；⑦拒绝手术或有手术禁忌证；⑧浸润性突眼、活动期患者加用糖皮质激素。

（2）禁忌证：妊娠及哺乳期妇女禁用。

（3）并发症：①主要为甲状腺功能减退症；②少数可有放射性甲状腺炎，致甲亢加重；③诱发甲亢危象，但少见；④加重活动性 GO。

4．手术治疗

（1）适应证：①中、重度甲亢，长期服药无效，或停药后复发，或不能坚持服药者；②甲状腺巨大，有压迫症状者；③结节性甲状腺肿；④胸骨后甲状腺肿；⑤甲状腺细胞学检查怀疑恶变；⑥妊娠期甲亢患者手术需在孕中期（4～6 个月）。

（2）禁忌证：①有较重的心、肝、肾疾病；②孕早期（第 3 个月前）及孕晚期（第 6 个月后）。

5．浸润性突眼的治疗

（1）一般治疗：防风避光，白天使用人工泪液，睡眠时使用 1% 甲基纤维素眼药水。高枕卧位，低盐饮食，使用利尿剂减轻水肿，戒烟等。

（2）活动性 GO：泼尼松 40～80 mg/d，分次口服，持续 2～4 周。然后每 2～4 周减量 2.5～10 mg/d。减量后若症状加重，要减慢减量速度。需要持续 3～12 个月。对中重度、活动性 GO 推荐静脉给药：甲泼尼龙共 12 周，累计剂量 4.5 g，先 0.5 g 每周一次，连用 6 周，后 0.25 g 每周一次，连用 6 周。对于更严重的活动性中重度 GO，前 6 周每次 0.75 g，后 6 周每次 0.5 g，累计剂量 7.5 g；但需注意可能会引起的严重中毒性肝损害。

（3）严重者行球后放射治疗或行眼眶减压术。

（4）控制甲亢：轻度 GO 可选任一方法治疗甲亢，中重度活动性 GO 选择 MMI 或手术治疗，同时加用糖皮质激素，定期监测甲状腺功能，尽量避免药物性甲减。

6．甲亢危象的治疗

（1）PTU 首剂 500～1 000 mg，以后每次 250 mg，每 4 小时一次。

（2）服用 PTU 后 1 小时使用复方碘溶液（卢戈液），每次 5 滴，每 6 小时一次，使用 3～7 日。

（3）氢化可的松首剂 300 mg，静脉滴注，以后每次 100 mg，每 8 小时一次，根据病情逐渐减量。

（4）普萘洛尔 60～80 mg/d。

（5）糖皮质激素：氢化可的松 200 ~ 500 mg/d 或地塞米松 10 ~ 30 mg/d 静脉滴注。

（6）在上述常规治疗效果不满意时，可选用腹膜透析、血液透析或血浆置换等措施迅速降低血浆甲状腺激素浓度。

（7）高热者物理降温，避免使用水杨酸类药物，镇静、补充水和电解质等支持治疗。

（8）积极控制诱因治疗并发症，如感染、心力衰竭、肺水肿等。

7．妊娠期甲亢的治疗

（1）首选 ATD 治疗：孕早期首选 PTU，孕中、晚期和哺乳期首选 MMI。因妊娠的免疫抑制作用，孕中、晚期 ATD 的剂量可以减少。分娩以后，免疫抑制解除，ATD 的需要量也增加。ATD 可通过胎盘抑制胎儿甲状腺功能，应该尽量降低 ATD 剂量，血 FT_4 是调整药物的依据，使 FT_4 维持在非妊娠成人参考值上限；母体 TRAb 可通过胎盘，导致胎儿或新生儿甲亢，如 TRAb > 5 U/L，与新生儿甲亢相关。

（2）不宜行甲状腺切除术，若手术需在孕中、孕晚期。

（3）使用 ^{131}I 的检查与治疗均为禁忌。

（杨　军）

第四节　甲状腺功能减退症

甲状腺功能减退症（hypothyroidism）简称甲减，是由各种原因导致的低甲状腺激素血症或甲状腺激素抵抗而引起的全身性低代谢综合征，其病理特征是黏多糖在组织和皮肤堆积，表现为黏液性水肿。起病于胎儿或新生儿者，称呆小病（cretinism）。

【病因】

1．原发性甲减（primary hypothyroidism）　由于甲状腺腺体本身病变引起的甲减，约占 95% 以上，绝大多数由自身免疫、甲亢 ^{131}I 治疗和甲状腺手术所致。

2．中枢性甲减（central hypothyroidism）　由垂体或下丘脑病变而致甲状腺分泌功能低下，以垂体病变及产后大出血常见。下丘脑病变引起的甲减称为三发性甲减（tertiary hypothyroidism）。

3．甲状腺激素抵抗综合征　由于甲状腺激素在外周组织实现生物效应障碍引起的综合征。

【诊断要点】

1．症状

（1）畏寒、乏力、少汗、动作缓慢、少言、懒动、自感肢体僵硬、嗜睡、打鼾、记忆力减退、思维不集中、反应迟钝，偶有精神异常，如抑郁、痴呆、木僵甚至昏迷等。

（2）体重增加、面部及四肢肿胀。

（3）皮肤逐渐变干、粗糙，毛发脱落。

（4）食欲缺乏、腹胀、便秘。

（5）心悸、气短，偶尔有心前区疼痛或压迫感。

（6）耳鸣、听力减退、声音嘶哑。

（7）四肢、肩背肌肉及关节疼痛，手足不灵活。

（8）女性月经量增多或紊乱；男性阳痿，部分患者可有溢乳；两性性欲皆减退。

2．体征

（1）体温常偏低，肢体冷。

（2）皮肤干燥粗厚、脱屑，鼻梁塌陷，唇厚、舌大，前囟相对较大，出牙、换牙迟，颈短，腹部松弛膨出或有脐疝，行走时蹒跚呈鸭步。

（3）甲状腺多数扪不到，少数可肿大明显，质较硬。

（4）脉搏常缓慢，血压偏低，心界可全面扩大，心音低钝，偶有心律不齐；重症者可有心包积液体征。

（5）腹部膨隆胀气，严重者可出现麻痹性肠梗阻或黏液性水肿、巨结肠，也可有少量至大量腹水。

（6）四肢可有非凹陷性水肿，当有严重贫血、心衰、肾功能不全时也可出现凹陷性水肿，跟腱反射舒张期延缓。

（7）肌力正常或减退，少数可有肌肉僵硬，也可有关节腔积液。

（8）严重甲减者可出现昏迷，反射消失，体温可低至35℃以下，呼吸浅慢，脉缓无力，血压明显降低。

3．实验室检查

（1）血清总四碘甲状腺原氨酸（TT_4）和FT_4降低早于总三碘甲状腺原氨酸（TT_3）和FT_3降低。

（2）TSH升高为原发性甲减早期表现，TSH降低或正常提示下丘脑性甲减或垂体性甲减。

（3）甲状腺过氧化物酶抗体（TPOAb）、甲状腺球蛋白抗体（TgAb）明显升高者多属自身免疫性甲状腺疾病所致。

（4）轻、中度贫血；血清胆固醇、低密度脂蛋白可增高；少数血清催乳素增高和蝶鞍增大；X线检查可见心脏向两侧增大，可伴心包积液和胸腔积液。

【诊断】

1．甲减的症状和体征。

2．血清TSH增高，FT_4减低，原发性甲减即可以成立。进一步寻找甲减的病因。如果TPOAb阳性，可考虑其病因为自身免疫性甲状腺炎。

3．血清TSH减低或正常，TT_4、FT_4减低，考虑中枢性甲减。做TRH兴奋试验，进一步寻找垂体和下丘脑的病变。

【鉴别诊断】

1．呆小病应与其他原因引起的侏儒症与发育不良鉴别。

2．黏液性水肿常需与贫血、肾病综合征、肾炎、特发性水肿及垂体前叶功能减退相鉴别。

3．伴蝶鞍增大、高催乳素血症的甲减，应排除垂体肿瘤。

4．心包积液需与其他原因的心包积液鉴别。

5．低 T_3 综合征也称为甲状腺功能正常的病态综合征（euthyroid sick syndrome，ESS），指非甲状腺疾病原因引起的血中 T_3 降低的综合征。严重的全身疾病、创伤和心理疾病等都可导致甲状腺激素水平的改变，是内分泌系统对疾病的适应性反应。表现为血清 TT_3、FT_3 水平减低，血清反三碘甲状腺原氨酸（rT_3）增高，血清 T_4、TSH 水平正常。疾病危重时也可出现 T_4 水平降低。

6．贫血　应与其他原因的贫血鉴别。

【治疗】

1．替代治疗　多数属于永久性，需终身替代治疗。剂量取决于患者的病情、年龄、体重和个体差异，药物有：

（1）左甲状腺素：为人工合成制剂，半衰期7天，作用时间长而稳定，应列为首选。

（2）干甲状腺片：由动物甲状腺提取制作，具有一般生理性比例的 T_3

和 T$_4$，价廉。但此药所含活性激素量常不恒定，故临床应用时效果常不稳定，已很少使用。

2. 给药方法　成年患者左甲状腺素替代剂量为 50 ~ 200 μg/d，平均为 125 μg/d。按体重计算的剂量是 1.6 ~ 1.8 μg/（kg·d）；儿童需要的剂量较高，大约为 2.0 μg/（kg·d）；老年患者则所需剂量较低，大约为 1.0 μg/（kg·d）；孕妇需要在基础上增加 30% ~ 50%；甲状腺癌术后患者需要剂量大约为 2.2 μg/（kg·d）。一般给药从小剂量开始，可每天早晨空腹服药一次。小于 50 岁、既往无心脏病史患者可以尽快达到完全替代剂量。患缺血性心脏病者起始剂量宜更小，调整剂量宜慢，防止诱发和加重心脏病。治疗初期，每 4 ~ 6 周测定激素指标以调整剂量。治疗达标后，每 6 ~ 12 个月复查一次激素指标。亚临床甲减患者有高脂血症、血清 TSH > 10 mU/L 需治疗。

3. 对症治疗

（1）贫血：经替代治疗可得到部分纠正，但往往同时有缺铁或缺乏维生素 B$_{12}$、叶酸等因素。酌量补充铁剂或维生素 B$_{12}$、叶酸等。

（2）合并心脏增大、心包积液、心力衰竭者，一般不需用洋地黄制剂，待替代疗法奏效后即可明显好转。

4. 黏液性水肿昏迷的治疗

（1）补充甲状腺素：首次静脉滴注左甲状腺素（L-T$_4$）300 ~ 500 μg，以后注射 50 ~ 100 μg/d，待患者苏醒后改为口服。如无注射剂可予片剂鼻饲。如 24 小时好无好转，可给予 T$_3$ 10 μg，每 4 小时一次；或 25 μg，每 8 小时一次。

（2）氢化可的松 200 ~ 300 mg/d，静脉滴注，待患者清醒及血压稳定后减量。

（3）根据需要补液，但是入水量不宜过多，监测电解质等。

（4）保温、供氧、保持呼吸道通畅，必要时气管切开，机械通气。

（5）治疗原发病，抗感染等。

（杨　军）

第五节　库欣综合征

库欣综合征（Cushing syndrome），亦称皮质醇增多症，是由各种病因导致的高皮质醇血症，作用于靶器官，引起的以向心性肥胖、高血压、糖代谢异常、低钾和骨质疏松为典型表现的一种综合征。其中由于肾上腺皮质长期分泌过量皮质醇导致的库欣综合征称为内源性库欣综合征。而长期应用糖皮质激素或大量饮酒引起的类似库欣综合征的临床表现，称为外源性、药源性或类库欣综合征。在此主要讨论内源性库欣综合征。由垂体ACTH 分泌亢进引起的临床类型，称为库欣病（Cushing disease），是其中最常见的病因，约占库欣综合征患者总数的 70% 左右。本病 20 ～ 40 岁多见，女性多于男性，女男之比约为 3 ∶ 1。

【病因】

其中内源性库欣综合征的病因分类包括以下 2 个：

1．ACTH 依赖性库欣综合征　垂体瘤、异位 ACTH 综合征、患者分泌 ACTH 过多，可致双侧肾上腺皮质增生，从而引起糖皮质激素分泌增多。

2．ACTH 非依赖性库欣综合征　肾上腺皮质腺瘤、肾上腺皮质腺癌、ACTH 非依赖性肾上腺大结节样增生患者。

其他病因如表 20-1 所示。

表20-1　库欣综合征的病因分类及相对患病率

病因分类	患病率
内源性库欣综合征	
ACTH 依赖性库欣综合征	—
垂体性库欣综合征（库欣病）	60% ～ 70%
异位 ACTH 综合征	15% ～ 20%
异位 CRH 综合征	罕见
ACTH 非依赖性库欣综合征	
肾上腺皮质腺瘤	10% ～ 20%
肾上腺皮质腺癌	2% ～ 3%
ACTH 非依赖性肾上腺大结节样增生	2% ～ 3%
原发性色素沉着结节性肾上腺皮质病	—
外源性库欣综合征	罕见
假库欣状态	—
大量饮酒	

续表

病因分类	患病率
抑郁障碍	
肥胖症	
药源性库欣综合征	—

【诊断要点】

1．症状

(1) 进行性肥胖：典型者呈向心性肥胖、满月脸、水牛背、锁骨上窝脂肪垫。

(2) 皮肤病变：皮肤菲薄，常见皮肤瘀斑及紫纹，可有皮肤体癣和足(手)癣、甲癣。

(3) 高血压：持久的高血压可导致心、肾、眼病变。

(4) 性功能异常：女性月经减少或闭经、多毛、痤疮常见，男性性欲降低、阴茎缩小、睾丸变软。

(5) 其他症状：疲倦、软弱、腰背痛，少数患者出现类固醇糖尿病，部分患者可出现精神忧郁或烦躁、易怒、水肿、十二指肠溃疡加重或出血、皮肤色素沉着等。

2．体征

(1) 肥胖：以面部、颈、躯干部为著，四肢相对瘦小。

(2) 多血质外貌、满月脸、水牛背，面部痤疮。

(3) 紫纹：常见于下腹部、臀部、大腿内外侧、上臂近腋窝部、女性乳房下份或外上份，多为对称性分布，呈紫红色。

(4) 多毛：发际低下、眉浓、阴毛和腋毛及汗毛增多增粗，女性上唇有小须，阴毛分布可与男性相似。

(5) 高血压：血压一般中度升高，亦有严重高血压者。

3．辅助检查

(1) 一般检查

1) 血常规：红细胞增多，血红蛋白增高，白细胞总数及分类中性多核细胞正常或增高，嗜酸性粒细胞及淋巴细胞减少。

2) 血生化：葡萄糖耐量试验示糖耐量减低，少数患者空腹血糖升高。

血钠正常或偏高，约 1/3 的病例血钾、血氯降低，可呈低钾低氯性碱中毒。

3）X 线检查：病程长者，颅骨、脊柱、骨盆、肋骨等可见骨质疏松或病理性骨折。

（2）功能诊断：定性检查，疑似库欣综合征需要进行以下筛查。

1）24 小时尿游离皮质醇（24 小时 UFC）：升高，至少检测 2 次。不能检测 24 小时 UFC 者可查 24 小时尿 17- 羟类固醇（17-OHCS），其基础值常升高。

2）午夜血清 / 唾液皮质醇测定：正常人血皮质醇早上高，下午低，晚上最低。库欣综合征患者午夜血清皮质醇低谷消失。午夜血清皮质醇测定时尽量保持患者于睡眠状态抽血。唾液在室温或冷藏后仍能稳定数周；唾液中只存在游离状态的皮质醇，并与血中游离皮质醇浓度平行，且不受唾液流率的影响，故午夜唾液皮质醇水平的低谷消失是库欣综合征患者较稳定的生化改变。午夜 0:00 唾液皮质醇的灵敏性、特异性高。

3）1 mg 过夜地塞米松抑制试验（ODST）：于午夜 11:00 至 12:00 口服地塞米松 1 mg，次日晨 8:00 取血（服药后）测定血清皮质醇水平。服药后皮质醇 ≥ 1.8 μg/dl 为不抑制，诊断库欣综合征灵敏性 > 95%，特异性约 80%。

4）小剂量地塞米松抑制试验（LDDST）：在服药前留 24 小时尿查 UFC，测清晨 8:00 血清皮质醇作为基线对照，之后服地塞米松 2 mg（每 6 小时 0.5 mg），连服二日。在第二日服药的同时留 24 小时尿 UFC，服药两天后次晨 8:00 再测血清皮质醇。若 UFC 未能下降到正常值下限或服药后皮质醇 ≥ 1.8 μg/dl 为经典小剂量 DST 不被抑制。抑郁症、酗酒、肥胖和糖尿病患者，下丘脑 - 垂体 - 肾上腺轴（HPA 轴）活性增强，ODST 不能被抑制，故 LDDST 较单次测定 UFC 以及 ODST 更适于这些病例。

如两项以上检查异常，则高度怀疑库欣综合征，即定性试验阳性，需要进行下一步定位检查。

（3）病因或定位诊断

1）血浆 ACTH 测定：以鉴别 ACTH 依赖性库欣综合征和 ACTH 非依赖性库欣综合征。如 ACTH > 4 pmoL/L（20 pg/ml）则提示为 ACTH 依赖性库欣综合征。当 ACTH 浓度为 2 ~ 4 pmol/L（10 ~ 20 pg/ml）时，建议进行促肾上腺皮质激素释放激素（CRH）兴奋试验测定 ACTH。显性异位 ACTH 综合征患者的 ACTH 水平高于库欣病，但库欣病和隐性异位

ACTH 综合征患者之间的 ACTH 水平存在重叠。

2）大剂量地塞米松抑制试验（HDDST）：主要用于鉴别库欣病和异位 ACTH 综合征、肾上腺病变导致的库欣综合征。在服药前留 24 小时尿查尿游离皮质醇（UFC）或清晨血清皮质醇作为对照，之后服地塞米松 8 mg/d（2 mg/6 h），连服两日。在服药第二日再留 24 小时 UFC，或服药两天后次晨再测血清皮质醇。若 24 小时 UFC 或者血清皮质醇被抑制超过对照值的 50% 则提示为库欣病，反之提示为异位 ACTH 综合征或肾上腺性库欣综合征。

（4）影像学检查：推荐对所有 ACTH 依赖性库欣综合征患者进行垂体增强磁共振显像（MRI）或垂体动态增强 MRI。对 ACTH 依赖性库欣综合征患者当鞍区动态增强 MRI 阴性时，考虑肿瘤极其微小，尚未达到目前 MRI 空间分辨率可能，或者存在异位 ACTH 综合征可能，可进一步行双侧岩下窦静脉采血（BIPSS）+ 脱氨基精氨酸血管升压素（DDAVP）兴奋试验以鉴别。对诊断非 ACTH 依赖性库欣综合征患者推荐首选双侧肾上腺 CT 薄层（2 ~ 3 mm）增强扫描。胸部 X 线片、薄层 CT、放射性碘化胆固醇肾上腺扫描、^{111}In 标记的奥曲肽闪烁扫描有助于了解异位 ACTH 综合征的病因。

【鉴别诊断】

1. 单纯性肥胖症　可有高血压、肥胖、多血质外貌、紫纹、月经稀少、糖耐量减低等，但单纯性肥胖者肥胖匀称，有过度营养史，尿游离皮质醇、17- 羟类固醇增高，但可被小剂量地塞米松抑制，血清皮质醇昼夜节律正常。

2. 多囊卵巢综合征　有肥胖、多毛、闭经、不育等表现；尿 17- 羟类固醇、17- 酮类固醇轻度增高，但可被小剂量地塞米松抑制；B 超见单侧卵巢体积增大超过 10 ml 或单侧卵巢内有超过 12 个的直径 2 ~ 9 mm 卵泡。

3. 酒精诱发的假库欣综合征　向心性肥胖，多血质外貌，血清皮质醇、尿游离皮质醇增高，不被小剂量地塞米松抑制；但戒酒 1 周后，血清皮质醇、尿游离皮质醇恢复正常。

【治疗】

1. 库欣病

（1）垂体瘤：选择性经蝶窦或经颅垂体腺瘤摘除术。术后 1 周内清晨血清皮质醇测定是目前公认的用于评估疗效的指标。目前多数学者认为血清皮质醇水平低于 5 mg/dl 者为缓解，24 小时尿游离皮质醇可作为辅助评估工具。术中、术后不需要使用糖皮质激素，术后 3 天内检测清晨血清皮质醇，如果它＜ 2 µg/dl（＜ 50 nmol/L），需立即补充糖皮质激素直至下丘脑 - 垂体 - 肾上腺（HPA）轴恢复正常。

（2）如手术未能发现垂体微腺瘤，或不能接受垂体手术，病情严重者可做一侧肾上腺全切，另一侧大部分或全切除。由于术后有发生 Nelson 综合征的风险，术前需常规进行垂体 MRI 扫描和血浆 ACTH 水平测定以确定是否存在垂体 ACTH 腺瘤，并术后做垂体放疗。病情轻者先用药物治疗，控制肾上腺皮质激素过度分泌，并做垂体放疗。

（3）影响神经递质的药物：仅作为辅助治疗，可减少 ACTH 分泌（如溴隐亭 2.5 ～ 7.5 mg/d、赛庚啶 8 ～ 24 mg/d、丙戊酸钠 300 ～ 600 mg/d、利血平 1 ～ 2 mg/d）。

（4）经上述治疗仍不满意者可用阻滞肾上腺皮质激素药物，或双侧肾上腺切除。

2．肾上腺皮质腺瘤及癌　宜尽早手术根治，腺癌未能根治或已有转移者用阻滞肾上腺皮质激素合成的药物治疗。

3．ACTH 非依赖性双侧肾上腺结节性增生　双侧肾上腺切除术，术后用激素替代治疗。

4．异位 ACTH 综合征　治疗原发肿瘤为主，酌情做手术、放疗或化疗，不能根治者需用阻滞肾上腺皮质激素合成的药物。

5．类固醇合成抑制剂　适用于肾上腺腺癌未能根治或已有转移者、异位 ACTH 综合征不能根治者等。可抑制皮质醇合成，但对肿瘤无直接治疗作用，也不能恢复 HPA 轴的正常功能。米托坦（O′ P′ -DDD）有特异的抗肾上腺作用，能长期有效控制大多数 ACTH 依赖性库欣综合征患者的症状，肾上腺癌首选，但药物起效慢，有消化和神经系统的不良反应，须严密监测药物浓度。美替拉酮（甲吡酮）和酮康唑的疗效和耐受性较好，故较常用。但酮康唑可轻度短暂升高肝酶及可致男性性功能减退，甲吡酮可致女性多毛。故男性可选用甲吡酮，女性宜选用酮康唑。

（1）米托坦：肾上腺癌首选。开始 2 ～ 4 g/d，如疗效不显著，可增至 8 ～ 10 g/d，用 4 ～ 6 周直到临床缓解或达最大耐受量，再递减至无明显不良反应的最大维持量。

（2）美替拉酮：2 ～ 6 g/d，分 3 ～ 4 次口服。

（3）氨鲁米特：0.75 ～ 1.0 g/d，分次口服。

（4）酮康唑：开始时 1 ～ 1.2 g/d，维持量为 0.6 ～ 0.8 g/d。

6．糖皮质激素受体拮抗剂　米非司酮剂量为按体重 5 ～ 22 mg/（kg·d），有拮抗肾上腺糖皮质激素及抑制 21- 羟化酶活性的作用，适用于无法手术的患者以缓解库欣综合征的精神神经症状。

（李　佳）

第六节　原发性醛固酮增多症

原发性醛固酮增多症（primary aldosteronism）简称原醛症，是指肾上腺皮质醛固酮分泌增加，导致水钠潴留，血容量增多，电解质紊乱的一类疾病。本病以高血压和低钾血症为主要表现，在难治性高血压中，该病发病率达到 17% ～ 23%。

【病因】

其中特发性醛固酮增多症（IHA，简称特醛症）最常见，约占 60%，醛固酮瘤（APA）约占 35%，肾上腺皮质癌、原发性肾上腺皮质增生、家族性醛固酮增多症少见，异位分泌醛固酮的肿瘤罕见。

【诊断要点】

1．症状和体征

（1）高血压：血压多为轻至中度升高，部分可呈难治性高血压，常表现为头晕、头痛，长期高血压可导致各种靶器官（心、脑、肾）损害表现。

（2）肌无力或周期性麻痹：常因劳累、久坐、吐泻、利尿而诱发，严重者呼吸、吞咽困难。

（3）肌痉挛或手足搐搦。

（4）烦渴、多饮、多尿，易伴尿路感染。

（5）心律失常：可为期前收缩或阵发性心动过速，严重时出现室颤。

2．实验室检查

（1）一般检查：血电解质水平、尿电解质水平。

（2）定性检查（筛查）：推荐以下人群进行原醛症筛查：①持续性血压 > 150/100 mmHg、难治性高血压（联合使用 3 种降压药物，其中包括利尿剂，血压 > 140/90 mmHg；联合使用 4 种及以上降压药物，血压 < 140/90 mmHg）。②高血压合并自发性或利尿剂所致的低钾血症。③高血压合并肾上腺意外瘤。④早发性高血压家族史或早发（< 40 岁）脑血管意外家族史的高血压患者。⑤原醛症患者中存在高血压的一级亲属。⑥高血压合并阻塞性睡眠呼吸暂停。

筛查方法：推荐血浆醛固酮（ng/dl）：肾素活性 [ng/（ml·h）] 比值（ARR）作为原醛症筛查指标，比值大于 30 提示有原醛症的可能性，大于 50 具有诊断意义。强调 ARR 阳性同时满足血醛固酮水平升高（醛固酮 > 15 ng/dl），可以提高筛查试验的灵敏性和特异性。检查前须停服影响药物，须停用醛固酮受体拮抗剂、保钾利尿剂、排钾利尿剂 4 周以上，停用血管紧张素转换酶抑制剂（ACEI）、血管紧张素受体拮抗剂（ARB）、钙通道阻滞剂（CCB）、非甾体抗炎药、β-受体阻滞剂 2 周以上；并积极补钾至血钾正常后再检测。

ARR 作为原醛症筛查试验有一定假阳性，必须选择一种或几种确诊试验来避免原醛症被过度诊断。目前主要有 4 种确诊试验，包括高钠饮食负荷试验、氟氢可的松抑制试验、生理盐水输注试验及卡托普利试验。如生理盐水输注试验，正常人和一般高血压患者试验后醛固酮分泌被抑制（< 5 ng/dl），而原醛症患者不被抑制（坐位测定 ≥ 8.5 ng/dl）。

（3）定位检查：

1）肾上腺 B 超：可显示直径 >1.0cm 的腺瘤，灵敏性较低。

2）肾上腺 CT：目前采用薄层 CT 扫描能检测出 5 mm 以上的腺瘤。双侧增生者，CT 表现为正常或弥漫性增大。

3）双侧肾上腺静脉采血（AVS）测定血醛固酮，皮质醇比值。这是原醛症定位的金指标，但为有创检查且技术难度大。

（4）病因检查（分型检查）：根据肾上腺影像学以及 AVS 检查可以帮助原醛病因即分型的诊断。

（5）基因检查：建议年龄在 20 岁以下原醛症患者，或有原醛症或早发脑卒中家族史的患者，应做基因检测以确诊或排除家族性醛固酮增多症。

【鉴别诊断】

1．继发性醛固酮增多症　由于肾素及血管紧张素Ⅱ升高导致醛固酮继发性增高，可有高血压、低钾血症，以及一大类疾病，如肾素瘤、肾动脉狭窄引起的高血压、恶性高血压、失盐性肾病等。

2．原发性高血压使用失钾性利尿剂后　可通过询问病史、药物使用史以鉴别。

3．先天性肾上腺增生　可出现高血压、低钾血症，伴性器官发育异常。

4．其他　肾小管酸中毒、库欣综合征、巴特综合征、利德尔综合征等也可致低钾血症。

【治疗】

1．手术治疗　手术是治疗醛固酮腺瘤和醛固酮癌的有效方法。术前宜用低盐饮食、螺内酯做准备，以纠正低血钾，并减轻高血压。

2．药物治疗　对 IHA 或不能手术的肿瘤者，宜用醛固酮拮抗剂治疗，首选螺内酯，初始剂量一般为 120 ～ 240 mg/d，分 3 ～ 4 次口服；当血钾正常、血压下降后，剂量可逐渐减少维持疗效；对螺内酯不耐受者，可选用依普利酮或坎利酮减少雄激素和抗孕激素的不良反应，也可试用阿米洛利或氨苯蝶啶。如用药后血压控制欠佳，可加用钙通道阻断药，IHA 可联合 ACEI。对糖皮质激素可抑制性醛固酮增多症宜用地塞米松治疗。醛固酮癌则用双氯苯二氯乙烷治疗，可延长患者生存期。

（李　佳）

第七节　嗜铬细胞瘤

嗜铬细胞瘤（pheochromocytoma）是起源于肾上腺髓质嗜铬组织的肿瘤。主要合成和分泌大量儿茶酚胺（CA）如去甲肾上腺素、肾上腺素及多巴胺引起患者血压升高等一系列临床症候群，并造成心、脑、肾等严重并发症。肿瘤位于肾上腺称嗜铬细胞瘤（PCC），位于肾上腺外则称为副神经节瘤（PGC）。两者合称嗜铬细胞瘤和副神经节瘤（PPGL）。

【病因】

嗜铬细胞瘤作为一种神经内分泌肿瘤，发生与致病基因的种系突变有关。目前已知有 17 个致病基因。

【诊断要点】

1．症状　起病急或缓慢，病史可短至数小时数日，也可长达 10 ～ 20 年。

（1）高血压症候群：多呈阵发性，也可为持续性伴阵发性发作。可因情绪激动、饥饿、体位改变、体力劳动、吸烟、创伤、大量摄入糖或按压腹部或后背而引起发作。发作可持续数分钟至数天。发作时血压骤然上升，可达 200 ~ 300 mmHg 以上。患者自觉头痛、心悸、心慌、恶心、呕吐、气促、出汗、肢端麻木、发冷、心前区及上腹部紧迫感、焦虑、恐惧、视物模糊、瞳孔散大、面色苍白（或潮红）、四肢冰冷、口唇发绀等，其中，头痛、心悸、多汗三联征是嗜铬细胞瘤高血压发作时最常见的 3 个症状。偶可发生脑出血或肺水肿。发作间歇期可无症状。

（2）代谢紊乱症候群

1）基础代谢率增高：为肾上腺素作用于下丘脑控制下的全身代谢过程，使机体耗氧量增加、基础代谢率上升，患者可表现为多汗、心悸、低热等类似甲亢的症状。

2）发热：阵发性高血压症状发作时，产热多于散热而致发热，体温可上升 1 ~ 3℃。

3）血糖增高：肾上腺素促进及加速肝糖原分解，并抑制胰岛素分泌，引起血糖增高或糖尿，且糖耐量减低。

4）软弱无力：由于肌肉及脂肪组织分解代谢加速，患者可出现消瘦、软弱无力、易疲乏。

5）由于脂肪分解加速，游离脂肪酸增高，可诱发动脉硬化。

6）少数患者可出现低钾血症。

（3）不典型表现

1）极少数患者可出现晕厥、虚脱等低血压或休克表现，或高血压与低血压交替出现。在手术、麻醉或其他操作过程中容易诱发休克者，更应警惕本病存在的可能性。其原因可能与多巴胺或某些肽类激素分泌过多，或大量肾上腺素及去甲肾上腺素分泌，导致急性心功能不全或有效循环血容量不足有关。

2）极少数患者可能以高热为主要症状。

3）久病者可引起儿茶酚胺性心肌病，再加上长期高血压而引起心悸、气促、不能平卧、下肢水肿等慢性心功能不全症状。

4）恶性嗜铬细胞瘤可转移至肺、肝、骨等，并引起咳嗽、咯血、胸痛、肝区疼痛、全身性或局部性骨痛症状。

5）少数患者患家族性嗜铬细胞瘤，故应询问家族中有无类似的高血压或发作性症状史。

2．体征

（1）病程长者可出现左心室肥大、心脏扩大、心力衰竭。

（2）少数患者（少于 5%）在左侧或右侧中上腹部可触及肿块。触及肿块时半数病例可诱发症状发作。

3．实验室检查

（1）激素及代谢产后的测定是定性诊断的主要办法。包括测定血和尿去甲肾上腺素、肾上腺素、多巴胺及其中间代谢产物甲氧基肾上腺素（MN）、甲氧基去甲肾上腺素（NMN）和终末代谢产物香草基杏仁酸（VMA）浓度。MN 及 NMN（合称 MN_S）是肾上腺素和去甲肾上腺素的中间代谢产物，它们仅在肾上腺髓质和 PPGL 体内代谢生成并且以高浓度水平持续存在，故是 PPGL 的特异性标志物。血浆游离 MN_S 或 24 小时尿 MN_S 是首选筛查指标。血 MN_S 升高超过正常上限的 3 倍或者 24 小时尿 MN_S 超过正常上限的 2 倍时具有较高的诊断意义。其次可检测血或尿去甲肾上腺素、肾上腺素、多巴胺浓度以帮助进行诊断。

（2）儿茶酚胺（CA）水平测定：包括 24 小时尿 CA 排泄水平和血 CA 浓度。

（3）尿 VMA 水平测定。

（4）药理激发或抑制试验的灵敏性和特异性差，并有潜在风险，故不推荐使用。

4．影像学检查　应在首先确定嗜铬细胞瘤的定性诊断后再进行肿瘤的影像学定位检查。常用方法如下：

（1）首先 CT 作为肿瘤定位的影像学检查。

（2）磁共振成像（MRI）：无辐射，特别适用于对 CT 造影剂过敏以及如儿童、孕妇、已知种系突变和近期已有过度辐射而需要减少放射性暴露的人群。

（3）间碘苄胍（MIBG）显像：MIBG 是一种肾上腺素能神经阻断剂，因为其结构与去甲肾上腺素类似，因此可以被肿瘤组织的小囊泡摄取并储存。用放射性碘标记后，静脉注射，可以使嗜铬细胞瘤成像，尤其适用于肾上腺外瘤、多发瘤和恶性转移瘤的定位。

（4）生长抑素受体显像：对头颈部 PGL 肿瘤定位的灵敏性高，用于筛查恶性 PGL 的转移病灶。

（5）^{18}氟脱氧葡萄糖 PET：用于肾上腺外的交感性副神经节瘤（PGL）、多发性、恶性 PPGL 的首选定位诊断。

【鉴别诊断】

1．原发性高血压　部分患者也可出现血压波动或头痛、心悸、出汗等症状，但测定儿茶酚胺及其代谢产物，激发试验或阻滞试验和影像学检查可予鉴别。

2．甲亢　甲亢常常有高代谢症状如消瘦、心悸、出汗等，但甲状腺功能检查可明确诊断。

3．其他继发性高血压　需与肾动脉狭窄或闭塞引起的高血压、肾性高血压、原发性醛固酮增多症引起的高血压等鉴别。

【治疗要点】

1．病因治疗

（1）手术治疗：肿瘤切除为本病的根治方法。例如肾上腺髓质增生者则行肾上腺次全切除。如手术得当，疗效亦佳；但手术有一定的危险性，术前应常规给予药物治疗。酚苄明（氧苯苄胺）是首选，是长效的、非选择性的、非竞争性的 α-受体阻滞剂，作用可以累积，并可持续数天。起始剂量为 10 mg，每 12 小时一次，然后每数天增加 10 mg，直到发作停止、血压控制。术前使用酚苄明一般应在 2 周以上。也可选用哌唑嗪、特拉唑嗪、多沙唑嗪等选择性 α$_1$-受体阻滞剂做术前准备。必须在使用 α-受体阻滞剂后仍有心动过速时才开始使用 β-受体阻滞剂。

（2）^{131}I-MIBG 治疗：仅对 MIBG 核素显像阳性的患者有效，目前尚无 ^{131}I-MIBG 治疗剂量的统一标准。国内常用的单次治疗剂量为 200 mCi。

（3）化疗

2．嗜铬细胞瘤危害紧急处理　发生率约为 10%，临床表现可为严重高血压或高低血压反复交替发作，出现心、脑、肾等多器官功能障碍。严重者导致休克，最终导致呼吸、循环衰竭死亡。

嗜铬细胞瘤高血压危象发作时，应从静脉泵入 α-受体阻滞剂（酚妥拉明），可从小剂量开始并严密观察血压、心率等改变，最好设置心脏监护设备。如高低血压反复交替发作时，除静脉泵入 α-受体阻滞剂外，还需另建一条静脉通道进行容量补液。

（白　雪）

第八节　原发性慢性肾上腺皮质功能减退症

慢性肾上腺皮质功能减退症（chronic adrenocortical hypofunction）分为原发性与继发性两类。原发性者又称艾迪生病（Addison's disease），是各种原因破坏了绝大部分肾上腺引起肾上腺皮质激素分泌不足；继发性者是由于下丘脑、垂体的病变致使促肾上腺皮质激素（ACTH）分泌不足引起。艾迪生病多见于成年人，好发于 20 ~ 50 岁，多数表现为糖皮质激素及盐皮质激素分泌不足的症状，少数仅有皮质醇或醛固酮分泌不足的表现。

【病因】

艾迪生病是由于自身免疫、结核病、感染病、肿瘤、白血病等原因破坏了绝大部分肾上腺而引起肾上腺皮质激素分泌不足，其中以肾上腺结核和与自身免疫有关的特发性肾上腺萎缩最常见。

【诊断要点】

1. 症状

（1）消化系统症状：食欲缺乏、喜咸食、体重减轻，可有恶心、呕吐、腹胀、腹泻、便秘。

（2）神经系统、精神症状：失眠、乏力、淡漠、嗜睡、记忆力下降，甚至性格改变、精神失常。

（3）心血管系统：头晕、心悸、气促、直立性眩晕。

（4）生殖系统：性欲减退，女性月经失调，阴毛、腋毛减少或脱落，男性阳痿。

（5）代谢障碍：饥饿时心慌、软弱、出冷汗，视物模糊、定向障碍，甚至有晕厥等低血糖表现。

（6）部分患者有结核病史，或活动性结核表现。

（7）肾上腺危象：恶心、呕吐、腹痛或腹泻、严重失水、血压低、心率快、脉细弱、精神失常，高热、低血糖症、低钠血症，甚至休克、死亡。

2. 体征

（1）慢性病容，精神萎靡、懒言、消瘦。

（2）皮肤、黏膜颜色加深：几乎见于每一例患者，皮肤可呈焦油、棕黑、棕黄、古铜色，浅者如肤色较深的正常人，部位以面部、四肢关节伸曲面、乳晕、会阴、肛门、腋窝、掌、指纹、瘢痕、皮肤褶皱及多摩擦部位常见，黏膜色素沉着以口唇、牙龈、舌、上腭及颊黏膜等处常见。色素沉着为点片状，呈蓝色或蓝黑色。10%～20%的患者在色素沉着的背景下出现"岛"样白癜。

（3）心脏浊音界可能缩小、心音低钝，脉细弱，血压降低，常有体位性低血压。

（4）女性阴毛、腋毛减少或脱落，乳腺萎缩。

3．辅助检查

（1）血生化检查：血钠、血氯常降低而血钾升高。脱水明显时有氮质血症，低钠血症可不明显。可有空腹血糖低，糖耐量试验示低平曲线。

（2）血常规检查示正色素性正细胞贫血，少数患者合并恶性贫血。白细胞分类示中性粒细胞减少，淋巴细胞相对增多。

（3）肾上腺皮质功能试验：① 24小时尿17-羟皮质类固醇（17-OHCS）常降低，也可接近正常。② 24小时尿游离皮质醇常低于正常，血清皮质醇亦降低；③ ACTH测定，原发性肾上腺皮质功能减退者ACTH明显升高，而继发性肾上腺皮质功能减退者ACTH明显减低。④ ACTH兴奋试验，具有诊断价值，亦可鉴别原发性肾上腺皮质功能减退及继发性肾上腺皮质功能减退（定位诊断）。试验日ACTH 25U静脉或肌内注射，分别于注射前，注射后30分钟、60分钟、120分钟测血皮质醇，肾上腺皮质功能正常者刺激后血皮质醇最高可达到18 μg/dl。鉴别原发性及继发性肾上腺皮质功能减退时，需静脉持续滴注ACTH（25U）8小时，或者连续滴注2～3天，前者血皮质醇无明显变化，后者逐日增加，呈延缓反应。⑤胰岛素低血糖兴奋试验：过夜、清晨空腹、休息状态下，静脉注射常规胰岛素（0.05～0.15）U/kg，注射前及注射后30、60、45、90、120分钟分别取血测血糖、ACTH以及皮质醇。试验前需用生理盐水保持静脉通道，试验要求血糖须降至2.8 mmol/L以下或下降到用胰岛素前的50%以下，如血糖下降不满意可追加胰岛素用量。出现低血糖后应及时采取低血糖的相应处理，同时按照既定时间继续抽血。ACTH升高2～3倍，皮质醇大于18 μg/dl即可排除垂体ACTH分泌功能异常以及肾上腺皮质功能异常。

（4）其他检查：①X线检查，显示心脏缩小，肺、肾、肠、肾上腺区可有结核病灶或钙化阴影；②B超、CT、MRI检查可观察肾上腺钙化和形态的变化；③心电图示低电压、T波平或倒置。

【鉴别诊断】

1. 黄褐斑　多见于女性，为边界清楚的淡褐色至棕色斑片，大小不一，常对称分布于两颊、额部、鼻部、眼睑及口腔周围，有时呈蝶形。黏膜无色素沉着。

2. Riehl 黑变病　为理化因素造成的色素代谢障碍性皮肤病，色素沉着多呈淡褐色或紫褐色，好发于面颈部，也可扩展至上胸、前臂和手背。面部色素沉着离中央越近越轻。黏膜处无色素沉着，可据此与艾迪生病鉴别。

3. 血色素沉着病　是由于体内铁质代谢障碍所致，皮肤呈灰棕色，很少累及黏膜。患者常伴糖尿病。皮肤活检、血清铁及含铁血黄素检查有助于诊断。

4. 黑斑息肉综合征　为先天性常染色体显性遗传病，皮肤、黏膜多发性小片色素斑及胃肠多发性息肉为本病特征。色素斑在出生后不久即发生，好发于面部口唇、鼻孔、眼眶周围。

5. POEMS 综合征　可为局灶性或全身性皮肤色素沉着，呈棕黑色，血清皮质醇水平亦降低，有多发性神经病变、脏器肿大和 M 蛋白增高。

【治疗】

1. 一般患者需终身使用肾上腺皮质激素替代治疗。患者应带有写明姓名、地址、病情的卡片，便于送医院治疗。

2. 激素替代治疗

（1）糖皮质激素：依据身高、体重、性别、年龄、体力劳动强度确定合适基础给药量。可给予氢化可的松 20 ～ 30 mg/d、可的松 25 ～ 37.5 mg/d 或泼尼松 5 ～ 7.5 mg/d。宜根据激素分泌周期，上午 8 时服全日量的 2/3，下午 2 时服全日量的 1/3。

（2）食盐及盐皮质激素：食盐至少每日 8 ～ 10 g 以补充失钠量，大部分患者在服氢化可的松和充分摄盐下即可获满意效果。如仍感头晕、乏力、血压偏低，则需加服盐皮质激素，9α- 氟氢可的松 0.05 ～ 0.1 mg/d，于上午 8 时服用 1 次，醋酸去氧皮质酮（DOCA）油剂 1 ～ 2 mg/d、肌内注射。甘草流浸膏有类似去氧皮质酮作用，每次 3 ～ 5 ml，每日 2 ～ 3 次。

3. 其他治疗　有活动性结核者予以抗结核治疗，其他病因所致者做相应治疗。长期应用大剂量维生素 C 可使色素沉着减轻。

4. 肾上腺危象治疗

（1）补充液体：第 1 日可给予 5% 葡萄糖氯化钠注射液及 5% 葡萄糖溶液 2500 ～ 3000 ml，根据失水程度、血压情况调整补液量，酌情给予氯化钾。

（2）皮质激素：氢化可的松最初 24 小时总量可为 400 mg，第 2 日可减至 300 mg、静脉滴注。如病情好转，继续减至每日 100 ~ 200 mg。一般在 7 ~ 10 日后可恢复到平时的替代剂量。

（3）积极治疗感染及其他诱因。

5．外科手术或其他应激治疗　在发生应激时，每日给予氢化可的松不应少于 300 mg。据手术种类，在数日内每日给予氢化的松 100 ~ 300 mg，以后按情况递减改为口服维持量。

（李　佳）

第九节　糖 尿 病

糖尿病（diabetes mellitus）是由于胰岛素分泌和（或）胰岛素作用缺陷，以慢性高血糖为特征的代谢性疾病。目前我国成年人 2 型糖尿病患病率达 10.4%，男性和女性患病率分别为 11.1% 和 9.6%，是致死、致残的主要原因之一。

【临床表现】

1．典型病例有多饮、多尿、多食、消瘦（"三多一少"），乏力的表现。大多数患者无"三多一少"症状，易漏诊。

2．糖尿病并发症

（1）急性严重代谢紊乱：指糖尿病酮症酸中毒和高渗高血糖综合征。

（2）感染：常发生皮肤化脓性感染、皮肤真菌感染、女性真菌性阴道炎和巴氏腺炎、肺结核、肾盂肾炎和膀胱炎、败血症或脓毒血症。

（3）慢性并发症

1）糖尿病肾病：早期表现为尿中白蛋白排泄轻度增加（微量白蛋白尿），逐步进展至大量白蛋白尿和血清肌酐水平上升，最终发展为肾衰竭，需要透析或肾移植。

2）糖尿病性视网膜病变：可出现视网膜微血管瘤、小出血点、硬性渗出、棉絮状软性渗出、视网膜内微血管异常、黄斑水肿、新生血管形成、玻璃体积血、纤维血管增殖、玻璃体机化、牵拉性视网膜脱离、失明。

3）糖尿病心肌病：可诱发心力衰竭、心律失常、心源性休克和猝死。

4）糖尿病大血管病变：患病率较高，引起冠心病、缺血性脑血或出血性脑血管病、肾动脉硬化、下肢动脉硬化。

5）周围神经病变：肢端疼痛、麻木、感觉异常，运动神经受累时可出现肌力减弱甚至肌萎缩和瘫痪。出现踝反射、针刺痛觉、振动觉、压力觉、温度觉异常。电生理检查可发现感觉和运动神经传导速度减慢。

6）自主神经病变：胃排空延迟（胃轻瘫）、腹泻（饭后或午夜）、便秘等，直立性低血压、持续性心动过速、QT 间期延长、残尿量增加、尿失禁、尿潴留、阳痿、瞳孔改变（缩小且不规则、光反射消失、调节反射存在）、排汗异常（无汗、少汗或多汗）等。

7）糖尿病足：表现为足部畸形、皮肤干燥和发凉、胖胀（高危足）。重者可出现足部溃疡、坏疽。糖尿病足是截肢、致残的主要原因。

【实验室检查】

1．尿糖　尿糖阳性要除外乳糖尿、果糖尿或肾性糖尿。尿糖阴性不能排除糖尿病。糖尿病诊断以血糖为准，尿糖为诊断线索。

2．血糖　空腹血糖、餐后 2 小时血糖升高。

3．口服葡萄糖耐量试验（OGTT）　空腹、餐后血糖升高未达糖尿病诊断标准者应做 OGTT。试验前 3 天每日糖类（碳水化合物）摄入量不少于 150 g/d，试验前 3 ~ 7 天停用可能影响 OGTT 的药物如避孕药、利尿剂、β- 受体阻滞剂、糖皮质激素等。非应激情况下，于清晨 7 ~ 9 时空腹（禁食 8 ~ 10 小时）后口服溶于 300 ml 水内的无水葡萄糖 75 g，如用 1 分子水葡萄糖则为 825 g，糖水在 5 min 内服完。从服用糖水第一口开始计时，于服糖前和服糖后 2 小时在前臂采血，测血浆葡萄糖浓度。血标本应及时送检。试验期忌饮茶、咖啡，吸烟及剧烈运动。

4．胰岛素 C 肽释放试验　口服 75 g 葡萄糖（同 OGTT），于服糖后 1/2、1、2、3 小时分别取血，每次取血 2 ml，测定胰岛素或 C 肽。如糖尿病诊断肯定，可用 100 g 白馒头代替 75 g 葡萄糖。

5．糖化血红蛋白（HbA1c）　正常值为 4% ~ 6%，血糖控制不良者升高，并与血糖升高的程度相关。它能反映患者近 8 ~ 12 周总的血糖水平，为糖尿病控制情况的主要监测指标之一。在有严格治疗控制的实验室，采用标准化检测方法测定的 HbA1c 可以作为糖尿病的补充诊断标准。

【糖尿病诊断】

1．糖尿病诊断标准　见表 20-2。

表20-2 糖尿病诊断标准

诊断标准	静脉血浆葡萄糖（mmol/L）
①典型症状（三多一少）+ 随机血糖	≥ 11.1
或②空腹血糖	≥ 7.0
或③葡萄糖负荷后 2 小时	≥ 11.1
诊断标准	静脉血浆葡萄糖（mmol/L）
或④如上 HbA1c	≥ 6.5%

注：空腹状态指至少 8 小时没有进食。随机血糖指不考虑上次进餐时间，一天中任何时间的血糖。

2．糖代谢状态分类（WHO 糖尿病专家委员会报告，1999 年） 见表20-3。

表20-3 糖代谢状态分类

糖代谢分类	静脉血浆葡萄糖（mmol/L）	
	空腹血糖（FPG）	餐后 2 小时血糖（2 小时 PG）
正常血糖（NGR）	< 6.1	< 7.8
空腹血糖受损（IFG）	6.1 ~ 7.0	< 7.8
糖耐量减低（IGT）	< 7.0	7.8 ~ < 11.1
糖尿病（DM）	≥ 7.0	≥ 11.1

注：IFG 和 IGT 统称为糖调节受损（IGR，即糖尿病前期）。

3．糖尿病分型（1999 年 WHO 提出分型）

（1）1 型糖尿病。

（2）2 型糖尿病。

（3）其他特殊类型（胰岛 β 细胞功能遗传性缺陷、胰岛素作用遗传性缺陷、胰腺外分泌疾病、内分泌疾病、药物或化学品所致糖尿病、感染、不常见的免疫介导糖尿病、其他可能与糖尿病相关的遗传综合征）。

（4）妊娠糖尿病（诊断标准为符合下列一个以上条件：空腹血糖 ≥ 5.1 mmol/L，或 OGTT 1 小时 血糖 ≥ 10.0 mmol/L，或 OGTT 2 小时血糖 ≥ 8.5 mmol/L）。

4．1型糖尿病与2型糖尿病的鉴别见表20-4。

表20-4　　1型糖尿病与2型糖尿病的鉴别

特点	1 型糖尿	2 型糖尿病
起病	急性起病	缓慢起病，症状不明显
临床特点	体重下降	肥胖或超重
	多尿	较强 2 型糖尿病家族史
	烦渴、多饮	
酮症	常见	倾向小
胰岛素、C 肽	低 / 缺乏	早期正常或升高，释放峰值延迟
抗体	ICA、GAD、IA-2A 阳性	ICA、GAD、IA-2A 阴性
相关自身免疫性疾病	共病概率高	共病概率低
治疗	终身胰岛素治疗	口服降糖药或胰岛素治疗

ICA，胰岛细胞抗体；GAD，谷氨酸脱羧酶；IA-2A，蛋白质酪氨酸磷酸酶抗体。

【治疗】

原则是早期和长期、积极而理性、综合治疗和全面达标、个体化。治疗的近期目标为消除糖尿病症状和防止急性严重代谢紊乱，远期目标为预防及（或）延缓糖尿病慢性并发症发生发展，维持良好健康和学习、劳动能力，保障儿童生长发育，提高生存质量，延长寿命，降低病死率。治疗原则为以饮食治疗和合适的体育锻炼为基础，根据不同病情予以药物。

中国 2 型糖尿病防治指南（2017 年版）糖尿病综合控制目标见表20-5。

表20-5　　糖尿病综合控制目标

指标	目标值
血糖（mmol/L）	空腹 3.9 ~ 7.2
	非空腹 ≤ 10.0
HbA1c（%）	< 7.0

续表

指标	目标值
血压（mmHg）	＜130/80
HDL-C（mmol/L）	男性＞1.0
	女性＞1.3
TG（mmol/L）	＜1.7
LDL-C（mmol/L）	未合并冠心病者＜2.6
	合并冠心病者＜1.8
体重指数（kg/m²）	＜24
尿白蛋白/肌酐（mg/g）	男性＜22
	女性＜31
主动有氧活动（分钟/周）	≥150

1．糖尿病健康教育　健康教育包括糖尿病防治专业人员的培训，医务人员的继续医学教育，患者及其家属和公众的卫生保健教育。让每位糖尿病患者充分认识糖尿病并掌握自我管理技能。

2．医学营养治疗　主要目标是纠正代谢紊乱、达到良好的代谢控制、减少 CVD 的危险因素、提供最佳营养以改善患者健康状况、减缓胰岛 β 细胞功能障碍的进展。总的原则是确定合理的总能量摄入，合理、均衡地分配各种营养物质，恢复并维持理想体重。

3．运动治疗　有规律的合适运动，循序渐进，并长期坚持。

4．病情监测　包括血糖、糖化血红蛋白及其他心血管病危险因素和并发症的监测。

5．口服药物治疗

（1）磺脲类药物：刺激胰岛 β 细胞分泌胰岛素，降血糖作用的前提是机体尚保存相当数量（30% 以上）有功能的细胞。磺酰脲类药物可以使 HbAlc 降低 1% ~ 1.5%。

1）适应证：主要应用于新诊断的 2 型糖尿病非肥胖患者。

2）禁忌证：1 型糖尿病、有严重并发症或胰岛 β 细胞功能很差的 2 型糖尿病、儿童糖尿病患者，孕妇、哺乳期妇女，大手术围术期、全胰腺切除术后患者，对磺脲类药物过敏或有严重不良反应者等。

3）不良反应：①低血糖反应；②体重增加；③皮肤过敏反应，如皮疹、皮肤瘙痒等；④消化系统反应，如上腹不适、食欲缺乏等，偶见肝功能损害、胆汁淤滞性黄疸；⑤心血管系统反应，如可能减弱心肌缺血的预处理能力。

4）临床应用：从小剂量开始，早餐前一次服用，根据血糖逐渐增加剂量，剂量较大时改为早、晚餐前两次服药，直到血糖达到良好控制。格列本脲作用强、价廉，容易引起低血糖；格列齐特和格列喹酮作用温和，较适用于老年人；中度肾功能减退时宜使用格列喹酮。

（2）格列奈类药物：非磺酰脲类促胰岛素分泌剂。主要通过刺激胰岛素的早时相分泌而降低餐后血糖，具有吸收快、起效快和作用时间短的特点，主要用于控制餐后高血糖。于餐前或进餐时口服。可降低 HbAlc 0.3% ~ 1.5%。我国上市的有瑞格列奈、那格列奈、米格列奈。

1）适应证：较适合于 2 型糖尿病早期餐后高血糖阶段或以餐后高血糖为主要症状的老年患者。可用于肾功能不全的患者。

2）禁忌证：与磺脲类药物相同。

（3）双胍类药物：主要通过抑制肝葡萄糖输出，改善外周组织对胰岛素的敏感性、增加对葡萄糖的摄取和利用而降低血糖。可使 HbAlc 下降 1% ~ 2%。

1）适应证：①二甲双胍是控制高血糖的基础治疗药物。在无 GLP-1 受体激动剂（GLP-1RA）或钠 - 葡萄糖协同转运蛋白 -2（SGLT2）抑制剂心肾保护强适应证的情况下，建议二甲双胍作为 2 型糖尿病的首选一线降糖药物，并一直保留在治疗方案中。②因改善心肾临床结局需要优先使用 GLP-1RA 或（和）SGLT2 抑制剂治疗时，二甲双胍可作为联合治疗方案首选的降糖药物。③二甲双胍适用于体重正常、超重或肥胖的 2 型糖尿病患者，其疗效和不良反应与体重指数无关。

2）禁忌证：①肾功能不全（肾小球滤过率 < 45 ml/min）、严重肝功能不全、缺氧、严重感染、外伤、大手术患者，合并急性严重代谢紊乱者为禁忌证，慢性胃肠病、慢性营养不良者不宜使用；② 1 型糖尿病不宜单独使用本药；③酗酒者。

3）不良反应：①主要是胃肠道反应，如恶心、呕吐、上腹不适；②皮肤过敏反应；③乳酸酸中毒，最严重，但罕见；④与胰岛素或促胰岛素分泌剂联合使用时可增加低血糖发生的危险。

4）临床应用：起效最小剂量为 500 mg/d，最佳有效剂量为 2000 mg/d，成人最大推荐剂量为 2550 mg/d。二甲双胍的疗效具有剂量依赖效应。若患者能够耐受，建议逐渐加量至最佳有效剂量；二甲双胍可用于 10 岁及以上的儿童和青少年 2 型糖尿病患者；老年和肾功能不全的 2 型糖尿病患者应在用药前及接受药物治疗期间定期检查肾功能，并根据 eGFR 水平调整二甲双胍剂量；二甲双胍在 eGFR < 45 ml/（min·1.73 m²）的患者中慎用或减量使用，在 eGFR < 30 ml/（min·1.73 m²）的患者中禁用；患者血清转氨酶超过正常上限 3 倍以上时应避免使用；在急性及失代偿性心力衰竭患者中应避免使用；我国尚未批准二甲双胍用于 1 型糖尿病治疗，但对于 10 岁以上的超重或肥胖的 1 型糖尿病患者可以在知情同意情况下酌情使用；患者在接受造影检查前和检查时、麻醉/手术时建议停用二甲双胍，检查后和术后至少 48 小时且复查肾功能无恶化后再重新开始服用。

（4）噻唑烷二酮类：通过激活过氧化物酶体增殖物激活受体，增加靶组织对胰岛素作用的敏感性而降低血糖，可使 HbA1c 下降 1.0% ~ 1.5%。包括吡格列酮、罗格列酮。

1）适应证：可单独或与其他降糖药物合用治疗 2 型糖尿病，尤其是肥胖、胰岛素抵抗明显者。

2）禁忌证：不宜用于 1 型糖尿病、孕妇、哺乳期妇女和儿童。有心力衰竭、活动性肝病或转氨酶升高超过正常上限 2.5 倍、严重骨质疏松和骨折病史患者禁用。有膀胱癌病史或膀胱癌家族史或存在不明原因肉眼血尿者禁用吡格列酮。罗格列酮的心血管安全问题仍有争论，权衡利弊使用。

（5）α糖苷酶抑制剂：可以抑制肠道淀粉酶、蔗糖酶和麦芽糖酶的活性，延缓葡萄糖的吸收，降低餐后血糖效果好。可使 HbA1c 降低 0.5% ~ 0.8%。有阿卡波糖、伏格列波糖、米格列醇。不增加体重，应在进食第一口食物后立即服用。

1）适应证：适用于以糖类（碳水化合物）为主要食物成分，或空腹血糖不太高而餐后血糖明显升高者。

2）禁忌证：肠道吸收甚微，通常无全身毒性反应，但肝、肾功能不全者仍应慎用。不宜用于胃肠功能紊乱者、孕妇、哺乳期妇女和儿童，1 型糖尿病患者不宜单独使用。

3）不良反应：常见为胃肠道反应，如腹胀、排气增多或腹泻。单用不引起低血糖，与其他降糖药合用发生低血糖时，应直接给予葡萄糖口服或静脉注射。

（6）二肽基肽酶-4抑制剂（DPP-Ⅳ抑制剂）：抑制DPP-Ⅳ活性而减少GLP-1在体内的失活，提高内源性GLP-1水平。GLP-1以葡萄糖浓度依赖的方式增强胰岛素分泌，抑制胰高糖素分泌。目前国内上市有西格列汀、沙格列汀、维格列汀、利格列汀和阿格列汀。单独使用不增加低血糖发生的风险，也不增加体重。在肾功能不全的患者中使用时，应注意按照药物说明书减量。

1）适应证：单药使用，或与二甲双胍联合应用治疗2型糖尿病。

2）禁忌证：禁用于孕妇、儿童和对DPP-Ⅳ抑制剂有超敏反应的患者。不推荐用于重度肝肾功能不全、1型糖尿病或糖尿病酮症酸中毒患者的治疗。

3）不良反应：可能出现头痛、超敏反应、肝酶升高、上呼吸道感染、胰腺炎等不良反应，多可耐受。

（7）钠-葡萄糖协同转运蛋白-2（SGLT2）抑制剂，通过抑制肾小管中负责从尿液中重吸收葡萄糖的（SGLT2）来降低肾糖阈，促进尿葡萄糖排泄，从而达到降低血糖的作用。该药物可以使主要心血管不良事件和肾事件复合终点发生风险显著下降，心衰住院率显著下降。该药物的常见不良反应为生殖泌尿系统感染，罕见不良反应包括酮症中毒（主要发生在1型糖尿病患者）。可能的不良反应包括急性肾损伤（罕见）、骨折（罕见）和足趾截肢（卡格列净）。

6．GLP-1受体激动剂（GLP-1RA）：以葡萄糖浓度依赖的方式增强胰岛素分泌，抑制胰高糖素分泌，并能延缓胃排空，通过中枢性的食欲抑制来减少进食量。目前国内上市的有艾塞那肽、利拉鲁肽、司美格鲁肽、利司那肽和贝那鲁肽，均需皮下注射。

（1）适应证：可以单独使用，也可以作为除DPP-Ⅳ抑制剂以外的其他降糖药，对于合并动脉粥样硬化性心血管疾病（ASCVD）或极高危心血管风险者，无论基线糖化血红蛋白或个体化糖化血红蛋白目标值如何，建议联合具有心血管获益证据的此类药物，以降低心血管事件风险；GLP-1RA可以用于具有心力衰竭（HF）风险的2型糖尿病患者，但不能预防HF。GLP-1RA可以显著减少尿白蛋白排泄量，从心血管保护和改善血糖控制的角度，T2DM合并慢性肾病（CKD）的患者可以考虑使用；大多数

GLP-1RA 可用于轻、中度肾功能不全患者，利拉鲁肽和度拉糖肽可用于肌酐清除率 > 15 ml/（min·1.73 m）的重度肾功能不全患者。

（2）禁忌证：既往有甲状腺髓样癌病史或家族史患者、有胰腺炎病史患者禁用；不能用于 1 型糖尿病或糖尿病酮症酸中毒的治疗。

（3）不良反应：常见有胃肠道不良反应（如恶心，呕吐等），多为轻到中度，主要见于初始治疗时。

7. 胰岛素治疗

（1）适应证：① 1 型糖尿病患者；②各种严重的糖尿病急性或慢性并发症患者；③手术、妊娠和分娩者；④新发病且与 1 型糖尿病难鉴别的有消瘦症状的糖尿病患者；⑤新诊断的 2 型糖尿病伴有明显高血糖，或在糖尿病病程中无明显诱因出现体重显著下降者；⑥ 2 型糖尿病胰岛 β 细胞功能明显减退者；⑦某些特殊类型糖尿病。

（2）胰岛素种类：按来源分为动物胰岛素、人胰岛素、胰岛素类似物；按作用起效快慢和维持时间，又可分为短效、中效、长效和预混胰岛素。胰岛素类似物分为速效、长效和预混胰岛素类似物。短效胰岛素皮下注射后发生作用快，但持续时间短，主要用于控制饭后高血糖，可静脉注射；中效胰岛素主要用于提供基础胰岛素，也可控制第二餐饭后高血糖。长效胰岛素制剂无明显作用高峰，主要使用基础胰岛素，以降低餐前血糖。

（3）胰岛素使用原则和方法：①胰岛素治疗应在综合治疗基础上进行；②胰岛素治疗方案应力求模拟生理性胰岛素分泌模式；③从小剂量开始，根据血糖水平逐渐调整至合适剂量。

1）1 型糖尿病：诊断后就应开始胰岛素治疗，某些在早期或在"蜜月期"患者可短期使用预混胰岛素每天 2 次注射，但不宜用于长期治疗。多数患者需强化胰岛素治疗方案，尤其细胞功能已衰竭或妊娠时。采用多次皮下注射胰岛素如每餐前 20 ～ 30 分钟皮下注射短效胰岛素（或餐前注射速效胰岛素类似物），睡前注射中效或长效胰岛素（或胰岛素类似物），以提供基础胰岛素。也可使用持续皮下胰岛素输注（胰岛素泵）方案，提供更接近生理性胰岛素分泌模式的胰岛素治疗方法，这样低血糖发生风险较小。

2）2 型糖尿病：可根据患者的具体情况，选择基础胰岛素（通常白天继续服用口服降糖药，睡前注射中效胰岛素或长效胰岛素类似物）或预混胰岛素。根据患者的血糖水平，选择每日 1 ～ 2 次的注射方案。当使用每日 2 次注射方案时，应停用促胰岛素分泌剂。

（4）胰岛素的不良反应　①低血糖反应最常见（晚期胰岛功能差的 2 型糖尿病患者也需要每日 4 次胰岛素强化治疗）；②胰岛素治疗初期可因钠潴留而发生轻度水肿；③晶状体屈光改变出现视物模糊；④过敏反应通常表现为注射部位瘙痒或荨麻疹样皮疹；⑤脂肪营养不良表现为注射部位皮下脂肪萎缩或增生。

【干预】

成年人（＞18 岁）具有下列任何一个及以上的糖尿病高危因素，可定义为糖尿病高危人群：①年龄 ≥ 40 岁；②既往有糖尿病前期病史；③超重、肥胖（体重指数 ≥ 24 kg/m^2），男性腰围 ≥ 90 cm，女性腰围 ≥ 85 cm；④静坐的生活方式；⑤一级亲属中有 2 型糖尿病家族史；⑥有巨大儿（出生体重 ≥ 4 kg）生产史、糖尿病或妊娠糖尿病病史的妇女；⑦高血压 [收缩压 ≥ 140 mmHg 和（或）舒张压 ≥ 90 mmHg] 或正在接受降压治疗；⑧血脂异常 [高密度脂蛋白胆固醇 ≤ 0.90 mmol/L 和（或）甘油三酯 ≥ 2.22 mmol/L，或正在接受降脂治疗]；⑨动脉粥样硬化性心血管疾病史；⑩有一过性类固醇性糖尿病病史者；⑪多囊卵巢综合征患者；⑫严重精神病和（或）长期接受抗抑郁症药物治疗的患者。

（白　雪）

糖尿病酮症酸中毒

糖尿病酮症酸中毒（diabetic ketoacidosis，DKA）为最常见的糖尿病急症，以高血糖、酮症和酸中毒为主要特征的糖尿病急性并发症，是胰岛素不足和拮抗胰岛素激素过多共同作用所致严重代谢紊乱综合征。常见于 1 型糖尿病。目前本病延误诊断和缺乏合理治疗而造成死亡的情况仍较常见。

【诱因】

1 型糖尿病有自发 DKA 倾向，2 型糖尿病患者在一定诱因作用下也可发生 DKA。常见诱因有感染、胰岛素治疗中断或不适当减量、饮食不当、各种应激情况（如创伤、手术、妊娠和分娩等），有时无明显诱因。

【临床表现】

早期为"三多一少"症状加重。酸中毒失代偿后，病情迅速恶化，有疲乏、食欲缺乏、恶心、呕吐、腹痛、多尿、口干、头痛、嗜睡、呼吸深快、呼气中有烂苹果味（丙酮）。后期严重失水，尿量减少、眼眶下陷、皮肤黏膜干燥、血压下降、心率加快、四肢厥冷。晚期有不同程度意识障碍，反射迟钝、消失，昏迷。感染等诱因引起的临床表现可被 DKA 的表现所掩盖。

少数患者表现为腹痛，酷似急腹症。

【实验室检查】

（1）尿糖强阳性、尿酮阳性。

（2）血糖增高，一般为 16.7～33.3 mmol/L。血酮升高，血酮＞1.0 mmol/L 为高血酮，血酮＞3.0 mmol/L 提示酸中毒。血钾初期正常或偏低，尿量减少后可偏高，治疗后若补钾不足可严重降低。血钠、血氯降低，血尿素氮和肌酐常偏高，血浆渗透压轻度上升。部分患者即使无胰腺炎存在，也可出现血清淀粉酶和脂肪酶升高。即使无合并感染，也可出现白细胞总数及中性粒细胞比例升高。

【诊断与鉴别诊断】

临床上对于原因不明的恶心呕吐、酸中毒、失水、休克、昏迷的患者，尤其是呼吸有酮味（烂苹果味）、血压低而尿量多者，不论有无糖尿病病史，均应想到本病的可能性。立即查末梢血血糖和血酮、尿糖和尿酮水平，同时抽血查血糖、血酮、尿素氮、肌酐、电解质水平和血气分析等以确诊。

鉴别诊断包括：①其他类型的糖尿病昏迷，包括低血糖昏迷、高血糖高渗状态、乳酸性酸中毒；②其他疾病所致昏迷，包括脑膜炎、尿毒症、脑血管意外等。部分患者以 DKA 作为糖尿病的首发表现，部分患者以其他疾病或诱发因素为主诉，部分患者 DKA 与尿毒症或脑卒中共存使病情更为复杂，应注意辨别。

【治疗】

轻度酮症酸中毒、神志清楚者可加大三餐饭前胰岛素剂量，多饮水即可。重度酮症酸中毒者，取血查血糖后立即抢救。

1. 补液　一般用 0.9% 氯化钠溶液，开始时输液速度较快，在 1～2 小时内输入 1000～2000 ml，前 4 小时输入计算失水量 1/3 的液体，随后减慢速度，至口腔有唾液。第一个 24 小时内补液总量一般是 4000～6000 ml，严重脱水可达 6000～8000 ml，心功能差者可酌减。有建议配合使用胃管灌注温的 0.9% 氯化钠溶液或温开水，但不宜用于有呕吐、胃肠胀气或上消化道出血者。

2．胰岛素　先小剂量持续静脉滴注胰岛素，以体重 0.1 U/(kg·h) 为宜。血糖下降速度以 3.9 ～ 6.1 mmol/（L·h）为宜。当血糖降到 13.9 mmol/L 时，改用 5% 葡萄糖液加胰岛素（2 ～ 4 g 葡萄糖 + 1 U 胰岛素）。仍需每 4 ～ 6 小时复查血糖，使血糖水平稳定在较安全的范围内。病情稳定后过渡到胰岛素常规皮下注射。

3．纠正电解质及酸碱平衡失调　一般不必补碱。补碱指征为血 pH < 7.0，HCO_3^- < 5 mmol/L。应采用等渗碳酸氢钠（1.25% ～ 1.4%）溶液。给予碳酸氢钠 50 mmol/L，即将 5% 碳酸氢钠 84 ml 加注射用水至 300 ml 配成 1.4% 等渗溶液，一般仅给 1 ～ 2 次。

DKA 患者有不同程度失钾，补钾应根据血钾和尿量：①治疗前血钾低于正常，立即开始补钾；②血钾正常、尿量 > 40 ml/h，也立即开始补钾；③血钾正常、尿量 < 30 ml/h，暂缓补钾，待尿量增加后再开始补钾；④血钾高于正常，暂缓补钾。治疗过程中定时监测血钾和尿量，调整补钾量和速度。

4．处理诱发病和防治并发症　防治重要并发症（包括抗感染），治疗休克、心力衰竭、心律失常、肾衰竭等，维持重要脏器功能。

（李　佳）

高血糖高渗状态

高血糖高渗状态是糖尿病急性代谢紊乱的另一临床类型，以严重高血糖、高血浆渗透压、脱水为特点。无明显酮症酸中毒，患者常有不同程度的意识障碍或昏迷，部分患者并无昏迷，可伴有酮症。此状态多见于老年 2 型糖尿病患者、原来无糖尿病病史或仅有轻度症状者、用饮食控制或口服降糖药治疗者。

【诱因】

感染、外伤、手术、脑血管意外等应激状态，使用糖皮质激素、免疫抑制剂、利尿剂、甘露醇等药物，水摄入不足或失水，透析治疗，静脉高营养疗法等。

【诊断要点】

1．临床表现为严重失水、恶心、呕吐、昏迷、抽搐，不伴酸中毒者，可无深大呼吸。

2. 尿糖强阳性，血糖 ≥ 33.3 mmol/L 以上。血浆有效渗透压 ≥ 320 mOsm/L。

3. 与酮症酸中毒昏迷、乳酸酸中毒、低血糖昏迷鉴别。

【治疗】

同酮症酸中毒。但补液不同，一般补充 0.9% 生理盐水，补液的总量可比酮症酸中毒稍多。如无休克或休克已纠正，在输入生理盐水后血浆渗透压 > 350 mOsm/L，休克纠正而血钠 > 155 mmol/L 时可考虑输入适量低渗溶液，如 0.45% 或 0.6% 氯化钠。当渗透压降至 330 mOsm/L 时，再改为输入等渗溶液。视病情可考虑同时给予胃肠道补液。当血糖下降至 16.7 mmol/L 时开始输入 5% 葡萄糖液，并按每 2 ~ 4 g 葡萄糖加入 1 U 胰岛素。补液的速度、胰岛素的使用、补钾的方法等均同酮症酸中毒。一般不补碱。

（李　佳）

第十节　肥胖症

肥胖症（obesity）是以体内脂肪过度积聚和体重超常为特征的慢性代谢性疾病，是遗传因素和环境因素等多种因素共同作用的结果，是引起高血压、糖尿病、心脑血管病、肿瘤等慢性非传染性疾病的危险因素和病理基础。中国是全世界肥胖率升高很快的国家之一。无明显内分泌或代谢病病因的肥胖称为单纯性肥胖，可发生于任何年龄，女性为多；具有明确病因的称为继发性肥胖。

【病因】

单纯性肥胖的病因未完全明了，与遗传、精神、神经、内分泌、代谢、营养等多种因素有关。摄入的能量超过人体的消耗时，多余的能量主要以三酰甘油的形式储存于各个器官，尤其有可能堆积在皮下脂肪组织，引起肥胖。部分患者有肥胖家族史。

【诊断要点】

1. 症状

（1）轻度肥胖多无明显症状，中重度肥胖者可有乏力、气促、嗜睡、腹胀、水肿、关节疼痛、活动困难，甚至会失去生活自理能力；女性有闭经不育，男性有阳痿。

（2）常与糖耐量减低或糖尿病、冠心病、高血压、血脂异常、脂肪肝等同时发生，引起代谢综合征，部分患者可伴有阻塞性睡眠呼吸暂停综合征、高尿酸血症或痛风、胆囊疾病、骨关节病、静脉血栓、生育功能受损（女性多囊卵巢综合征）等多种合并症；也与某些肿瘤（乳腺癌、子宫内膜癌、前列腺癌、结直肠癌等）的发病率增高等有相关性。

（3）继发性肥胖常伴有原发病的表现。

2．体征

（1）全身脂肪分布较匀称，明显肥胖者有胸壁增厚、呼吸音减低、心界扩大、下腹细紫纹、下肢静脉曲张、双下肢凹陷性水肿。

（2）肥胖诊断标准

1）体重指数（BMI）：WHO1997 年公布，BMI $18.5 \sim 23.9$ kg/m^2 为正常，$24 \sim 27.9$ kg/m^2 为超重，≥ 28 kg/m^2 为肥胖。

2）腰臀比（WHR）：成年男性 WHR > 0.90，成年女性 WHR > 0.85，可诊断为中心性肥胖。

3）腰围：男性腰围 ≥ 85 cm、女性腰围 ≥ 80 cm 为腹型肥胖。

4）采用 CT、MRI 经第 $4 \sim 5$ 腰椎间水平扫描，计算腹内脏脂肪面积是诊断内脏型肥胖较准确的方法，通常以内脏脂肪面积 ≥ 120 cm^2 作为内脏型肥胖的诊断标准。

5）根据标准体重（kg）= 身高（cm）-105，实际体重超过标准体重 20% 为肥胖，超过 $10\% \sim 20\%$ 为超重。

3．实验室检查

（1）部分患者有糖耐量减低，伴有糖尿病者血糖升高。

（2）血浆三酰甘油、胆固醇、游离脂肪酸、低密度脂蛋白胆固醇水平常升高，高密度脂蛋白胆固醇水平降低。

（3）24 小时尿 17-羟皮质类固醇及尿游离皮质醇水平可增高，但可被小剂量地塞米松抑制。血清皮质醇昼夜节律正常。

【鉴别诊断】

1．库欣综合征　多为向心性肥胖，满月脸，多血质外貌，血皮质醇昼夜节律失常，尿游离皮质醇、17-羟皮质醇增高，不被小剂量地塞米松抑制。单纯性肥胖者尿游离皮质醇、17-羟皮质醇增高，但可被小剂量地塞米松抑制。

2．多囊卵巢综合征 主要表现有肥胖、多毛、月经异常、不育。实验室检查有黄体生成素 / 卵泡刺激素（LH/FSH）＞3。B 超或腹腔镜检查亦有助于诊断。

3．胰岛素瘤 多食、肥胖，低血糖症反复发作，常有精神神经症状，空腹胰岛素水平升高。胰腺 CT、MRI 检查有助于诊断。

4．下丘脑性肥胖（肥胖性生殖无能综合征） 下丘脑、垂体或其邻近部位由于感染、肿瘤或外伤等损害而致食欲、脂肪代谢及性腺功能异常，以肥胖及生殖器发育不全为主要表现，脂肪多堆积于颈、胸、腹、臀及股部，四肢相对细小。单纯性肥胖症脂肪分布均匀，性器官发育正常。

5．原发性甲状腺功能减退 常伴基础代谢率明显降低，体重增加多为中度，多有黏液性水肿。甲状腺功能测定可鉴别。

6．劳 - 穆 - 比（Laurence-Moon-Biedl）综合征 常染色体隐性遗传病，婴儿期出现症状体征，肥胖、智力低下、视网膜色素变性、多指（趾）或并指（趾）畸形、生殖器发育不良。

7．普拉德 - 威利（Prader-Willi）综合征 染色体 15q11.2—q12 缺失所致。生长发育迟缓，身材矮小，手足小，智力低下。婴儿期喂养困难，语言发育差。儿童期因食欲旺盛和嗜睡导致肥胖。双额径窄，眼睛呈杏仁样，外眼角上斜，并有斜视。上唇薄，齿裂异常，小下颌，耳畸形。性腺发育不良，性功能减退，男性隐睾。

【治疗】

以行为治疗和饮食治疗为主。

1．行为治疗 由内科医生、营养师、心理医生和护士组成指导小组，指导患者制定计划。建立咨询、定期随访和制定行为干预计划。其内容包括食物行为（选购、储存、烹饪）、摄食行为（时间、地点、陪伴、环境、用具、菜单），使患者在"吃少一些"的同时感觉良好。

2．医学营养治疗 根据患者的年龄、劳动强度等情况制定营养成分平衡的低热量食谱，使患者避免食用油煎食品、快餐、零食等食物，少吃甜食。

3．体育锻炼 根据患者具体情况进行体力活动和锻炼。

4．药物治疗 只有在采取了充分的饮食、运动和行为治疗措施无效时才考虑药物治疗。

（1）非中枢性作用减重药：奥利司他 120 mg，每日 3 次。不良反应有脂肪泻、粪便恶臭。目前奥利司他是唯一被美国食品药品监督管理局（FDA）批准并在国内可获得的减重药物。

（2）中枢性作用减重药：芬特明/托吡酯、苯丁胺、氟西汀等，应注意观察药物不良反应。

（3）兼有降糖作用的减重药：二甲双胍对伴有糖尿病和多囊卵巢综合征的患者有效，但尚未获批用于肥胖症的治疗。阿卡波糖有一定减轻体重作用，利拉鲁肽可通过抑制食欲，减少胃排空，促进白色脂肪棕色化发挥减重作用，目前也推荐在肥胖伴2型糖尿病的患者中使用。

5. 外科治疗　只限于重度肥胖（BMI ≥ 40 或 35 kg/m²，并伴有严重并发症，如2型糖尿病；BMI 为 30 ~ 35 kg/m² 并有2型糖尿病，且生活方式和药物治疗难以控制血糖或合并症时，尤其是具有心血管风险因素时）的患者。现确定了3种不同类型的减重手术：胃旁路术、袖状胃切除术和可调节胃束带术等，前二者效果较好。

6. 继发性肥胖症应针对病因治疗。

（杨　军）

第十一节　水、电解质代谢与酸碱平衡失常

Na^+、Cl^-、HCO_3^- 是细胞外液的主要电解质。细胞内液的主要电解质有 K^+ 和 HPO_4^{2-}。临床上以 mOsm/L 作为体液渗透压的单位。

血浆渗透压（mOsm/L）=2（$[Na^+]+[K^+]$）+ 葡萄糖（mmol/L）+ 尿素氮（mmol/L）

血浆有效渗透压（mOsm/L）= 2（$[Na^+]+[K^+]$）+ 葡萄糖（mmol/L）

正常范围为 280 ~ 310 mOsm/L。

水钠代谢失常

一、高渗性失水

指水丢失比例多于电解质，血浆渗透压 > 310 mmol/L。

【诊断要点】

1. 有失水诱因　水摄入不足，如糖尿病、尿崩症而摄水不足；水丢

失过多，使用溶质性利尿剂后、急性肾衰竭多尿期、大量出汗、过度换气、气管切开等。

2．症状　口渴、尿量减少、身体软弱、头晕、烦躁、谵妄、昏迷等。

3．体征　口唇、口黏膜干燥，无唾液，皮肤弹性下降，眼眶下陷，心率加快；重度脱水者可有血压下降、休克。

4．尿比重增高，血浆渗透压 > 310 mmol/L，血钠 > 145 mmol/L，血细胞比容升高；严重者可出现代谢性酸中毒、氮质血症。

【严重度判断】

1．轻度失水　失水量为体重的 2% ~ 3%，出现口渴、尿量减少、尿比重增高。

2．中度失水　失水量为体重的 4% ~ 6%，出现严重口渴、身体软弱、头晕、烦躁、皮肤黏膜干燥、皮肤弹性下降、心率加快。

3．重度失水　失水量为体重的 7% ~ 14%，出现躁狂、谵妄、脱水热。

4．极重度失水　失水量 > 15%，可出现高渗性昏迷、休克、急性肾衰竭。

【治疗】

尽量口服或鼻饲，不足部分或中度以上失水需经静脉补充，以低渗液为主，兼顾补钾及纠正酸碱平衡失常。补液量包括已丢失量加继续丢失量，速度宜先快后慢，分二日补足。

1．丢失量　轻度为 1000 ~ 1500 ml，中度为 2000 ~ 4000 ml，重度为 4000 ml 以上。或按血钠或红细胞比容计算。

2．补液成分　补水为主，补钠为辅。经口、鼻饲者可直接补充水分，经静脉者可补充 5% 葡萄糖液、5% 葡萄糖氯化钠液或 0.9% 氯化钠溶液。适当补充钾及碱性液。

二、等渗性失水

指失水时水电解质按血浆正常比例丢失，血浆渗透压在正常范围内。

【诊断要点】

1．诱因　如呕吐腹泻、胃肠减压、肠瘘、引流、大量放腹水和胸腔积液、渗出性皮肤病等。

2．症状　口渴、尿量减少、淡漠或烦躁。

3．体征　失水表现明显。

4．血钠、血浆渗透压正常（280 ~ 310 mmol/L）。

【治疗】

补水量可按上述失水程度补充，以等渗液为主。0.9% 氯化钠溶液为首选，但其长期使用可引起高氯性酸中毒。可用 0.9% 氯化钠溶液 1 000 ml + 5% 葡萄糖溶液 500 ml+5% 碳酸氢钠溶 100 ml。

三、低渗性失水

指失水时电解质丢失多于水丢失，血浆渗透压 < 280 mmol/L，血钠 < 130 mmol/L。

【诊断要点】

1．诱因　如失水时补水过多、噻嗪类利尿剂、呋塞米的使用，失盐性肾炎，急性肾衰竭多尿期，肾小管酸中毒，肾上腺皮质功能减退等。

2．症状　无口渴，易有四肢麻木、无力、挛缩、神志淡漠、昏迷。尿量早期正常，后期减少。

3．体征　失水表现明显，皮肤弹性差，眼眶下陷等。

4．检测结果　血钠 < 130 mmol/L，血浆参透压 < 280 mmol/L，血容量下降，尿钠减少或消失。

【治疗】

补高渗液为主，可用 0.9% 氯化钠溶液 1000 ml+10% 葡萄糖溶液 250 ml +5% 碳酸氢钠溶液 100 ml。补钠量按以下 2 个公式计算：

补钠量 = [125 —实测血清钠（mmol/L）] × 0.6 × 体重（kg）公式 20-1

补钠量 = [142 —实测血清钠（mmol/L）] × 0.2 × 体重（kg）　公式 20-2

一般先补给补钠量的 1/3 ~ 1/2，复查生化指标，并重新评估后再制定下一步的治疗方案。

四、水过多和水中毒

水过多指是水在体内过多潴留的一种病理状态。若过多的水进入细胞内，导致细胞内水过多，则称为水中毒。水过多和水中毒是稀释性低钠血症的病理表现。

【诊断要点】

1．病因　急性肾衰竭少尿期、慢性肾衰竭、顽固性肝硬化腹水、肾上腺皮质功能减退、ADH 分泌或注射过多、刺激 ADH 分泌的渗透压阈值降低等。

2．症状

（1）急性水过多：神经精神症状明显，如头痛、精神失常、共济失调、嗜睡躁动交替，昏迷或颅压高表现如血压增高、呼吸抑制、心率缓慢、脑疝等。

（2）慢性水过多：轻度仅表现为体重增加，重度疲倦、淡漠、抑郁，严重时嗜睡、谵妄、惊厥、抽搐、昏迷。

3．血钠降低，血液成分稀释性降低。

【治疗】

1．预防为主和治疗原发病。

2．轻症者限制进水量，使入水量少于尿量，可适当服用依他尼酸或呋塞米。

3．重症者脱水、纠正低渗　注射呋塞米、依他尼酸；ADH 分泌过多者，可选用地美环素、托伐普坦、利尿剂或碳酸锂；低渗血症为主者，应使用 3% ～ 5% 氯化钠 5 ～ 10 ml/kg，迅速纠正细胞内低渗状态。

4．对症治疗　惊厥者用水合氯醛，并注意心肺功能，纠正钾代谢失常与酸中毒。

五、低钠血症

是指血清钠 < 135 mmol/L 的一种病理生理状态。

【病因】

1．缺钠性低钠血症即低渗性失水。

2．稀释性低钠血症即水过多，常见 ADH 分泌过多。

3．转移性低钠血症少见。机体缺钠时，钠从细胞外移入细胞内，血清钠减少。

4．特发性低钠血症多见于恶性肿瘤、肝硬化晚期、营养不良、老年人身体衰弱及其他慢性病晚期。可能是细胞内蛋白质分解消耗、细胞内渗透压降低、水由细胞内移向细胞外所致。

5．脑性盐耗损综合征　由于下丘脑或脑干损伤，下丘脑与肾神经联系中断，远曲小管渗透性利尿，血钠、氯、钾降低。

【诊断与治疗】

参见低渗性失水、水过多和水中毒部分。特发性低钠血症的主要治疗方法是治疗原发病。

六、高钠血症

是指血清钠 > 145 mmol/L，机体总钠量可增高、正常或减少。

【病因】

1．低容量性高钠血症即高渗性失水，最常见。

2．高容量性高钠血症较少见。主要因肾排钠减少和（或）钠的入量过多所致，如右心衰竭，肾病综合征，肝硬化腹水，急、慢性肾衰竭，库欣综合征，原发性醛固酮增多症，颅脑外伤和补碱过多等。

3．特发性高钠血症 少见。

【诊断】

1．低容量性高钠血症的临床表现及诊断参阅高渗性失水部分。

2．高容量性高钠血症以神经精神症状为主要表现，病情轻重与血钠升高的速度和程度有关。初期症状不明显，随着病情发展或在急性高钠血症时，主要呈脑细胞失水表现，如神志恍惚、烦躁不安、抽搐、惊厥、昏迷乃至死亡。

3．特发性高钠血症的症状一般较轻，常伴血浆渗透压升高。

【治疗】

1．积极治疗原发病，限制钠的摄入量，防止钠输入过多。

2．低容量性高钠血症的治疗参照高渗性失水部分。

3．高容量性高钠血症除限制钠的摄入外，可用 5% 葡萄糖溶液稀释疗法或鼓励多饮水，但必须同时使用排钠性利尿药。需严密监护心肺功能，防止输液过快过多，以免导致肺水肿。氢氯噻嗪可缓解特发性高钠血症的症状。

钾代谢失常

一、低钾血症

指血清钾浓度降低 < 3.5 mmol/L。

【诊断要点】

1．病因 从 3 个方面考虑：①摄入不足；②排出过多；③转移性低钾，具体病因有长期禁食、厌食、少食致钾摄入不足，大量的呕吐、腹

泻、胃肠引流、造瘘因消化液丢失而失钾，各种肾疾病、长期使用大剂量
利尿剂、肾上腺皮质功能亢进、原发性和继发醛固酮增多、长期大剂量使
用糖皮质激素等使钾从肾排出过多，碱中毒、酸中毒恢复期、大量输注葡
萄糖、周期性瘫痪、急性应激状态等使钾向细胞内转移、水潴留时的稀释
性低钾血症。

2．症状、体征　疲乏、软弱、全身性肌无力、腱反射减弱或消失、
恶心、呕吐、腹胀、便秘、肠蠕动减弱、肠麻痹、心悸、心律失常、口渴
多饮、夜尿多、反应迟钝、定向障碍、嗜睡、昏迷。

3．心电图　T 波降低增宽、倒置，有 U 波，QT 间期延长，心律失常。

4．代谢性碱中毒、反常性酸性尿；长期低钾可出现低比重尿、蛋白
尿、管型尿；血清钾＜ 3.5 mmol/L。

【治疗】

治疗原发病。轻者口服补钾 40 ～ 80 mmol/d。重者需静脉补钾，静脉
补钾速度宜小于 40 mmol/h（氯化钾 3.0 g），钾浓度为 20 ～ 40 mmol/L，每
日注射 80 ～ 160 mmol。血钾达 3.5 mmol/L 后继续补 4 ～ 6 天。严重时，
选择大静脉注射，在严密监视下，钾浓度可达 60 mmol/L。补钾时需尿量＞
30 ml/h，较大剂量补钾时（＞ 10 mmol/h）需心电监护。

二、高钾血症

高钾血症指血清钾浓度＞ 5.5 mmol/L。

【诊断要点】

1．病因　常从 3 个方面考虑：①摄入增加、排出减少；②转移性高
钾；③浓缩性高钾，具体病因有肾衰竭、肾上腺皮质功能减退、醛固酮减
少症、大量使用潴钾性利尿剂、酸中毒（可为肾小管性酸中毒）、溶血、大
面积烧伤、肿瘤大剂量化疗、缺氧、失水、失血、休克、钾摄入过多等。

2．症状、体征　疲乏、软弱、肌张力下降、腱反射消失，心率慢、
心音低钝、心律失常、阿－斯综合征甚至心搏骤停等。

3．心电图　高尖 T 波、QRS 波增宽、R 波低、S 波深、ST 段下降、
ST 段与 T 波融合、有房室传导阻滞、心室自身节律、室性期前收缩、心
室颤动，甚至心搏骤停。

4．血清钾高于 5.5 mmol/L。

【治疗】

1．病因治疗，控制钾摄入、停用升高血钾的药物，迅速降低血钾水平，保护心脏。

2．促进钾离子向细胞内转移　11.2%乳酸钠 60～100 ml（或5%碳酸氢钠100～200 ml），缓慢静脉滴注；25%～50%葡萄糖溶液加胰岛素静脉滴注，3～4 g葡萄糖加1 U胰岛素；10%葡萄糖酸钙10～20 ml加等量25%～50%葡萄糖溶液缓慢静脉注射；3%～5%氯化钠溶液100～200 ml静脉滴注。

3．加速钾离子排除　使用呋塞米、依他尼酸、噻嗪类利尿剂，阳离子交换树脂、山梨醇口服或保留灌肠促进肠道排钾。最理想的方法为血液透析。

酸碱平衡失常

一、酸碱平衡的实验室指标

1．血 pH　动脉血正常值为 7.35～7.45，平均为 7.40。pH < 7.35 为酸中毒，pH > 7.45 为碱中毒。pH 受代谢和呼吸双重影响。

2．血液 CO_2CP　是指血液中 HCO_3^- 和 H_2CO_3 中 CO_2 含量的总和。正常值为 22～29 mmol/L，平均为 25 mmol/L。降低可能是代谢性酸中毒或呼吸性碱中毒，增高可能是代谢性碱中毒或呼吸性酸中毒。

3．动脉血二氧化碳分压（$PaCO_2$）　为溶解的 CO_2 所产生的压力。正常值为 35～45 mmHg，平均 40 mmHg。$PaCO_2$ 是呼吸性酸碱平衡的重要指标，升高为呼吸性酸中毒，降低为呼吸性碱中毒。

4．标准碳酸氢盐（SB）和实际碳酸氢盐（AB）　正常值为 22～26 mmol/L，平均为 24 mmol/L。AB > SB 时说明血中 CO_2 潴留，AB < SB 时为 CO_2 排出过多。

5．缓冲碱（BB）　正常值为 45～55 mmol/L，平均 50 mmol/L。减少表示酸中毒，增加表示碱中毒。

6．剩余碱（BE）　正常值为 0±2.3。正值代表代谢性碱中毒，负值代表代谢性酸中毒。

7．阴离子间隙（AG）　正常值为 12±4 mmol/L。增高说明酸中毒，降低见于低蛋白血症。

二、代谢性酸中毒

【诊断要点】

1．病因　各种危重症时产酸过多，如高热、感染、休克、惊厥、抽搐、缺氧、烧伤、失水、失血、呼吸心搏骤停；糖尿病时的酮症酸中毒与乳酸酸中毒、禁食、饥饿、肾衰竭、肾小管性酸中毒时产酸过多或酸排出障碍；酸性物质摄入过多，腹泻、呕吐等导致的胃肠道碳酸氢钠丢失过多。

2．症状、体征　除原发病的表现外，可有疲乏、头晕、头痛、恶心、呕吐、食欲缺乏、心率加快、心音低钝、血压下降、颜面潮红、呼吸深大、呼吸有酮味或尿臭味、嗜睡、反应迟钝、昏迷等表现。

3．实验室检查　$CO_2CP < 22\ mmol/L$，$SB < 22\ mmol/L$，$BB < 45\ mmol/L$，BE 为负值，血 $pH < 7.35$，AG 增加；但高氯性酸中毒者 AG 正常。

【治疗】

治疗原发病是预防治疗酸中毒的关键。急性重症者需积极静脉补碱，速度可稍快，必要时透析治疗；慢性者应以口服补碱为主。将 CO_2CP 纠正至 $20\ mmol/L$，pH 至 7.2 即可。纠正电解质紊乱。

1．碱性药物

（1）碳酸氢钠：常用 5% 碳酸氢钠，1.5% 碳酸氢钠为等渗的 1 ml 1.5% 碳酸氢钠相当于补碱量 $0.178\ mmol$ 或提高血浆 $CO_2CP\ 1\ mmol/L$，需给予 5% 碳酸氢钠约 $0.5\ ml/kg$。

（2）11.2% 乳酸钠：1 ml 相当于补碱量 1 mmol。

（3）氨丁三醇（THAM，三羟甲基氨基甲烷）：1ml 3.64%THAM 相当于补碱 1 mmol。

2．所需补碱量按下列公式计算

所需补碱量（mmol）=［正常 CO_2CP（mmol/L）– 实测 CO_2CP（mmol/L）］×0.3× 体重（kg）　　　　　　　　　　　　　　　公式 20-3

所需补碱量（mmol）= 碱丢失 ×0.3× 体重（kg）　　　公式 20-4

三、代谢性碱中毒

【诊断要点】

1．病因　幽门梗阻导致呕吐，胃肠减压，大量呋塞米、依他尼酸、噻嗪类利尿剂等的使用，各种原因所致低钾血症、低氯血症、醛固酮增多症、库欣综合征，或摄入碱性药物过多等。

2．症状、体征　主要为原发病表现。可有口周及四肢麻木、面部及四肢肌肉抽动、腱反射亢进、手足搐搦、谵妄和昏迷。

3．实验室检查　CO_2CP、PH、HCO^-、BB 均增高，BE 正值增加，血 Cl^-、K^+ 水平降低。

【治疗】

1．积极治疗原发病，防止摄入碱过多，使用利尿剂及治疗盐皮质激素增多性疾病注意补钾。静脉滴注足量生理盐水，低氯低钾者补适量的氯化钾。

2．其他药物

（1）氯化铵：重症者 1～2 g，每日 3 次口服；极重者按 0.2 mmol 氯化铵可降低 CO_2CP 0.45 mmol/L 计算，加 5% 葡萄糖稀释为 0.9% 的等渗液，分 2～3 次静脉滴注。

（2）稀盐酸：10% 盐酸 20 ml 相当于氯化铵 3 g，可稀释 40 倍，一日 4～6 次口服。

（3）赖氨酸盐、盐酸精氨酸。

四、呼吸性酸中毒

【诊断要点】

1．病因　各种原因造成的呼吸中枢抑制、呼吸麻痹、胸廓病变、胸膜病变、气道阻塞、弥漫性肺部病变以及心力衰竭等，这些均可导致肺通气功能、肺弥散功能和肺循环功能障碍。

2．症状体征　急性呼吸性酸中毒以急性缺氧、二氧化碳（CO_2）潴留表现为主：呼吸加快加深、发绀、心率加快、早期血压上升，躁动、嗜睡、精神错乱、扑翼样震颤、呼吸不规则或浅慢、脑水肿、脑疝，甚至呼吸骤停。慢性呼吸性酸中毒时出现乏力、倦怠、头痛，呕吐、视盘水肿、兴奋、震颤、抽搐、瘫痪、谵妄、嗜睡、昏迷。

3．实验室检查　$PaCO_2$ 增高、CO_2CP 升高、AB > SB、pH 降低、血钾增高、PaO_2 降低、乳酸性酸中毒、红细胞增多。

【治疗】

预防为主，积极治疗原发病。包括清除异物、分泌物，解除痉挛，必要时做气管切开或气管插管；面罩加压给氧、人工呼吸，必要时使用呼吸机；呼吸中枢抑制者可适当使用呼吸中枢兴奋剂。一般不主张使用碱性药物，可考虑使用氨丁三醇（THAM）。治疗其他水、电解质及酸碱平衡失常。

五、呼吸性碱中毒

【诊断要点】

1．病因　癔症、脑外伤、颅内感染或肿瘤、脑血管意外、肝性脑病、水杨酸盐及副醛等药物中毒、体温过高、环境高温以及其他各种因素导致的换气过度。

2．症状体征　口唇四肢发麻、刺痛，肌束震颤，头部有轻浮感觉、眩晕、晕厥、视物模糊、抽搐、意识不清。

3．辅助检查　$PaCO_2$ 降低，CO_2CP 降低，$SB > AB$，pH 升高，可有脑电图改变，肝功能异常。

【治疗】

积极预防。使 CO_2 呼出减少：纸袋罩于口鼻外、采取短暂强迫闭气法、5%CO_2 的氧气吸入法、乙酰唑胺每日 500mg 口服；急性危重患者，在严格监视并有抢救条件下，药物阻断自主呼吸，并气管插管辅助呼吸，以减慢呼吸速率和减少潮气量。

（李　佳）

第十二节　原发性骨质疏松症

骨质疏松症（osteoporosis，OP）是一种以骨量（bone mass）降低和骨组织微结构破坏为特征，导致骨脆性增加和易于骨折的代谢性骨病，分为原发性骨质疏松症和继发性骨质疏松症。继发性骨质疏松症的病因明确，常由代谢性疾病或全身疾病引起。原发性骨质疏松症包括Ⅰ型［即绝经后骨质疏松症（postmenopausal osteoporosis，PMOP）］和Ⅱ型（即老年性骨质疏松症）。绝经后妇女和老年男性如出现不明原因的腰背、髋部疼痛，或全身酸痛、身材变矮，应高度怀疑本病。

【病因和危险因素】

本病与骨吸收和骨形成有关，发病机制未完全清楚。骨吸收增加（如性激素缺乏、活性维生素 D 缺乏和甲状旁腺激素增高等）、骨形成减少

（峰值骨量降低、骨重建功能衰退）、遗传因素导致骨质量下降，以及不良的生活方式和生活环境（如吸烟、酗酒、体力活动过少、长期卧床、长期服用糖皮质激素、钙和维生素 D 摄入不足等）都可导致本病发生。

【诊断要点】

1．症状

（1）轻者常无明显症状，能照常活动。

（2）多数患者有不同程度的骨痛，最常见的部位是腰背、髋部，为酸痛。疼痛多为自发性，也可因弯腰、翻身引起；也表现为弥漫性，无固定部位，检查不能发现压痛区。乏力常于劳累或活动后加重，负重能力下降或不能负重。

（3）患者可仅轻度外伤即可引起骨折（如下台阶、起立或平地走路不慎绊倒等）又称为脆性骨折或非暴力性骨折。易发生骨折的部位是脊柱（胸椎、腰椎）、股骨颈、桡骨等。第一次骨折后，患者发生再次或反复骨折的概率明显增加。

（4）并发症：驼背和胸廓畸形者常伴胸闷、气短、呼吸困难，甚至发绀等表现，极易并发上呼吸道和肺部感染。髋部骨折者常因感染、心血管疾病或慢性衰竭而死亡。幸存者生活自理能力下降或丧失，长期卧床加重骨丢失，使骨折极难愈合。

2．体征

（1）因骨痛活动量减少或长期卧床而发生肢体肌萎缩。

（2）脊柱压缩骨折者，身高变矮，亦可有驼背、胸廓畸形。严重者心肺功能差。

（3）轻者无任何体征。

3．辅助检查

（1）骨代谢转换指标：①骨形成指标，Ⅰ型前胶原 N- 端前肽（PⅠNP）血清总碱性磷酸酶、骨特异性碱性磷酸酶及骨钙素多为正常或高水平。这些指标反映成骨细胞活性，治疗后下降至低水平。②骨吸收指标，血清 β- 胶原特殊序列（β-crosslaps，β-CTX）、Ⅰ型胶原交联 N- 末端肽（NTX-1）、抗酒石酸酸性磷酸酶（TRAP）、脱氧吡啶啉（DPD）主要反映破骨细胞活性，多在正常或高水平，治疗后下降至低水平。③血钙、血磷均在正常值范围。

（2）X 线检查及骨密度测定：①双源 X 线骨密度仪（DEXA）测定，可直接测定脊柱、股骨颈，以及全身各个部位的骨密度（BMD）。它准确性高、放射剂量小，是目前国际学术界公认的骨质疏松症诊断金标准。②单光子骨密度测定，主要测定前臂前 1/3 测桡骨，主要反映皮质骨密度（BMD）。方法简便，价廉，但准确性不高，适合普查或初筛。③ X 线片检查，常用以了解脊柱、股骨颈、尺桡骨骨骼形态及有无骨折。但是，用 X 线片来诊断骨质疏松灵敏性低，通常骨矿物质丢失 ≥ 30% 才能显示出来。

4．诊断

（1）诊断线索：①绝经后或双侧卵巢切除后女性；②不明原因的慢性腰背疼痛；③身材变矮或脊柱畸形；④脆性骨折史或脆性骨折家族史；⑤存在多种 OP 危险因素。运用骨质疏松症风险 1 分钟测试题和亚洲人骨质疏松自我筛查工具筛查风险人群。

（2）确诊有赖于 X 线检查或 BMD 测定：低骨量 [低于同性别峰值骨量（PBM）的 1 个标准差（SD）以上但小于 2.5 SD]、OP（低于 PBM 的 2.5 SD 以上）或严重 OP（OP 伴一处或多处骨折）。OP 性骨折的诊断主要根据年龄、外伤骨折史、临床表现以及影像学检查确立。MRI 对鉴别新鲜和陈旧性椎体骨折有较大意义。

【鉴别诊断】

1．继发性骨质疏松症　因甲状旁腺功能亢进症（甲旁亢）、多发性骨髓瘤、风湿免疫性疾病、恶性肿瘤骨转移所致，或因用肾上腺皮质激素、某些免疫抑制剂等所致。有明确病因，易于鉴别。

2．佝偻病、成人骨软化症　与维生素 D 缺乏有关，骨密度减低，骨小梁粗而模糊伴假性骨折。

【治疗】

治疗目的在于抑制骨的吸收、促进骨形成，从而达到恢复骨量，减缓骨矿质继续丢失和缓解症状。避免骨折和再次骨折发生。常用的药物如下：

1．钙剂　元素钙补充量为 800 ~ 1200 mg/d，除增加饮食钙含量外，尚可补充碳酸钙、葡萄糖酸钙、枸橼酸钙等制剂。

2．维生素 D　维生素 D 400 ~ 600 IU/d，主要用于 OP 的预防。活性维生素 D 促进肠钙吸收，增加肾小管对钙的重吸收，抑制甲状旁腺激素（PTH）的分泌，可用于各种 OP 的治疗，包括阿法骨化醇和骨化三醇（罗盖全）。阿法骨化醇剂量是 0.25 ~ 0.5 μg/d，罗盖全剂量是 0.5 ~ 1 μg/d。应用期间定期测定血钙、血磷，避免维生素 D 过量而引起高钙血症和高磷血症。

　　3．性激素补充治疗

　　（1）雌激素：能抑制破骨细胞所介导的骨吸收，增加骨量，是绝经后骨质疏松症的首选用药。

　　1）治疗原则：①确认患者有雌激素缺乏的证据；②优先选用天然雌激素制剂（尤其是长期用药时）；③青春期及育龄期妇女的雌激素用量应使血雌二醇的目标浓度达到中、晚卵泡期水平；④65 岁以上的绝经后妇女使用时应选择更低的剂量。

　　2）禁忌证：①子宫内膜癌和乳腺癌；②子宫肌瘤或子宫内膜异位；③不明原因阴道出血；④活动性肝炎或其他肝病伴肝功能明显异常；⑤系统性红斑狼疮；⑥活动性血栓栓塞性疾病；⑦其他情况，如黑色素瘤、阴道流血等。

　　3）常用制剂：①结合雌激素，又称倍美力，剂量 0.625 mg/d，口服，连服 20 ~ 22 日，停药 10 日。②尼尔雌醇，每月口服 2 ~ 5 mg，分 1 ~ 2 次。连用 3 ~ 6 个月后，加入孕激素，如醋酸甲羟孕酮，6 mg/d，共 7 ~ 10 日。部分患者撤药后有少许阴道出血。疗程一般不超过 5 年。

　　（2）男性激素及同化激素的补充治疗　男性骨质疏松者可补充男性激素。丙酸睾酮 25 mg、肌内注射、每周 1 ~ 2 次，或甲睾酮 10 mg/d、口服，或司坦唑醇（康力龙）2 mg、每日 2 次、口服。

　　4．选择性雌激素受体调节剂（selective estrogen receptor modulators，SERM）和选择性雄激素受体调节剂（SARM）　主要用于 PMOP 的治疗，也可能成为治疗老年男性 OP 的较理想药物。可增加 BMD，降低骨折发生率，但偶可导致血栓栓塞性疾病。

　　5．双膦酸盐　能抑制破骨细胞活性，从而抑制骨吸收，增加骨密度，能缓解骨痛。常用剂型有：①依替膦酸钠（羟乙膦酸钠，帮得林），剂量为 400 mg/d，连服 15 日后，停药 1 个月，再服 15 日。如此反复，连续 2 年，但已很少使用。②阿仑膦酸钠，10 mg/d 或 70 mg/ 片，1 次 / 周。③利塞膦酸钠，5 mg/d。④唑来膦酸钠，缓慢静脉滴注 5 mg，静脉滴注至少 15 分钟以上，每年用一次。

　　偶可发生浅表性消化性溃疡，静脉注射可导致双膦酸盐钙螯合物沉积，有血栓栓塞性疾病、肾功能不全者禁用。治疗期间追踪疗效，并监测血钙、磷和骨吸收生化标志物。

6. 降钙素　具有抑制骨吸收，明显止痛的作用，是骨质疏松止痛的首选药。①鲑鱼降钙素（miacalcic），50 ～ 100 U/d，皮下或肌内注射。有效后减为每周 2 ～ 3 次，每次 50 ～ 100 U。②鳗鱼降钙素（elcatonin）为半人工合成的鳗鱼降钙素，每周肌内注射 2 次、每次 20 U，或根据病情酌情增减。③降钙素鼻喷剂，100 IU/d，其疗效与注射剂相同。孕妇和过敏者禁用。

7. 甲状旁腺素（PTH）　小剂量 PTH 可促进骨形成，增加骨量。对老年性 OP、PMOP、雌激素缺乏的年轻妇女和糖皮质激素所致的 OP 均有治疗作用。PTH 可单用（400 ～ 800 U/d），疗程 6 ～ 24 个月，或与雌激素、降钙素、双膦酸盐或活性维生素 D 联合应用。

8. OP 性骨折的治疗　包括复位、固定、功能锻炼和抗 OP 治疗。

加强卫生宣教，早期发现 OP 易感人群。成年后的预防主要包括降低骨丢失速率与预防骨折的发生。运用骨折风险因子评估工具（FRAX）发现骨折高危人群。妇女围绝经期和绝经后 5 年内是治疗 PMOP 的关键时段。由于原发性骨质疏松症具多种危险因素，因此其防治也应采取多种药物联合治疗。钙和维生素 D 是骨骼健康的基本补充剂，治疗骨质疏松症应在其基础上加双膦酸盐药或降钙素、性激素类药物等。

（杨　军）

第八篇　免疫系统

第二十一章　免疫系统症状学

第一节　腰 背 痛

腰背痛（lumbodorsalgia）是临床常见症状之一。许多疾病可引起腰背痛，局部病变占多数，可能与腰背部长期负重，其结构易于损伤有关。邻近器官病变波及或放射性腰背痛也很常见。

【分类】

（一）按引起腰背痛的病因分类

1．外伤性　急性损伤，如腰椎骨折、脱位或腰肌软组织损伤；慢性损伤，如腰肌劳损等。

2．炎症性　感染，可见于结核分枝杆菌、化脓性细菌等形成的感染灶对腰部侵犯；无菌性炎症，如脊柱关节炎等。

3．退行性变　如骨质增生、椎间盘变性、椎间盘突出等。

4．先天性疾病　常见于腰骶部，如隐性脊柱裂、腰椎骶化或者骶椎腰化、发育性椎管狭窄等。

5．肿瘤类疾病　原发性或者转移性肿瘤对胸腰椎及软组织的侵犯。

（二）按照引起腰背痛的原发病部位分类

1．脊髓疾病　如脊椎骨折、椎间盘突出、感染性脊柱炎、增生性脊柱炎等。

2．脊柱旁软组织疾病　如腰肌劳损、腰肌纤维组织炎、风湿性多肌炎。

3．脊神经根病变　如脊髓压迫症、急性脊髓炎、腰骶神经炎等。

4．内脏疾病　泌尿系统、生殖系统、消化系统等的疾病均有可能引起放射性腰背部疼痛。

【诊断要点】

1．骨、肌肉、韧带损伤　突然发作的疼痛，活动后疼痛加重，特别是有外伤史者需考虑此疾病。体格检查可有脊柱的压痛、扣痛，影像学检查可见骨折或者软组织肿胀。

2．关节病变　　疼痛呈慢性钝痛，休息时加重活动缓解提示炎性腰背痛，常见于强直性脊柱炎，实验室检查可有红细胞沉降率、C反应蛋白升高或 HLA-B27 阳性，晚期影像学检查可见脊柱竹节样改变；而活动后加重、休息时缓解常见于骨关节炎，影响学检查可见关节退变或者骨质增生。

3．神经根病变　　伴有特异性放射至腿部疼痛，伴或者不伴一侧或者双侧下肢麻木、针刺感。影像学检查可见神经根受压迫。

4．相邻结构的病变　　绞痛或者刺痛提示肾结石或者异位妊娠；伴有发热，白带或者小便异常，咳嗽、潮热、盗汗等，常常提示盆腔炎、肾盂肾炎或者结核病等感染相关性疾病。

5．恶性肿瘤相关性疼痛　　伴有体重下降、慢性咳嗽、大便习惯改变或者夜间痛等症状时需警惕潜在的恶性肿瘤。

（唐　　敏）

第二节　关 节 痛

关节痛（arthralgia）主要是由于关节炎或者关节病引起。根据病程可分为急性关节痛和慢性关节痛。急性关节痛以关节及其周围组织的炎性反应为主，慢性关节痛则以关节囊肥厚及骨质增生为主。

【病因】

引起关节痛的疾病种类繁多。病因复杂，常见的有如下几类：

1．外伤

（1）急性损伤：因外力导致关节或关节周围组织损伤而引起疼痛。

（2）慢性损伤：持续的慢性机械损伤，或急性外伤后关节面破损留下粗糙瘢痕，使关节润滑作用消失，长期摩擦关节面，产生慢性损伤。

2．感染　　各种原因导致的细菌直接侵入关节内，常见的病原菌有葡萄球菌、肺炎链球菌、脑膜炎球菌、结核分枝杆菌和梅毒螺旋体等。

3．变态反应和自身免疫性疾病

（1）变态反应性关节炎：因病原微生物及其产物、药物、异种血清与血液中的抗体形成免疫复合物，经关节沉积在关节腔，引起组织损伤和关节病变。如细菌性痢疾、过敏性紫癜和结核分枝杆菌感染所致的反应性关节炎。

(2) 自身免疫性关节炎：外来抗原或理化因素使宿主组织成分改变，形成自身抗原刺激机体产生自身抗体，引起器官和非器官特异性自身免疫病。关节病变是全身性损害之一，表现为滑膜充血水肿，甚至部分可出现软骨进行性破坏，导致关节畸形。如类风湿关节炎、系统性红斑狼疮引起的关节病变。

4．退行性关节病　又称骨性关节炎或肥大性关节炎。分为原发性和继发性两种：原发性无明显局部病因，多见于肥胖老人，女性多见，有家族史，常有多关节受累；继发性关节病多有创伤、感染或先天畸形等基础病变，并与吸烟、肥胖和重体力劳动有关。多由于关节炎症或慢性劳损、局部损伤等引起关节面发生退行性改变，软骨下骨板反应性增生，形成骨刺，导致关节肿胀、疼痛及功能受限。

5．代谢性骨病　维生素 D 代谢障碍所致的骨质软化性骨关节病，如阳光照射不足、消化不良、维生素 D 摄入不足等；嘌呤代谢障碍所致的痛风；某些内分泌疾病，如糖尿病性骨病、甲状腺或甲状旁腺疾病引起的骨关节病等。

【诊断要点】

1．与损伤有关的关节痛　常在外伤后即出现受损关节疼痛、肿胀和功能障碍。慢性损伤性关节痛起病缓慢，反复出现，活动后可加重。

2．与感染性疾病有关的关节痛　全身中毒症状明显，如发热、消瘦、乏力等，还有关节症状。

(1) 化脓性关节炎：病变关节持续性疼痛，呈剧痛；关节红肿、皮温升高；关节腔穿刺可见脓性关节腔积液。

(2) 结核性关节炎：病变主要侵犯单关节，脊柱受累最常见，其次为髋关节和膝关节。关节疼痛呈胀痛，活动后疼痛加重，晚期有关节畸形和功能障碍。在关节处可形成窦道，常可见有干酪样物质流出。

3．感染相关性关节痛　有急性或者慢性病毒感染，常伴有其他全身症状。

4．与变态反应和自身免疫性疾病有关的关节痛

(1) 类风湿关节炎：全身小关节对称性疼痛、肿胀，伴有晨僵，重者出现关节畸形、活动障碍。

(2) 风湿热：好发于青少年，关节疼痛呈游走性，多侵犯大关节，可

伴有心肌炎，可有皮下结节或环形红斑，不会出现关节畸形。

（3）系统性红斑狼疮：关节痛伴有皮肤红斑、光过敏、低热和多器官损害。

（4）过敏性紫癜：关节痛伴有皮肤紫癜，或有腹痛、腹泻、便血等。

5．与结晶形成有关的关节痛　发作性关节红、肿、热、痛，伴有血尿酸增高，见于痛风。

6．其他肿瘤相关性症状　如消瘦、慢性咳嗽、大便性状改变等。

（唐　敏）

第二十二章 免疫系统临床常用诊疗技术

第一节 关节穿刺术

关节穿刺术是风湿性疾病诊断和治疗的常用技术。

【适应证】

1．病因不明的关节炎。

2．需要做滑液检查的任何风湿病或其他疾病，如单关节炎、化脓性关节炎、急性结晶性关节炎、特发性关节炎等。

3．采用昂贵的或毒性药物进行长期治疗之前，对可疑类风湿关节炎进行二线药物治疗之前。

4．大量关节渗出伴关节张力增高时，抽出关节液以减轻症状。

5．清除炎症产物。

6．关节内注射治疗。

【禁忌证】

1．无绝对禁忌证。

2．局部感染，穿刺部位近期严重损伤，或存在菌血症与广泛感染，属于相对禁忌证。

3．严重的凝血功能障碍，如血友病等。

【操作要点】

1．穿刺点选择 四肢关节穿刺部位应选择明显饱满处，避开感染及皮损部位和主要的神经、血管、肌腱。

常用的膝关节穿刺点：①髌上穿刺点：伸膝位，沿髌骨外上方或内上方，斜向髌股关节中心进入关节腔。②髌下方穿刺：膝关节微屈位，在髌韧带内侧或外侧关节间隙穿刺，指向后内或踝间窝进入关节腔。

2．穿刺部位清洁皮肤，用甲紫（龙胆紫）标出穿刺点。

3．常规消毒，术者戴无菌手套及口罩、帽子，铺巾。

4．以2%利多卡因局部麻醉。

5．紧绷皮肤，用12～20号针头迅速进针后缓慢推进，同时轻轻抽吸。如突然出现阻力感消失，表示进入关节腔，可抽出滑液。

6．根据需要将滑液送检，并根据病情需要决定抽取滑液量。

7．如需关节腔内注入药物，则固定好针头，换成已抽药的注射器徐徐注入药物。

8．穿刺结束，迅速拔出针头，盖以无菌敷料，加压包扎。若关节腔内有注射药物则需被动活动关节数次。

【并发症】

1．感染　由于无菌操作不当，造成关节腔内感染。

2．穿刺部位血肿或关节积血　穿刺时应避开大血管。

3．关节软骨面损伤　因器械或穿刺不当造成。

【注意事项】

1．进针时应避开明显的皮肤感染和皮肤病损，以减少关节发生感染的危险。

2．严重凝血功能障碍的患者可有复发性关节出血的并发症，应在穿刺前适当用凝血因子做预防性治疗。

3．为避免针头直接损伤关节软骨，勿将针头两侧摆动，应一边进针一边抽吸，避免针头进入至不必要的深度，勿试图将关节液抽完。

4．穿刺部位应避开大血管、神经、肌腱。

（唐　敏）

第二节　免疫吸附

免疫吸附（immunoadsorption，IA）是近十多年发展起来的一种新技术，它将抗原、抗体或某些具有特定物理化学亲和力的物质作为配基与载体结合制成吸附柱，能针对性地清除抗体及免疫复合物。

【适应证】

免疫吸附可用于许多风湿性疾病，主要适应证如下：

1．多种重症的结缔组织病　如重症系统性红斑狼疮、重症多发性肌炎 / 皮肌炎、系统性硬化病、多动脉炎等。

2．药物治疗不佳的结缔组织病 如上述疾病经过糖皮质激素及环磷酰胺等免疫抑制剂治疗无效或疗效不佳。

【禁忌证】

对于有严重感染、活动性出血或凝血功能障碍的患者禁用。

【不良反应】

1．低血容量性休克 因血液抽吸速度过快，体外循环量过大导致，应避免上述因素，调整流速，并及时补充血容量。

2．高血容量及左心功能不全 因回输流速过快导致，应控制流速并抗心衰治疗。

3．心律失常、抽搐。

4．溶血 操作问题或机械损伤所致。应注意仪器保养和维修。

5．凝血功能异常、出血倾向 由肝功能受损或抗凝剂使用过量所致。

6．高凝状态、血栓形成和栓塞。

7．感染。

8．电解质紊乱。

9．过敏反应。

【注意事项】

1．该疗法去除部分血浆内有害物质对救治重症及药物疗效欠佳的患者有效，但并不抑制疾病本身继续产生这些物质，如自身抗体等，并有可能出现反跳现象。因此，不宜停用糖皮质激素及免疫抑制剂。

2．该疗法费用较高，不宜作为常规治疗。

（唐 敏）

第二十三章　免疫系统疾病

第一节　痛　风

痛风（gout）是嘌呤代谢紊乱和（或）尿酸排泄障碍所致的一组异质性疾病，其临床特点为血清尿酸升高，反复发作性急性关节炎，痛风石及关节畸形，尿酸性肾结石，肾小球、肾小管、肾间质病变及血管性肾病。病因和发病机制尚不十分清楚。

【分类、病因和发病机制】

1．原发性痛风　指没有肾疾病致尿酸排泄减少或恶性肿瘤放化疗后尿酸增多等基础疾病导致的痛风，这类痛风由遗传因素和环境因素共同致病，大多为尿酸排泄障碍，少数为尿酸生成增多。它具有一定家族易感性，除少数为先天性嘌呤代谢酶缺陷外，绝大多数病因不明。常与肥胖、糖脂代谢紊乱、高血压、动脉粥样硬化和冠心病等聚集发生。本节主要叙述的为原发性痛风。

2．继发性痛风　指有肾疾病致尿酸排泄减少或恶性肿瘤放化疗后尿酸增多等基础疾病导致的痛风。

【临床表现】

多见于40岁以上男性，女性多在更年期后发病，近年发病有年轻化趋势。

1．无症状期　仅有血尿酸增高。

2．急性关节炎期及间歇期　常在午夜或凌晨突然发作的、短时间（数小时）达高峰的、单个关节的（最常发生在第一跖趾关节）红、肿、热、剧痛，常在2周内可自行缓解。以上情况反复发作，间隔几天至几年不等。间歇期指两次痛风发作之间的无症状期。

3．痛风石和慢性关节炎期　痛风石常出现在耳廓、关节周围、鹰嘴、跟腱等处，为黄白色、表面菲薄、破溃后流出白色粉状或糊状物的赘生物。大量痛风石沉积在关节腔内则引起关节破坏、退变等，临床表现为持续的关节肿痛、压痛、畸形和功能障碍。

4.痛风性肾病和肾石病期　起病隐匿，出现肾浓缩功能降低表现，晚期出现肾小球滤过功能下降、肾功能损害及高血压、水肿、贫血等。较多痛风患者发生肾、输尿管结石，可有也可无症状。B超更能发现肾改变。患者可因大量尿酸盐结晶堵塞肾小管、肾盂甚至输尿管，可发展为急性肾衰竭。

【辅助检查】

1.血尿酸检测　成年男性血尿酸值为 208 ~ 416 µmol/L（3.5 ~ 7.0 mg/dl），女性为 149 ~ 358 µmol/L（2.5 ~ 6.0 mg/dl），绝经后接近男性。血尿酸存在较大波动，应反复监测。

2.24 小时尿尿酸检测　限制嘌呤饮食 5 天后，24 小时尿尿酸大于 3.57 mmol（600 mg）可认为生成增多。

3.关节液检查　偏振光显微镜下可见双折光针状尿酸盐结晶。常规镜检可见大量白细胞和脓细胞。

4.影像学检查　X 线平片可见软组织肿胀、穿凿样、虫蚀样骨破坏；双能 CT 可见绿色伪彩结晶沉积，能特异性识别尿酸盐结晶；腹部 B 超可见肾结石或输尿管结石；关节超声可见痛风石，软骨表面双轨征，有聚集物和骨侵蚀。

【诊断】

目前采用 2015 年美国风湿病学会（ACR）和欧洲抗风湿病联盟（EULAR）共同制定的痛风分类标准（表 23-1）诊断分类。

表23-1　2015年ACR/EULAR痛风分类标准

	类别	评分
第一步：适用标准（符合准入标准方可应用本标准）	存在至少一个外周关节或滑囊肿胀、疼痛或压痛	
第二步：确定标准（金标准，直接确诊，不必进入分类诊断）	偏振光显微镜镜检证实在（曾）有症状关节或滑囊或痛风石中存在尿酸钠结晶	
第三步：分类标准（符合准入标准但不符合确定标准时）	≥8 分即可诊断为痛风	
临床表现		
受累的有症状关节、滑囊分布	累及踝关节或足中段（非第一跖趾关节）的单关节炎或寡关节炎	1
	累及第一跖趾关节的单关节炎或寡关节炎	2

续表

类别	评分
发作时关节症状特点：①受累关节皮肤发红（主诉或查体）；②受累关节有触痛或压痛；③活动障碍。	
符合 1 个特点	1
符合 2 个特点	2
符合 3 个特点	3
发作时间特点（符合以下 3 条中的 2 条，无论是否进行抗炎治疗）：①疼痛达峰 < 24 小时；②症状缓解 ≤ 14 天；③ 2 次发作期间疼痛完全缓解	
有 1 次典型发作	1
反复典型发作	2
有痛风石临床证据：皮下灰白色结节，表面皮肤薄，血供丰富，皮肤破溃后可向外排出粉笔屑样尿酸盐结晶；典型部位有关节、耳廓、鹰嘴滑囊、手指、肌腱（如跟腱）	4
实验室检查	
血尿酸水平（尿酸氧化酶法）：应在距离发作 4 周后、还未行降尿酸治疗的情况下进行检测，有条件者可重复检测；取检测的最高值进行评分	
< 4 mg/dl（< 240 μmol/L）	−4
6 ≤血尿酸< 8 mg/dl（360 ≤血尿酸< 480 μmol/L）	2
8 ≤血尿酸< 10 mg/dl（480 ≤血尿酸< 600 μmol/L）	3
≥ 10 mg/dl（≥ 600 μmol/L）	4
对发作关节或者滑囊的滑液进行分析（应由受过培训者进行评估）	
未做	0
尿酸盐阴性	−2
影像学特征	
存在（曾经）有症状关节滑囊尿酸盐沉积的影像学表现：关节超声有"双轨征"，双能 CT 有尿酸盐沉积（任一方式）	4
存在痛风相关关节损害的影像学证据：X 线片显示手和（或）足至少 1 处骨侵蚀	4

【鉴别诊断】

1．继发性痛风　有肾疾病或肿瘤，尤其是血液肿瘤放化疗史。

2．关节炎　应与化脓性关节炎、创伤性关节炎、反应性关节炎、假性痛风、血友病性关节炎等鉴别。

【预防和治疗】

1．非药物治疗　给患者的教育包括健康生活方式、饮食习惯、如何规范治疗痛风等，对提高患者依从性非常重要，是痛风治疗的基础。

2．药物治疗

（1）急性痛风性关节炎的治疗：以下3种药物均应及早、足量使用，有效后渐减停。急性发作期不加但也不减停降尿酸药。①非甾体抗炎药：依托考昔、双氯芬酸等，注意胃肠不良反应。②秋水仙碱：现在很少单独大剂量使用治疗痛风，常为0.5 mg，每日3次，可与其他两类药物中的一类合用。③糖皮质激素：不首选，常用于不能耐受非甾体抗炎药和秋水仙碱或有肾功能损害的患者。不宜长期使用。

（2）发作间歇期和慢性期治疗：降尿酸治疗，达标值为180 μmol/L＜血尿酸＜360 μmol/L，有痛风石者180 μmol/L＜血尿酸＜300 μmol/L。降尿酸开始3～6个月可加小剂量0.5～1 mg，一日一次秋水仙碱预防痛风发作。不建议在痛风急性发作期开始使用降尿酸药物，须在抗炎、镇痛治疗2周后酌情使用。

（1）苯溴马隆：促尿酸排泄，常从小剂量25 mg逐渐加量到达标剂量，每4周左右评估血尿酸，然后调整到维持量，一般不超过100 mg，一日一次。

（2）别嘌醇：抑制尿酸合成，从0.1 mg、一日一次开始逐渐加量，可到0.2 mg、一日三次。但少数患者出现严重皮炎甚至死亡，故用药前检测HLA-B*5801。

（3）非布司他：抑制尿酸合成，作用强，易诱发急性痛风性关节炎，从20～40 mg、一日一次开始，每4周左右评估血尿酸。不达标者逐渐加量到达标剂量，最大剂量为80 mg，一日一次，然后调整到维持量。

3．伴发病治疗　同时治疗常伴发的高血压、糖尿病、高脂血症等。

4．手术治疗　必要时可选择剔除痛风石，对残毁关节进行矫形等手术治疗。

（舒庆雪　李发菊）

第二节　类风湿关节炎

类风湿关节炎（rheumatoid arthritis，RA）是一种以侵蚀性、对称性、多关节炎为主要表现的慢性、全身性自身免疫性疾病。早期表现为多关节肿痛，晚期表现为关节强直和畸形，功能受损。我国 RA 发病率为 0.32% ～ 0.36%。

【病因和发病机制】

尚不完全清楚。

1．环境因素　感染引起机体免疫状态改变，感染因子通过分子模拟导致自身免疫反应。

2．遗传易感性　家族集聚性，单卵双生和 HLA-DR4 单倍型发病率更高。

3．免疫紊乱　是 RA 主要发病机制。

【病理】

关节滑膜炎。早期为滑膜渗出和细胞浸润、稍后出现滑膜增生、侵蚀、血管炎可发生在 RA 关节外的任何组织。

【临床表现】

1．一般表现　起病缓慢，可有乏力、食欲缺乏、体重减轻、低热等。

2．关节表现　多呈对称性、多关节性关节肿胀，压痛、活动受限。最常表现为双腕、双侧掌指关节、近端指间关节受累，其次为足趾、膝、肘等。也可累及颈、肩、髋、颞颌关节。近端指间关节呈梭形肿胀，晚期关节畸形、功能障碍。多数伴晨僵持续时间超过 1 小时者意义较大。

3．关节外表现　类风湿结节、类风湿性血管炎、肺间质病变、肺内结节样改变、心包炎、类风湿尘肺、肺动脉高压、多发性神经炎、贫血、干燥综合征等。

【实验室检查】

1．一般检查　轻中度贫血、血小板升高，血细胞沉降率增快，C 反应蛋白增高。

2．免疫学检查

（1）类风湿因子（RF）：75% ～ 80% 的患者呈阳性。RF 阳性还见于其他弥漫性结缔组织疾病、慢性感染、1% ～ 5% 的健康人群。

（2）抗环状瓜氨酸肽（CCP）抗体：灵敏性和特异性均高，对早期类风湿关节炎诊断价值大。

（3）关节液检查：黏度差，可见大量白细胞和脓细胞。

【辅助检查】

1．X 线片　早期见关节周围软组织肿胀、骨质疏松，后期见关节间隙变窄，骨侵蚀破坏，关节强直、畸形。

2．CT、B 超、MRI　对早期关节病变有帮助，如 MRI 可显示 RA 更早期病变——滑膜水肿和骨破坏前骨髓水肿。

3、关节镜及针刺活检　关节镜对诊断及治疗均有价值，针刺活检是一种操作简单、创伤小的检查方法。

【诊断】

依据 ACR1987 年修订的 RA 分类标准：①晨僵持续至少 1 小时（每天），病程至少 6 周；②有 3 个或 3 个以上的关节区肿胀，至少 6 周；③腕、掌指、近端指间关节区至少 1 个关节区肿胀，至少肿胀 6 周；④左右对称性关节炎，至少 6 周；⑤有类风湿结节；⑥手部 X 线片改变（至少有骨质疏松和关节间隙的狭窄）；⑦血清 RF 含量升高。

满足 4 条或 4 条以上并排除其他关节炎即可诊断为 RA。

2010 年 ACR/EULAR 提出的 RA 分类标准见表 23-2。

表23-2　2010年ACR/EULAR的RA分类标准

项目		评分
受累关节数（0～5）		
1	中大关节	0
2～10	中大关节	1
1～3	小关节	2
4～10	小关节	3
>10	至少一个为小关节	5
血清学抗体检测（0～3）		
	RF 或抗 CCP 均阴性	0
	RF 或抗 CCP 至少一项低滴度	2
	RF 或抗 CCP 至少一项高滴度	3

续表

项目	评分
滑膜炎持续时间（0～1）	
＜6周	0
≥6周	1
急性期反应物（0～1）	
CRP或ESR均正常	0
CRP或ESR增高	1

　　1987年ACR分类标准特异性较高，但是对早期、不典型和非活动期患者易漏诊；2010年ACR和EULAR提出的新的RA分类标准更有利于RA早期诊断和早期诊疗。

【鉴别诊断】

　　1. 骨关节炎　见于50岁以上者，手骨关节炎主要累及远端指间关节出现Heberden结节和近端指间关节出现Bouchard结节，RF和抗CCP抗体阴性，X线片示关节边缘唇样增生或骨赘形成。

　　2. 系统性红斑狼疮（SLE）　部分SLE首先主要表现为小关节炎，RF阳性，故需鉴别。SLE常有多系统受累，抗核抗体、抗dsDNA抗体等多种自身抗体阳性。

　　3. 慢性痛风性关节炎　后期痛风性关节炎常累及多个大小关节，此期痛风性关节炎呈慢性持续性存在，酷似RA。但痛风发病初期呈突然发生的、反复发作的、单个关节的红、肿、热、剧痛，常发生于第一跖趾关节，常有血尿酸增高，RF阴性，部分患者可见痛风石。

　　4. 银屑病性关节炎　主要累及远端指间关节，有银屑病史，RF阴性。

【治疗】

目前该病不能根治，治疗目标是达到临床缓解或低活动度。

　　1. 一般治疗　急性炎症期关节休息制动，恢复期指导关节功能锻炼。

　　2. 药物

　　（1）非甾体抗炎药（NSAIDs）：抗炎止痛的作用，但不能控制病情进展，所以，不能只用NSAIDs治疗RA，需与DMARDs合用，在DMARDs起效后逐渐减停。一般不两种NSAIDs合用。常用药物剂量：

美洛昔康，7.5～15 mg，每日 1 次；洛索洛芬，60 mg，每日 2 次或每日 3 次；塞来昔布，200 mg，每日 2 次。注意消化道、肾和心脑血管副作用。

（2）改善病情抗风湿药（DMARDs）：可控制病情进展，一旦确诊 RA，需尽早使用。

1）传统 DMARDs：起效慢，多数需 2 种 DMARDs 联合应用。甲氨蝶呤为基础，联合其他 DMARDs。常用药物剂量：甲氨蝶呤，7.5～20 mg，每周 1 次；来氟米特，10～20 mg，每日 1 次；柳氮磺胺吡啶，每日 1～3 g，分 2～3 次服用；羟氯喹，0.2 g，每日 1 次或每日 2 次。

2）靶向 DMARDs：传统 DMARDs 治疗未达标或有预后不良因素时使用，用药前应筛查结核病，除外活动性感染和肿瘤，常联合甲氨蝶呤。

• TNF-α 拮抗剂：可溶性 TNF 受体——IgG1 Fc 段融合蛋白，如依那西普、注射用重组人 II 型肿瘤坏死因子受体 - 抗体融合蛋白等；TNF-α 单克隆抗体，如英夫利西单抗、阿达木单抗等；

• IL-6 拮抗剂：托珠单抗；

• T 细胞共刺激信号调节剂：阿巴西普；

• 抗 CD20 单抗：利妥昔单抗；

• 生物仿制药 DMARDs（bsDMARDs）：依那西普、阿达木单抗以及利妥昔单抗的生物类似物；

• Janus 激酶（JAK）抑制剂：托法替布等。

（3）糖皮质激素（GC）：抗炎作用强大。在治疗初期，DMARDs 联合小剂量（2.5～15 mg，一日 1 次）、短疗程 GC 治疗。合并血管炎时需中大剂量 GC。关节腔注射 GC 有利于减轻关节炎症，一年内不宜超过 3 次。

（4）植物药制剂：雷公藤多苷、白芍总苷、青藤碱等。

3．外科手术治疗　滑膜切除手术和人工关节置换。

【预后】

RA 患者的预后和病程长短、病情程度及治疗有关。近年来，RA 的预后明显改善，经早期诊断、规范化治疗，80% 以上患者能实现病情缓解，只有少数最终残疾。

（舒庆雪　李发菊）

第三节　系统性红斑狼疮

【概述】

系统性红斑狼疮（systemic lupus erythematosus，SLE）是一种以致病性自身抗体和免疫复合物形成并介导器官、组织损伤的自身免疫病。临床上常存在多系统受累表现，血清中存在以抗核抗体为代表的多种自身抗体。SLE 的患病率因人群而异，全球平均患病率为（12 ~ 39）/10 万，北欧地区约为 40/10 万，黑种人患病率约为 100/10 万。我国患病率为（30.13 ~ 70.41）/10 万。以女性多见，尤其是 20 ~ 40 岁育龄期女性。在全世界的种族中，汉族人 SLE 发病率位居第二。通过早期诊断及综合性治疗，本病的预后已较前明显改善。

【病因】

与遗传、环境因素、雌激素等有关。

【临床表现】

临床症状多样，早期症状往往不典型。

1. 全身表现　大多数疾病活动期患者出现各种热型的发热，尤以低、中度热为常见。可有疲倦、乏力、食欲缺乏、肌痛、体重下降等。

2. 皮肤与黏膜　80% 的患者在病程中会出现皮疹，包括颧部呈蝶形分布的红斑、盘状红斑、指掌部和甲周红斑、指端缺血、面部及躯干皮疹，其中以鼻梁和双颧颊部呈蝶形分布的红斑最具特征性。SLE 皮疹多无明显瘙痒。口腔及鼻黏膜无痛性溃疡和脱发（弥漫性脱发或斑秃）较常见，常提示疾病活动。

3. 浆膜炎　半数以上的患者在急性发作期出现多发性浆膜炎，包括双侧中小量胸腔积液、中小量心包积液。但狼疮肾炎合并肾病综合征引起的低蛋白血症，或 SLE 合并心肌病变或肺动脉高压时，都可出现胸腔和心包积液，这并非狼疮性浆膜炎。在临床评估狼疮活动性时需仔细甄别。

4. 肌肉关节表现　关节痛是常见的症状之一，出现在指、腕、膝关节，伴红肿者少见，常出现对称性多关节疼痛、肿。10% 的患者因关节周围肌腱受损而出现 Jaccoud 关节病，其特点为可恢复的非侵蚀性关节半脱位，可以维持正常关节功能。关节 X 线检查多无关节骨破坏。可以出现肌痛和肌无力，5% ~ 10% 出现肌炎。有小部分患者在病程中出现股骨头坏死，目前尚不能肯定是由于本病所致还是糖皮质激素的不良反应。

5.**肾表现**　27.9% ～ 70% 的患者会出现临床肾受累，中国 SLE 患者中以肾受累为首发表现的仅为 25.8%。肾受累主要表现为蛋白尿、血尿、管型尿、水肿、高血压，乃至肾衰竭。有平滑肌受累者可出现输尿管扩张和肾积水。

6.**心血管表现**　患者常出现心包炎，可为纤维蛋白性心包炎或渗出性心包炎，但发生心脏压塞者少见。可出现疣状心内膜炎（Libman-Sack 心内膜炎），病理表现为瓣膜赘生物，与感染性心内膜炎不同，其常见于二尖瓣后叶的心室侧，并不引起心脏杂音性质的改变。通常疣状心内膜炎不引起临床症状，但可以脱落引起栓塞，或并发感染性心内膜炎。约 10% 的患者有心肌损害，可有气促、心前区不适、心律失常，严重者可发生心力衰竭，导致死亡。也可以有冠状动脉受累，表现为心绞痛和心电图 ST-T 改变，甚至出现急性心肌梗死。除冠状动脉炎可能参与了发病外，长期使用糖皮质激素也会加速动脉粥样硬化的发生，抗磷脂抗体导致动脉血栓形成也参与其中。

7.**肺部表现**　SLE 所引起的肺间质病变主要是急性、亚急性的磨玻璃样改变和慢性期的纤维化，表现为活动后气促、干咳、低氧血症。肺功能检查常显示弥散功能下降。约 2% 的患者合并弥漫性肺泡出血（DAH），病情凶险，病死率高达 50% 以上。肺泡灌洗液或肺活检标本的肺泡腔中发现大量充满含铁血黄素的巨噬细胞，或者肺泡灌洗液呈血性对于 DAH 的诊断具有重要意义。肺动脉高压在 SLE 患者中并不少见，是其预后不良的因素之一。其发病机制包括肺血管炎、肺小血管舒缩功能异常、肺血栓栓塞和广泛肺间质病变。主要表现为进行性加重的干咳和活动后气短。超声心动图和右心漂浮导管可帮助确定诊断。

8.**神经系统损害**　神经精神病性狼疮（neuropsychiatric lupus，NP-SLE）又称"狼疮脑病"，中枢神经系统和周围神经系统均可累及。中枢神经系统病变包括癫痫、狼疮脑病所致的头痛、脑血管病变、无菌性脑膜炎、脱髓鞘综合征、运动障碍、脊髓病、急性意识错乱、焦虑状态、认知功能障碍、情绪障碍及精神疾病等。周围神经系统受累可表现为吉兰 - 巴雷综合征、自主神经病、单神经病、重症肌无力、脑神经病变、神经丛疾病及多发性神经病等。引起 NP -SLE 的病理基础为脑局部血管炎的微血栓，来自 Libman-Sack 心内膜炎的瓣膜赘生物脱落的小栓子，或针对神经细胞的自身抗体，或并存抗磷脂综合征。腰椎穿刺脑脊液检查以及磁共振等影像学检查对 NP-SLE 诊断有帮助。

9. 消化系统表现　可表现为食欲减退、腹痛、呕吐、腹泻等，其中部分患者以上述症状为首发。早期出现肝损伤与预后不良相关。少数患者可并发急腹症，如胰腺炎、肠坏死、肠梗阻，这些往往与 SLE 活动性相关。消化系统症状与肠壁和肠系膜血管炎有关。此外，SLE 还可以出现失蛋白性肠病和肝病变，早期使用糖皮质激素后这些表现通常都会很快得到改善。

10. 血液系统表现　活动性 SLE 中血红蛋白下降、白细胞和（或）血小板减少常见。其中 10% 属于 Coombs 实验阳性的溶血性贫血，血小板减少与血清中存在抗血小板抗体、抗磷脂抗体以及骨髓巨细胞核成熟障碍有关。部分患者可有无痛性轻或中度淋巴结肿大，少数患者有脾大。

11. 抗磷脂综合征（antiphospholipid syndrome，APS）　可以出现在 SLE 的活动期，其临床表现为动脉和（或）静脉血栓形成、反复的自发流产、血小板减少，患者血清不止一次出现抗磷脂抗体。SLE 患者血清可以出现抗磷脂抗体，这不一定是 APS，APS 出现在 SLE 者为继发性 APS。

12. 其他　有约 30%SLE 常伴有继发性干燥综合征，表现为口干、眼干，猖獗龋，常有血清抗 SSB、抗 SSA 抗体阳性；约 15% 的患者有眼底病变，如视网膜出血、视网膜渗出、视盘水肿等，其病因是视网膜血管炎。另外，血管炎可累及视神经，两者均影响视力，重者可在数日内致盲。

【实验室和其他辅助检查】

1. 一般检查　不同系统受累可出现相应的血、尿常规、肝、肾功能与影像学检查等异常。有狼疮脑病者常有脑脊液压力及蛋白质含量升高，但细胞数、氯化物和葡萄糖水平多正常。

2. 自身抗体检查　患者血清中可以检测到多种自身抗体，可以是 SLE 诊断的标志性抗体、疾病活动性的指标，还可能提示可能出现的临床亚型。常见的自身抗体依次为抗核抗体谱、抗磷脂抗体和抗组织细胞抗体。

（1）抗核抗体谱：出现在 SLE 的有抗核抗体（ANA）、抗双链 DNA（ds-DNA）抗体、抗可提取核抗原（ENA）抗体。

1）ANA：见于几乎所有的 SLE 患者，由于特异性低，因此单纯的 ANA 阳性不能作为 SLE 与其他结缔组织病的鉴别指标。

2）抗双链 DNA（ds-DNA）抗体：诊断 SLE 的特异性抗体，为 SLE 的标志性抗体，多出现在 SLE 的活动期。抗 dsDNA 抗体的滴度与疾病活动性密切相关，稳定期的患者如 dsDNA 滴度增高，提示复发风险较高，需要更加严密的监测。

3）抗 ENA 抗体谱：是一组临床意义不相同的抗体：①抗 Sm 抗体：是诊断 SLE 的标志性抗体，特异性 99%，但灵敏性仅为 25%，有助于早期和不典型患者的诊断和回顾性诊断。②抗 RNP 抗体：阳性率 40%，对 SLE 诊断特异性不高，往往与 SLE 的雷诺现象和肺动脉高压相关。③抗 SSA（Ro）抗体：与 SLE 中出现光过敏、血管炎、皮肤损伤、白细胞减低、平滑肌受累、新生儿狼疮等相关。④抗 SSB（La）抗体：与抗 SSA 抗体相关联，与继发干燥综合征有关，但阳性率低于抗 SSA（Ro）抗体。⑤抗 rRNP 抗体：往往提示有 NP-S LE 或其他重要内脏损害。

（2）抗磷脂抗体：包括抗心磷脂抗体、狼疮抗凝物、抗 β2- 糖蛋白 1（β_2-GPI）抗体等针对自身不同磷脂成分的自身抗体。结合其特异的临床表现可诊断是否合并有继发性 APS。

（3）抗组织细胞抗体：抗红细胞膜抗体，现用 Coombs 试验测得。抗血小板相关抗体导致血小板减少，抗神经元抗体多见于 NP-SLE。

（4）其他：部分患者血清可出现 RF，少数患者可出现抗中性粒细胞胞浆抗体。

3．补体　目前常用的有总补体（CH50）、C3 和 C4 的检测。补体低下，尤其是 C3 低下常提示有 SLE 活动。C4 低下除表示 SLE 活动外，尚可能是 SLE 易感性（C4 缺乏）的表现。

4．病情活动度指标　除上述抗 dsDNA 抗体、补体与 SLE 病情活动度相关外，仍有许多指标变化提示狼疮活动，包括集落刺激因子（CSF）变化、蛋白尿增多和炎症指标升高。后者包括红细胞沉降率（ESR）增快、血清 C 反应蛋白（CRP）水平升高、血小板计数增加等。

5．肾活检病理　对狼疮肾炎的诊断、治疗和预后估计均有价值，尤其对指导狼疮肾炎治疗有重要意义。

6．X 线及影像学检查　有助于早期发现器官损害。如神经系统磁共振、CT 有助于发现和治疗脑部的梗死性或出血性病灶；胸部高分辨 CT 有助于发现早期的肺间质性病变。超声心动图对心包积液、心肌病变、心瓣膜病变、肺动脉高压等有较高的灵敏性而有助于早期诊断。

【诊断与鉴别诊断】

目前普遍采用美国风湿病学会（ACR）1997 年推荐的 SLE 分类标准（表 23-3）。该分类标准的 11 项中符合 4 项或 4 项以上者，在除外感染、

肿瘤和其他结缔组织病后，可诊断为 SLE，其灵敏性和特异性分别为 95%
和 85%。2012 年系统性红斑狼疮国际协作组（SLICC）对 SLE 的分类标
准进行了修订，提高了诊断灵敏性，有助于 SLE 的早期诊断。新标准在临
床应用尚有待进一步广泛验证。

　　SLE 存在多系统受累，每种临床表现均需与相应的各系统疾病相鉴
别。SLE 可出现多种自身抗体及不典型临床表现，尚需与其他结缔组织
病和系统性血管炎等鉴别。有些药物如肼屈嗪等，如长期服用可引起类似
SLE 的表现（药物性狼疮），但极少有神经系统表现和肾炎。抗 dsDNA 抗
体、抗 Sm 抗体阴性，血清补体常正常，可资鉴别。

　　【病情判断】

　　诊断明确后，则要判断患者的病情严重程度及活动性，以便采取相应
的治疗措施。一般来说，可以根据以下 3 个方面来判定。

表23-3　美国风湿病学会（ACR）1997年推荐的SLE分类标准

1. 颊部红斑	固定红斑，扁平或高起，在两颧突出部位
2. 盘状红斑	片状高起于皮肤的红斑，黏附有角质脱屑和毛囊栓；陈旧病变可发生萎缩性瘢痕
3. 光过敏	对日光有明显的反应，引起皮疹，从病史中得知或医生观察到
4. 口腔溃疡	经医生观察到的口腔或鼻咽部溃疡，一般为无痛性
5. 关节炎	非侵蚀性关节炎，累及 2 个或更多的外周关节，有压痛，肿胀或积液
6. 浆膜炎	胸膜炎或心包炎
7. 肾脏病变	尿蛋白> 0.5 g/24 h 或 +++，或管型（红细胞管型、血红蛋白管型、颗粒管型或混合管型）
8. 神经病变	癫痫发作或精神病，除外药物或已知的代谢紊乱
9. 血液学疾病	溶血性贫血，或白细胞减少，或淋巴细胞减少，或血小板减少
10. 免疫学异常	抗 ds-DNA 抗体阳性，或抗 Sm 抗体阳性，或抗磷脂抗体阳性（后者包括抗心磷脂抗体，或狼疮抗凝物阳性，或至少持续 6 个月的梅毒血清试验假阳性三者之一）
11. 抗核抗体	在任何时候和未用药物诱发"药物性狼疮"的情况下，抗核抗体滴度异常

1. 疾病的活动性或急性发作　依据受累器官的部位和程度来进行判断。例如出现脑受累表明病情严重，出现肾病变者，其严重性又高于仅有发热、皮疹者，有肾功能不全者较仅有蛋白尿的狼疮肾炎患者更严重。狼疮危象是指急性的危及生命的重症 SLE，包括急进性狼疮肾炎、严重的中枢神经系统损害、严重的溶血性贫血、血小板减少性紫癜。粒细胞缺乏症、严重心脏损害，严重狼疮性肺炎、弥漫性肺泡出血、严重狼疮性肝炎和严重的血管炎。

有多种标准可用于进行疾病活动度评估。现用的标准有 SLE 疾病活动度评分（SLEDAI）、SLE 系统活动性标志（SLAM）、系统性炎症得分（SIS）、英国狼疮评估小组（BILAG）评分等。较为简明实用的为 SLEDAI，内容见表 23-4，根据患者前 10 天内是否出现上述症状进行计分，凡总分 ≥ 10 分者考虑疾病活动。

表23-4　系统性红斑狼疮疾病活动度评分（SLEDAI）

积分	临床表现定义
8	抽搐：近期出现，除外代谢、感染、药物所致者
8	精神疾病：由于严重的现实感知障碍导致正常活动能力改变，包括幻觉，思维无连贯性、思维奔逸、思维内容贫乏、不合逻辑，行为异常、行为紊乱。需除外尿毒症或药物所致者
8	器质性脑病综合征：智力的改变，如定向差、记忆力差或智能低。起病突然并有波动性，包括意识模糊，注意力减退，不能持续注意周围环境，加上至少下述两项：知觉力异常、语言不连贯、失眠、白天困倦、抑郁或亢奋，除外由于代谢、药物或感染引起者
8	视觉障碍：狼疮导致的视网膜病变，包括细胞状小体出现，视网膜出血、脉络膜出血或渗出性病变、视神经炎。除外由于高血压、感染或药物所致
8	脑神经病变：近期出现的运动性、感觉性脑神经病变
8	狼疮脑病所致的头痛：严重、持续的疼痛，可以是偏头痛，镇静止痛剂无效
8	脑血管意外：近期出现，除外动脉粥样硬化
8	脉管炎：破溃、坏死，有指压痛性结节、甲床周围梗死、片状出血，或为活检或血管造影证实
4	关节炎：至少 2 个关节疼痛并有炎性体征（压痛、肿胀或积液）

积分	临床表现定义
4	肌炎：近端肌痛，无力并有肌酸激酶（CK）升高，肌电图改变或活检证实
4	管型尿：红细胞管型、颗粒管型或混合管型
4	血尿：> 5RBC/HP，除外结石、感染及其他原因
4	蛋白尿：> 0.5 g/24 h，近期出现或近期增加 0.5 g/24 h 以上
4	脓尿：> 5WBC/HP，除外感染
2	脱发：新出现或反复出现的异常斑片状或弥漫性脱发
2	皮疹：新出现或反复出现的炎性皮疹
2	黏膜溃疡：新出现或复发的口腔或鼻腔溃疡
2	胸膜炎：胸痛伴胸膜摩擦音、积液或胸膜肥厚
2	心包炎：心包炎导致疼痛及心包摩擦音或积液（心电图或超声检查证实）
2	低补体：CH50、C3、C4 下降，低于正常范围低值
2	抗 dsDNA 升高：Farr 法检测应 > 25%，或高于正常
1	发热：体温 ≥ 38℃，排除感染原因
1	血小板减少：小于 100×10^9/L
1	白细胞减少：小于 3.0×10^9/L，排除药物原因

2．脏器功能状态和不可逆损伤　　随着 SLE 病情反复发作，造成的组织损伤不断积累叠加，同时长期应用糖皮质激素和免疫抑制剂引起的药物不良反应，均可导致不可逆的病变和脏器功能减退。其程度决定了狼疮患者的远期预后。

3．并发症　　动脉粥样硬化、感染、高血压、糖尿病等往往使 SLE 病情加重，预后更差。

【治疗】

S LE 目前尚不能根治，治疗要个体化，但经合理治疗后可以达到长期缓解。肾上腺皮质激素加免疫抑制剂依然是主要的治疗方案。治疗原则是急性期积极用药诱导缓解，尽快控制病情活动；病情缓解后调整用药，并维持缓解治疗使其保持缓解状态，保护重要脏器功能，并减少药物副作用。重视伴发疾病的治疗，包括动脉粥样硬化、高血压、血脂异常、糖尿病、骨质疏松等的预防及治疗。对患者及家属教育甚为重要。

1．一般治疗 非药物治疗殊为重要，必须：①进行心理治疗，使患者对疾病树立乐观情绪；②急性活动期要卧床休息，病情稳定的慢性患者可适当工作，但注意勿过劳；③及早发现和治疗感染；④避免使用可能诱发狼疮的药物，如避孕药等；⑤避免强阳光暴晒和紫外线照射；⑥缓解期才可做防疫注射，但尽可能不用活疫苗。

2．对症治疗 对发热及关节痛者可辅以非甾体抗炎药，对有高血压、血脂异常、糖尿病、骨质疏松等者应予相应的治疗。对于 SLE 神经精神症状可给予相应的降颅内压、抗癫痫、抗抑郁等治疗。

3．药物治疗

（1）糖皮质激素（简称激素）：在诱导缓解期，根据病情泼尼松剂量为每日 0.5 ～ 1 mg/kg，病情稳定后 2 周或 6 周后缓慢减量。如果病情允许，以 < 10 mg/d 泼尼松的小剂量长期维持。出现狼疮危象者应进行激素冲击治疗，即泼尼松 500 ～ 1000 mg，静脉滴注每日 1 次，连用 3 ～ 5 日一疗程。如病情需要，1 ～ 2 周后可重复使用，这样能较快控制病情活动，达到诱导缓解的目的。

（2）免疫抑制剂：大多数 SLE 患者，尤其是在病情活动时需选用免疫抑制剂联合治疗。加用免疫抑制剂有利于更好地控制 SLE 活动，保护重要脏器功能，减少复发以及减少长期激素的需要量和副作用。在有重要脏器受累的 SLE 患者中，诱导缓解期建议首选环磷酰胺（CTX）或吗替麦考酚酯（MMF）治疗，如无明显副作用，建议至少应用 6 个月以上。在维持治疗中，可根据病情选择 1 ～ 2 种免疫抑制剂长期维持。目前认为羟氯喹作为 SLE 的背景治疗，可在诱导缓解和维持治疗中长期应用。常用免疫制剂见表 23-5。

表23-5 常见免疫抑制剂用法及副作用

药物	用法用量	不良反应
甲氨蝶呤	7.5 ～ 15 mg/w	有胃肠道反应、口腔黏膜糜烂、肝功能损害、骨髓抑制、偶见该药物导致肺炎和肺纤维化，致畸。 妊娠用药分类为 X 类。

药物	用法用量	不良反应
硫唑嘌呤	1～2.5 mg/(kg·d)，常用剂量为 50～100 mg/d	骨髓抑制、胃肠道反应、肝功能损害等。有些患者用药短期出现严重脱发和造血危象，引起严重粒细胞和血小板缺乏症，轻者停药后血象多在 2～3 周内恢复正常，重者则需按粒细胞缺乏或急性再生障碍性贫血处理，以后不宜再用。妊娠用药分类为 D 类。
环磷酰胺	冲击疗法 0.5～1.0 g/m² 体表面积，加入生理盐水 250 ml 中静脉滴注，每 3～4 周 1 次。	性腺抑制（尤其是女性的卵巢功能衰竭）、胃肠道反应、脱发、肝功能损害，少见远期致癌作用（主要是淋巴瘤等血液系统肿瘤）、出血性膀胱炎、膀胱纤维化和长期口服而导致的膀胱癌。妊娠用药分类为 D 类。
霉酚酸酯	1～2 g/d，分 2 次口服。	胃肠道反应、骨髓抑制。随着剂量的增加，感染风险增加，致畸。妊娠用药分类为 D 类。
环孢素	3～5 mg/kg·d，分 2 次口服	用药期间注意肝、肾功能损伤，可引起高尿酸血症、高血钾等。有条件者应监测血药浓度，调整剂量。
他克莫司	口服成人 150～250 μg/(kg·d)，儿童 200～300 μg/(kg·d)，分 3 次口服。静脉注射成人 25～50 μg/(kg·d)，儿童每天 50～100 μg/(kg·d)。	与环孢素大致相似。肾毒性及神经毒性不良反应的发生率更高，而多毛症的发生率较低。胃肠道反应及代谢异常均可发生。还可引起血小板生成及高脂血症，降低剂量可逆转。妊娠用药分类为 C 类。

（3）其他药物治疗：在病情危重或治疗困难病例，可根据临床情况选择静脉注射大剂量免疫球蛋白（IVIG）、血浆置换、造血干细胞或间充质干细胞移植等，另外，近年来生物制剂也逐渐应用于 SLE 的治疗，目前用

于临床和临床试验治疗 SLE 的生物制剂主要有贝利木单抗（belimumab，一种抗 BAFF 抗体）和利妥昔单抗（rituximab，一种抗 CD20 单抗）。

（4）合并抗磷脂综合征的治疗：需根据抗磷脂抗体滴度和临床情况，应用阿司匹林或华法林抗血小板、抗凝治疗。对于反复血栓的患者，可能需长期或终身抗凝。

【SLE 与妊娠】

病情处于缓解期达半年以上，没有中枢神经系统、肾或其他脏器严重损害，口服泼尼松剂量低于 15 mg/d 的患者，一般能安全地妊娠，并分娩出正常婴儿。非缓解期的 SLE 患者容易出现流产、早产和死胎，发生率约 30%，故应避孕。大多数免疫制剂在孕前 3 个月至孕期应用均可能影响胎儿的生长发育，故必须停用半年以上方能妊娠。但目前认为羟氯喹和硫唑嘌呤、钙调蛋白酶抑制剂（如环孢素、他克莫司）对妊娠影响相对较小，尤其是羟氯喹可全程使用。妊娠可诱发 SLE 活动，特别在孕早期和产后 6 个月内，有习惯性流产病史或抗磷脂抗体阳性者，妊娠时应服阿司匹林，或根据病情应用低分子肝素治疗。激素通过胎盘时被灭活（但是地塞米松和倍他米松例外），孕晚期应用对胎儿影响小，妊娠时及产后可按病情需要给予激素治疗。应用免疫抑制剂及大剂量激素者产后避免哺乳。

【预后】

随着早期诊断方法的增多和 SLE 治疗水平的提高，SLE 的预后已明显改善。目前 SLE 患者的生存期已从 20 世纪 50 年代 50% 的 4 年生存率提高至 80% 的 15 年生存率，10 年生存活率也已达 90% 以上。急性期患者的死亡原因主要是 SLE 造成的多脏器严重损害和感染，尤其是伴有严重神经精神性狼疮、肺动脉高压和急进性狼疮肾炎者。慢性肾功能不全和药物（尤其是长期使用大剂量激素）的不良反应、冠状动脉粥样硬化性心脏病等，是 SLE 远期死亡的主要原因。

随着现代免疫学的研究深入，大样本 SLE 患者队列长期随访资料不断完善，新型治疗药物不断涌现，患者教育和管理策略的加强，SLE 患者的预后必将进一步改善。

（陶 蓓 王泽卫）

第四节　系统性硬化病

系统性硬化病（svstemic sclerosis，SSc）曾称硬皮病（scleroderma）、进行性系统性硬化，是一种原因不明，临床上以局限性或弥漫性皮肤增厚和纤维化为特征，可影响心、肺和消化道等器官的全身性疾病。

SSc 分为 5 种亚型：

（1）弥漫皮肤型 SSc（diffuse cutaneous systemic sclerosis）：特点为皮肤纤维化。除累及肢体远端和近端、面部和颈部外，尚可累及胸部和腹部皮肤。本型进展快，预后较差，多伴有内脏病变，10 年生存率为 50% 左右。抗 Scl-70 抗体阳性率高。

（2）局限皮肤型 SSc（limited cutaneous systemic sclerosis）：特点为皮肤病变局限于肘（膝）的远端，可有颜面和颈部受累。该型进展慢。CREST 综合征为本病的一种特殊类型，表现为钙质沉着（calcinosis）、雷诺现象（Raynaud phenomenon）、食管运动功能障碍（esophageal dysmotility）、指端硬化（sclerodactyly）及毛细血管扩张（telangiectasis），抗着丝点抗体（ACA）阳性率高。

（3）无皮肤硬化的 SSc（systemic sclerosis sine scleroderma）：具有 SSc 的雷诺现象、特征性的内脏器官表现和血清学异常，但临床无皮肤硬化的表现。

（4）硬皮病重叠综合征（scleroderma overlap syndrome）：上述 3 种情况中的任意一种与诊断明确的类风湿关节炎、系统性红斑狼疮、多发性肌炎 / 皮肌炎同时出现。常见抗 PM-Scl 抗体、抗 U_1RNP 抗体阳性。

（5）未分化 SSc（undifferentiated systemic sclerosis）：具有雷诺现象，并伴有 SSc 的某些临床和（或）血清学特点，但无 SSc 的皮肤增厚表现。

【临床表现】

1. 早期症状　起病隐匿。约 80% 的患者首发症状为雷诺现象，可先于本病的其他表现（如关节炎、内脏受累）几个月甚至 10 余年（大部分在 5 年内）出现。

2. 皮肤　为本病的标志性病变，呈对称性分布。一般先见于手指及面部，然后向躯干蔓延。典型皮肤病变一般经过 3 个时期：①肿胀期：皮肤病变呈非可凹性肿胀，有些患者可有皮肤红斑、皮肤瘙痒，手指肿胀、活动不灵活，手背肿胀并逐渐波及前臂。②硬化期：皮肤逐渐变厚、发硬，手指像被皮革裹住，皮肤不易被提起，不能握紧拳头。面部皮肤受损造成正常面纹消失，使面容刻板，鼻尖变小、鼻翼萎缩变软、嘴唇变薄、内收，口周有皱槽，张口度变小，称"面具脸"，为本病的特征性表现之一。③萎缩期：经 5～10 年后进入萎缩期。皮肤萎缩，变得光滑且薄，紧紧贴在皮下的骨面上。关节屈曲挛缩不能伸直，还可出现皮肤溃疡，不易愈合。受累皮肤如前额、前胸和后背等处可有色素沉着或色素脱失相间，形成"椒盐征"；也可有毛细血管扩张，皮下组织钙化。指端由于缺血导致指垫组织丧失，出现下陷、溃疡、瘢痕，指骨溶解、吸收，指骨变短。

3．关节、肌肉　关节周围肌腱、筋膜、皮肤纤维化可引起关节疼痛。关节炎少见，只有少数病例出现侵蚀性骨关节炎。晚期由于皮肤和腱鞘纤维化，发生挛缩，使关节僵直固定在畸形位置。关节屈曲处皮肤可发生溃疡，主要见于指间关节，但大关节也可发生。皮肤严重受累者常有肌无力，为失用性肌萎缩或疾病累及肌肉，后者可有两种类型：一种为无或仅轻度肌酶升高，病理表现为肌纤维被纤维组织代替而无炎症细胞浸润，另一种则为典型的多发性肌炎表现。

4．胃肠道　约 70% 的患者出现消化道异常。食管受累最常见，表现为吞咽食物时有发噎感，以及胃灼热感、夜间胸骨后痛，这些均为食管下段功能失调、括约肌受损所致。胃和肠道可出现毛细血管扩张，引起消化道出血。胃黏膜下毛细血管扩张在内镜下呈宽条带，被称为"西瓜胃"。十二指肠与空肠、结肠均可受累。因全胃肠低动力，使蠕动缓慢、肠道扩张，有利于细菌繁殖，导致吸收不良综合征。肛门括约肌受损可引起大便失禁。

5．肺　2/3 以上的患者有肺部受累，是本病最主要的死亡原因。最早出现的症状为活动后气短。最常见的肺部病变为间质性肺疾病，其中以非特异性间质性肺炎为主。另一较多见的肺部病变是肺动脉高压，由于肺动脉和微动脉内膜纤维化和中膜肥厚导致狭窄与闭塞造成，最终进展为右心衰竭。预后非常差，平均生存期不足 2 年。肺间质病变多见于弥漫型，而肺动脉高压则多见于 CREST 综合征中。

6．心脏　包括心包、心肌、心脏传导系统病变，与心肌纤维化有关。最常见的为缓慢发展的无症状心包积液，发生率为 16%～40%。心肌受损多见于弥漫皮肤型，表现为呼吸困难、心悸、心前区疼痛等。还可见不同程度的传导阻滞和心律失常。临床心肌炎和心脏压塞罕见。有心肌病变者预后差。

7. 肾　肾损害提示预后不佳。多见于弥漫型的早期（起病4年内）。表现为蛋白尿、镜下血尿、高血压、内生肌酐清除率下降等。有时可突然出现急进性恶性高血压和（或）急性肾衰竭。上述两种情况均称为硬皮病肾危象（renal crisis），也是本病的主要死亡原因。

8. 其他　本病常伴眼干和（或）口干症状。神经系统受累多见于局限型，包括三叉神经痛、腕管综合征、周围神经病等。本病与胆汁性肝硬化及自身免疫性肝炎密切相关。约半数出现抗甲状腺抗体，可伴甲状腺功能减退及甲状腺纤维化。

【实验室和影像学检查】

血沉正常或轻度升高，可有免疫球蛋白增高，90%以上抗核抗体（ANA）阳性。抗拓扑异构酶 I（Scl-70）抗体是本病的特异性抗体，见于20%～56%的病例。ACA阳性多见于局限型，尤其在CREST综合征中较多见。抗Scl-70阳性者较阴性者肺间质病变多见。抗核仁抗体阳性率为30%～40%，包括抗RNA聚合酶I/Ill抗体、抗PM-Scl抗体等。

食管受累者吞钡透视可见食管蠕动减弱、消失，以至整个食管扩张或僵硬。高分辨CT对早期肺间质病变敏感，显示网格影、蜂窝影、条索影及磨玻璃样影等。无创性超声心动检查可发现早期肺动脉高压，确诊需要右心导管检查。

【诊断】

根据雷诺现象、皮肤表现、特异性内脏受累以及特异性抗体等，可依据以下2个标准诊断。

1. 1980年美国风湿病学会制定的SSc分类标准

（1）主要指标：近端皮肤硬化，对称性手指及掌指（或跖趾）关节近端皮肤增厚、紧硬，不易提起。类似皮肤改变可同时累及肢体的全部、颜面、颈部和躯干。

（2）次要指标：①指端硬化：硬皮改变仅限于手指。②指端凹陷性瘢痕或指垫变薄：由于缺血导致指尖有下陷区，或指垫消失。③双肺底纤维化：标准立位胸片双下肺出现网状条索、结节，密度增加，亦可呈弥漫斑点状或蜂窝状，并已确定不是由原发于肺部疾病所致。

具备上述主要指标或≥2个次要指标者，可诊断为SSc。

2．2013年美国风湿病学会（ACR）/欧洲风湿病联盟制定的SSc分类标准新标准适用于任何可疑患有SSc的患者，但不适用于除手指外皮肤增厚或临床表现用硬皮病样病变解释更为合理的患者。患者总分≥9分可诊断为SSc（表23-6）。

表23-6　2013年美国风湿病学会/欧洲风湿病联盟制定的SSc分类标准

项目	亚项	权重 / 得分
向掌指关节近端延伸的双手手指皮肤增厚（充分条件）	—	9
手指皮肤硬化（仅计较高分）	手指肿胀	2
	手指指端硬化（掌指关节远端，但近端指间关节近端）	4
指尖病变（仅计较高分）	指尖溃疡	2
	指尖凹陷性瘢痕	3
毛细血管扩张	—	2
甲襞毛细血管异常	—	2
肺动脉高压和（或）间质性肺病（最高得分2分）	肺动脉高压	2
	间质肺疾病	2
雷诺现象	—	3
SSc 相关自身抗体　抗着丝点抗体、抗拓扑异构酶Ⅰ（抗 Scl-70）抗体、抗核糖核酸聚合酶Ⅲ抗体（最高得3分）	抗着丝点抗体抗拓扑异构酶Ⅰ抗 RNA 聚合酶Ⅲ	3

【鉴别诊断】

1．局部硬皮病　特点为皮肤界限清楚的斑片状（硬斑病）或条状（线状硬皮病）硬皮改变，主要见于四肢。累及皮肤和深部组织而无内脏和血清学改变。

2．嗜酸性筋膜炎　多见于男性，往往在剧烈活动后发病。表现为四肢皮肤肿胀，紧绷，快速变硬，筋膜的炎症和纤维化引起皮肤出现"沟槽征"。皮肤可以捏起，不累及手指，无雷诺现象，无其他系统性病变，外周血嗜酸性粒细胞增加。

3．其他　应与硬肿病、硬化性黏液性水肿、肾源性系统性硬化等疾病鉴别。

【治疗】

本病尚无特效药物。早期治疗的目的在于阻止新的皮肤和脏器受累，而晚期的目的在于改善已有的症状。

1．糖皮质激素　可减轻早期或急性期的皮肤水肿，但不能阻止皮肤纤维化。对炎性肌病、间质性肺疾病的炎症期有一定疗效；糖皮质激素与SSc肾危象的风险增加有关，应用时需监测血压和肾功能。

2．免疫抑制剂　主要用于合并脏器受累者，包括环孢素、环磷酰胺、硫唑嘌呤、甲氨蝶呤、吗替麦考酚酯等。与糖皮质激素合用可提高疗效和减少糖皮质激素用量。

3．雷诺现象　需戒烟，手足保暖。钙通道阻滞剂是治疗雷诺现象的一线药物，严重雷诺现象者可考虑使用 5-磷酸二酯酶抑制剂、氟西汀、前列环素类似物等。

4．指端溃疡　可使用前列环素类似物、5-磷酸二酯酶抑制剂或内皮素受体拮抗剂以减少新发溃疡。

5．肺动脉高压　氧疗、利尿剂、强心剂以及抗凝。可考虑应用内皮素受体拮抗剂、5-磷酸二酯酶抑制剂、前列环素类似物及利奥西呱等。

6．肺间质疾病　早期可用糖皮质激素以抑制局部免疫反应，已证实环磷酰胺对 SSc 间质性肺疾病有效。存在器官衰竭风险时可考虑干细胞移植。

7．硬皮病肾危象　尽早使用血管紧张素转换酶抑制剂（ACEI）治疗。肾衰竭可行血液透析或腹膜透析治疗。

8．胃肠道病变　反流性食管炎患者应少食多餐，餐后取立位或半卧位。质子泵抑制剂可用于治疗 SSc 相关的胃食管反流、预防食管溃疡及狭窄发生。促胃动力药物可改善 SSc 相关的胃肠动力失调症状。间断或定期使用抗生素可以治疗有症状的小肠细菌过度生长。营养不良者应积极补充蛋白质、维生素和微量元素 。

（陈　洁）

第五节 风湿热

【概述】

风湿热（rheumatic fever，RF），是由咽喉部 A 组链球菌（group A streptococcus，GAS）感染后引起的一种反复发作的急性或者慢性全身结缔组织炎症，主要侵犯关节、心脏、皮肤和皮下组织，偶可累及中枢神经系统、血管、浆膜及肺、肾等内脏器官。风湿热反复发作或严重发作后常遗留轻重不一的心脏损害，形成风湿性心脏病（rheumatic heart disease）。

本病多发于冬春季，寒冷、潮湿为主要诱因。发病可见任何年龄，5～15 岁最常见，3 岁以内的婴幼儿极少见，男女发病率大致相等。

【临床表现】

1. 前驱症状　出现典型症状前 1～6 周，常有上呼吸道 GAS 感染（咽喉炎、扁桃体炎等）表现，如发热、咽痛、颌下淋巴结肿大、咳嗽等症状。50%～70% 的患者有不规则发热，但发热无诊断特异性。超半数患者前驱症状轻微或短暂。

2. 典型临床表现

（1）关节炎：是最常见的典型表现，关节炎呈游走性、多发性。急性发作时局部可有红、肿、热、痛（压痛），活动受限，通常 2 周内消退。急性期过后不遗留关节畸形，但易复发，水杨酸制剂对缓解关节症状疗效明显。

（2）心脏炎：活动后心悸、气促、心前区不适症状。二尖瓣炎时可有心尖区高调、收缩期吹风样杂音或短促低调舒张中期杂音（Carey coombs 杂音）。主动脉瓣炎症时在心底部可闻及舒张中期柔和吹风样杂音。窦性心动过速（入睡后心率仍＞100 次/分）常是心脏炎症的早期表现，心率增快与体温升高不成比例，水杨酸类药物可使体温下降，但心率未必恢复正常。心包炎多为轻度，超声心动图可发现心包积液。心脏炎症严重时可出现充血性心力衰竭；心脏炎症可以单独出现，亦可与其他症状同时出现。初次发病的有关节炎的风湿热患者中约 50% 有心脏炎症。约 50% 心脏受累的成年风湿热患者，其心脏损害在更晚期才被发现。

（3）环形红斑：发生率 6%～25%。皮疹为淡红色环状红晕，中央苍白。多分布在躯干和四肢近端，时隐时现，数小时或 1～2 天消退。常在链球菌感染后较晚期时出现。

（4）皮下结节：发生率2%～16%，为稍硬、无痛性小结节，多出现于关节伸侧的皮下组织，尤其是肘、膝、腕、枕或胸腰椎棘突处，与皮肤无黏连，表皮无红肿等炎症表现，常与心脏炎症同时出现。

（5）舞蹈症：多见于4～7岁女童，成人几乎不发生。为一种无目的、不自主的躯干或肢体动作，面部可表现为挤眉眨眼、摇头转颈、努嘴伸舌。肢体表现为伸直和屈曲、旋前和旋后等无节律的交替动作，激动兴奋时加重，睡眠时消失，情绪常不稳定。国外报道发生率为3%～30%左右。

（6）其他：多汗、鼻出血、瘀斑、腹痛，以及肾损害时出现的血尿、蛋白尿。

【辅助检查】

1. 链球菌感染指标　咽拭子链球菌培养阳性率在20%～25%；抗链球菌溶血素"O"（ASO）滴度超过1∶400为阳性，在感染后2周左右出现，既往急性风湿热患者ASO阳性率在75%以上；抗DNA酶-B阳性率在80%以上，与ASO两者联合阳性率可提高到90%。以上检查只能证实患者在近期内存在链球菌感染，不代表存在感染后诱发的自身免疫反应。

2. 急性炎症反应指标与免疫学检查　急性期ESR和CRP阳性率较高，可达80%。抗心肌抗体（AHRA）用间接免疫荧光法和酶联免疫吸附测定（ELISA）法测定阳性率分别为48.3%和70%，抗A组链球菌菌壁多糖抗体（ASP）阳性率70%～80%。

3. 心电图检查有助于发现各种心律失常，如窦性心动过速、P-R间期延长等。超声心动图可发现早期、轻症心脏炎以及亚临床型心脏炎，对轻度心包积液较敏感。心肌核素扫描检查（ECT）可检测出轻症及亚临床型心肌炎。它们对风湿性心脏炎有较大意义。

【诊断要点】

1. 1992年Jones修订风湿热诊断标准见表23-7。

表23-7　Jones修订风湿热诊断标准

主要表现	次要表现	辅助检查
心脏炎	发热	有前驱链球菌感染证据 咽喉拭子培养溶血性链球菌阳性

续表

主要表现	次要表现	辅助检查
多关节炎	关节痛	快速链球菌抗原试验阳性
舞蹈病	急性期 CRP 和 ESR 升高	ASO 滴度或抗 DNA 酶 -B 滴度升高
环形红斑	心电图 PR 间期延长或 QT 间期延长	
皮下结节		

如有前驱链球菌感染证据，并有两项主要表现或一项主要表现加两项次要表现者，高度提示可能为急性风湿热。如关节炎已列为主要表现，则关节痛不能作为一项次要表现；如心脏炎症已列为主要表现，则心电图不能作为一项次要表现。

2．2002—2003 年 WHO 对风湿热和风湿性心脏病诊断标准

（1）主要表现：心脏炎症、多关节炎、舞蹈症、环形红斑、皮下结节。

（2）次要表现：①临床表现：发热、多关节痛。②实验室检查：急性期 ESR 或白细胞计数升高。③心电图：PR 间期延长。

（3）近 45 日内具有支持前驱链球菌感染的证据：ASO 或风湿热链球菌抗体升高，咽拭子培养阳性或 A 组链球菌抗原快速检测阳性或新近患猩红热。

（4）初发风湿热：两项主要表现或一项主要表现及两项次要表现加前驱链球菌感染证据。患者可能有多关节炎（或仅有多关节痛或单关节炎）及数项（3 项或 3 项以上）次要表现，联合近期 A 组链球菌感染证据。有些病例可能发展为风湿热，一旦排除其他诊断，应慎重地将其视作"可能风湿热"，建议进行二级预防，并密切追踪和定期检查其心脏情况，尤其适用高发地区的处于易感年龄段的患者。

（5）复发性风湿热未患风湿性心脏病：两项主要表现或一项主要表现及两项次要表现加前驱链球菌感染证据。感染性心内膜炎必须除外。

（6）复发性风湿热患风湿性心脏病：两项次要表现加前驱链球菌感染证据（某些复发病例可能不满足上述标准）。

（7）风湿性舞蹈症，隐匿发病的风湿性心脏炎症：无需具备其他风湿热主要表现或 A 组链球菌感染证据。先天性心脏病除外。

（8）慢性风湿性心瓣膜病［患者第一时间表现为单纯二尖瓣狭窄或复合性二尖瓣病和（或）主动脉瓣病］：无需风湿热任何标准即可诊断风湿性心脏病。

【治疗方案及原则】

治疗原则包括四方面：去除病因，消灭链球菌感染灶；抗风湿热治疗，迅速控制关节炎、心脏炎症、舞蹈病等临床症状；治疗并发症和合并症，改善患者预后；实施个别化处理原则。

1．一般治疗　注意保暖，避免劳累和刺激。风湿热急性发作时须绝对卧床休息，无心肌炎者卧床休息 2 ～ 3 周，有心肌炎者应延长卧床时间，待体温正常、心动过速控制、心电图改善后，继续卧床休息 3 ～ 4 周后恢复活动。饮食应采取少量多餐，多摄取清淡、高蛋白质、高糖饮食维持足够的营养，以对抗发热和感染。

2．控制链球菌感染　目的是消除咽部链球菌感染，避免风湿热反复发作或迁延不愈。迄今为止，青霉素仍是公认的杀灭链球菌最有效的药物。对再发风湿热或风湿性心脏病的预防用药可视病情而定。如青霉素过敏，可改用头孢菌素类或大环内酯类抗生素和阿奇霉素等。

3．抗风湿治疗　对单纯关节受累者，首选非甾体抗炎药，常用阿司匹林。开始剂量成人为 3 ～ 4 g/d，儿童为 80 ～ 100 mg/(kg·d)，分 3 ～ 4 次口服；亦可用其他非甾体抗炎药。单纯关节炎治疗疗程为 6 ～ 8 周。对已发生心脏炎症者，一般采用糖皮质激素治疗，常用泼尼松。开始剂量成人为 30 ～ 40 mg/d，儿童为 1.0 ～ 1.5 mg/(kg·d)，分 3 ～ 4 次口服，病情缓解后减量至 10 ～ 15 mg/d 维持治疗。为防止停用激素后出现反跳现象，可于停用激素前 2 周或更早时间加用阿司匹林，待激素停用 2 ～ 3 周后才停用阿司匹林。有心包炎、心脏炎症并急性心力衰竭者可静脉注射地塞米松 5 ～ 10 mg/d 或滴注氢化可的松 200 mg/d，至病情改善后口服激素治疗。心脏炎症使用激素治疗的疗程最少 12 周。如病情迁延，应根据临床表现和实验室检查结果，延长疗程至病情完全恢复为止。

4．舞蹈症　尽量避免强光噪声刺激。治疗首选丙戊酸，该药无效或严重舞蹈症（如瘫痪）的患者，可应用卡马西平治疗。其他多巴胺受体拮抗药物（如氟哌啶醇）亦可能有效。

【预防】

1．一级预防　是对致病因素或危险因素采取措施，预防疾病发生。

包括改善居住环境，提高卫生条件，积极预防上呼吸道感染等。对高风险和易感人群接种抗链球菌疫苗以防链球菌感染。对儿童（包括4岁以上的儿童）、青年、成人，有发热、咽喉痛拟诊上呼吸道链球菌感染者，为避免其诱发风湿热，给予青霉素或其他有效抗生素治疗。青霉素过敏者，可选用磺胺类抗菌药物、头孢菌素类抗菌药物、红霉素、阿奇霉素等治疗。

2．二级预防　是对有风湿热病史或已患风湿性心脏病者持续应用有效抗生素，避免链球菌侵入而诱发风湿热再发。复发多于前次发病后5年内发生，故再发预防不论有无遗留瓣膜病变，应在初次风湿热发病后开始施行，目的是避免风湿热再发，防止心脏损害加重。二级预防的期限及超声心动图复查频率应视风湿热发作次数、有无心脏受累及其严重程度而定。

【预后】

约70%的急性RF患者可在2～3个月内恢复。急性期心脏受累，如不及时合理治疗，可发生心脏瓣膜病。

（赵　蕾）

第六节　强直性脊柱炎

强直性脊柱炎（ankylosing spondylitis，AS）是脊柱关节炎（SpA）常见的临床类型，以中轴关节受累为主，可伴发关节外表现，严重者可发生脊柱强直和畸形。我国患病率0.25%左右。约90%的患者HLA-B27阳性，而亚洲普通人群HLA-B27阳性率仅4%～8%，提示本病与HLAB27高度相关。家族聚集患病现象较常见。

【临床表现】

多数起病缓慢而隐匿。男女比率约1：1，男性病情较重。发病年龄多在20～30岁。16岁以前发病者称幼年型AS，晚发型常指40岁以后发病者，且临床表现常不典型。

1．症状　首发症状常为下腰背痛伴晨僵，也可表现为单侧、双侧或交替性臀部、腹股沟向下肢放射的酸痛等。症状在夜间休息或久坐时较重，活动后可以减轻。对非甾体抗炎药反应良好。一般持续大于3个月。晚期可有腰椎各方向活动受限和胸廓活动度减低。随着病情进展，整个脊柱常自下而上发生强直。

最典型和常见的表现为炎性腰背痛，附着点炎多见于足跟、足掌部，也见于膝关节、胸肋连接、脊椎棘突、髂嵴、大转子和坐骨结节等部位。部分患者首发症状可以是下肢大关节如髋、膝或踝关节痛，常为非对称性、反复发作与缓解，可伴发骨关节破坏。幼年起病者尤为常见，可伴或不伴有下腰背痛。

30% 左右的患者可出现反复发作的葡萄膜炎或虹膜炎。1% ~ 33% 的患者可出现升主动脉根部扩张和主动脉瓣病变以及心脏传导系统异常，少见的有肾功能异常、间质性肺炎、下肢麻木、感觉异常及肌肉萎缩和淀粉样变等。晚期病例常伴骨密度下降甚至严重骨质疏松，易发生脆性骨折。

2．体征　常见体征为骶髂关节压痛，脊柱前屈、后伸、侧弯和转动受限，胸廓活动度减低，枕墙距＞0 等。

【实验室和影像学检查】

1．实验室检查　无特异性实验室检查指标，RF 阴性，活动期可有 ESR 和 C 反应蛋白升高。90% 左右的患者 HLA-B27 阳性。

2．影像学检查　放射学骶髂关节炎是诊断的关键。

（1）常规 X 线片：临床常规拍摄骨盆正位像，除观察骶髂关节外，还便于了解髋关节、坐骨、耻骨联合等部位的病变。全脊柱，尤其腰椎是脊柱最早受累的部位，主要观察有无韧带钙化、脊柱有无"竹节样"变、椎体方形变，以及椎小关节和脊柱生理曲度改变等。

可根据骶髂关节普通 X 线的特征性影像学表现情况分为 5 个等级：0级为正常；1 级为疑似改变；2 级为轻微异常，局部小区域出现侵蚀或硬化，关节间隙宽度无改变；3 级为明显异常，中度或晚期骶髂关节炎，伴有侵蚀、硬化、增宽、狭窄或部分关节强直；4 级为严重异常，完全性关节强直。根据这些分级标准，如果影像学检查发现双侧分级至少为 2 级，或者单侧分级至少为 3 级，则认为患者的影像学骶髂关节炎证据为阳性。

（2）CT 检查：CT 分辨率高，层面无干扰，能发现骶髂关节轻微的变化，有利于早期诊断，对于常规 X 线难以确诊的病例，有利于明确诊断。

（3）MRI 检查：骶髂关节和脊柱 MRI 检查能显示关节和骨髓的水肿、脂肪变性等急慢性炎症改变，以及周围韧带硬化、骨赘形成、骨质破坏、关节强直等结构改变。因此能比 CT 更早发现骶髂关节炎。

【诊断】

常用 1984 年修订的纽约标准：

（1）临床标准：①腰痛、晨僵 3 个月以上，活动改善，休息无改善；②腰椎额状面和矢状面活动受限；③胸廓活动度低于相应年龄、性别的正常人。

（2）放射学标准（骶髂关节炎分级同纽约标准）：双侧≥Ⅱ级或单侧Ⅲ—Ⅳ级骶髂关节炎。

（3）诊断：①肯定 AS：符合放射学标准和 1 项（及以上）临床标准者。②可能 AS：符合 3 项临床标准，或符合放射学标准而不伴任何临床标准者。

【鉴别诊断】

慢性腰痛和僵硬是十分常见的临床症状，各年龄段均可发生，多种原因，如外伤、脊柱侧凸、骨折、感染、骨质疏松和肿瘤等均可引起，应加以鉴别。对青壮年来说，椎间盘病和腰肌劳损或外伤较为多见。要注意病史的询问和炎性背痛与机械性痛的鉴别。以外周关节炎为首发症状者应与类风湿关节炎（RA）和骨关节炎（OA）等疾病鉴别可测 RF、HLA-B27是否为阳性，以及行有关影像学等检查。

【治疗】

2011 年国际脊柱关节炎评估协会（ASAS)/欧洲抗风湿联盟（EULAR）建议的总体原则是：① AS 是一种多种临床表现并具有潜在严重后果的疾病，需要在风湿科医生协调下作多学科联合治疗；② AS 的主要治疗目标是通过控制症状和炎症来最大限度地提高生活质量，避免远期关节畸形，保持社交能力；③ AS 的治疗目的是在医生和患者共同决策下对患者进行最好的照顾；④同时兼顾药物和非药物治疗。

1．非药物治疗　AS 的非药物治疗基础是患者教育和规律的锻炼及物理治疗，锻炼尤其针对脊柱、胸廓、髋关节活动等锻炼更为有效。晚期患者还需注意正确的立、坐、卧姿势；睡硬板床、低枕，避免过度负重和剧烈运动。

2．药物治疗　非甾体抗炎药（NSAIDs）和抗 TNF 拮抗剂是治疗 AS患者的一线用药；没有足够证据证实 DMARDs 包括柳氮磺吡啶和甲氨蝶呤对中轴 AS 患者有效；对急性眼葡萄膜炎、肌肉和关节的炎症可考虑局部直接注射糖皮质激素，循证医学证据不支持全身应用糖皮质激素治疗中轴型关节病变；植物药制剂的疗效值得研究和试用。

3．外科治疗　对于髋关节病变导致难治性疼痛或关节残疾及有放射学证据的结构破坏，无论年龄多大都应该考虑全髋关节置换术。对有严重残疾畸形的患者可以考虑脊柱矫形术。发生急性脊柱骨折的 AS 患者应该进行脊柱手术治疗。

（陈　洁）

第七节　多发性肌炎和皮肌炎

多发性肌炎（polymyositis，PM）和皮肌炎（dermatomyositis，DM）是骨骼肌非化脓性炎性肌病。PM 无皮肤损害，如有肌炎伴皮疹者称 DM。其临床特点是肢带肌、颈肌及咽肌等肌组织出现炎症、变性改变，导致对称性肌无力和一定程度的肌萎缩，并可累及多个系统和器官，亦可伴发肿瘤。我国 PM/DM 并不少见，患病率为 0.5 ～ 8.4/10 万，成年男女之比为 1 : 2。本病可发生在任何年龄，发病年龄呈双峰型，在 10 ～ 15 岁和 45 ～ 60 岁各出现一个高峰。

【病因和发病机制】

本病病因不明，属自身免疫性疾病。发病机制与病毒感染、免疫异常、遗传及肿瘤等因素有关。在肌细胞内已发现微小 RNA 病毒样结构，用电子显微镜在皮肤和肌肉的血管壁与内皮细胞中发现了类似副黏病毒核壳体的管状包涵体。同时发现细胞介导的免疫反应对肌肉炎症起着重要作用。骨骼肌血管内有 IgM、IgG、C3 的沉积，特别在儿童的皮肌炎中阳性率更高。恶性肿瘤与皮肌炎的相关现象提示肿瘤可以引起肌炎，这可能是对肌肉和肿瘤的共同抗原发生免疫反应的结果。

【诊断要点】

1. 临床表现

（1）非特异性症状：本病在成人中发病隐匿，儿童发病较急。急性感染可为其前驱表现或发病的诱因。早期症状为近端肌无力或皮疹，全身不适、发热、乏力、体重下降等。

（2）肌肉病变：本病累及横纹肌，以肢体近端肌群无力为其临床特点，常呈对称性损害，早期可有肌肉肿胀、压痛，晚期出现肌萎缩。多数患者无远端肌受累。

1）肌无力：几乎所有患者均出现不同程度的肌无力。肌无力可突然发生，并持续进展数周至数月以上。临床表现与受累肌肉的部位有关。肩带肌及上肢近端肌无力：上肢不能平举、上举、不能梳头、穿衣服。骨盆带肌及大腿肌无力：抬腿不能或困难，不能上车、上楼、坐下或下蹲后起立困难。颈屈肌可严重受累：平卧抬头困难，头常后仰。喉部肌肉无力造成发音困难，声音嘶哑等。咽、食管上端横纹肌受累引起吞咽困难，饮水发生呛咳，液体从鼻孔流出。食管下段和小肠蠕动减弱与扩张引起反酸、食管炎、咽下困难、上腹胀痛和吸收障碍等。此症状同进行性系统性硬化病的症状难以区别。胸腔肌肉和膈肌受累出现呼吸表浅、呼吸困难，并引起急性呼吸功能不全。

肌无力程度的判断：0级，完全瘫痪；1级，肌肉能轻微收缩不能产生动作；2级，肢体能做平面移动，但不能抬起；3级，肢体能抬离床面（抗地心吸引力）；4级，能对抗阻力；5级，正常肌力。

2）肌痛：在疾病早期可有肌肉肿胀，约25%的患者出现疼痛或压痛。

（3）皮肤病变：DM除有肌肉症状外还有皮肤损害。多为微暗的红斑。皮损稍高出皮面，表面光滑或有鳞屑。皮损常可完全消退，但亦可残留带褐色的色素沉着、萎缩、瘢痕或白斑。皮肤钙化也可发生，特别在儿童中。普遍性钙质沉着尤其见于未经治疗或治疗不充分的患者。

皮肤损害的特点：①上眼睑和眶周水肿性淡紫红皮疹（向阳性皮疹，heliotrope rash），见于60% ~ 80%的DM患者。② Gottron征，皮疹位于关节伸面，多见于肘、掌指、近端指间关节处，也可出现在膝与内踝皮肤上。表现为伴有鳞屑的红斑，皮肤萎缩、色素减退。③颈、上胸部"V"区弥漫性红疹，在前额、颊部、耳前、颈三角区、肩部和背部亦可见皮疹。④手指底端和指甲两侧呈暗紫色充血皮疹、手指溃疡、甲缘可见梗死灶、雷诺现象、网状青斑、多形性红斑等血管炎表现。慢性病例有时出现多发角化性小丘疹，斑点状色素沉着、毛细血管扩张、轻度皮肤萎缩和色素脱失，称为血管萎缩性异色病性DM。⑤部分患者双手外侧掌面皮肤出现角化、裂纹，皮肤粗糙、脱屑，如同技术工人的手，称"技工手"。这在抗Jo-1抗体阳性PM/DM中尤其多见。

以上前两种皮损对DM诊断具有特征性。皮损程度与肌肉病变程度可不平行，少数患者皮疹出现在肌无力之前。约7%的患者有典型皮疹，始终没有肌无力、肌痛，肌酶谱正常，称为"无肌病性皮肌炎"。

（4）关节病变：关节痛和关节炎见于约20%的患者，为非对称性，常波及手指关节，手的肌肉萎缩可引起手指屈曲畸形，但 X 线下无骨关节破坏。

（5）消化道病变：10% ~ 30% 的患者出现吞咽困难、食物反流，为食管上部及咽部肌肉受累所致，X 线钡餐造影可见食管梨状窝钡剂潴留。

（6）肺部病变：约 30% 的患者有肺间质改变。急性间质性肺炎、急性肺间质纤维化的临床表现有发热、干咳、呼吸困难、发绀、可闻及肺部细湿啰音。X 线检查在急性期可见毛玻璃状、颗粒状、结节状及网状阴影，晚期肺纤维化时的 X 线检查可见蜂窝状或轮状阴影。部分患者为慢性过程，临床表现隐匿，缓慢出现进行性呼吸困难伴干咳。肺功能测定为限制性通气功能障碍及弥散功能障碍。肺纤维化发展迅速是本病死亡的重要原因之一。

（7）心脏病变：仅 1/3 的患者在病程中有心肌受累，心肌内有炎性细胞浸润、间质水肿和变性、局灶性坏死，有心室肥厚，出现心律不齐、充血性心力衰竭，亦可出现心包炎。约 30% 的患者心电图和超声心动图检测异常，其中以 ST 段和 T 波异常最为常见，其次为心脏传导阻滞、心房颤动、期前收缩、少到中量的心包积液。

（8）肾病变：肾病变很少见，极少数暴发性起病者，因横纹肌溶解，可出现肌红蛋白尿、急性肾衰竭。少数 PM/DM 患者可有局灶性增生性肾小球肾炎，但大多数患者肾功能正常。

（9）钙质沉着：多见于慢性皮肌炎患者，尤其是儿童。钙质在软组织内沉积，若钙质沉积在皮下，则在沉着处溃烂可有石灰样物质流出。

（10）多发性肌炎、皮肌炎与恶性肿瘤：约有 1/4 的患者，特别是 50 岁以上患者，可发生恶性肿瘤。DM 患者发生肿瘤者多于 PM，肌炎可先于恶性肿瘤 2 年左右，或同时或晚于肿瘤出现。所患肿瘤多为实体瘤，如肺癌、胃癌、乳腺癌、鼻咽癌及淋巴瘤等。肿瘤切除后肌炎症状可改善。

（11）其他结缔组织病：约 20% 的患者可伴有其他结缔组织病，如系统性硬化病、系统性红斑狼疮、干燥综合征、结节性多动脉炎等，PM 和 DM 与其他结缔组织病并存，符合各自的诊断标准，称为重叠综合征。

（12）儿童 PM/DM：儿童 DM 多于 PM，为 10 ~ 20 倍，起病急，肌肉水肿、疼痛明显，有视网膜血管炎，并常伴有胃肠出血、黏膜坏死，出现呕血或黑便，甚至穿孔而需外科手术。疾病后期，有皮下组织、肌肉钙质沉着，肌萎缩。

（13）包涵体肌炎（inclusion body myositis）：本病多见于 50 岁以上的男性，起病隐匿，病变除累及四肢近端肌群外，尚可累及远端肌群。与 PM 不同的是包涵体肌炎患者肌无力和肌萎缩对称性差，指屈肌和足下垂常见，肌痛和肌肉压痛罕见。肌酶正常，对激素治疗反应差。病理特点为肌细胞的胞质和胞核内查到嗜酸性包涵体，电子显微镜显示细胞质和细胞核内有管状和丝状包涵体。

2．辅助检查

（1）血清肌酶：绝大多数患者在病程某一阶段可出现肌酶活性增高，为本病诊断的重要血清指标之一。肌酶包括肌酸激酶（CK）、醛缩酶（ALD）、乳酸脱氢酶（LDH）、谷草转氨酶（AST）、碳酸酐酶Ⅲ等。上述肌酶以 CK 最敏感，肌酶活性的增高表明肌肉有新近损伤，肌细胞膜通透性增加，因此肌酶的高低与肌炎的病情变化呈平行关系，可用于诊断、疗效监测及预后评价。肌酶的升高常早于临床表现数周，晚期肌萎缩后肌酶不再释放。慢性肌炎和广泛肌肉萎缩患者，即使是活动期，肌酶的水平也可正常。

CK 有 3 种同功酶：CK-MM（大部分来源于骨骼肌、小部分来源于心肌）、CK-MB（主要来源于心肌，极少来源于骨骼肌）、CK-BB（主要来源于脑和平滑肌）。其中 CK-MM 活性占 CK 总活性的 95% ～ 98%。PM/DM 主要以 CK-MM 的改变为主。碳酸酐酶Ⅲ为唯一存在于骨骼肌的同功酶，骨骼肌病变时升高，但未作为常规检测。其他肌酶同时来源于其他组织器官，对 PM 和 DM 的诊断帮助不如 CK。

（2）肌红蛋白测定：肌红蛋白仅存于心肌与骨骼肌，当肌肉出现损伤、炎症、剧烈运动时肌红蛋白均可升高，在多数肌炎患者的血清中增高，且与病情呈平行关系。有时可先于 CK。

（3）自身抗体：①抗核抗体（ANA）：在 PM/DM 阳性率为 20% ～ 30%，对肌炎诊断不具特异性。②肌炎特异性抗体（MSA）：a. 抗氨酰 tRNA 合成酶抗体（抗 Jo-1 抗体、抗 EJ 抗体、抗 PL-12 抗体、抗 PL-7 抗体和 OJ 抗体等），其中检出率较高的为抗 Jo-1 抗体，PM 患者阳性率可达 3%，DM 患者阳性率为 10%。此类抗体阳性者常表现为肺间质病变、关节炎、"技工手"和雷诺现象，称为抗合成酶抗体综合征（anti-synthetase syndrome）。b. 抗 SRP 抗体：抗 SRP 抗体阳性的患者临床表现与抗氨酰 tRNA 合成酶抗体阴性者相似，可无皮肤症状，肺间质病变少见，关节炎

与雷诺现象极少见，对激素反应不佳，5 年生存率更低。此抗体阳性虽对
PM 更具特异性，但灵敏性很差（4% 左右）。c. 抗 Mi-2 抗体：是对 DM
特异的抗体，其阳性率约为 21%，此抗体阳性者 95% 可见皮疹，但少见
肺间质病变，预后较好。

（4）肌电图：几乎所有患者都可以出现肌电图异常，表现为肌源性损
害，即在肌肉松弛时出现纤颤波、正锐波、插入激惹及高频放电，轻微收
缩时出现短时限、低电压多相运动电位，最大收缩时出现干扰相。

（5）肌活检：取受损肢体近端（如三角肌、股四头肌）、有压痛、中
等无力的肌肉送检为好，应避免取肌电图插入处。肌炎常呈局灶性分布，
必要时需多部位取材，提高阳性结果。

肌肉病理改变：①肌纤维间质、血管周围有炎性细胞（淋巴细胞、巨
噬细胞、浆细胞为主）浸润。②肌纤维变性坏死、再生，表现为肌束大小
不等、纤维坏死，再生肌纤维嗜碱性、核大呈空泡、核仁明显。③肌纤维
萎缩以肌束周边最明显为特征，皮肤病理改变无特异性。

3．PM 和 DM 的诊断标准　欧洲神经肌肉病中心（ENMC）和美国
肌病研究协作组 2004 年发布的分类诊断标准：① 18 岁以后起病，DM 可
在儿童期起病；亚急性或隐匿起病；对称性近端肌无力。②血清 CK 水平
升高。③肌电图异常，MRI 的 STIR 序列显示肌组织内弥漫或片状信号增
强，出现肌炎特异性抗体。④肌活检异常：a.炎症细胞（T 细胞）包绕和
浸润至非坏死肌内膜；b. CD8$^+$ T 细胞包绕非坏死肌内膜，可能浸润至非
坏死肌内膜，或明显的 MHC-I 分子表达；c.束周萎缩；d.小血管攻膜复
合物（MAC）沉积，或毛细血管密度降低，或光镜见内皮细胞中有管状包
涵体，或束周纤维主要组织相容性复合体 -I（MHC-I）表达；e.血管周围、
肌束膜有炎症细胞浸润；f.肌内膜散在的 CD8$^+$ T 细胞浸润，但是否包绕
或浸润至肌纤维不确定；g.大量的肌纤维坏死为突出表现，炎症细胞不明
显或只有少量散布在血管周，肌束膜浸润不明显；h. MAC 沉积于小血管
或电镜（EM）见烟斗柄状毛细管，但内皮细胞中是否有管状包涵体不确
定；i.可能是包涵体肌炎（IBM）表现，镶边空泡、碎片性红纤维、细胞
色素过氧化物酶染色阴性；j. MAC 沉积于非坏死肌内膜，以及其他提示免
疫病理有关的肌营养不良。⑤典型 DM 皮疹。

具备上述①、②及④中包括 a 且除外 c、d、h、i 者可确诊 PM；具
备上述①、②、③中的一项及④中包括 b 且除外 c、d、g、h、i 者可拟诊

PM。具备上述①、⑤及④中包括c可确诊DM；具备上述①、②、⑤或①、⑤及③中的一项或①、⑤及④中包括d或e可拟诊DM。

【鉴别诊断】

1．运动神经元病 肌无力从肢体远端开始，有进行性肌萎缩，无肌痛，肌电图为神经源性损害。

2．重症肌无力 为全身弥漫性肌无力，在进行性持久或反复运动后肌力明显下降，血清肌酶、肌活检正常，血清抗乙酰胆碱受体（AchR）抗体阳性，新斯的明试验有助于诊断。

3．肌营养不良 肌无力从肢体远端开始，肌肉无压痛，有遗传家族史。

4．风湿性多肌痛 发病年龄常大于50岁，表现为颈、肩胛带及骨盆带等近端肌群疼痛、乏力及僵硬，红细胞沉降率可增快，肌酶、肌电图及肌肉活检正常。糖皮质激素治疗有明显疗效。

5．感染性肌病 肌病与病毒、细菌感染，以及寄生虫侵袭相关，表现为感染后出现肌痛、肌无力。

6．内分泌异常所致肌病 甲状腺功能亢进引起的周期性瘫痪以双下肢乏力多见，为对称性，伴肌痛，活动后加重。发作时出现低血钾，补钾后肌肉症状缓解。甲状腺功能减退所引起的肌病，主要表现为肌无力，也可出现进行性肌萎缩，常见于咀嚼肌、胸锁乳突肌、股四头肌及手部肌肉。肌肉收缩后肌弛缓延长，握拳后放松缓慢。

7．代谢性肌病 PM还应与线粒体病、嘌呤代谢紊乱、脂代谢紊乱和糖代谢紊乱等引起的肌病相鉴别。

8．其他 还应与药物所致肌病鉴别，如大剂量激素长期使用所致的肌病（肌痛从下肢开始，肌酶正常），青霉胺长期使用引起的重症肌无力，乙醇、氯喹（羟氯喹）、可卡因、秋水仙碱等引起的中毒性肌病。

【治疗】

1．一般治疗 急性期需卧床休息，进行肢体被动运动，以防肌肉萎缩，症状控制后适当锻炼，给予高热量、高蛋白饮食，避免感染。

2．药物治疗

（1）糖皮质激素：是本病的首选药物，通常剂量为泼尼松1.5～2mg/(kg·d)，晨起一次口服，重症者可分次口服。大多数患者于治疗后6～12周内肌酶下降至接近正常。待肌力明显恢复，肌酶趋于正常则开始减量。减量应缓慢（一般 1 年左右），减至维持量 5 ~ 10 mg/d 后继续用药 2 年以上，在减量过程中如病情反复应及时加用免疫抑制剂。对病情发展迅速或有呼吸肌无力、呼吸困难、吞咽困难者，可用甲泼尼龙 0.5 ~ 1.0 g/d 静脉冲击治疗，连用 3 天，后改为 60 mg/d 口服，再根据症状及肌酶水平逐渐减量。应该指出在服用激素过程中应严密观察感染情况，必要时加用抗感染药物。

（2）免疫抑制剂：对病情反复及重症患者应及时加用免疫抑制剂。激素与免疫抑制剂联合应用可提高疗效、减少激素用量，及时避免不良反应。

1）甲氨蝶呤（MTX）：常用剂量为 10 ~ 15 mg/w，口服或加生理盐水 20 ml，静脉缓慢推注。若无不良反应，可根据病情酌情加量，但最大剂量不超过 30 mg/w，待病情稳定后逐渐减量，维持治疗数月至 1 年以上。部分患者为控制该病单用 MTX 5 年以上，并未出现不良反应。MTX 的不良反应主要有肝酶增高、骨髓抑制、血细胞减少、口腔炎等。用药期间应定期检查血常规和肝功能、肾功能。

2）硫唑嘌呤（AZA）：常用剂量为 2 ~ 3 mg/（kg·d）口服，初始剂量可从 50 mg/d 开始，逐渐增加至 150 mg/d；待病情控制后逐渐减量，维持量为 50 mg/d。不良反应主要有骨髓抑制、血细胞减少、肝酶增高等。用药开始时需每 1 ~ 2 周查血常规一次，之后每 1 ~ 3 个月查血常规和肝功能一次。

3）环磷酰胺（CTX）：对 MTX 不能耐受或疗效不满意者可改用 CTX 50 ~ 100 mg/d 口服；对重症者，可使用 CTX 0.8 ~ 1.0 g 加生理盐水 100 ml，静脉冲击治疗。不良反应主要有骨髓抑制、卵巢毒性、诱发恶性肿瘤，以及引起血细胞减少、出血性膀胱炎等。用药期间，需监测血常规，肝功能。

3. 合并恶性肿瘤的患者如果切除肿瘤，肌炎症状可自然缓解。

（张玉高）

第八节　骨关节炎

骨关节炎（osteoarthritis，OA）是一种以关节软骨损害为主，并累及整个关节组织的最常见的关节疾病，最终发生关节软骨退变、纤维化、断裂、溃疡及整个关节面的损害。表现为关节疼痛、僵硬、肥大及活动受限，曾称骨关节病、退行性关节病。本病好发于中老年人，是老年人致残的主要原因。

年龄是 OA 最密切相关的危险因素。OA 主要的发病危险因素包括年龄、性别、肥胖、遗传易感性、关节结构及力线异常、创伤、长期从事反复使用某些关节的职业或剧烈的活动、吸烟等。OA 的发病是外界多种因素对易感个体作用的结果。

软骨变性是 OA 最基本的病理改变。以关节软骨损害为主，还累及整个关节，包括软骨下骨增厚和硬化、关节边缘骨赘形成、滑膜炎等。

【临床表现】

1. 症状和体征

（1）起病隐匿，进展缓慢。

（2）主要表现为受累关节及其周围疼痛、压痛、僵硬、肿胀、关节骨性肥大和功能障碍。疼痛多于活动后明显，休息后缓解。随着病情进展，负重时疼痛加重，甚至休息时也可以发生疼痛。

（3）由于软骨无神经支配，疼痛主要由关节其他结构受累引起，比如滑膜、骨膜、软骨下骨、肌肉、韧带等

（4）晨僵：时间较短、一般数分钟至十几分钟，很少超过半小时。

2. 好发部位　本病好发于膝、髋、颈椎和腰椎等负重关节及远端指间关节、近端指间关节、第一腕掌关节和第一跖趾关节。

（1）手 OA：多见于中老年女性，远端指间关节受累最为常见，近端指间关节及第一腕掌关节也可受累。特征性表现为指间关节伸面内、外侧骨样肿大结节，位于远端指间关节称赫伯登结节，位于近端指间关节称布夏尔结节。严重者可出现蛇样畸形，第一腕掌关节受累可出现"方形手"。

（2）膝 OA：膝关节受累在临床上最为常见。早期表现为单侧或双侧交替的关节疼痛和僵硬，多发生于上下楼梯。查体可见关节肿胀、压痛、骨摩擦感、膝内翻或膝外翻畸形等。关节内有游离体，在关节活动时可出现"绞锁现象"。关节"胶化"指在晨起或久坐后，初站立时感觉关节不稳定，需站立片刻并缓解活动一会儿才能迈步。

（3）髋关节 OA：多见于年长者，男性患病率较高。主要症状为现为红、肿、热、痛，类似痛风，但疼痛程度较轻，可放射至臀外侧、腹股沟、大腿内侧。查体可见不同程度的活动受限和跛行。

　　3．OA 的特殊类型

　　(1) 全身性 OA：中年以上女性多见，以多个指间关节受累为典型表现，还同时存在至少 3 个部位如膝、髋、脊柱的累及，但预后良好。

　　(2) 侵蚀性炎症性 OA：主要累及指间关节，有疼痛和压痛，可发生冻胶样囊肿，有明显的炎症表现。放射学检查可见明显的骨侵蚀。

　　(3) 弥漫性特发性骨质增生症 (diffuse idiopathic skeletal hyperostosis，DISH)：以脊椎边缘骨桥形成及外周关节骨赘形成为特征，多见于老年男性，与 HLA-B27 无关。

　　(4) 快速进展性 OA：多见于髋关节，疼痛剧烈。6 个月内关节间隙减少 2 mm 或以上者即可诊断。

　　【实验室和影像学检查】

　　(1) 实验室检查：无特异的实验室检查指标。C 反应蛋白和 ESR 大多正常或轻度升高。类风湿因子及抗核抗体阴性。关节液透明，淡黄色，黏度正常，凝固试验阳性。

　　(2) 影像学检查：对 OA 诊断十分重要，典型的 X 线表现为受累关节软骨下骨质硬化、囊变，关节边缘骨赘形成，受累关节间隙变窄。关节超声及 MRI 检查能早期发现软骨、半月板、韧带病变，有利于早期诊断。

　　【诊断及鉴别诊断】

　　(一) 根据患者的临床表现、体征和影像学等辅助检查，排除其他关节疾病，骨关节炎的诊断并不困难。目前，国内多采用美国风湿病学会提出的手、膝和髋 OA 的分类标准。

　　1．膝 OA 的分类标准：

　　(1) 临床标准：具有膝痛并具备以下 6 项中至少 3 项可诊断膝 OA：①年龄 ≥ 50 岁；②晨僵 < 30 min；③骨摩擦感；④骨压痛；⑤骨性肥大；⑥膝触之不热。

　　(2) 临床及放射学标准　具有膝痛和骨赘并具备以下 3 项中至少 1 项可诊断膝 OA：①年龄 ≥ 40 岁；②晨僵 < 30 min；③骨摩擦感。

　　2．手 OA 的分类标准　临床标准：具有手疼痛、酸痛和晨僵并具备以下 4 项中至少 3 项可诊断手 OA。① 10 个指定手关节中硬组织肥大 ≥ 2 个；②远端指间关节硬组织肥大 ≥ 2 个；③掌指关节肿胀 < 3 个；④ 10 个指定关节中关节畸形 ≥ 1 个。[*]

────────────────

[*] 10 个指定关节是指双侧第 2、3 指远端指间关节及近端指间关节和第 1 腕掌关节。

3．髋 OA 的分类标准　临床加放射学标准：具有髋痛并具备以下 3 项中至少 2 项可诊断髋 OA。① ESR ≤ 20 mm/h；② X 线示股骨头和（或）髋臼骨赘；③ X 线示髋关节间隙狭窄［上部、轴向和（或）内侧］。

【鉴别诊断】

1．类风湿关节炎　本病好发于育龄期女性，主要表现为慢性进行性多关节炎，以双手近端指间关节、掌指关节及腕关节的疼痛及肿胀最为常见，亦可累及跖趾、踝、肩、肘及膝关节等。关节受累多呈对称性。患者多有晨僵，可达 1 小时以上，可有全身症状。化验检查可有类风湿因子、抗环状瓜氨酸肽抗体阳性等。X 线检查示关节面模糊、关节间隙变窄或融合等破坏性改变。手及膝 OA 注意与此类疾病鉴别。

2．强直性脊柱炎　本病好发于年轻男性，临床上以渐进性腰背疼痛、僵硬及活动受限为主要表现，可伴有不对称性髋、膝、踝等关节受累。部分患者可有足跟、足底疼痛等肌腱末端炎的症状，以及眼炎和心肌梗死等。X 线检查示骶髂关节有破坏性改变。大部分患者为 HLA-B27 阳性。

3．髋关节 OA 注意与髋关节结核、股骨头坏死鉴别。足 OA 注意与痛风相鉴别。

【治疗】

治疗的目的在于缓解疼痛、改善生活质量及保护关节功能。治疗方案应依据每个患者的病情而定。

1．一般治疗

（1）患者教育：使患者了解本病的治疗原则、锻炼方法，以及药物的用法和不良反应等。

（2）物理治疗：包括热疗、水疗、经皮神经电刺激疗法、针灸、按摩和推拿、牵引等，均有助于减轻疼痛和缓解关节僵直。

（3）减轻关节负荷，保护关节功能：受累关节应避免过度负荷，膝或髋关节受累患者应避免长久站立、跪位和蹲位。可利用手杖、步行器等协助活动。肥胖患者应减轻体重。肌肉的协调运动和肌力的增强可减轻关节的疼痛症状。因此患者应注意加强关节周围肌肉的力量性锻炼，并设计锻炼项目以维持关节活动范围。

2．药物治疗　主要可分为控制症状的药物、改善病情的药物及软骨保护剂。

（1）控制症状的药物：①非甾体抗炎药（NSAIDs）：其作用在于减

轻疼痛及肿胀，改善关节的活动。药物：常用塞来昔布 200 mg/d，美洛昔康 7.5 mg/d 等 NSAIDs。②其他止痛剂：若上述方法仍不能有效缓解症状，可予以曲马多治疗。③局部治疗：包括局部外用 NSAIDs 药物及关节腔内注射治疗。糖皮质激素可缓解疼痛、减少渗出，效果可持续数周至数月，但仅适用于关节腔注射治疗。同一关节不应反复注射，一年内注射次数应少于 4 次。

（2）改善病情药物及软骨保护剂：常用的有透明质酸、氨基葡萄糖、双醋瑞因、硫酸软骨素等，但循证医学证据不一致，可能有一定作用。氨基葡萄糖及硫酸软骨素主要起到关节营养补充剂的作用，可以改善轻中度 OA 患者的疼痛及功能。关节腔内注射透明质酸，每周一次，每次 2 ～ 3 ml，持续 3 ～ 5 次，称为黏弹性物补充疗法，可较长时间缓解症状及改善功能。双醋瑞因是白介素 -1 抑制剂，能有效减轻疼痛，改善功能。

3．外科治疗　对于经内科治疗无明显疗效、病变严重及关节功能明显障碍的患者可以考虑外科治疗。

（刘　伟）

第九节　混合性结缔组织病

混合性结缔组织病（mixed connective tissue disease，MCTD）通常指患者出现手肿胀、滑膜炎、肌炎、雷诺现象、肢端硬化等一种或多种临床表现，伴血清高滴度斑点型 ANA 和高滴度抗 U_1RNP 抗体阳性，而抗 Sm 抗体阴性。MCTD 可出现系统性红斑狼疮（SLE）、类风湿关节炎（RA）、系统性硬化（SSc）和炎性肌病的重叠表现。各种重叠表现很少同时发生，而是在数月或数年间序贯出现。MCTD 的概念于 1972 年由 Sharp 等首先提出。由于部分患者在疾病发展过程中常转变为某种特定的 CTD，如 SSc、SLE、RA、多发性肌炎（PM）、皮肌炎（DM），故 MCTD 是一个独立的疾病抑或是 SSc 或 SLE 的一个亚型一直存在争议。至 2014 年，MCTD 作为独立疾病的概念得到确立，有数据显示，抗 U_1RNP 抗体具有重要的致病作用，特别是在雷诺现象、食管运动障碍及肺动脉高压方面。

【临床表现】

患者可表现出组成本疾病的各种 CTD（SLE、SSc、PM/DM 或 RA）

的临床症状，这些症状可同时亦可相继出现，不同的患者临床表现亦不尽相同。该病常见的早期症状包括双手肿胀、关节痛、雷诺现象、肌痛和发热等。急性起病的 MCTD 较少见，临床表现包括 PM、急性关节炎、无菌性脑膜炎、指（趾）坏疽、高热、急性腹痛和三叉神经病。若患者出现手或手指肿胀、高滴度斑点型 ANA 时，应认真随诊。未分化 CTD 患者若出现高滴度抗 U_1RNP 抗体预示未来可能进展为 MCTD。

1．发热　不明原因发热可能是 MCTD 最显著的临床表现和首发症状。

2．关节　关节疼痛和僵硬几乎是所有 MCTD 患者的早期症状之一。60% 的患者最终发展成典型的关节炎。常伴有与 RA 相似的关节畸形，如尺侧偏斜、天鹅颈和纽扣花样畸形。放射学检查缺乏严重的骨侵蚀性病变，呈 Jaccoud 综合征表现，但有些患者亦可见关节边缘侵蚀和关节破坏。50% ~ 70% 的患者类风湿因子阳性。

3．皮肤黏膜　大多数 MCTD 患者在病程中出现皮肤，黏膜病变。雷诺现象是 MCTD 最常见和最早期的表现之一，常伴手指肿胀或全手肿胀。有些患者表现为 SLE 皮疹，尤其是面颊红斑和盘状红斑。黏膜损害包括颊黏膜溃疡、复合性口-生殖器溃疡、青斑血管炎、皮下结节和鼻中隔穿孔。

4．肌肉病变　肌痛是 MCTD 常见的症状，但大多数患者无明确的肌无力、肌电图异常或肌酶的改变。MCTD 相关的炎性肌病在组织病理学表现与特发性炎性肌病相似，兼有累及血管的 DM 和细胞介导的 PM 的病变特点。大多数 MCTD 患者的肌炎往往在全身疾病活动的情况下急性发作，这些患者对短疗程大剂量糖皮质激素治疗反应良好。而轻症炎性肌病者常隐匿起病，对糖皮质激素治疗的反应欠佳。一些伴 PM 的 MCTD 患者可出现高热。

5．心脏　心脏全层均可受累。20% 的 MCTD 患者出现心电图异常，最常见的是右心室肥厚、右心房扩大和心室传导阻滞。10% ~ 30% 的患者出现心包炎，是心脏受累最常见的临床表现，少见心脏压塞。心肌受累日益受到重视，一些患者的心肌受累是继发于肺动脉高压，而肺动脉高压在早期阶段常无症状。对存在劳累性呼吸困难的患者，应注意筛查肺动脉高压。多普勒超声检查估测右心室收缩压能提示亚临床的肺动脉高压，确诊需右心漂浮导管检查示休息时平均肺动脉压 > 25 mmHg。肺动脉高压的发生与 SSc 样甲襞毛细血管改变，抗内皮细胞抗体、抗心磷脂抗体和抗 U_1RNP 抗体出现相关。

6．肺　75% 的 MCTD 患者有肺部受累，早期大多数患者无症状。30% ~ 50% 的患者可发生以干咳、活动后呼吸困难、胸痛为早期表现的间质性肺病。胸部高分辨率 CT 是诊断间质性肺病最敏感的检查方法。胸部高分辨率 CT 最常见的早期征象是小叶间隔增厚、周边和下肺叶为主的毛玻璃样改变。未经治疗的间质性肺病患者有 25% 在 4 年后可发展为严重的肺间质纤维化。肺动脉高压是 MCTD 最严重的肺部并发症。SSc 患者的肺动脉高压常继发于肺间质纤维化，而 MCTD 患者的肺动脉高压通常是由于肺动脉内膜增生和中膜肥厚所致。

7．肾　25% 的混合性 CTD 患者有肾损害。高滴度抗 U_1RNP 抗体对弥漫性肾小球肾炎的进展有相对保护作用。弥漫性增生性肾小球肾炎或肾实质、间质病变在 MCTD 罕见，通常为膜性肾小球肾炎。虽然有少数可引起肾病综合征，但大多数患者无症状。目前已逐渐认识到 MCTD 患者有发生类似于 SSc 肾危象。

8．消化系统　胃肠道受累约见于 60% ~ 80% 的 MCTD 患者。表现为上消化道运动异常，食管上段和下段括约肌压力降低，食管远端 2/3 蠕动减弱，进食后梗噎和吞咽困难，并可有腹腔出血、胆道出血、十二指肠出血、巨结肠、胰腺炎、腹腔积液、蛋白丢失性肠病、原发性胆汁性胆管炎、自身免疫性肝炎、吸收不良综合征等。MCTD 的腹痛可能是由于肠蠕动减退、浆膜炎、肠系膜血管炎、结肠穿孔或胰腺炎等所致。

9．神经系统　中枢神经系统病变并不是 MCTD 显著的临床特征。最常见的是三叉神经病变。头痛是常见症状，多为血管源性，与典型的偏头痛类似。部分患者出现脑膜刺激征，脑脊液检查显示无菌性脑膜炎。MCTD 的无菌性脑膜炎亦可能是一种对非甾体抗炎药（NSAIDs），尤其是舒林酸和布洛芬的超敏反应。感音性耳聋见于近 50% 的混合性 CTD 患者。其他神经系统受累包括多发性周围神经病变、脑栓塞、脑出血、横贯性脊髓炎、马尾综合征、视神经受累、进行性多灶性脑白质病等。相比 SLE，MCTD 患者极少出现明显的精神病和抽搐表现。

10．血管　雷诺现象几乎是所有 MCTD 患者的一个早期临床特征。中小血管内膜轻度增生和中层肥厚是 MCTD 特征性的血管病变，亦是并发肺动脉高压和肾危象的特征性病理改变。血管造影显示，MCTD 患者中等大小血管闭塞的发生率高，且大多数患者的甲襞毛细血管显微镜检查异常，表现为毛细血管扩张和缺失，与 SSc 相似。已证实抗内皮细胞和抗心磷脂抗体与 MCTD 发生，内皮功能障碍及动脉粥样硬化有关。

11．血液系统 75% 的 MCTD 患者有贫血。60% 的患者抗人球蛋白（Coombs）试验阳性，但溶血性贫血并不常见。75% 的患者可有以淋巴细胞系为主的白细胞减少，并与疾病活动有关。血小板减少、血栓性血小板减少性紫癜、红细胞发育不全相对少见。低补体血症可见于部分病例。50% 的患者类风湿因子阳性，特别是同时伴抗 RA33 抗体阳性者，常与严重的关节炎相关。MCTD 患者抗心磷脂抗体或狼疮抗凝物阳性均有报道，但与 SLE 不同，它们不依赖于 β_2- 糖蛋白，且倾向于与血小板减少相关，与血栓性事件无关。

【辅助检查】

1．一般检查 部分患者有贫血、白细胞减少及血小板减少，ESR 增快，Coombs 试验（直接试验）可为阳性。约 3/4 患者有高 γ- 球蛋白血症。活动期患者可有肌酸磷酸激酶、醛缩酶、乳酸脱氢酶及转氨酶显著升高。肾脏受累时可见蛋白尿、血尿、肾病综合征或不同程度肾功能不全的改变。

2．血清免疫学异常 大多数患者的抗 U_1RNP 抗体在早期出现，并贯穿病程始终。有时抗体出现较晚，其抗体滴度可以波动，但和病情活动无关。另外还可有抗单链 DNA 抗体、抗组蛋白抗体、抗心磷脂抗体、抗内皮细胞抗体等，大约 30% 的患者 RF 和抗 RA33 抗体阳性。15% 的 MCTD 患者的抗心磷脂抗体和狼疮抗凝物阳性。

3．影像学 伴有关节炎的患者其关节 X 线检查可发现有类风湿关节炎样表现。进行常规 X 线或 CT 扫描，力争及时发现肺部病变。有消化道症状患者应进行食管钡餐造影或内镜检查，判断患者的吞咽肌群、食管及十二指肠、胃是否有蠕动异常存在。

4．肌电图 MCTD 伴有肌炎者，除了血清中的肌酶可检测到升高以外，少数患者的肌电图亦可出现典型的肌源性损害表现，可出现多相波、纤颤波及肌肉收缩时限变短、重度收缩呈现干扰相等改变。

5．组织病理学 皮肤可表现有真皮胶原成分增多，肌活检有肌纤维变性，血管周围和间质有浆细胞和淋巴细胞浸润，均可见免疫球蛋白的沉积。

6．超声心动图 约 20% 的患者超声心动图有异常表现，可见右心室肥厚、右心房增大、二尖瓣前叶疣状增厚、肺动脉收缩压力增高等表现。

7．肺功能 MCTD 合并肺间质病变患者，肺功能检查指标中最易出现一氧化碳（CO）弥散能力的下降，部分患者可出现潮气量受损。

【诊断】

对有雷诺现象、关节痛或关节炎、肌痛、手肿胀的患者，若有高滴度斑点型 ANA 和高滴度抗 U_1RNP 抗体阳性，应考虑 MCTD 的可能。高滴度抗 U_1RNP 抗体是诊断 MCTD 必不可少的条件。目前暂无美国风湿病学会（ACR）制定的 MCTD 的诊断标准，较为常用的是 Alarcon-Segovia标准和 Kahn 标准。与 Kahn 标准相比，Alarcon-Segovia 标准的灵敏度为62.5%，特异度为 86.2%。若将 Alarcon-Segovia 标准中的"肌痛"改为"肌炎"，则灵敏度提高至 81.3%。部分患者起病时倾向 MCTD 诊断，进一步发展的临床表现可能更符合 SLE 或 RA；在长期随诊中仍有 50% 以上的患者符合 MCTD 的诊断标准。

1. Alarcon-Segovia 标准　①血清学标准：抗 U_1RNP 抗体滴度 ≥ 1 : 1 600。②临床标准：a. 手肿胀；b. 滑膜炎；c. 肌炎；d. 雷诺现象；e. 肢端硬化。若血清学标准伴有 3 条或 3 条以上的临床标准，其中必须包括滑膜炎或肌炎，则可诊断为 MCTD。

2. Kahn 标准　①血清学标准：高滴度抗 U_1RNP 抗体，斑点型 ANA滴度 ≥ 1 : 1 200。②临床标准：a. 手肿胀；b. 滑膜炎；c. 肌炎；d. 雷诺现象。

若血清学标准伴有雷诺现象及 3 条临床标准中的至少 2 条，则可诊断为 MCTD。

【鉴别诊断】

MCTD 首先应与 SLE、SSc、PM、DM、RA、干燥综合征 6 种疾病鉴别。混合性 CTD 患者存在高滴度斑点型 ANA 和 U_1RNP 抗体，并有雷诺现象、关节炎或肌炎、手肿胀，且又不能诊断为某一明确的 CTD，可与典型的特定 CTD 相鉴别。此外，MCTD 可能在某一时期以 SLE 样症状为主要表现，在另一时期又一 SSc 或 PM/DM、RA 样症状为主要表现，或最终转为某一特定的 CTD。因此，即使对已确诊的 MCTD 患者，仍要密切观察病情发展。MCTD 亦应与未分化 CTD、SSc 重叠综合征、肌炎重叠综合征等相鉴别。

【治疗】

目前尚缺乏随机对照临床研究证据或指南推荐，对 MCTD 的治疗推荐仍基于 SLE、RA、PM/DM 和 SSc 的传统治疗方法，按照疾病的具体临床表现采用相应的治疗措施。大多数的症状是间歇性的，且糖皮质激素治疗有效，如无菌性脑膜炎、肌炎、胸膜炎、心包炎和心肌炎。激素常需与其他药物联合使用，包括甲氨蝶呤、环孢素 A、硫唑嘌呤和霉酚酸酯。另外，肾病综合征、雷诺现象、关节畸形、肢端硬化和周围神经病通常对激素耐药。肺纤维化对激素和免疫抑制剂不敏感，但严重患者亦可用环磷酰胺治疗。对激素治疗无效的血小板减少、难治性肌炎或溶血性贫血患者，可考虑静脉注射丙种球蛋白（IVIG）和（或）利妥昔单抗治疗。利妥昔单抗对一些重症难治性抗合成酶抗体综合征患者有效。对难治性 MCTD 患者，可考虑血浆置换结合上述药物治疗。抗疟药在伴有心脏分支或束支传导阻滞的患者中慎用。有别于 SLE，尚无证据支持抗疟药（常用羟氯喹）可作为 MCTD 的基础免疫调节治疗。肿瘤坏死因子抑制剂在 MCTD 中的应用尚有争议。与 SLE 相似，有报道依那西普可加重 MCTD。对 MCTD 的治疗建议见表23-8。

表23-8 混合性结缔组织病的治疗建议

受累系统（器官）	症状	治疗
非特异性	乏力、关节痛、肌痛	使用 NSAIDs，抗疟药，小剂量泼尼松（< 10 mg/d）
	血管性头痛	试用普萘洛尔和（或）阿司匹林隔日 1 次、350 mg，对症使用曲坦类药物（如舒马曲坦、依来曲普坦）
血液	自身免疫性溶血性贫血 / 血小板减少	使用大剂量糖皮质激素（泼尼松，约 80 mg/d），并逐渐减量。难治性病例考虑达那唑、IVIG 和免疫抑制剂
	血栓性血小板减少性紫癜	及时输注新鲜冰冻血浆，可能需行血浆置换并输注去除血小板的红细胞，难治性病例考虑切脾
血管	雷诺现象	保暖，避免指外伤，避免使用 β- 受体阻滞剂，禁烟。使用二氢吡啶类钙通道阻滞剂（如硝苯地平）、α- 交感神经阻断药（如哌唑嗪）。重度难治性病例可考虑给予外用硝酸盐制剂、内皮素受体拮抗剂（如波生坦）、5- 磷酸二酯酶抑制剂（如他达拉非），或前列腺素类似物（如伊洛前列素）
	急性起病的指端坏疽	局部交感神经化学切除（受累手指给予利多卡因基底部浸润）、使用抗凝剂、外用硝酸酯类，住院患者可使用动脉内前列环素，开始时用内皮素受体拮抗剂治疗

续表

受累系统（器官）	症状	治疗
关节	关节炎	使用 NSAIDs、抗疟药、甲氨蝶呤
肺	无症状的肺动脉高压	试用糖皮质激素和环磷酰胺、小剂量阿司匹林和 ACE 抑制剂，考虑内皮素受体拮抗剂（口服波生坦）
	有症状的肺动脉高压	静脉泵入前列环素，给予 ACE 抑制剂、抗凝剂、内皮素受体拮抗剂（口服波生坦），试用西地那非，心肺移植
	胸膜炎	使用 NSAIDs 或短期泼尼松（约 20 mg/d）
神经	三叉神经病	对麻木无有效治疗措施，疼痛试用抗癫痫药（如加巴喷丁）或三环类抗抑郁药（如去甲替林）
	无菌性脑膜炎	停用 NSAIDs[a]，给予短程大剂量泼尼松约 60 mg/d
肾	膜性肾小球肾病	轻度：无需治疗。进展性蛋白尿：试用 ACE 抑制剂；试用小剂量阿司匹林 + 双嘧达莫。重度：试用泼尼松 15 ~ 60 mg/d + 环磷酰胺每个月 1 次或每日使用苯丁酸氮芥
	肾病综合征	单用糖皮质激素治疗有效率低。小剂量阿司匹林联合双嘧达莫预防血栓并发症，ACE 抑制剂减少蛋白尿，试用泼尼松 15 ~ 20mg/d + 环磷酰胺每个月 1 次或每日使用苯丁酸氮芥，可能需要透析或移植治疗
	硬皮病肾危象	使用 ACE 抑制剂
心脏	心肌炎	试用糖皮质激素和环磷酰胺[b]，避免用地高辛[c]
	心包炎	使用 NSAIDs 或短期泼尼松（约 20 mg/d）；心脏压塞需经皮或外科引流
	不完全心脏传导阻滞	避免使用氯喹[d]
胃肠道	吞咽困难	轻度：无需治疗。伴反流：使用质子泵抑制剂，考虑 Nissen 胃底折叠术。重度：单用钙通道拮抗剂或联合抗胆碱能药物
	肠动力障碍	使用促动力剂（如胃复或莫沙必利），抑制小肠细菌过度生长（四环素、红霉素）
	胃灼热感/消化不良	床头抬高，禁烟，减轻体重，避免摄入咖啡因；使用 H_2 受体拮抗剂、H^+ 质子泵抑制剂；试用甲氧氯普胺；难治性病例需考虑幽门螺杆菌感染

续表

受累系统（器官）	症状	治疗
肌肉	肌炎	急性起病、重症使用泼尼松 60 ~ 100 mg/d，慢性、病情较轻使用泼尼松 10 ~ 30 mg/d[e]，难治病例考虑使用甲氨蝶呤和 /IVIG 治疗
骨	骨质疏松	补充钙 / 维生素 D、雌激素替代物或雷洛昔芬；二膦酸盐[f]、鼻吸降钙素；PTH 类似物，如特立帕肽

注：a 舒林酸和布洛芬与过敏性无菌性脑膜炎相关；b 大剂量有心脏毒性；c 诱发室性心律失常；d 诱发完全性心脏传导阻滞；e 警惕糖皮质激素性肌病、无菌性骨坏死和进行性骨质疏松；f 食管受累较严重时不能使用。

NSAIDs 为非甾体抗炎药，IVIG 为静脉注射丙种球蛋白，ACE 为血管紧张素转换酶，PTH 为甲状旁腺激素。

【预后】

具有高滴度抗 U_1RNP 抗体的 MCTD 患者，较少发生严重肾病和危及生命的神经系统损害，故 MCTD 的预后优于 SLE，但重要脏器受累者预后差。抗内皮细胞抗体和抗心磷脂抗体与病死率增加有关。因此，进展型肺动脉高压、心脏并发症、合并感染是 MCTD 患者死亡的主要原因。患者需常规、定期评估肺动脉压力等，及早发现病情，因为早期干预是有效治疗和改善预后的关键。总之，大多数 MCTD 患者预后相对良好，但重要器官的受累程度最终决定该病的病死率和致残率。

（陈　洁）

第十节　干燥综合征

干燥综合征（Sjögren's syndrome，SS）是主要累及外分泌腺体的慢性炎症性自身免疫病。临床除有唾液腺和泪腺受损功能下降而出现口干、眼干外，还有腺体外其他器官的受累而出现多系统损害的症状。其血清则有多种自身抗体和免疫球蛋白浓度高。

本病分为原发性干燥综合征和继发性干燥综合征两类，后者是指发生于另一诊断明确的 CTD [如系统性红斑狼疮（SLE）、类风湿关节炎] 的干燥综合征。本节主要介绍原发性干燥综合征。

原发性干燥综合征属全球性疾病，我国人群的患病率为 0.29% ~ 0.77%，老年人群的患病率为 2% ~ 4.8%。本病女性多见，男女比为 1∶9 ~ 10。发病年龄多在 30 ~ 60 岁，也见于儿童。

【临床表现】

本病起病多隐匿，临床表现多样。病情轻重差异较大。

1. 局部表现

（1）口干燥症：因唾液腺病变，使唾液黏蛋白缺少而引起下述常见症状。①口干：有 70% ~ 80% 的患者诉有口干，严重者因口腔黏膜、牙齿和舌感觉有黏性，以致在讲话时需频频饮水，进固体食物时需伴水或流食送下，有时夜间需起床饮水等。②猖獗龋：约 50% 的患者出现多个难以控制发展的龋齿，表现为牙齿逐渐变黑，继而小片脱落，最终只留残根，是本病的特征之一。③腮腺炎：50% 的患者表现有间歇性交替性腮腺肿痛，累及单侧或双侧。大部分在 10 天左右可以自行消退，但有时会持续性肿大。少数患者有颌下腺肿大，舌下腺肿大较少。有的患者伴有发热。对部分腮腺持续性肿大者应警惕有恶性淋巴瘤的可能。④舌：表现为舌痛、舌面干、裂、舌乳头萎缩而光滑。⑤口腔黏膜：出现溃疡或继发感染。

（2）干燥性角结膜炎：因泪腺分泌的黏蛋白减少而出现眼干涩、异物感、泪少等症状，严重者哭时无泪。部分患者有眼睑缘反复化脓性感染、结膜炎、角膜炎等。

（3）其他浅表部位：如鼻、硬腭、气管及其分支、消化道黏膜、阴道黏膜的外分泌腺体均可受累，使其分泌较少而出现相应症状。

2. 系统表现　除口、眼干燥表现外，患者还可出现全身症状，如乏力、低热等。约有 2/3 的患者出现系统损害。

（1）皮肤：皮肤病变的病理基础为局部血管炎，有下列表现：①过敏性紫癜样皮疹，多见于下肢，为米粒大小边界清楚的红丘疹，压之不褪色，分批出现。每批持续时间约为 10 天，可自行消退而遗有褐色色素沉着。②结节红斑，较为少见。③雷诺现象，多不严重，不引起指端溃疡或相应组织萎缩。

（2）骨骼肌肉：关节痛较为常见。仅小部分表现有关节肿胀，但多不严重，且呈一过性。关节结构的破坏非本病特点。肌炎见于约 5% 的患者。

（3）肾：国内报道有 30% ~ 50% 的患者有肾损害，主要累及远端肾小管，表现为因Ⅰ型肾小管酸中毒而引起的周期性瘫痪；严重者出现肾钙化、肾结石及软骨病。表现为多饮、多尿的肾性尿崩症亦常出现于肾小管酸中毒患者。近端肾小管损害较少见。小部分患者出现较明显的肾小球损害，临床表现为大量蛋白尿、低白蛋白血症，甚至肾功能不全。

（4）肺：大部分患者无呼吸道症状。轻度受累者出现干咳，重者出现气短。肺部的主要病理为间质性病变，部分出现弥漫性肺间质纤维化，少数人可因此出现呼吸功能衰竭而死亡。另有小部分患者出现肺动脉高压。有肺纤维化及重度肺动脉高压者预后不佳。

（5）消化系统：胃肠道可以因其黏膜层的外分泌腺体病变而出现萎缩性胃炎、胃酸减少、消化不良等非特异性症状。肝损害见于约20%的患者，临床谱从无临床症状至黄疸而有肝功能损害不等。肝病理呈多样性，以肝内小胆管壁及其周围淋巴细胞浸润、界板破坏等改变为突出。慢性胰腺炎亦非罕见。

（6）神经系统：累及神经系统的发生率约为5%，以周围神经损害为多见。中枢神经系统或周围神经损害均与血管炎有关。

（7）血液系统　本病可出现白细胞减少或（和）血小板减少，血小板低下严重者可出现出血现象。本病出现淋巴瘤的概率显著高于正常人，国外报道其约为正常人群的44倍。

【诊断要点】

1．症状及体征

（1）口腔症状：①持续3个月以上每日感到口干，需频繁饮水，半夜起床饮水等；②成人期后有腮腺反复或持续肿大；③吞咽干性食物有困难，必须用水辅助；④有猖獗性龋齿、舌干裂，口腔往往继发真菌感染。

（2）眼部症状：①持续3个月以上的每日不能忍受的眼干；②感到反复的有"沙子"吹进眼内的感觉或磨砂感；③每日需用人工泪液3次或3次以上。

（3）其他：有阴道干涩、皮肤干痒、临床或亚临床型肾小管酸中毒或上述其他系统症状。

2．辅助检查

（1）眼部：① Schirmer（滤纸）试验（+），即 ≤ 5 mm/5 min（正常人为 > 5 mm/5 min）；②角膜染色（+），双眼各自的染点 > 10 个；③泪膜破碎时间（+），即时间 ≤ 10 秒（正常人时间 > 10 秒）。

（2）口腔：①唾液流率（+），即15分钟内收集到自然流出的唾液 ≤ 1.5 ml

（正常人唾液＞1.5 ml）；②腮腺造影（+），即可见末端腺体造影剂外溢呈点状、球状的阴影；③唾液腺核素检查（+），即唾腺吸收、浓聚、排出核素功能差；④唇腺活检组织学检查（+），即在 4 mm² 组织内有 50 个淋巴细胞聚集则称为一个灶，凡有淋巴细胞灶 ≥ 1 者为阳性。

（3）尿 pH 多次超过 6 则有必要进一步检查肾小管酸中毒。

（4）周围血检测可以发现血小板低下，或偶有的溶血性贫血。

（5）血清免疫学检查：①抗 SSA 抗体：是本病中最常见的自身抗体，见于 70% 的患者。②抗 SSB 抗体：可能本病的标志性抗体，见于 45% 的患者。③高免疫球蛋白血症：均为多克隆性，见于 90% 的患者。

（6）其他：如肺影像学，肝肾功能测定则可以发现有相应系统损害的患者。

3．诊断标准　2002 年干燥综合征国际分类（诊断）标准见表23-9、表 23-10。

表23-9　干燥综合征分类标准的项目

Ⅰ．口腔症状：3 项中有 1 项或 1 项以上

　　1．每日感到口干，持续 3 个月以上

　　2．成年后腮腺反复或持续肿大

　　3．吞咽干性食物时需用水帮助

Ⅱ．眼部症状：3 项中有 1 项或 1 项以上

　　1．每日感到不能忍受的眼干持续 3 个月以上

　　2．有反复的"沙子"进入眼内或砂磨感觉

　　3．每日需用人工泪液 3 次或 3 次以上

Ⅲ．眼部体征：下述检查任意项或 1 项以上阳性

　　1．Schirmer 试验（+）（≤ 5 mm/5 min）

　　2．角膜染色（+）（van Bijsterveld 计分法 ≥ 4）

Ⅳ．组织学检查：下唇腺病理示淋巴细胞灶 ≥ 1（指 4mm² 组织内至少有 50 个淋巴细胞聚集于唇腺间质者为一个灶）

Ⅴ．唾液腺受损：下述检查任意 1 项或 1 项以上阳性

　　1．唾液流率（+）（唾液 ≤ 1.5 ml/15 min）

续表

2．腮腺造影（+）

3．唾液腺同位素检查（+）

Ⅵ．自身抗体：抗 SSA 或抗 SSB（+）（双向扩散法）

表23-10　干燥综合征分类标准中项目的具体分类

1．原发性干燥综合征：无任何潜在疾病的情况下，有下述 1 条则可诊断

　　a．符合表 23-9 中 4 条或 4 条以上，但必须含有条目Ⅳ（组织学检查）和（或）条目Ⅵ（自身抗体）

　　b．条目Ⅲ、Ⅳ、Ⅴ、Ⅵ 4 条中任 3 条阳性

2．继发性干燥综合征：患者有潜在的疾病（如任意一种结缔组织病），而且符合表 23-9 的Ⅰ和Ⅱ中任意 1 条，同时符合条目Ⅲ、Ⅳ、Ⅴ中任意 2 条

3．必须除外：有颈部和头面部放疗史，丙肝病毒感染，以及患 AIDS、淋巴瘤、结节病、移植物抗宿主（GVH）病，应用抗乙酰胆碱药（如阿托品、莨菪碱、溴丙胺太林、颠茄等）

4．本病需与以下疾病鉴别

（1）系统性红斑狼疮：鉴别要点是：干燥综合征多出现在中老年妇女，发热（尤其是高热者）不多见，无蝶形红斑。口、眼干明显，肾小管酸中毒为其常见而主要的肾损害，高球蛋白血症明显，低补体血症少见，预后良好。

（2）类风湿关节炎：鉴别要点是：干燥综合征的关节炎症状远不如类风湿关节炎明显和严重，极少有关节骨破坏、畸形和功能受限。类风湿关节炎患者很少出现抗 SSA 和抗 SSB 抗体。

（3）非自身免疫病的口干：如老年性腺体功能下降、糖尿病或药物导致的口干则有赖于病史及各个疾病的自身特点以鉴别。

【治疗方案与原则】

本病目前尚无根治方法。主要是采取措施改善症状，控制和延缓因免疫反应而引起的组织器官损害的进展以及继发性感染。

改善症状

（1）减轻口干较为困难，应停止吸烟、饮酒及避免服用引起口干的

药物如阿托品等。保持口腔清洁，勤漱口，减少龋齿和口腔继发感染的可能。国外研究报告可用副交感乙酰胆碱刺激剂，如毛果芸香碱片及其同类产品，以刺激唾液腺中尚未破坏的腺体分泌，改善口干症状。它们有一定疗效但亦较多不良反应，如出汗及尿频。

（2）干燥性角结膜炎患者可给予人工泪液滴眼，以减轻眼干症状并预防角膜损伤。有些眼膏也可用于保护角膜。国外研究报告可用自体的血清经处理后滴眼。

（3）肌肉、关节痛者可用非甾体抗炎药。

（4）纠正低钾血症的麻痹发作可采用静脉补钾（氯化钾），待病情平稳后改口服钾盐液或钾盐片；部分患者需终身服用，以防低血钾再次发生。多数患者低血钾纠正后可较正常生活和工作。

（5）系统损害者应以受损器官及严重度而进行治疗。对合并有神经系统、肾小球肾炎、肺间质病变、肝损害、血细胞减少（尤其是血小板减少）、肌炎等者则要给予肾上腺皮质激素，剂量与其他结缔组织病治疗剂量相同。病情进展迅速者可合用免疫抑制剂如环磷酰胺、硫唑嘌呤等。出现恶性淋巴瘤者宜积极、及时地进行联合化疗。

【预后】

本病预后较好，有内脏损害者经恰当治疗后大多可以控制病情达到缓解，但停止治疗又可复发。内脏损害中出现进行性肺纤维化、中枢神经病变、肾小球受损伴肾功能不全、恶性淋巴瘤者预后较差，其余有系统损害者经恰当治疗大部分病情都能缓解，甚至康复至可以正常生活和工作。

（张玉高　何成松）

第十一节　ANCA 相关性血管炎

ANCA 相关血管炎是一组以血清中能够检测到 ANCA 为最突出特点的系统性小血管炎，主要累及小血管（小动脉、微小动脉、微小静脉和毛细血管），但也可有中、小动脉受累。包括显微镜下多血管炎（microscopic polyangiitis，MPA）、肉芽肿性多血管炎（GPA）和嗜酸性肉芽肿性多血管炎（EGPA）。

【病因和发病机制】

遗传因素、感染，尤其是细菌感染与发病关系密切。

【病理】

以小血管全层炎症、坏死、伴或不伴肉芽肿形成为特点，可见纤维素样坏死和中性粒细胞、淋巴细胞、嗜酸性粒细胞等多种细胞浸润，是诊断ANCA相关血管炎的金标准。

【临床表现】

1．全身表现　如发热、关节痛／关节炎、肌痛、乏力、食欲减退和体重下降等。

2．皮肤、黏膜　皮疹、紫癜、网状青斑、皮肤梗死、溃疡和坏疽，多发指端溃疡常见。

3．眼部表现　常见结膜炎、角膜炎、巩膜炎、眼睑炎，眼底检查可以见到视网膜渗出、出血、血管炎表现和血栓形成。

4．耳鼻咽喉　喉软骨和气管软骨受累可以出现声嘶、喘鸣、吸气性呼吸困难，耳软骨受累可出现耳廓红、肿、热、痛，鼻软骨受累可以导致鞍鼻，耳部受累以中耳炎、神经性或传导性听力丧失常见，脓鼻涕、脓血性鼻痂、鼻塞是鼻窦受累的主要表现。

5．呼吸系统　持续的咳嗽、咳痰、咯血，严重者会出现呼吸困难和喘鸣；部分会出现支气管哮喘的表现；肺部影像学可见浸润影、多发结节、空洞形成和间质病变。

6．神经系统　以周围神经受累多见，其中多发性单神经炎是最常见的周围神经系统病变；中枢神经系统受累可表现为头痛、器官性意识模糊、抽搐、脑卒中、脑脊髓炎等。

7．肾　血尿、蛋白尿、高血压常见，部分患者血肌酐升高，甚至出现急进性肾衰竭。

8．心脏　心包炎、心包积液、心肌病变、心脏瓣膜关闭不全，冠脉受累者可以出现心绞痛、心肌梗死。

9．腹部　腹痛、血性腹泻、肠穿孔、肠梗阻和腹膜炎表现是血管炎腹部受累的常见表现。

【实验室检查】

贫血、白细胞、血小板计数升高等非特异性表现常见，蛋白尿、血尿、红细胞管型也是常见异常，红细胞沉降率、C反应蛋白升高者常见。

肾功能损害者血肌酐水平升高，ANCA 阳性是这组血管炎最突出的实验室检查特征。

【诊断与鉴别诊断】

目前尚无统一的分类诊断标准，需要结合临床表现、血清 ANCA 检查、特征性的病理改变与影像学检查综合做出诊断。需与感染、其他系统性结缔组织病和恶性肿瘤相鉴别，尤其要警惕恶性肿瘤和一些感染会模拟 ANCA 相关性血管炎的临床表现。

【治疗原则】

ANCA 相关性血管炎的治疗分为诱导缓解与维持缓解二个阶段。糖皮质激素是一线治疗药物。诱导缓解治疗通常为足量糖皮质激素联合免疫抑制剂，其中最常用的为环磷酰胺（CTX），维持缓解治疗主要为小剂量糖皮质激素联合免疫抑制剂治疗，如硫唑嘌呤、甲氨蝶呤等；近年来，针对 $CD20^+$ B 细胞的单克隆抗体利妥昔单抗，既可以用于 ANCA 相关性血管炎的诱导治疗，也可用于维持缓解治疗。ANCA 相关性血管炎非常容易复发，因此至少需要维持治疗 2 年以上。总体来说，蛋白酶 3-ANCA（PR3-ANCA）阳性患者的复发率明显高于髓过氧化物酶 -ANCA（MPO-ANCA）阳性患者。

【预后】

如果不经过治疗，ANCA 相关性血管炎患者的预后较差。在 CTX 用于治疗 ANCA 相关性血管炎之前，患者的平均生存期仅为 6 个月，激素联合免疫抑制剂治疗大大改善了预后。预后取决于脏器受累的部位与严重程度。

除上述 ANCA 相关性血管炎的共同特点外，3 种不同的 ANCA 相关性血管炎还具有各自不同的一些特点：

1. 显微镜下多血管炎（MPA）　平均发病年龄 50 岁，肾是 MPA 最常受累的脏器，常表现为镜下血尿和红细胞管型尿、蛋白尿，不经治疗病情可急剧恶化，出现肾功能不全。神经系统受累最常表现为周围神经受累，表现为多发性单神经炎与周围神经炎。2017 年 ACR 与 EULAR 联合制定了 MPA 的分类标准（表 23-11），总分在 6 分或以上者可诊断为 MPA。

表23-11　ACR和EULAR联合制定的MPA分类标准

条目	定义	得分
临床标准	鼻腔血性分泌物、溃疡、鼻痂或鼻窦-鼻腔充血/不通畅、鼻中隔缺损或穿孔	–3分
实验室检查	核周型ANCA（p-ANCA）或MPO-ANCA阳性	6分
	胸部影像学检查提示肺纤维化或肺间质病变	5分
	极少或没有免疫复合物沉积的肾小球肾炎	1分
	细胞质型ANCA（c-ANCA）或PR3-ANCA阳性	–1分
	嗜酸细胞计数≥1×10^9/L	–4分

2．嗜酸性肉芽肿性多血管炎（EGPA）　以过敏性哮喘、嗜酸性粒细胞增多、发热和肉芽肿性血管炎为特征。其病理特点是坏死性小血管炎，组织中有嗜酸性粒细胞浸润和肉芽肿形成。成人如出现变应性鼻炎和哮喘、嗜酸性粒细胞增多及脏器受累，应考虑EGPA的诊断。

3．肉芽肿性多血管炎（GPA）　出现上呼吸道和肺部受累最常见。70%以上患者以上呼吸道受累起病，表现为鼻咽部溃疡、鼻咽部骨与软骨破坏引起鼻中隔或软腭穿孔，甚至鞍鼻畸形。肺病变的患者可出现咳嗽、咳痰、咯血、胸痛和呼吸困难。

（兰由玉）

第九篇　理化因素所致疾病

第二十四章　中　毒

第一节　中毒概述

【概念及分类】

1. 定义　有毒化学物质进入人体，达到中毒量而产生损害的全身性疾病称为中毒（poisoning）。引起中毒的化学物质称为毒物（poison）。

2. 毒物分类（按来源与用途）

（1）工业性：重金属（铬、铜、铅等）、氰化物、氯气等。

（2）药物：安眠药、麻醉药、心血管用药、灭鼠药等。

（3）农药：有机磷农药、杀虫脒等。

（4）有毒动植物：河豚、木薯、草乌等。

3. 按接触毒物剂量与时间分

（1）急性中毒：短时间，量大，发病快，病重。

（2）慢性中毒：时间长，病程长，缺乏特异性。

【病因和中毒机制】

（一）病因

1. 职业性中毒　在生产劳动中发生。

2. 生活性中毒　儿童和老人的误食，用药过量，服用氰化物、农药、安眠药等自杀。

（二）毒物的侵入、代谢、排出

1. 侵入途径

（1）经呼吸道：气体、细颗粒经肺泡吸收入血。

（2）经消化道：口服经胃肠道黏膜吸收入血。

（3）经皮肤黏膜：不能轻视，往往是毒物反复吸收途径。如喷洒农药、药箱渗漏、出汗再吸收。

2. 代谢　主要经肝氧化、还原、水解等作用使毒性下降，少部分药物经肝代谢后毒性增强。

3．排出　经肾、呼吸道、消化道、皮肤及乳汁。

（三）中毒机制

1．局部刺激腐蚀作用。

2．缺氧　CO、硫化氢、氰化物中毒。

3．麻醉作用。

4．抑制酶的活性。

5．竞争受体。

6．干扰细胞与细胞器的生理功能。

【临床表现】

（一）急性中毒

1．皮肤黏膜

（1）灼伤：硝酸痂皮为黄色，硫酸痂皮为黑色，盐酸痂皮为棕色；

（2）发绀：氧合血红蛋白减少所致，亚硝酸盐中毒（腌制食品）可引起青紫病；

（3）黄疸：毒蕈、鱼胆等致肝损害所致，药物性肝炎；

（4）樱桃红色：CO 中毒，氰化物中毒；

（5）皮肤干燥潮红：阿托品类中毒；

（6）皮肤潮湿多汗：有机磷农药中毒。

2．瞳孔

（1）扩大：见于阿托品、莨菪碱类中毒；

（2）缩小：见于有机磷农药、氨基甲酸酯类杀虫药中毒。

3．神经系统

（1）意识改变：嗜睡、兴奋、惊厥、昏迷、肌束颤动；

（2）瘫痪：毒蛇咬伤，蛇毒对呼吸肌有亲合力。

4．呼吸系统

（1）气味：往往有诊断意义，有机磷农药有大蒜味、酒味；

（2）节律改变：呼吸加快、呼吸抑制；

（3）肺水肿。

5．循环系统

（1）心律失常：洋地黄、川乌、草乌中毒，会导致各种快慢心律失常；

（2）心脏骤停：洋地黄中毒，使用排钾类利尿剂（低钾），缺氧；

（3）休克：呕吐和腹泻、血浆外渗、毛细血管扩张可导致血容量不足；

（4）心肌损害：蛇毒、蜂毒。

6．消化系统

（1）酸、碱等直接损伤胃肠黏膜导致恶心、呕吐，应激性溃疡、消化道出血，甚至穿孔。

（2）肝功能损害。

7．泌尿系统

（1）肾小管缺血坏死：蛇毒、蜂毒、氨基苷类抗生素；

（2）肾小管堵塞：砷化氢中毒造成溶血。

8．血液系统

（1）贫血：如再生障碍性贫血。

（2）出血及凝血功能障碍：杀鼠剂、蛇毒造成维生素 K_1 合成障碍。

9．其他　发热等，毒物所致（阿托品中毒）、继发感染。

（二）慢性中毒

多见于职业中毒和地方病，如矿工硅肺病发病率高。

【诊断要点】

毒物接触史、临床表现、特异性的实验室检查。

（一）急性中毒诊断的基本要求

1．诊断的整体要求　急性中毒的诊断应包括引起中毒的毒物品种、病变性质及严重程度等，这是完整诊断的要求。

2．明确毒物与疾病的关系　急性中毒是机体吸收毒物后引起的病变，因此诊断原则是，明确毒物（病因）与疾病（中毒）的因果关系。

3．掌握机体吸收毒物的证据　包括吸收毒物的品种、方式、时间以及可能吸收的剂量等。

4．掌握疾病严重程度　通过临床及实验室检查，以了解吸收毒物后引起病变的脏器（系统）、性质及严重程度等。

5．综合分析　全面综合以上检查的结果，分析其因果关系，并做好鉴别诊断，以得出结论。

（二）取得机体吸收毒物资料的方法

1．接触毒物史。

2．现场调查。

3．生物材料检测。

（三）掌握疾病严重程度的方法

通过临床及实验室检查，以了解吸收毒物后引起病变的情况。

1．病史　详细询问症状出现的顺序、严重程度、进展情况以及与接触毒物、食物或药物的时间关系等，并询问人群中有无同时或先后发生类同疾病或症状情况。病史采集、记录均按正规内科病史要求。

2．体征　除紧急处理时可重点检查外，皆应按规范化要求进行全面检查。

3．实验室检查

（1）特异性指标：指中毒后机体生物化学或细胞形态学等方面特异改变的指标，如急性一氧化碳中毒，测定血中碳氧血红蛋白定量；急性有机磷农药中毒测定和全血胆碱酯酶活性等。

（2）非特异性指标：为一般内科常用的化验检查项目，如血、尿、便三大常规检查、肝肾功能试验、血电解质检查等。其结果对判断某脏器、某系统有无疾病及严重程度，具有参考意义，但对病因诊断则缺乏特异性。

4．其他辅助检查　如心电图、脑电图、肌电图、肺功能、血气分析、B超、X线、CT、磁共振以及活体组织检查等，可根据病程需要选择必要项目，但不宜过多。尤其是危重患者需要合理安排，不可因多种多次检查而使其过度疲劳，影响其休息和治疗。

（四）尸体解剖的重要性

患者不幸死亡后，应尽最大可能争取尸体解剖，以明确诊断和死亡原因。

【急性中毒的治疗】

（一）治疗原则

1．立即终止毒物接触。

2．紧急复苏及对症支持。

3．清除进入体内已被吸收或未吸收的毒物。

4．选用特效解毒药。

5．预防并发症。

（二）治疗方式

迅速将患者救出现场，根据不同情况采取抢救措施。

1．终止继续暴露毒物　首要任务是将患者迅速救出中毒现场，应根据现场条件，采取紧急措施：脱去患者衣物、清水冲洗眼睛、全面清洗。

2．紧急复苏及对症支持

（1）如呼吸、心跳停止，立即施行心肺脑复苏术，在施行口对口呼吸时，施术者应注意不可吸入患者呼出气味，注意自我防护以防发生意外。

（2）保持呼吸道通畅，如清除鼻腔、口腔内分泌物，除去义齿等。

（3）如呼吸急促、表浅，应进行人工呼吸，针刺内关、人中、足三里，注射呼吸兴奋剂。

（4）检查有无头颅、胸部外伤、骨折等。

（5）立即转送医院，并及时通知医院做好抢救准备工作，去医院途中要有经过训练的医护人员陪同，继续进行抢救，并做好记录。

3．清除体内尚未吸收的毒物

（1）催吐：物理或药物方法。

（2）鼻胃管抽吸。

（3）洗胃：①服毒后 6 小时内洗胃最有效，即使超过 6 小时，仍应不放弃施行。②重危者尤其是呼吸表浅者，可先气管插管再插胃管。③插入胃管先抽胃内容物，再灌注液体；内容物需保留以备后续检验。④洗胃可用温水，以微温为宜，若太凉易刺激胃肠蠕动促毒物向肠腔移动；若太热，则使胃肠黏膜血管扩张，促使毒物被吸收（以肘温为宜）。每次灌注量约 500 ml，灌入后尽量抽尽，再反复灌注，避免一次灌注太多，引起胃扩张反流入呼吸道，或将毒物冲入肠内，反而促使吸收。先吸出后灌入，快入快出。⑤洗胃必须彻底，反复灌洗，直到洗出液澄清、无味为止。⑥根据毒物品种，可选用不同洗胃液，如 1 : 5000 高锰酸钾溶液用于巴比妥类、鸦片类；0.2% 硫酸铜用于磷及其无机化合物等。但不必过分强调配制特殊洗胃液，应争取时间，尽快洗胃，选用清水更为方便。⑦洗胃后可注入药物，以减少残留毒物的吸收，活性炭可吸附多种毒物，可在洗胃后将活性炭 10 ～ 20 g 加入 100 ～ 200 ml 清水中经胃管灌入；或根据毒物给药，如口服碳酸钡、氟化钡，可灌入硫酸钠，使其成为不溶于水的硫酸钡以阻止吸收等。⑧体位为头低侧卧位，防止误吸。⑨强酸、强碱等腐蚀性毒物中毒、食管胃底静脉曲张、昏迷患者等禁忌使用。

（4）导泻：清除进入肠道的毒物，常用 50% 硫酸镁 50 ml 或硫酸钠 20 ～ 30 g，洗胃后注入胃管内或口服。但由于上述药物在口服毒物后导泻效果常不理想，且有时可因镁吸收后引起高镁血症，故主张用 25% 甘露醇 500 ml 口服，导泻效果较好。

（5）灌肠。

4．尽快排出已收入体内的毒物

（1）呼吸道吸入的毒物：应保持呼吸道通畅，吸氧，可促使毒物从呼吸道排出。

（2）利尿。

（3）血液净化疗法：血液净化疗法用于急性中毒必须达到 3 个目的：①在毒物动力学上有效，即能显著增加毒物的排出；②在临床上有效，即能缩短中毒患者的病程和（或）减轻病重程度；③相比于其他治疗方法，如对症和解毒拮抗剂治疗，具有良好的效价比和较小的风险。

1）血液透析：分子量低于 35 000D、水溶性强、不与蛋白质结合的分子毒物，应选用该法，但明确毒物的分子特性是前提。文献提示苯巴比妥、水杨酸、止痛药、抗生素、砷、锂、铁及重铬酸盐中毒可用透析治疗，速效苯巴比妥、地西泮及有机磷中毒透析疗效差。

2）血液灌流：脂溶性高、分子量大、易与蛋白结合的毒物，如催眠药、止痛药、心脏病药，可用该法治疗。有机磷中毒，用该法亦有较好的疗效。

3）血浆置换：为目前较新方法，成功率高，适用于蛋白质结合率大于 60% 的毒物中毒者，如有机磷农药、镇静药、心血管药物等，可选择置换的成分，如血浆、红细胞等。价格较昂贵，存在血行感染的可能，对设备要求较高。

（4）换血。

5．解毒药

（1）重金属中毒：依地酸钙钠、二巯基丙磺酸钠、二巯丙醇。

（2）氰化物中毒：亚硝酸异戊酯、亚硝酸钠。

（3）亚硝酸盐中毒：亚甲蓝。

（4）有机磷农药中毒：阿托品、解磷定。

（5）中枢抑制剂吗啡中毒：纳洛酮。

6．对症、支持治疗　改善患者内环境，增强抵抗力，减少痛苦，防止并发症等。具体措施应根据患者情况来制定治疗计划，原则可参考内科疾病的抢救和治疗。

7．预防并发症。

（三）抢救治疗中注意事项

1．必须重视早期处理。

2．严密观察病情变化。

3．防止各种医疗事故或医源性因素加重病情。

（李书坛 黄纯兰）

第二节 有机磷农药中毒

有机磷农药（organophosphorus pesticide）中毒是最常见的农药中毒，大多数属于磷酸酯类或硫代磷酸酯类化合物，是目前应用最广泛的杀虫药。有机磷农药中毒（organic phosphorus insecticides poisoning）主要是形成磷酰化胆碱酯酶对乙酰胆碱酯酶进行抑制，使其失去水解乙酰胆碱的能力，使乙酰胆碱不能分解而在神经末梢蓄积，作用于胆碱能受体，胆碱能神经发生过度兴奋，导致先兴奋后抑制最终衰竭的一系列毒蕈碱样、烟碱样和中枢神经系统等症状，严重患者可因昏迷和呼吸衰竭而死亡。有机磷农药大多呈油状或结晶状，色泽由淡黄至棕色，有蒜味。除美曲磷脂外，一般难溶于水，容易溶于多种有机溶剂，在碱性条件下易分解失效。

【有机磷农药分类】

由于化学结构中取代基团不同，各种有机磷农药毒性相差很大。我国生产的有机磷农药毒性按大鼠急性经口半数致死量（LD50）可分以下四类：

剧毒类：$LD_{50} < 10$ mg/kg，如甲拌磷（3911）、内吸磷（1059）、对硫磷（1605）、八甲磷。

高毒类：LD_{50} 为 $10 \sim 100$ mg/kg，如苏化203（硫特普）、三硫磷、水胺硫磷、甲胺磷、敌敌畏。

中度毒类：LD_{50} 为 $100 \sim 1000$ mg/kg，如乐果、碘依可酯、二嗪磷、美曲磷酯、亚胺硫磷等。

低毒类：LD_{50} 为 $1000 \sim 5000$ mg/kg，如马拉硫磷、氯硫磷、杀螟松、稻瘟净、三溴化磷等。一般接触很少中毒，但大量进入人体后仍可中毒。

有机磷农药中毒在内科中毒病例中占第一位，口服有机磷农药中毒病死率高达 $10.39\% \sim 20\%$，严重影响人民群众的身体健康。

【病因和发病机制】

有机磷农药中毒的常见原因是生产中中毒、使用中中毒和生活中中毒。

有机磷农药经胃肠道、呼吸道、皮肤和黏膜吸收后迅速分布全身各脏器，其中以肝内浓度最高，其次为肾。一般分解后毒性降低而氧化后毒性反而增强。有机磷农药排泄较快，24 小时内通过肾由尿排泄，故体内并无蓄积。

有机磷农药能抑制许多酶，但对人畜的毒性主要表现在抑制胆碱酯酶。体内乙酰胆碱酯酶主要存在于中枢神经系统灰质，红细胞，自主神经的节前纤维、节后纤维和运动终板中。有机磷进入人体后，迅速与胆碱酯酶结合，形成稳定的磷酰化胆碱酯酶，不易水解，从而抑制胆碱酯酶活性，失去了分解乙酰胆碱的能力，乙酰胆碱大量蓄积，引起以乙酰胆碱为传导介质的神经包括交感和副交感神经节前纤维、副交感神经节后纤维、少量交感神经节后纤维（如汗腺分泌神经和横纹肌血管舒张神经）和运动神经过度兴奋的症状。分布在胆碱能神经节后纤维所支配的组织（心脏、平滑肌、腺体等）的胆碱受体称为毒蕈碱敏感性胆碱受体或 M 胆碱受体；在神经节突触中及骨髓肌运动终板内的胆碱受体，称为烟碱敏感性胆碱受体或 N 胆碱受体。胆碱能神经兴奋由于胆碱能 M、N 受体的兴奋，可表现为毒蕈碱样（M）和烟碱样（N）症状群。

有机磷迟发性神经毒性，潜伏期多在 10 ~ 30 天，有机磷农药中以甲胺磷为多，不论中毒程度轻重，不论急性中毒或慢性中毒均可发生，其中毒机制与有机磷的胆碱酯酶抑制作用无关，而是有机磷对周围神经和肌纤维直接毒性作用的结果。

【临床表现】

（一）急性中毒

1．中毒史　有生产性、使用性和生活性中毒病史。在一般医院里所见以口服有机磷农药的急性中毒为多见。

2．多数急性有机磷中毒者有大蒜样臭味，以口中、衣服、呕吐物为明显。

3．发病时间　急性中毒发病时间与毒物品种、剂量和侵入途径密切相关。常常经口发病时间最短，约口服后 5 ~ 10 分钟；呼吸道吸入较短，约 30 分钟；皮肤吸收最长，要 2 ~ 6 小时。经口服者早期症状常见恶心、呕吐、腹泻，而后进入昏迷；吸入者为呼吸道刺激症状明显，呼吸困难及视物模糊，进而出现全身症状；皮肤吸收者有头晕、烦躁、出汗、肌张力减低、流涎及共济失调。

4. 具有以下 3 类症候群

（1）毒蕈碱样症状（muscarinic signs）：M 症状。主要为副交感神经兴奋所致的平滑肌痉挛和腺体分泌增加，表现为恶心、呕吐、腹痛、腹泻、多汗、流涎、食欲减退、视物模糊、瞳孔缩小、呼吸困难、呼吸道分泌物增多，严重者可出现肺水肿。

（2）烟碱样症状（nicotinic signs）：N 症状。运动神经过度兴奋，引起肌肉震颤、肌肉痉挛、肌力减退、肌肉麻痹（包括呼吸肌麻痹）等。心率和血压的变化取决于副交感神经和肾上腺髓质相对兴奋程度。如果前者兴奋占优势，则心率减慢，血管扩张，血压下降，如果后者占优势，则由于儿茶酚胺分泌增多，患者心率增快，血管收缩，血压上升。重症病例可出现中毒性心肌炎、心力衰竭、休克等。

（3）中枢神经系统症状（central nervous signs）：由于脑内乙酰胆碱积聚，中枢神经系统细胞突触间冲动传导加快，而有头痛、头昏、乏力、失眠或嗜睡、言语不清，严重者昏迷、抽搐，可因中枢性呼吸衰竭而死亡。

乐果和马拉硫磷口服中毒后，急救后临床症状好转，可在数日至 1 周后突然再次昏迷，甚至突然死亡。机制未能完全阐明。故应加长在院治疗和观察时间。

急性中毒一般无后遗症。少数重度中毒患者有迟发性神经病，极少数重度患者出现中间综合征。

5. 特殊表现

（1）迟发性多发神经病（delayed polyneuropathy）：临床表现为中 - 重度 OPI 中毒患者症状消失后 2 ~ 3 周出现的感觉 - 运动型多发性神经病，其运动障碍较感觉损害明显，感觉异常表现为肢端麻木、疼痛，逐渐向肢体近端发展。运动障碍表现为肢体肌无力、共济失调，逐渐发展为弛缓性麻痹，较严重者可出现肢体远端肌萎缩；少数患者后期可发展为痉挛性麻痹。

（2）中间综合征（intermediate syndrome，IMS）：出现于急性胆碱能危象之后，迟发性神经病之前，称为中间综合征。一般在急性重度有机磷（OPI）中毒后 24 ~ 96 小时出现。突出的临床表现为肌无力，当呼吸肌麻痹时，可出现不同程度的呼吸困难，严重者引起死亡，至今国内外报道倍硫磷、乐果、氧化乐果、久效磷、敌敌畏、甲胺磷等能引起中间综合征。

（二）慢性中毒

多见于生产工人，由于长期少量接触有机磷农药所致。症状多为神经衰弱综合征，头痛、头昏、恶心、食欲缺乏、乏力、容易出汗。部分患者可出现毒蕈碱样或烟碱样症状如瞳孔缩小、肌肉纤维颤动等。

【实验室和其他检查】

1. 全血胆碱酯酶活力测定　全血胆碱酯酶活性是诊断有机磷农药中毒的特异性实验指标，对中毒程度轻重，疗效判断和预后估计均极为重要。以正常人血胆碱酯酶活性作为 100%，急性有机磷农药中毒时胆碱酯酶活力在 50% ~ 70% 为轻度中度，30% ~ 50% 为中度中毒，30% 以下为重度中毒。对长期有机磷农药接触者，全血胆碱酯酶活力测定可作为生化监测指标。

2. 尿中有机磷农药分解产物测定　对硫磷和甲基对硫磷在体内氧化分解生成对硝基酚由尿中排出，而美曲磷酯中毒时在尿中出现三氯乙醇，均可反映毒物吸收，有助于有机磷农药中毒的诊断。

3. 有机磷检测　血、胃内容物和大便排泄物中有机磷检测，偶尔也作为诊断手段。

【诊断和鉴别诊断】

（一）诊断

1. 明确的有机磷农药接触史。

2. 典型的临床表现　呼出气、呕吐物、体表多有大蒜样臭味。瞳孔针尖样缩小，大汗淋漓、流涎，肌纤维颤动、支气管痉挛和分泌物增加，咳嗽，气促，甚至肺水肿和意识障碍等中毒表现。

3. 全血胆碱酯酶活力降低，阿托品试验阳性（静脉或肌内注射阿托品 1 ~ 2 mg，10 分钟后如出现颜面潮红、瞳孔扩大、口干、皮肤干燥、心率加快者，提示不是有机磷中毒；若用药后心率减慢，毒草碱样症状减轻，则可能是有机磷中毒）。

（二）诊断分级

1. 轻度中毒　M 样症状如头痛、头昏、恶心、呕吐、视物模糊、瞳孔缩小、多汗等。ChE 活力为 50% ~ 70%。

2. 中度中毒　M 样症状 +N 样症状为胸部压迫感、呼吸困难、肌纤维颤动、共济失调、流涎、大汗淋漓。ChE 活力为 30% ~ 50%。

3. 重度中毒　除上述临床症状外，出现中枢神经系统受累和呼吸循环衰竭的表现，患者呼吸极度困难甚至发生肺水肿，血压先上升后下降，发绀、惊厥、昏迷。ChE 活力＜30%。

（三）鉴别诊断

1. 中暑 中暑（heliosis）为高温环境中一段时间后，出现头昏、口渴、多汗、心率加快、发热等；无瞳孔缩小、流涕、流涎和肌纤维震颤。

2. 急性胃肠炎 以呕吐、腹泻、腹痛为主要表现，无多汗、流涎、瞳孔缩小等毒蕈碱样表现。

3. 食物中毒 发病前有不洁饮食史，以急性胃肠炎表现为主，无肌纤维震颤、瞳孔缩小、呼吸道分泌物增多、气喘、气促。

4. 脑炎 脑炎亦有发热、意识障碍、头痛、呕吐等表现，但有神经系统症状和体征，无流涎、肌肉震颤及呼出气大蒜样臭味等。

5. 阿片中毒 阿片中毒（opium poisoning）亦有意识障碍、瞳孔缩小、呼吸抑制等表现，必须与 OPI 中毒加以鉴别，OPI 中毒有多汗、流涎、肌肉震颤，另外要仔细从病史、呼出气味、血液胆碱酯酶活性测定等加以鉴别。

6. 拟除虫菊酯类中毒 拟除虫菊酯类中毒（pyrethroids poisoning）为其口腔、皮肤及胃内容物无特殊的大蒜样臭味，全血胆碱酯酶活力正常。

7. 杀虫脒中毒 杀虫脒中毒（chlorphenamidine poisoning）是以嗜睡、发绀、出血性膀胱炎为主要表现，无瞳孔缩小、大汗淋漓、流涎等。

【治疗】

（一）清除毒物

1. 立即将患者撤离有毒环境，脱去污染衣物，对接触毒物的皮肤、毛发和指甲，立即用微温的肥皂水、生理盐水或1%～5%碳酸氢钠溶液彻底洗涤（美曲磷酯忌用碱性溶液，因在碱性环境下，美曲磷酯可变为毒性更强的敌敌畏）。眼睛可用生理盐水冲洗。因热水可使皮肤血管扩张而促进毒物吸收故洗涤时不应用。

2. 对口服中毒者，应立即予以洗胃。及时、充分、彻底地洗胃，往往是抢救成功的关键。未能及时就医者，口服中毒12小时内仍应洗胃。不明杀虫药种类者，应立即用清水洗胃，应争取时间而不必过分强求洗胃液的种类。美曲磷酯不能用碳酸氢钠洗胃；对硫磷中毒时禁用高锰酸钾溶液洗胃，其余均可用清水，或1%～5%碳酸氢钠溶液，或1：5000高锰酸钾溶液洗胃。洗胃管口径宜大，要防止食物残渣堵塞胃管，洗胃液常需 10 000 ml 以上，直至洗出液清晰无农药气味。洗胃后由胃管给予硫酸镁 30 ～ 60 g 或硫酸钠 20 ～ 40 g 溶于 50 ml 清水口服，30 分钟无导泻作用再口服清水 500 ml。

（二）紧急复苏

对合并肺水肿、呼吸肌麻痹、呼吸中枢衰竭的患者需要紧急复苏，必要时采用呼吸机行机械通气给予呼吸支持。

（三）特效解毒剂

用药原则为早期、足量、联合、重复应用。

1．胆碱受体阻断剂

（1）M 受体阻断药：阿托品、山莨菪碱，能拮抗乙酰胆碱对副交感神经和中枢神经系统的作用，能抑制胆碱能神经过度兴奋，消除和减轻毒蕈碱样症状和中枢神经系统症状，兴奋呼吸中枢，对抗呼吸中枢的抑制，但对烟碱样症状和胆碱酯酶活性的恢复无作用。阿托品静脉注射后 1 ～ 4 min 开始发挥作用，8 min 时达作用高峰。有机磷中毒患者对阿托品的耐受性显著增加，因此阿托品的应用以早期、反复及足量为原则。根据中毒程度及临床表现，首次剂量通常为轻度中毒 1 ～ 3 mg、中度重度 3 ～ 5 mg、重度中毒 5 ～ 15 mg，可每隔 10 ～ 30 分钟反复给药，严重患者每 5 分钟即可重复给药。重度中毒患者采用首次中度剂量，中度中毒患者多采用轻度首次量，根据病情变化调整用药，直到发生"阿托品化"（指征为：①皮肤干燥，甚至面色潮红；②患者轻度至中度烦躁；③瞳孔直径 4 ～ 5 mm；④心率 100 ～ 120 次 / 分；⑤体温 37 ～ 38.5℃）。"阿托品化"后常常为开始维持量的标志，要求救治 2 小时内达到"阿托品化"，延迟阿托品化则死亡率增加，维持量轻度中毒一般为 0.5 mg/4 ～ 6 h；中度中毒 0.5 ～ 1 mg/ 2 ～ 4 h；重度中毒为 0.5 ～ 1 mg/1 ～ 2 h，医生多采用皮下注射。继续应用数日。一般在改用维持量后超过 24 小时未出现症状反复者可逐步减量，中、重度中毒疗程一般不少于 5 ～ 7 日，通过减量口服过渡，逐渐停药。乐果口服中毒的重症患者，在抢救好转后，常可在第 14 日后出现症状反复，甚至可突然死亡，因此维持用药时间不宜过短。

在临床实际中，要注意患者对阿托品的个体化不同反应，阿托品的有效治疗剂量常接近中毒量，既要注意阿托品剂量不足，又要防止阿托品中毒。如在用药过程中，原意识清楚的患者出现神志模糊、谵妄、幻觉、体温升高、心动过速、兴奋、狂躁、幻觉、强直性抽搐、高热、腹胀、尿潴留等，说明阿托品中毒，应立即停药，给予镇静剂和毛果芸香碱（忌用胆碱酯酶抑制剂——毒扁豆碱和新斯的明）。当阿托品化指标不明确时，应遵循稳定主要生命体征，避免加重损害的原则。

（2）N 受体阻断药：东莨菪碱、苯扎托品对中枢 M、N 受体作用强，对外周 M 受体作用弱。

（3）M、N 受体阻断药：盐酸戊乙奎醚（长托宁）能透过血脑屏障，对外周 M 及中枢 M、N 受体均有作用，选择性地作用于外周 M_1、M_3 受体亚型，对心脏 M_2 受体作用极弱，因此对心率无明显影响。但是生物半衰期长，不容易调节到"长托宁化"，重复用药次数少，中枢不良反应如谵妄、烦躁多见；能改善 M 及 N 症状，不良反应较阿托品小。

2. 胆碱酯酶复能剂

（1）碘解磷定（PAM）：该药对解除烟碱样的症状疗效显著，常在静脉注射后 15 分钟内肌颤消失，毒蕈碱样症状在 1 ~ 2 小时内减轻或消失。对内吸磷、对硫磷、碘依可酯、硫特普、对氧磷、甲基内吸磷等急性中毒效果较好，而对美曲磷酯、敌敌畏、乐果、马拉硫磷、八甲磷等作用较差。缺点为水溶性低，不稳定，使用不方便。

（2）氯解磷定：该药水溶性大，有效基团含量高，副作用小，其可复活被有机磷农药抑制的胆碱酯酶，还能直接与有机磷化合物结果时期失去毒性，尚有较弱的阿托品样作用，可肌内注射、静脉注射、静脉滴注，故使用较碘解磷定方便。该药有效血药浓度为 4 mg/L，只有首次至少 1 g 静脉注射或者肌肉注射才能达到有效血药浓度，本药对乐果中毒效果较差，内吸磷、对硫磷、敌敌畏、美曲磷酯等中毒如超过 48 ~ 72 小时，使用本药也无效。

（3）双复磷（DMO_4）：作用强于碘解磷定，作用维持时间也较长，对各种有机磷毒剂作用均较显著；易通过血-脑脊液屏障，对中枢神经系统症状有效，兼有阿托品样作用，对毒草碱样症状也有效；水溶性高，可供皮下、肌内和静脉注射。

上述 3 种胆碱酯酶复能剂均属于肟类复能剂，有一定副作用，其中碘解磷定相对较小，氯解磷定次之，双复磷则较大。肟类复能剂与碱性药物混合时水解生成剧毒的氧化物，属配伍禁忌。应注意胆碱酯酶复能剂对形成不久的磷酰化胆碱酯酶有作用，而对已经老化（磷酰化胆碱酯酶经 48 ~ 72 小时即发生分子构象不可逆改变，即"老化"）磷酰化胆碱酯酶无作用，故强调早期、反复给药，复能剂常见不良反应有头晕、视物模糊、血压升高，剂量过大可引起神经肌肉传导阻滞剂抑制胆碱酯酶活力，连续应用一般不超过 72 小时。

（四）危重病例的治疗措施

有机磷中毒的死因主要为呼吸衰竭，其次如休克、肺水肿、脑水肿、水电解质平衡紊乱等均应及时治疗。输入新鲜血液可补充活性胆碱酯酶，这对于血胆碱酯酶活性显著下降的严重病例和中毒时间较久、磷酸化胆碱酯酶"老化"而不易复活的病例，有很强的治疗作用。

（五）对症治疗

对酸中毒、心律失常、脑水肿、误吸、感染、呼吸循环衰竭的处理。

（六）中间综合征治疗

立即予以人工机械通气，同时肌注氯解磷定。

（何光凤　黄纯兰）

第三节　急性百草枯中毒

百草枯（paraquat，PQ）是一种高效能的非选择性接触型除草剂，喷洒后起效迅速，进入土壤后迅速失活，在土壤中无残留，不污染环境，因此曾在农业生产中广泛使用。百草枯对人畜具有很强毒性，在有些医院急诊科已成为继有机磷农药中毒之后发病率第二位、死亡绝对数第一位的农药中毒类型。由于百草枯对人畜的毒性和中毒后缺乏特效治疗方法，百草枯中毒的死亡率极高。百草枯毒性累及全身多个脏器，严重时可导致多器官功能障碍综合征（multiple organ dysfunction syndrome，MODS），其中肺是主要靶器官，可导致"百草枯肺"，早期表现为急性肺损伤（acute lung injury）或急性呼吸窘迫综合征（acute respiratory distress syndrome，ARDS），后期则出现肺泡内和肺间质纤维化，是百草枯中毒患者致死的主要原因，病死率高达 50% ～ 70%。百草枯中毒至今尚无有效解毒药物，许多治疗方法仍处于探索中，缺乏循证医学的证据。

【病因及发病机制】

百草枯为联吡啶类化合物，商品名"一扫光""克无踪"等，可以经消化道、皮肤和呼吸道吸收，致死病例主要为自服或误服，成人致死量为

20%百草枯溶液5～15 ml（20～40 mg/kg）左右。

百草枯在人体的毒代动力学尚不清楚，多根据动物实验认知。百草枯经口摄入后在胃肠道中吸收率为5%～15%，但吸收速度快，主要吸收部位在小肠，大部分经粪便排泄，吸收后0.5～4小时内血浆浓度达峰值。百草枯在体内分布广泛，几乎可分布到各个器官，分布容积为1.2～1.6 L/kg。百草枯与血浆蛋白结合很少，在肾小管中不被重吸收，以原形从肾排出。肾是中毒开始浓度最高的器官，也是百草枯排泄的主要器官，当肾功能受损时，百草枯清除率可以下降1/20～1/10。随着肺组织主动摄取和富集百草枯，口服后约15小时肺中浓度达峰值，肺组织百草枯浓度为血浆浓度的10～90倍。富含血液的肌肉组织中百草枯浓度也较高。肺和肌肉成为毒物储存库，达峰值后可缓慢释至血液。

百草枯中毒的毒理机制尚不明确，包括氧化应激（产生大量氧自由基，破坏细胞结构）、线粒体损伤（线粒体内膜脂质过氧化）、免疫和炎症失衡（引起炎症反应和肺纤维化）、DNA损伤及细胞凋亡（核浓缩和DNA碎片化）。目前认为主要机制是氧化应激反应。患者4～15天出现渐进性肺纤维化及呼吸衰竭，最终死于顽固性低氧血症。

总体而言，百草枯有局部毒性和全身毒性，对所接触皮肤、黏膜的局部毒性呈浓度依赖性，而全身毒性则主要呈剂量依赖性。

【临床表现】

1. 百草枯服用或接触史　临床常见为消化道吸收，多为自服或误服，注射途径极为少见。一般情况下，完整的皮肤能够有效阻止百草枯的吸收，但长时间接触、阴囊或会阴部被污染、破损的皮肤大量接触，仍有可能造成全身毒性。

2. 百草枯中毒的临床表现

（1）经口中毒：有口腔烧灼感，口腔、食管黏膜糜烂、溃疡，恶心，呕吐，腹痛，腹泻，甚至呕血、便血，严重者可并发胃穿孔、胰腺炎等；部分患者可出现肝大、黄疸和肝功能异常甚至肝衰竭。可有头晕、头痛，少数患者发生幻觉、恐惧、抽搐、昏迷等中枢神经系统症状。肾损伤最常见，表现为血尿、蛋白尿、少尿，血尿素氮、肌酐升高，严重者发生急性肾衰竭。肺损伤最为突出也最严重，表现为咳嗽、胸闷、气短、发绀、呼吸困难，查体可发现呼吸音减低，两肺可闻及干、湿啰音。大量口服者24小时内可出现肺水肿、肺出血，常在数天内因ARDS死亡；非大量口服者呈亚急性过程，多于1周左右出现胸闷、憋气，2～3周呼吸困难达高峰，患者多死于呼吸衰竭。少数患者可发生气胸、纵隔气肿等并发症。胸部X线片表现可滞后于临床表现，随病程进展而改变。肺部CT改变视中毒程度不同而表现各异，极重度中毒以渗出为主，数天内即可侵犯全肺野；轻度中毒者仅表现为肺纹理增多、散发局灶性肺纤维化、少量胸腔积液等，随时间迁移，病灶可完全吸收；中重度中毒呈渐进性改变。中毒早期（1周内）表现为肺纹理增粗、叶间裂增宽，渗出性改变或实变以肺底及外带为主，可有胸腔积液。中毒后1～2周为快速进展期，呈向心性进展，肺渗出样改变或毛玻璃样改变范围迅速扩大，如不能终止，可侵犯全肺，最终死于严重缺氧。存活者往往在中毒10天左右肺部病灶进展自动终止，以后肺部病变逐渐吸收，数月后可完全吸收，不留任何后遗症。动脉血气分析可表现为低氧血症、代谢性酸中毒、呼吸性碱中毒等。中毒性心肌炎、心包出血也有报道，心电图表现心动过速或过缓、心律失常、Q-T间期延长、ST段下移等。其他尚可见白细胞升高、发热，也可出现贫血、血小板减少等。

（2）局部接触：主要为接触性皮炎和黏膜化学烧伤，如皮肤红斑、水疱、溃疡等，眼结膜、角膜灼伤形成溃疡，甚至穿孔。大量长时间接触可出现全身性损害，甚至危及生命。

（3）注射途径：通过血管、肌肉、皮肤等部位注射虽然罕见，但临床表现更凶险，预后更差。

【诊断】

1．百草枯浓度测定　对血液、尿液、胃内容物及残留毒物进行检测可明确诊断。百草枯定量检测可采用高效液相色谱法、高效液相色谱-质谱联用等方法。

2．诊断注意事项　依据上述百草枯服用或接触史、临床表现特点和实验室检查等，可确定急性百草枯中毒的临床诊断。还应注意如下事项：

（1）血液、尿液百草枯浓度测定可明确诊断并帮助判断预后，但随着时间推移，血、尿百草枯浓度逐渐降低甚至难以测出。

（2）百草枯接触史明确，特别是口服途径，即使临床症状轻微，没有毒物检测证据，诊断仍能成立；毒物接触史不详，血、尿中检出百草枯，即使临床表现不典型，诊断也仍然成立。

（3）如患者出现上述典型临床表现，即早期化学性口腔炎、上消化道刺激性腐蚀表现、肝和（或）肾损害，随后出现肺部损伤，而毒物接触史不详又缺乏血、尿毒检证据，可诊断为疑似百草枯中毒。

【治疗】

目前，临床上尚无急性百草枯中毒的特效解毒药物，对其救治仍处于探索中。尽管如此，可以肯定的是，尽早地、积极地采取措施清除进入体内的毒物是成功救治急性百草枯中毒患者的基础。

（一）阻断毒物吸收主要措施包括清洗、催吐与洗胃与吸附与导泻等

1. 清洗　接触百草枯后应立即脱离接触源，脱去污染衣物，彻底冲洗受污染部位并尽快就医。皮肤接触时使用清水或肥皂水冲洗 10 ~ 15 分钟，禁止剧烈擦洗，皮肤磨损会增加百草枯的吸收。眼部污染时可使用清水或生理盐水冲洗 10 ~ 15 分钟。

2. 催吐与洗胃　由于百草枯溶液中添加了呕吐剂等成分，患者常有剧烈呕吐。最好在服用百草枯 1 小时内洗胃，洗胃可使用温清水反复冲洗，直至无色无味。

3. 吸附与导泻　洗胃完毕后，给予蒙脱石散 6 g 加 50 ml 水口服，并使用 20% 甘露醇、硫酸钠或硫酸镁等导泻，促进肠道毒物的排出，减少吸收。此后，患者可连续口服漂白土或活性炭 2 ~ 3 天，也可试用中药（大黄、芒硝、甘草）导泻。全肠灌洗是一种胃肠道毒物清除方法，对急性百草枯中毒的疗效有待探讨。

（二）促进毒物排出

1. 补液利尿　百草枯主要经肾排除，充分补液利尿有助于排泄。

2. 血液净化　包括血液灌流、血液透析、连续性静脉 - 静脉血液滤过等方式。其中血液灌流为首选的血液净化方式，越早进行疗效越好（小于 6 小时）。

（三）药物治疗

尚无特效解毒药，目前临床应用的药物主要是防治靶器官肺的损伤，常用药物主要包括糖皮质激素、免疫抑制剂、抗氧化剂等。

1. 糖皮质激素及免疫抑制剂　早期联合应用糖皮质激素及环磷酰胺冲击治疗对中重度急性百草枯中毒患者可能有益，建议对非暴发型中重度百草枯中毒患者进行早期治疗，甲泼尼龙 3 ~ 15 mg/（kg · d），使用 3 天后逐渐减量，环磷酰胺 2 mg/（kg · d）使用 2 周，15 mg/（kg · d）冲击治疗 2 天。

2．抗氧化剂　理论上可以清除氧自由基，减轻肺损伤。超氧化物歧化酶（SOD）、谷胱甘肽、N-乙酰半胱氨酸（NAC）、金属硫蛋白（iT）、维生素 C、维生素 E、褪黑素等。

3．其他药物　蛋白酶抑制剂乌司他丁、非甾体抗炎药水杨酸钠及血必净、丹参、银杏叶提取物注射液等中药制剂，对急性百草枯中毒治疗均有相关文献报道，其疗效在探索阶段。有研究表明吡非尼酮可抑制百草枯中毒患者肺纤维化的进程，提高生存率。

4．支持对症治疗

（1）氧疗及机械通气：急性百草枯中毒患者应避免常规给氧。基于目前对百草枯中毒毒理机制的认识，建议将 $PaO_2 < 40$ mmHg（5.3 kPa）或 ARDS 作为氧疗指征。尚无机械通气增加生存率的证据，若有条件准备行肺移植，机械通气可延长患者生存时间。

（2）抗生素的应用：由于急性百草枯中毒可导致多器官损伤，加之使用糖皮质激素及免疫抑制剂，可考虑预防性应用抗生素，推荐使用大环内酯类，该类药物可能对防治肺纤维化有一定作用。一旦有感染的确切证据，应立即针对性地应用强效抗生素。

（3）营养支持：急性百草枯中毒最佳进食时机尚不明确，对于消化道损伤严重而禁食的患者，应注意肠外营养支持，必要时应给予深静脉高营养。肠内、肠外营养支持对急性百草枯中毒预后影响有待探讨。

（4）对症处理：对于频繁呕吐的患者，可用 5-羟色胺受体拮抗剂或吩噻嗪类止吐药控制症状，避免使用甲氧氯普胺等多巴胺拮抗剂，因为这类药物可能减弱多巴胺对肾功能的恢复作用。对腐蚀性疼痛症状明显的患者，可用强的镇痛剂如吗啡等，同时使用胃黏膜保护剂、抑酸剂等。针对器官损伤给予相应的保护剂，并维持其生理功能。

（5）其他治疗：放射治疗能控制肺纤维原细胞的数量，同时降低纤维蛋白产生，然而，无证据表明此法能降低病死率。肺移植用于重度不可逆性呼吸衰竭患者，国外有成功的报道。

5．监测与随访　为评估病情和判断预后、指导治疗，具备条件时，应进行以下监测。患者就诊时立即抽血送检百草枯浓度，以后每 3 日监测一次，如血测定已无百草枯，可停止检测。每日测尿百草枯半定量，晨起尿检，每日一次，直到阴性。同时抽血查血尿常规、肝肾功能、心肌标志物以及做动脉血气分析、胸部 X 线片（或肺 CT）等，应在就诊后 12 小时内完成，以后至少每 3 天监测 1 次，必要时随时监测，直到病情好转。

由于百草枯的肺损伤特点，存活患者进行至少半年的随访是必要的，应注意复查肺、肝、肾功能。鉴于糖皮质激素和免疫抑制剂可出现感染、骨坏死等副作用，甚至个别患者骨坏死可以迟至 1 年以后发生，应用前应向家属告知。

（马　涛　黄纯兰）

第四节　灭鼠药中毒

【概述】

杀鼠药（rodenticide）是指一类可以杀死啮齿类动物的化合物。当今国内外已有 10 多种杀鼠药。杀鼠药有 2 种分类方法。

（一）按杀鼠的急慢性分类

1. 急性杀鼠药　指 24 小时内毒性发作导致死亡的杀鼠药，有毒鼠强、氟乙酰胺（敌蚜胺）。

2. 慢性杀鼠药　指在数天内毒性发作致死的杀鼠药，有抗凝血类的敌鼠钠盐、灭鼠灵等。

（二）按杀鼠的毒理作用分类

1. 抗凝血类杀鼠药　灭鼠灵、克灭鼠、溴鼠隆、溴敌隆等。

2. 兴奋中枢神经系统的杀鼠药　毒鼠强、氟乙酰胺。

3. 其他杀鼠药中毒　增加毛细血管通透性药物——安妥、维生素 B_6 拮抗剂——鼠立死等。

【中毒机制】

1. 毒鼠强　又称没鼠命，化学名称为四亚甲基二砜四胺，毒鼠强进入体内后作用于神经细胞，对中枢神经系统有强烈的兴奋性，中毒后出现强烈的惊厥。由于其剧烈的毒性和稳定性，易造成二次中毒，并且无解毒药。对人的致死量为一次口服 5 ~ 12 mg（0.1 ~ 0.3 mg/kg）。

2. 氟乙酰胺　属有机氟类，进入机体后脱氨形成氟乙酸，进而合成氟柠檬酸，抑制乌头酸酶，使柠檬酸不能代谢产生乌头酸，导致三羧酸循环中断，称为"致死代谢合成"。同时柠檬酸在组织内大量积聚，丙酮酸代谢受阻，使心、脑、肺、肝、肾的脏器细胞产生难以逆转的病理改变，脏器细胞发生变性、坏死，导致肺水肿、脑水肿。聚积的氟乙酸、氟柠檬酸对神经系统也有直接刺激作用。也有人认为累积的柠檬酸对磷酸果糖激酶的继发抑制作用是更为重要的毒性作用机制。中毒后潜伏期为 0.5 ~ 6小时，人口服致死量为 0.1 ~ 0.5 g。

3. 磷化锌　为黑色或暗黑色粉末，具有蒜臭味。毒性作用机制主要是磷化锌在胃内遇酸后变为磷化氢和氯化锌。前者通过抑制细胞色素氧化酶损害中枢神经系统和心、肝、肾；后者对消化道有强烈刺激作用；可引起胃肠黏膜腐蚀性损伤。多在食后 48 小时内发病，口咽糜烂、疼痛、恶心、呕吐、腹泻，呕吐物有蒜臭味，胃黏膜出血、溃疡。严重时出现意识障碍、抽搐和休克，常伴严重的心、肝、肾损害，少数人可出现肺水肿。人致死量为 4.0 mg/kg。

4. 溴鼠隆　别名大隆。其中毒机制是干扰肝利用维生素 K 的作用，抑制凝血因子及凝血酶原合成，导致凝血时间延长。同时其分解产物破坏毛细血管的内皮。

【各灭鼠药特点】

1. 毒鼠强

(1) 临床特点：经呼吸道或消化道黏膜迅速吸收后导致严重阵挛性惊厥和脑干刺激的癫痫大发作。

(2) 诊断要点：①检出血、尿、胃内容物中的毒物成分。②中毒性心肌炎致心律失常和 ST 段改变。③心肌酶谱增高和肺功能损害。

(3) 治疗：①洗胃；②洗胃后胃管内注入活性炭 50 ~ 100 g 吸附毒物，20% ~ 30% 硫酸镁导泻。③保护心肌，静脉滴注极化液，1,6-二磷酸果糖和维生素 B_6。④禁用阿片类药物。⑤抗惊厥：a. 地西泮：每次 10 ~ 20 mg 静脉注射或 50 ~ 100 mg 加入 5% 葡萄糖液 250 ml 静脉滴注，总量 200 mg。b. 苯巴比妥钠：0.1 g，每 6 ~ 12 小时肌内注射，1 ~ 3 日。c. 异丙酚：2 ~ 12 mg/（kg·h），静脉滴注。d. 硫喷妥钠：3 mg/（kg·h），间断静脉注射，直至抽搐停止。e. 二巯丙磺酸钠注射液：0.125 ~ 1.25 g，肌内注射，每 8 小时一次，第 1 ~ 2 天；0.125 g，肌内注射，一天两次，第 3 ~ 4 天；0.125 g，肌内注射，一天一次，第 5 ~ 7 天为一疗程。⑥血液净化（血液灌流、血液透析、血浆置换）加速毒鼠强排出体外。

2. 氟乙酰胺

(1) 临床特点：潜伏期短，起病迅速。临床分 3 型：①轻型：头痛头晕、视物模糊、乏力、四肢麻木、抽动、口渴、呕吐、上腹痛。②中型：除上述症状，还有分泌物多、烦躁、呼吸困难、肢体痉挛、心脏损害、血压下降。③重型：有昏迷、惊厥、严重心律失常、瞳孔缩小、肠麻痹、二便失禁、心肺功能衰竭。

（2）诊断要点：①在中毒者的标本中查出氟乙酰胺或其代谢产物。②血钙下降，心肌酶增高，尤其是肌酸激酶明显升高。心肌损伤表现为QT延长，ST-T改变。

（3）治疗：①洗胃：1∶5000高锰酸钾溶液或0.15%石灰水洗胃。洗胃后从胃管注入适量乙醇，在肝内氧化成乙酸以达解毒目的。在胃管内注入食醋150～300 ml有解毒作用。②1,6-二磷酸果糖静脉滴注，防治心脏意外。③昏迷患者，尽快应用高压氧治疗。④特效解毒剂：a. 乙酰胺，每次2.5～5.0 g，肌内注射，每日3次，或按0.1～0.3 g/（kg·d）计算总量，分3次肌内注射。重症患者首次肌内注射剂量为全日量的1/2，即10 g，连用5～7天。b.醋精（甘油酸酯)6～30 mg肌内注射，每30分钟一次；或按0.1～0.5 mg/kg肌内注射，每30分钟一次。⑤血液净化用于重度中毒的患者，血液灌流、血液透析有效。

3．溴鼠隆

（1）临床特点：①早期：恶心、呕吐、腹痛、低热、食欲不佳、情绪不好。②中晚期：皮下广泛出血，血尿，鼻和牙龈出血，咯血、呕血，便血，心脏、脑、肺出血，休克。

（2）诊断要点：①出、凝血时间延长，凝血酶原时间延长；②维生素K依赖凝血因子Ⅱ、Ⅶ、Ⅸ、Ⅹ减少或活性下降；③胃内容物检出毒物成分。

（3）治疗：①用清水洗胃、催吐、导泻。②胃管内注入活性炭50～100 g吸附毒物。③胃管内注入20%～30%硫酸镁导泻。④特效对抗剂（维生素K₁）：a. 仅PT显著延长者，5～10 mg肌内注射，每3～4小时1次。b. 出血患者10～20 mg静脉注射后，改静脉滴注维持。c.严重出血患者，60～80 mg静脉滴注，总量120 mg/d，1～2周/疗程。⑤出血严重者输新鲜冰冻血浆600～800 ml/d补充凝血因子。

4．磷化锌

（1）临床特点：①轻者表现：胸闷、咳嗽、鼻咽发干、呕吐、腹痛。②重者表现：惊厥、抽搐、肌肉抽动、口腔黏膜糜烂、呕吐物有大蒜味。

③严重者表现：肺水肿、脑水肿、心律失常、昏迷、休克。

（2）诊断要点：①标本中检出毒物成分。②生化检查中发现血钙低、血磷高，心、肝、肾功能异常。

（3）治疗：①清洁皮肤，洗胃，催吐，导泻。用 0.5% ～ 1% 硫酸铜溶液催吐，首次口服 10 ml，每次间隔 5 ～ 10 分钟，3 ～ 5 次 / 疗程。0.2% 硫酸铜溶液洗胃，使磷变成不溶性的黑色磷化铜。0.05% 硫酸铜溶液洗胃，使磷氧化成五氧化二磷，而失去毒性。洗胃完毕后立即导泻，用硫酸钠 20 ～ 30 g 口服导泻，禁用硫酸镁、蓖麻油及其他油类。②头痛，头晕：用布洛芬、索米痛。③烦躁：苯巴比妥 0.1 g 肌内注射，地西泮 10 mg 肌内注射。④呕吐、腹痛：阿托品 0.6 mg 肌内注射。⑤抽搐、惊厥：10% 水合氯醛 15 ～ 20 ml 保留灌肠。⑥禁用牛奶、鸡蛋清、油类、脂肪性食物，以免促进磷的吸收和溶解。

【鉴别诊断】

1. 氟乙酰胺、毒鼠强、鼠立死（维生素 B_6 拮抗剂）等　这几类毒物中毒的抽搐、惊厥症状需与癫痫鉴别。毒物误服史，典型临床表现，周围有无类似的人、畜发病，实验室检查证据，既往有无癫痫史可资鉴别。

2. 抗凝血类鼠药　需排除血友病、免疫性血小板减少症、弥散性血管内凝血或严重肝病，前者血小板计数、肝功能正常，凝血时间及凝血酶原时间显著延长，足量维生素 K_1 静脉注射显效，有助于诊断。

3. 抗鼠灵等抑制烟酰胺代谢类杀鼠药　中毒出现糖尿病及周围神经症状时应与相应内科疾病进行鉴别。烟酰胺为治疗抗鼠灵的特效药物。中毒后立即给予大剂量烟酰胺可防止糖尿病发生；用法为烟酰胺 200 ～ 400 mg 加入 5% 葡萄糖溶液 250 ml 静脉滴注，每日 1 ～ 2 次。

【成分不明的杀鼠药中毒】

（一）急救治疗

1. 彻底清除毒物。

2. 应用解毒剂　成分不明及氟乙酰胺中毒的中毒者早期、足量应用乙酰胺（解氟灵），根据病情轻重程度每次用 0.1 ～ 0.5 g/kg，静脉推注，抽搐控制后每 2 ～ 4 小时静脉注射或肌内注射 1 次，依据病情发展决定用药时间。个别患者合用或单独缓慢静注 10% 葡萄糖酸钙稀释液，以缓解症状。毒鼠强中毒者及早应用二巯基丙磺酸钠每次 5 mg/kg，6 小时 1 次，第 2 天 8 小时 1 次，渐减量，7 天为 1 疗程，严重者可用至 10 天。

（二）对症治疗

1．控制抽搐　苯巴比妥钠 0.05 ～ 0.2 mg 肌内注射以控制抽搐，8 小时 1 次，一般应用 1 ～ 2 周，根据患者病情可延长用药时间。对有癫痫样症状患者，儿童给予地西泮 0.25 ～ 0.35 mg/kg；成人给予安定 10 ～ 20 mg 肌内注射，抽搐严重可联合地西泮 50 ～ 200 mg 加入 5% 葡萄糖注射液 250 ml 中持续静脉滴注，滴速以刚好能控制抽搐为宜。

2．控制出血　如有皮肤、黏膜和内脏出血倾向患者可用维生素 K$_1$ 10 ～ 30 mg 加入 5% 葡萄糖注射液 250 ml 中静滴，2 ～ 3 次 / 日，必要时可重复使用。出血较重者多次输入新鲜冰冻血浆等补充凝血因子。

3．保持呼吸道通畅，输液维持水电解质和酸碱平衡，加强能量和维生素，密切观察病情变化，注意保暖，及时清除口腔分泌物和吸痰。

4．血液净化治疗　在清除胃内毒物后，行血液灌流 + 血液透析治疗，1 次 / 日。根据病情可多次治疗。

（三）防治并发症

治疗和预防脑水肿、脑疝形成，甘露醇 125 ml 静脉滴注，每 6 ～ 8 小时 / 次，连用 1 ～ 2 天；同时加用激素及神经营养药，如吡拉西坦（脑复康）等；对有急性心衰、肺水肿者，可按心衰常规治疗；持续高浓度大量给氧，密切注意呼吸状况，必要时给予呼吸兴奋剂防止呼吸抑制，用呼吸机辅助呼吸，并常规使用抗生素预防感染。

（汤计瑞　黄纯兰）

第五节　镇静催眠药中毒

镇静催眠药是中枢神经系统抑制药，具有镇静、催眠作用，大剂量使用可麻醉全身，包括延髓。一次服用大剂量可引起急性镇静催眠药中毒（acute sedative-hypnotic poisoning）。长期滥用催眠药可引起耐药性和依赖性而导致慢性中毒。突然停药或减量可引起戒断综合征（withdrawal syndrome）。

【分类】

（一）苯二氮䓬类

1．长效类（半衰期 > 30 小时）　氯氮䓬（chlordiazepoxide）、地西

泮（diazepam）、氟西泮（flurazepam）。

2．中效类（半衰期6～30小时）　阿普唑仑、奥沙西泮、替马西泮。

3．短效类（半衰期＜6小时）　三唑仑（triazolam）。

（二）巴比妥类

1．长效类　巴比妥和苯巴比妥。

2．中效类　戊巴比妥、异戊巴比妥、布他比妥。

3．短效类　司可巴比妥、硫喷妥钠。

（三）非巴比妥非苯二氮䓬类（中效 - 短效）

包括水合氯醛、格鲁米特（glutethimide，导眠能）、甲喹酮（methaqualone，安眠酮）、甲丙氨酯（meprobamate，眠尔通）。

（四）吩噻嗪类（抗精神病药）

抗精神病药（antipsychotics）是指能治疗各类精神病及各种精神症状的药物，又称强安定剂或神经阻滞剂。按化学结构共分为五大类，其中吩噻嗪类药物按侧链结构的不同，又可分为3类：①脂肪族，如氯丙嗪（chlorpromazine）；②哌啶类，如硫利达嗪（甲硫达嗪）；③哌嗪类，如奋乃静、氟奋乃静和三氟拉嗪。

【病因】

1．自杀。

2．误服与投毒。

【中毒机制及临床表现】

（一）急性中毒

1．巴比妥类中毒机制　作用于γ- 氨基丁酸（GABA）A受体，抑制多突触反射，减弱易化，增强抑制。在无GABA时，模拟GABA作用，延长氯离子通道开放时间，增加氯离子通透性，使细胞膜超极化，减弱或阻断谷氨酸去极化，导致中枢抑制。

（1）轻度中毒：嗜睡、情绪不稳定、注意力不集中、记忆力减退、共济失调、发音含糊不清、步态不稳和眼球震颤。

（2）重度中毒：进行性中枢神经系统抑制，由嗜睡到深昏迷。呼吸抑制由呼吸浅而慢到呼吸停止。可发生低血压或休克。常见体温下降，肌张力下降，腱反射消失，胃肠蠕动减慢，皮肤可起大疱。长期昏迷患者可并发肺炎、肺水肿、脑水肿和肾衰竭。

2．苯二氮䓬类中毒机制　与苯二氮䓬受体结合，增强GABA受体结合的亲合力，使与 GABA 受体偶联的氯离子通道开放，增强 GABA 对突触后抑制作用选择性作用于边缘系统，影响记忆力。

中枢神经系统抑制较轻，主要症状是嗜睡、头晕、言语含糊不清、意识模糊和共济失调。很少出现严重的症状如长时间深度昏迷和呼吸抑制等。如果出现，应考虑同时服用了其他镇静催眠药或酒等。

3．非巴比妥非苯二氮䓬类中毒机制　与 γ- 氨基丁酸 - 苯二氮䓬受体复合物（GABA-BZ）作用，具有部分苯二氮䓬类的药理特性。

其症状虽与巴比妥类中毒相似，但各有其特点。

（1）水合氯醛中毒：可有心律失常和肝肾功能损害。

（2）格鲁米特中毒：意识障碍有周期性波动。有抗胆碱能神经症状，如瞳孔散大等。

（3）甲喹酮中毒：可有明显的呼吸抑制，出现锥体束征（如肌张力增强、腱反射亢进和抽搐等）。

（4）甲丙氨酯中毒：常有血压下降。

4．吩噻嗪类中毒机制　抑制中枢神经系统、拮抗多巴胺受体、抑制呕吐反射，抗胆碱作用，阻断 α- 肾上腺素能受体作用。

最常见的为锥体外系反应，临床表现有以下 3 类：

（1）震颤麻痹综合征；

（2）静坐不能（akathisia）；

（3）急性肌张力障碍反应，例如斜颈、吞咽困难和牙关紧闭等。此外在治疗过程中尚有直立性低血压、体温调节紊乱等。

（二）慢性中毒

长期滥用大量催眠药的患者可发生慢性中毒，除有轻度中毒症状外，常伴有精神症状，主要有以下 3 点：①意识障碍和轻躁狂状态；②智能障碍；③人格变化。

（三）戒断综合征

长期服用大剂量镇静催眠药患者，突然停药或迅速减少药量时，可发生戒断综合征。主要表现为自主神经兴奋性增高、轻重度神经和精神异常。

1．轻症　最后一次服药后 1 日内或数日内出现焦虑、易激动、失眠、头痛、厌食、无力和震颤。2 ～ 3 日后达到高峰，可有恶心、呕吐和肌肉痉挛。

2．重症　突然停药后 1 ～ 2 日，有的患者在药物停用 7 ～ 8 日后出

现癫痫样发作，有时出现幻觉、妄想、定向力丧失、高热和谵妄，数日至
3周内恢复，患者用药量多为治疗量5倍以上，时间超过1个月。用药量
大、时间长而骤然停药者症状严重。滥用巴比妥类者停药后发病较多、较
早，且症状较重，出现癫痫样发作及轻躁狂状态者较多。滥用苯二氮䓬类
者停药后发病较晚，原因可能与中间代谢产物排出较慢有关，症状较轻，
以焦虑和失眠为主。

【实验室检查】

1．血液、尿液、胃液中药物浓度测定　对诊断有参考意义。血清苯
二氮䓬类浓度测定对诊断帮助不大，因其活性代谢物半衰期及个人药物排
出速度不同。

2．血液生化检查　如血糖、尿素氮、肌酐和电解质等。

3．动脉血气分析。

4．脑电图检查　可引起脑电图的快波增多，以苯二氮䓬类药物的快
波反应最明显。

【诊断与鉴别诊断】

（一）诊断

1．急性中毒　有服用大量镇静催眠药史，出现意识障碍和呼吸抑制
及血压下降。胃液、血液、尿液中检出镇静催眠药。

2．慢性中毒　长期滥用大量催眠药，出现轻度共济失调和精神症状。

3．戒断综合征　长期滥用催眠药突然停药或急速减量后出现焦虑、
失眠、谵妄和癫痫发作。

（二）鉴别诊断

镇静催眠药中毒应与以下疾病相鉴别：①急性中毒与其他昏迷疾病；
②慢性中毒与双相障碍；③戒断综合征与精神病和神经系统疾病相鉴别。

【治疗】

（一）急性中毒的治疗

1．维持昏迷患者重要器官功能

（1）保持气道通畅：深昏迷患者应予气管插管，以保证吸入足够的氧
和排出二氧化碳。

（2）维持血压：急性中毒出现低血压多由于血管扩张所致，应输液补
充血容量；如无效，可考虑给予适量多巴胺。

（3）心脏监护：心电监护，如出现心律失常，酌情给予抗心律失常药。

（4）促进意识恢复：给予葡萄糖、维生素 B_1 和纳洛酮。用纳洛酮促醒有一定疗效，每次 0.4 ～ 0.5 mg 静脉注射，可根据病情间隔 15 分钟重复一次。

2．清除毒物

（1）洗胃，催吐。

（2）活性炭：对吸附各种镇静催眠药有效。

（3）碱化尿液与利尿（呋塞米）：只对长效巴比妥类中毒有效，对吩噻嗪类中毒无效。

（4）血液净化：血液灌流、血浆置换对苯巴比妥和噻嗪类药物中毒有效；危重患者可考虑应用之，血液滤过后血液透析对苯二氮䓬类无效。

3．特效解毒疗法　巴比妥类中毒无特效解毒药，纳诺酮有拮抗巴比妥类药物作用。氟马西尼（flumazenil）是苯二氮䓬类拮抗剂，能通过竞争抑制苯二氮䓬类受体，而阻断苯二氮䓬类药物的中枢神经系统作用。用药方法为静脉注射氟马西尼 0.2 mg，每分钟可重复 0.3 ～ 0.5 mg。有效治疗量为 0.6 ～ 2.5 mg，但是氟马西尼有致癫痫作用，特别同时使用三环类抗抑郁药时。吩噻嗪类药物在中毒时，无特效药解毒，强迫利尿和血液透析也效果不佳，因为其蛋白质结合率及脂溶性均很高。

4．对症治疗及治疗并发症

（1）肺炎：昏迷患者应常翻身、拍背和吸痰。发生肺炎时，针对病原菌给予抗生素。

（2）皮肤大疱：防止肢体压迫，清洁皮肤，保护创面。

（3）急性肾衰竭：多由休克所致，应及时纠正休克。少尿期，应注意水和电解质平衡。

（4）呼吸抑制：保持气道通畅。

（5）心律不齐：稳定内环境，可选用利多卡因，不超过 3 mg/kg。

（6）低血压：常规监测中心静脉压、血压，补充血容量。

（7）对于昏迷患者，监测脑电图，可选择纳洛酮、安钠咖、盐酸哌甲酯（利他林）等促醒药物。

（二）慢性中毒的治疗原则

1．逐步缓慢减少药量，最终停用镇静催眠药。

2．请精神科医生会诊，进行心理治疗。

（三）戒断综合征

治疗原则是用足量镇静催眠药控制戒断症状，稳定后，逐渐减少药量以至停药。

（何光凤　黄纯兰）

第六节　急性酒精中毒

急性酒精中毒已成为急诊科最常见的中毒之一，在国内外，发病均呈上升趋势。有研究甚至认为，酒精的危害超过海洛因。虽然急性酒精中毒的直接病死率不高，但考虑其庞大群体，并成为多种急症的诱发因素，故应对其对健康的危害予以重视。

【定义】

急性酒精中毒（acute alcohol poisoning）是指由于短时间摄入大量酒精或含酒精饮料后出现的中枢神经系统功能紊乱状态，多表现为行为和意识异常，严重者损伤脏器功能，导致呼吸循环衰竭，进而危及生命，也称为急性乙醇中毒（acute ethanol toxication）。

【诊断要点】

1. 具备以下两点可以临床诊断急性酒精中毒：①明确的过量酒精或含酒精饮料摄入史。②呼出气体或呕吐物有酒精气味并有以下之一者：a.表现易激惹、多语或沉默、语无伦次，情绪不稳定，行为粗鲁或有攻击行为，恶心、呕吐等；b.感觉迟钝、肌肉运动不协调，躁动，步态不稳，明显共济失调，眼球震颤，复视；c.出现较深的意识障碍，如昏睡、浅昏迷、深昏迷，神经反射减弱，颜面苍白、皮肤湿冷、体温降低，血压升高或降低，呼吸节律或频率异常、心搏加快或减慢，二便失禁等。

2. 在临床诊断急性酒精中毒的基础上血液或呼出气体酒精检测出乙醇浓度 ≥ 11 mmol/L（50 mg/dl）可临床确诊急性酒精中毒。

3. 急性酒精中毒程度临床分级

（1）轻度（单纯性醉酒）：仅有情绪、语言兴奋状态的神经系统表现，如语无伦次但不具备攻击行为，能行走，但有轻度运动不协调，嗜睡能被唤醒，简单对答基本正确，神经反射正常存在。

（2）中度：具备下列之一者为中度酒精中毒：①处于昏睡或昏迷状态

或 5 分＜ Glasgow 昏迷评分≤ 8 分；②具有经语言或心理疏导不能缓解的躁狂或攻击行为；③意识不清伴神经反射减弱的严重共济失调状态；④具有错觉、幻觉或发生惊厥；⑤血液生化检测有代谢紊乱的表现之一（如酸中毒、低血钾、低血糖）；⑥在轻度中毒基础上并发脏器功能明显受损表现，如与酒精中毒有关的心律失常（频发早搏、房颤或房扑等）、心肌损伤表现（ST-T 异常、心肌酶学 2 倍以上升高），或上消化道出血、胰腺炎等。

（3）重度：具备下列之一者为重度酒精中毒：①处于昏迷状态，Glasgow 评分≤ 5 分。②出现微循环灌注不足表现，如脸色苍白、皮肤湿冷、口唇微紫、心搏加快、脉搏细弱或不能触及血压代偿性升高或下降（低于 90/60 mmHg 或收缩压较基础血压下降 30 mmHg 以上）；若昏迷伴有失代偿期临床表现的休克也称为极重度。③出现代谢紊乱的严重表现，如酸中毒（pH ≤ 7.2）、低血钾（血清钾≤ 2.5 mmol/L）、低血糖（血糖≤ 2.5 mmol/L）之一者。④出现重要脏器如心、肝、肾、肺等急性功能不全表现。

中毒程度分级以临床表现为主，血中乙醇浓度可供参考，血中乙醇浓度不同种族、不同个体耐受性差异较大，有时与临床表现并不完全一致。乙醇成人致死剂量在 250 ～ 500 g；儿童的耐受性较低，致死量婴儿为 6 ～ 10 g，儿童约为 25 g。酒精的吸收率和清除率有个体差异，并取决于很多因素，如年龄、性别、体重、体脂率、营养状况、吸烟、饮食、胃中现存食物、胃动力状况、是否存在腹水、肝硬化，以及是否长期酗酒等。血液酒精清除率的个体差异很大，慢性饮酒者的酒精清除率高达 7.7 mmol/h，但一般的急诊患者的酒精清除率仅约 4.3 mmol/h。急诊科首诊时通常轻度中毒血中乙醇浓度在 16 ～ 33 mmol/L，重度中毒多在 43 mmol/L 以上。由于个体差异，少数患者呈现病理性醉酒（指摄入一定量酒后，产生严重的精神病理学异常表现）。这多发生在无习惯性饮酒的人，表现为少量饮酒后焦虑不安，出现暴怒状态，引起偏执狂或攻击行为，常受幻觉和妄想的支配，与当时的环境及客观现实极不协调，一般几个小时内终止，常以深睡眠而结束，发作后对经过全部遗忘，归入中度中毒。

【鉴别诊断】

1. 急性酒精中毒　它是一个排他性诊断。在诊断患者酒精中毒以前，应考虑到低血糖、低氧血症、肝性脑病、混合性酒精 - 药物过量等情况。在确诊后应考虑到有隐蔽性头部创伤及伴随代谢紊乱的可能性。医生可以通过从随行家属处获得的充分病史，反复查体以及辅助检查确诊。

2．复合中毒　酒精中毒后患者情绪失控，再次服用其他药物和毒物，表现为复合中毒并不罕见，乙醇可加重镇静催眠类药物和有机磷农药毒性，减轻甲醇、乙二醇、氟乙酰胺毒性，饮酒后对百草枯的毒性有待探讨。

3．诱发病损或并发症　急性酒精中毒后外伤常见，由于患者及陪同人员不能明确叙述病史容易漏诊，急性酒精中毒能使已有的基础疾病恶化，如诱发急性冠脉综合征、出血或缺血性脑卒中等，并发贲门黏膜撕裂综合征、上消化道出血、心律失常、胰腺炎、横纹肌溶解综合征等，也可并发消化道穿孔。尽可能获得详实的病史，系统、细致的查体和必要的辅助检查有利于减少漏诊、误诊。

4．类双硫仑反应　患者在应用某些药物过程中饮酒或饮酒后应用某些药物出现类似服用戒酒药双硫仑（Disulfiram，又名双硫醒、戒酒硫）后饮酒的反应，多在饮酒后 0.5 小时内发病，主要表现为面部潮红、头痛、胸闷、气短、心率增快、四肢乏力、多汗、失眠、恶心、呕吐、视物模糊，严重者血压下降及呼吸困难，可出现意识丧失及惊厥，极个别患者可能死亡。可能与醛脱氢酶受抑，体内乙醛浓度升高，导致血管扩张有关。类双硫仑反应临床表现个体差异较大，不医疗处理，症状一般持续 2 ～ 6 小时。因类双硫仑反应与多种疾病特点相似，故易造成误诊，应注意鉴别诊断。

【治疗】

1．单纯急性轻度酒精中毒不需治疗，居家观察，有肥胖、通气不良等基础疾病要嘱其保暖、侧卧位防止呕吐、误吸等并发症，类双硫仑反应严重者宜早期对症处理。

2．消化道内酒精的促排措施　由于酒精吸收迅速，催吐、洗胃和活性炭不适用于单纯酒精中毒患者。洗胃应评估病情，权衡利弊，建议仅限于以下情况之一者：①饮酒后 2 小时内无呕吐，评估病情可能恶化的昏迷患者；②同时存在或高度怀疑其他药物或毒物中毒；③已留置胃管。特别是昏迷伴休克患者，胃管可试用于人工洗胃。洗胃液一般用 1% 碳酸氢钠液或温开水，洗胃液不可过多，每次入量不超 200 ml，总量多不超过 2000 ～ 4000 ml，胃内容物吸出干净即可，洗胃时注意气道保护，防止呕吐误吸。

3．药物治疗

（1）促酒精代谢药物：美他多辛是乙醛脱氢酶激活剂，并能拮抗急、慢性酒精中毒引起的乙醇脱氢酶（ADH）活性下降；加速乙醇及其代谢产物乙醛和酮体经尿液排泄，属于促酒精代谢药。每次 0.9 g，静脉滴注给药，哺乳期、支气管哮喘患者禁用，尚无儿童应用的可靠资料。适当补液及补充维生素 B_1、维生素 B_6、维生素 C 有利于酒精氧化代谢。

（2）促醒药物：纳洛酮能特异性拮抗内源性吗啡样物质介导的各种效应，建议中度中毒首剂用 0.4 ~ 0.8 mg 加生理盐水 10 ~ 20 ml，静脉推注，必要时加量重复；重度中毒时则首剂用 0.8 ~ 1.2 mg 加生理盐水 20 ml，静脉推注，用药后 30 分钟神志未恢复可重复 1 次，或 2 mg 加入 5% 葡萄糖或生理盐水 500 ml 内，以 0.4 mg/h 速度静脉滴注或微量泵注入，直至神志清醒为止。盐酸纳美芬为具有高度选择性和特异性的长效阿片受体拮抗剂，理论上有更好的疗效，已有应用于急性酒精中毒的报道，但尚需更多临床研究评估其在急性酒精中毒的疗效和使用方法。

（3）镇静剂：应用急性酒精中毒应慎重使用镇静剂，烦躁不安或过度兴奋特别有攻击行为可用地西泮，肌内注射比静脉注射安全，注意观察呼吸和血压。躁狂者首选第一代抗精神病药物氟哌啶醇，第二代如奥氮平等也应是可行选择。口服比静脉应用更安全。避免用氯丙嗪、吗啡、苯巴比妥类镇静剂。

（4）胃黏膜保护剂：胃黏膜 H_2 受体拮抗剂或质子泵抑制剂可常规应用于重度中毒，特别是消化道症状明显的患者，质子泵抑制剂可能有更好的胃黏膜保护效果。

4．血液净化疗法与指征　酒精易溶于水，也具有亲脂性，血液灌流对体内乙醇的清除作用存在争议，血液透析可以直接将乙醇和乙醇代谢产物迅速从血中清除，需要时建议将血液透析作为首选，CRRT 也是可行的选择，但费用昂贵。病情危重或经常规治疗病情恶化并具备下列之一者可行血液净化治疗：①乙醇含量超过 87 mmol/L；②呼吸循环严重抑制的深昏迷；③酸中毒（pH ≤ 7.2）伴休克表现；④重度中毒出现急性肾功能不全；⑤复合中毒或高度怀疑合并其他中毒并危及生命，根据毒物特点酌情选择血液净化方式。

5．抗生素应用　单纯急性酒精中毒无应用抗生素的指征，除非有明确合并感染的证据，如呕吐、误吸导致肺部感染。应用抗生素时注意可诱发类双硫仑反应，其中以 β- 内酰胺类中头孢菌素多见，又以头孢哌酮最常见，其他尚有甲硝唑、呋喃唑酮等，用药期间宜留院观察。

6. 对症与支持治疗。

【预后】

急性酒精中毒多数预后良好。若有心、肺、肝、肾病变者，昏迷长达10 小时以上，或血中乙醇浓度 > 87 mmol/L 者，预后较差。饮酒驾车或醉酒驾车者易发生车祸可导致死亡。长期饮酒可导致中毒性脑病，周围神经、肝、心肌等病变，以及营养不良，预后与疾病的类型和程度有关。早期发现、早期治疗可以好转。

（汤计瑞　黄纯兰）

第七节　急性一氧化碳中毒

急性一氧化碳中毒（acute carbon monoxide poisoning）是含碳物质燃烧不完全时的产物经呼吸道吸入引起的中毒，是常见的生活及职业中毒。

【病因】

1. 介绍　一氧化碳（carbonic oxide，CO）是无色、无臭、无味的气体。气体比重 0.967。空气中 CO 浓度达到 12.5% 时，有爆炸的危险。

2. CO 的工业利用　工业上，高炉煤气和发生炉含 CO 30% ~ 35%；水煤气含 CO 30% ~ 40%。炼钢、炼焦、烧窑等工业在生产过程中炉门或窑门关闭不严，煤气管道漏气都可释放出大量 CO。在室内内燃机车或火车通过隧道时，空气中 CO 可达到有害浓度。矿井打眼放炮产生的炮烟中，CO 含量也较高。煤矿瓦斯爆炸时有大量 CO 产生。化学工业合成氨、甲醇、丙酮等都要接触 CO。

3. CO 的生活接触　在日常生活中，每日吸烟一包，可使血液碳氧血红蛋白（carbonyl hemoglobin，COHb）浓度升至 5% ~ 6%。在吸烟环境中生活 8 小时，相当于吸 5 支香烟。煤炉产生的气体中 CO 含量可高达6% ~ 30%。室内门窗紧闭，火炉无烟囱，或烟囱堵塞、漏气、倒风，以及在通风不良的浴室内使用燃气加热器淋浴都可发生 CO 中毒。失火现场空气中 CO 浓度可高达 10%，也可发生中毒。

【发病机制及病理】

CO 经呼吸道吸入后，通过肺泡进入血液循环，立即与血红蛋白结合，形成 COHb，使血红蛋白失去携带氧气的能力。CO 与血红蛋白的亲合力比氧与血红蛋白的亲合力大约高 300 倍，而 COHb 又比氧合血红蛋白的解离慢约 1/3600，而且 COHb 的存在还抑制氧合血红蛋白的解离，阻抑氧的释放和传递，造成机体急性缺氧血症。高浓度的 CO 还能与细胞色素氧化酶中的二价铁相结合，直接抑制细胞内呼吸。

组织缺氧程度与血液中 COHb 占 Hb 的百分比例有关系。血液中 COHb 占 Hb 的百分比与空气中 CO 浓度和接触时间有密切关系。CO 中毒时，体内血管吻合支少而代谢旺盛的器官，如脑和心最易遭受损害。脑内小血管迅速麻痹、扩张。脑内三磷酸腺苷（ATP）在无氧情况下迅速耗尽，钠泵运转不灵敏，钠离子蓄积于细胞内而诱发脑细胞内水肿。缺氧使血管内皮细胞发生肿胀而造成脑血管循环障碍。缺氧时，脑内酸性代谢产物蓄积，使血管通透性增加而产生脑细胞间质水肿。脑血液循环障碍可造成血栓形成、缺血性坏死以及广泛的脱髓鞘病变。

中枢神经系统对缺氧最为敏感，CO 中毒后它最先受累及。尤其是大脑皮质的白质和苍白球等最为严重。在病理上表现为脑血管先痉挛后扩张，通透性增加，出现脑水肿和不同程度的局灶性软化、坏死，临床出现颅内压增高甚至脑疝，危及生命。脑缺血和脑水肿可继发脑循环障碍，引起血栓形成或缺血性软化，或广泛的脱髓鞘病变，造成急性 CO 中毒神经系统后遗症，出现肢体瘫痪、震颤麻痹、周围神经炎、自主神经功能紊乱、发作性头痛、精神障碍，甚至癫痫等。重度中毒者，其神经系统损害发生率几乎为 100%。

【临床表现】

临床表现主要为缺氧，其严重程度与 COHb 占 Hb 的百分比成正比。可累及神经系统、心血管系统、呼吸系统、泌尿系统等。

1．中毒分度

（1）轻度：中毒时间短，血液中 COHb 百分比高于 10%。表现为中毒的早期症状，患者口唇呈樱桃红色，头痛、眩晕、心悸、恶心、呕吐、四肢无力，甚至出现短暂的晕厥，一般神志尚清醒。吸入新鲜空气，脱离中毒环境后，症状迅速消失，一般不留后遗症。

（2）中度：中毒时间稍长，血液中 COHb 百分比高于 30%，在轻度症状的基础上，可出现虚脱或昏迷；皮肤和黏膜呈现煤气中毒特有的樱桃红色。如抢救及时，可迅速清醒，数天内完全恢复，一般无后遗症状。

（3）重度：发现时间过晚，或在短时间内吸入高浓度的 CO，血液中

COHb 百分比常在 50% 以上，患者呈现深度昏迷，各种反射消失、大小便失禁、四肢厥冷、血压下降、呼吸急促、会很快死亡。一般昏迷时间越长，预后越严重，常留有痴呆、记忆力和理解力减退、肢体瘫痪等后遗症。

2．特殊表现　一氧化碳中毒迟发性脑病：部分急性 CO 中毒患者于昏迷苏醒后，经 2 ~ 30 日的假愈期，会再度昏迷，并出现痴呆木僵型精神病、震颤麻痹综合征、感觉运动障碍或周围神经病等精神病和神经系统疾病的后发性症状。

3．慢性 CO 中毒　长期接触低浓度 CO，可有头痛、眩晕、记忆力减退、注意力不集中、心悸。心电图出现异常，ST 段下降、Q-T 间期延长、T 波改变。

【辅助检查】

1．血中 COHb 测定　正常人血液中 COHb 百分比可达 5% ~ 10%，其中有少量来自内源性 CO，约为 0.4% ~ 0.7%。轻度 CO 中毒者血中 COHb 百分比可高于 10%，中度中毒者可高于 30%，重度中毒时可高于 50%。但血中 COHb 测定必须及时，脱离 CO 接触 8 小时后 COHb 即可降至正常，且与临床症状间可不呈平行关系。

2．脑电图　据报道 54% ~ 97% 的急性 CO 中毒患者可以发现异常脑电图，表现为低波幅慢波增多。一般以额部及颞部的 θ 波及 δ 波多见，常与临床上的意识障碍有关。有些昏迷患者还可出现特殊的三相波，类似肝昏迷时的波形；有些患者出现假性阵发性棘慢波或表现为慢的棘波和慢波，但与阵发性癫痫样放电不同。部分急性 CO 中毒患者后期出现智能障碍脑电图，此异常可长期存在。

3．脑影像学检查　头颅 CT 和 MRI。头颅 MRI 在显示 CO 中毒脑部病变方面优于 CT，二者皆有利于与脑部其他疾病的鉴别诊断。

4．常规检查　包括血常规、生化电解质、血气血氧分析、心电图等检查。血气血氧分析可有助于识别 COHb 浓度以及有无酸碱平衡紊乱。心电图有时提示急性冠脉综合征表现。部分患者可出现 ST-T 改变，亦可见室性期前收缩、传导阻滞或一过性窦性心动过速等。

【诊断及鉴别诊断】

1．诊断　根据吸入较高浓度 CO 的接触史和急性发生的中枢神经损害的症状和体征，结合血中 COHb 及时测定的结果，现场卫生学调查及空气中 CO 浓度测定资料，并排除其他病因后，可诊断为急性 CO 中毒。

2．鉴别诊断　急性中、重度 CO 中毒需与高血压脑出血、蛛网膜下腔出血、脑栓塞、安眠药中毒、糖尿病酮症酸中毒性昏迷、脑炎、脑膜炎、脑外伤、肝性昏迷等鉴别。轻度 CO 中毒需与精神病、急性酒精中毒、上呼吸道感染、高血压病、梅尼埃病等鉴别。一氧化碳中毒迟发性脑病需与 CO 中毒后遗症（该病无假愈期，病程中无假性恢复阶段。神经精神症状直接由 CO 中毒的急性期延续而来）、多发梗死性痴呆、帕金森综合征、继发性白质脑病等疾病相鉴别。

【治疗】

1．一般救护措施

（1）迅速将患者转移到空气新鲜的地方，卧床休息，保暖，保持呼吸道通畅；

（2）呼吸微弱或停止呼吸的患者，必须立即进行人工呼吸；

（3）必要时，可用冬眠疗法；

（4）病情严重者，可先放血后，再输血。

2．纠正缺氧　迅速纠正缺氧状态。吸入氧气可加速 COHb 解离，增加 CO 的排出。吸入新鲜空气时，CO 由 COHb 释放出半量约需 4 小时；吸入纯氧时可缩短至 30～40 分钟，吸入 3 个大气压的纯氧可缩短至 20 分钟。呼吸停止时，应及早进行人工呼吸，或用呼吸机维持呼吸。危重患者可考虑血浆置换。

3．高压氧治疗

（1）治疗指征：①急性中、重度 CO 中毒，昏迷不醒，呼吸循环功能不稳定，或一度出现过呼吸、心搏停止者；②中毒后昏迷时间超过 4 小时，或长期暴露于高浓度 CO 环境超过 8 小时，经抢救后苏醒，但不久病情又有反复者；③中毒后恢复不良，出现精神、神经症状者；④意识虽有恢复，但血 COHb 一度升高，尤其是超过 30% 者；⑤脑电图、头部 CT 检查异常者；⑥轻度中毒患者持续存在头痛、头晕、乏力等，或年龄 40 岁以上，或职业为脑力劳动者；⑦孕妇和婴儿 CO 中毒病情较轻者也建议给予高压氧治疗；⑧出现 CO 中毒性脑病，病程在 6 个月至 1 年者。

（2）治疗方法：一般说来，首次压力为 2～3 ata。开始治疗的 1～3 天，每天应加压治疗 1～3 次，之后改为每日 1 次，压力稍低于首次治疗。治疗时程应依病情酌定，一般是重者时程长，轻者时程短。

4．防治脑水肿　严重中毒后，脑水肿可在 24～48 小时发展到高峰。

脱水疗法很重要。目前最常用的是 20% 甘露醇 125 ～ 250 ml，静脉快速滴注，6 ～ 8 小时一次，待 2 ～ 3 日后颅压增高现象好转，可减量。也可注射呋塞米脱水。三磷酸腺苷、肾上腺糖皮质激素（如地塞米松）也有助于缓解脑水肿。如有频繁抽搐，目前首选药是地西泮，10 ～ 20 mg 静脉注射，抽搐停止后再静脉滴注苯妥英 0.5 ～ 1 g，可在 4 ～ 6 小时内重复应用。

5. 治疗感染和控制高热　应做咽拭子、血、尿培养，选择广谱抗生素。高热能影响脑功能，可采用物理降温方法，如头部用冰帽，体表用冰袋，使体温保持在 32℃ 左右。如降温过程中出现寒战或体温下降困难时，可用冬眠药物（如氯丙嗪、哌替啶、异丙嗪）。

6. 糖皮质激素　糖皮质激素可预防免疫性炎症反应，CO 中毒所致神经损伤与免疫严重有关。有研究发现地塞米松联合高压氧治疗，在神经精神后遗症中的疗效优于单用高压氧治疗。

7. 促进脑细胞代谢

（1）应用能量合剂，常用药物有三磷酸腺苷、辅酶 A、细胞色素 C 和大量维生素 C 等。

（2）促醒药物：纳洛酮、脑蛋白水解物（脑活素）、醒脑静等。

8. 抗血小板聚集　过量 CO 可激活血小板，造成血管内皮损伤、微循环堵塞等。对无出血风险的重度 CO 中毒患者，可予以抗血小板聚集剂。尤其是合并高血压、糖尿病、心脑血管病、高脂血症的患者。

9. 防治并发症和后发症　昏迷期间护理工作非常重要。保持呼吸道通畅，必要时行气管切开。定时翻身以防发生褥疮和肺炎。注意营养，必要时鼻饲。急性 CO 中毒患者从昏迷中苏醒后，应尽可能休息观察 2 周，以防神经系统和心脏后发性症状的发生。如有后遗症，给予相应治疗。

（马　涛　黄纯兰）